科学出版社“十三五”普通高等教育本科规划教材

生理药理学

案例版

主　　编　何　玲　罗学刚

副 主 编　戴贵东　吴宜艳　王巧云　李　振

编　　委（按姓氏汉语拼音排序）

戴贵东（凯里学院）　付　惠（牡丹江医学院）

龚晓健（中国药科大学）　何　玲（中国药科大学）

何朝勇（中国药科大学）　李　振（临沂大学）

刘　萍（遵义医科大学）　龙晓燕（西南科技大学）

罗学刚（天津科技大学）　齐敏友（浙江工业大学）

钱卫东（陕西科技大学）　孙　逸（中国药科大学）

王　浩（山东第一医科大学）　王巧云（滨州医学院）

吴宜艳（牡丹江医学院）　熊　平（华南农业大学）

张　梅（石河子大学）

科学出版社

北　京

内 容 简 介

《生理药理学》案例版介绍了药动学和药效学等药理学基础知识，包括作用于神经、心血管、呼吸、消化、内分泌等人体重要系统疾病的药物，以及化学治疗药物的生理药理学作用、机制及其临床应用特点。针对制药工程专业学生生理医学基础知识相对薄弱的实际情况，本书在介绍各系统疾病的治疗药物时，增加了相关疾病的病理生理知识。同时，考虑到知识更新的需要，充实了近年来相关的新理论和新技术内容，对临床上已经淘汰的药物品种进行了适度删减，并增补了近年来发现的新药、新适应证及其新不良反应等，并通过具体生动的案例将各章的重要知识与临床实际相结合，力求使学生将所学理论知识融会贯通，灵活应用到具体实践中去分析和解决问题。

本书可供高等院校制药工程、药学、医学及相关专业本科生使用，也可用作医药行业相关从业人员的学习资料及相关专业研究生入学考试参考书。

图书在版编目（CIP）数据

生理药理学 / 何玲，罗学刚主编. —北京：科学出版社，2020.1
科学出版社"十三五"普通高等教育本科规划教材
ISBN 978-7-03-061552-7

Ⅰ. ①生… Ⅱ. ①何… ②罗… Ⅲ. ①人体生理学-高等学校-教材②药理学-高等学校-教材 Ⅳ. ①R33 ②R96

中国版本图书馆 CIP 数据核字(2019)第 112579 号

责任编辑：王 超 / 责任校对：郭瑞芝
责任印制：赵 博 / 封面设计：陈 敬

科学出版社 出版
北京东黄城根北街 16 号
邮政编码：100717
http://www.sciencep.com
北京厚诚则铭印刷科技有限公司印刷
科学出版社发行 各地新华书店经销
*
2020 年 1 月第 一 版 开本：787×1092 1/16
2025 年 1 月第四次印刷 印张：21 1/2
字数：616 000

定价：85.00 元

（如有印装质量问题，我社负责调换）

高等院校制药工程专业案例版系列教材

编审委员会

前　言

近年来，以高新技术为依托的制药行业发展迅猛，不少高校新建或通过转型设置了制药工程专业，担负着为制药行业培养和输送高素质专业人才的重任。制药工程专业是一个以培养从事药品制造工程技术人才为目标的化学、药学和工程学交叉的工科专业，其发展速度和规模惊人。

药理学是制药工程领域的核心知识单元，作为药学与医学的交叉学科，是连接药物研发、生产、营销、应用、管理的重要桥梁。然而，很多高校制药工程专业的现有培养方案中缺少医学领域课程，学生的生理医学知识基础薄弱，这对系统深入学习和掌握药理学知识造成了很大的阻碍。本书编委由来自国内 13 所高校的 17 位具有丰富药理学教学和科研实践经验的一线教师组成，对药理学课程及制药工程专业培养模式与特点有深入的了解。针对制药工程专业学生培养的实际需求，本书首先对药理学知识体系进行了梳理与精炼，选定了“总论”“作用于传出神经系统的药物”“作用于中枢神经系统的药物”“作用于心血管系统的药物”“作用于其他系统的药物”“化学治疗药物”等医药领域从业需求最密切的六篇共三十六章内容。每一章在代表性药品的选择方面，秉持宁精勿杂的理念，重点参考《国家基本药物目录》进行遴选。增设了相关病理生理学的基础知识，并通过生动具体的案例及思考题将各章的重要知识与具体实践相结合，以促使和启发学生综合思考，力求达到学习上的融会贯通，做到知其然亦知其所以然。本书不仅适用于我国高等院校制药工程、药学、医学及相关专业的药理学教学，也适用于医药行业相关从业人员的学习与参考。

限于编者的水平和能力，书中存在不足之处在所难免，恳切希望各位读者海涵并批评指正，以便修订完善。

编　者

2019 年 1 月

目　　录

第一篇　总　　论

第二篇　作用于传出神经系统的药物

第一篇　总　　论

第一章　绪　　言

生理学（physiology）和药理学（pharmacology）是生物医学科学中连接基础医学、临床医学、药学、化学与生命科学的重要桥梁学科，二者相互联系，密切相关。药理学是在生理学基础上发展起来的，在药物研究和开发过程中，常采用生理学的理论和方法解决药理学的问题，或采用药理学知识阐释生理学问题。生理药理学通过凝练药理学研究中的生理学基础知识，将生理学机制与药理学内容及疾病有机结合、融会贯通，以增强学生对生理药理学内容的理解，提高学习效率和教学效果。

一、生理学与药理学的研究内容和学科任务

生理学是揭示各种生命现象，研究组成人体和动物机体的各类细胞、器官的功能及其对环境变化的反应与适应内在机制的一门学科。生理学的任务是阐明机体及其各器官组织的正常功能、活动规律和产生机制，机体内外环境变化对这些功能活动的影响，以及机体为适应环境变化和维持正常生命活动所做出的相应调节。生理学研究主要分为分子和细胞水平、器官和系统水平、机体整体水平三个层次。

药理学是研究药物与机体相互作用及其机制和规律的一门学科，主要包含药物代谢动力学（pharmacokinetics）和药物效应动力学（pharmacodynamics）两个方面的研究内容。药物（drug）是指用于诊断、预防和治疗人体疾病，调节机体生理功能并具有适应证、用法和用量的物质。药物代谢动力学，简称药动学，研究机体对药物的处置及其动态变化规律，包括药物在体内的吸收（absorption）、分布（distribution）、代谢（metabolism）、排泄（excretion）过程及血药浓度随时间变化的规律。药物效应动力学，简称药效学，研究药物对机体的作用及其规律，包括药理效应（pharmacological effect）和作用机制（mechanism of action）、治疗作用（therapeutic effect）、不良反应（adverse effect）、药物的量-效关系（dose-effect relationship）和临床应用（clinical application）等。通过药理学研究可以评价药物作用的效果和安全性，指导临床合理用药。

二、生理学与药理学的发展概述

生理学是阐明疾病状态下人体功能变化和各种药物治疗原理的基础。生理学的发展经历了整合生理学、器官生理学和细胞生理学三个阶段。《黄帝内经》中提到了“藏象”一词。“藏”指藏匿于体内不可表现于外的五脏六腑等实质性器官，“象”为正常生理现象或脏腑疾病导致的表现于外的变化。“藏象”运用整体性思维，表述人体各脏器组织结构、生理功能及疾病病理变化之间的相互联系。英国17世纪著名的生理学家威廉·哈维（William Harvey）采用动物活体解剖实验的方法，发现了心脏的功能和血液循环的途径，其出版的著作《心血运动论》奠定了近代生理学发展的基础。19世纪前叶及中叶，随着植物化学分离和实验技术的进步及病理模型的建立，科学家分离出吗啡、阿托品、毛果芸香碱、筒箭毒碱和麦角碱等许多植物成分，并采用生理学和药理学的

原理及方法对其进行筛选，研究其药效、毒性和作用机制，生理学由此得以快速发展。

20 世纪初，俄国著名生理学家伊万·彼得罗维奇·巴甫洛夫（Ivan Petrovich Pavlov）发现了大脑皮质功能的活动规律，创立了动物和人类高级神经活动的学说，并用条件反射的概念和原理解释了动物对外界刺激的各种应答反应，对生理学的发展产生了深远的影响。英国生理学家查尔斯·斯科特·谢灵顿（Charles Scott Sherrington）的脊髓反射和中枢神经系统整合作用研究及其出版的专著《神经系统的整合作用》，对现代神经生理学特别是脑外科和神经失调的临床治疗有重大影响。20 世纪 20 年代，美国生理学家沃尔特·布雷德福·坎农（Walter Bradford Cannon）在法国生理学家克洛德·贝尔纳（Claude Bernard ）“内环境稳定”理论的基础上，提出了“自稳态”的概念，认为机体通过神经-内分泌-免疫系统稳态调节，使内环境中各种理化因素达到动态平衡。

随着离体细胞培养技术的发展，细胞学同生理学结合建立了细胞生理学，研究细胞的生长、发育、代谢及其从周围环境摄取营养、受环境影响产生的适应性和运动性活动等。细胞生理学在分子和细胞水平上研究机体神经、肌肉及其他器官组织的生理功能，是现代生理学的一个显著特征。

药理学经历了早期药物学、近代药理学和现代药理学三个发展阶段。早期的药物学知识基本依赖于口口相传，直到文字的出现，人们开始把药物产地、采集、性状及功用等方面的认识记录下来。《神农本草经》成书已有两千多年的历史，是中医药药物学理论发展的源头，记载的 365 种药物是秦汉时期众多医学家搜集、总结和整理的药物学经验成果。南朝陶弘景所著《本草经集注》是在《神农本草经》的基础上，对药物进行了考证、评注和增补，载药 730 种，按药物的自然属性分为草木、米食、虫兽、玉石、果、菜和有名未用七类，这种药物分类随后成为我国中药分类的标准方法，一直被沿用并加以发展。公元 659 年，唐代的《新修本草》以《本草经集注》为基础，增补注文与新药，载药 844 种，共 53 卷，是中国历史上第一部由政府颁布的药典。明代，李时珍所著《本草纲目》对我国 16 世纪前的药物学进行了全面总结，载药 1800 余种，详细描述了每种药材的产地、性味、形态、采集方法、炮制过程、药理研究、方剂配伍等，是我国药学史上的里程碑著作。

自 19 世纪开始，人们从植物中分离提取有效成分，并开展整体动物及离体器官的药理学实验来研究其作用和机制。1806 年，德国药剂师泽尔蒂纳（Sertürner）首次从阿片（俗称鸦片，为罂粟果汁膏状物）中提取出含氮植物碱—— 吗啡，并采用犬做实验验证了其镇痛作用。1874 年，英国伦敦圣玛丽医院的化学家莱特（Wright），在吗啡中加入乙酸酐等物质，首次提炼出镇痛效果更佳的二乙酸吗啡（海洛因）。1820 年法国的化学家皮埃尔·佩尔蒂埃（Pierre Pelletier）与约瑟夫·卡文图（Joseph Caventou）首次从金鸡纳树的树皮中分离得到防治疟疾的活性生物碱——奎宁。早在远古时代，人们就发现柳树叶有镇痛和退热的功效，1828 年，德国药学家约翰·布赫勒（Johann Buchner）首次从柳树叶中提取得到水杨苷，水解后成为水杨酸。因为水杨酸最初是从柳树中获得，故曾被称为“柳酸”。由于水杨酸对胃肠道刺激性大，1897 年，德国化学家费利克斯·霍夫曼（Felix Hoffmann）将水杨酸制成了“乙酰水杨酸”并取名为“阿司匹林”（aspirin）。1928 年，英国微生物学家亚历山大·弗莱明（Alexander Fleming）在研究葡萄球菌时，发现了能杀死或抑制葡萄球菌生长的青霉素，使细菌感染性疾病的药物治疗步入了抗生素时代。

自 20 世纪以来，分子生物学和药物基因组学研究领域的迅猛发展及不断涌现的新技术方法带动了生物化学与分子药理学的发展。从分子水平深入阐释药物的作用机制，对寻找和发现药物作用新靶点及新药研发具有重要意义。20 世纪 70 年代开始，应用基因工程技术研制和开发基因工程药物迅速发展起来。1982 年，经美国食品药品监督管理局（Food and Drug Administration，FDA）批准上市的重组人胰岛素是世界上首个基因工程药物。随后，肿瘤坏死因子（tumor necrosis factor，TNF）、乙型肝炎疫苗、表皮生长因子（epidermal growth factor，EGF）等比较成熟的基因工程药物相继问世。随着后基因组时代生物反应器和反义核酸等基因技术的不断完善，采用小分子干扰手段进行糖尿病、心血管疾病、病毒感染性疾病及肿瘤等的基因治疗具有很大发展潜力。

三、生理药理学在新药研究开发和制药工程中的作用

新药是指未曾在中国境内上市销售的药品或改变剂型、改变给药途径、增加新的适应证或制成新的复方制剂的已生产上市药品，分为中药、化学药品和生物制品三大类。新药的研究开发过程错综复杂，主要分为药物靶点确证、先导化合物（leading compound）活性筛选、临床前研究（preclinical study）、临床研究（clinical study）和上市后监测（post-marketing surveillance）几个阶段，平均耗时超过 10 年，费用通常很高。

新药研发的靶点发现和确证主要是依据生理机制环节上的药物作用靶点，药理学在对正常生理机制认识的基础上研究药物与机体的相互作用和机制，生理药理学则是新药研发过程中的重要组成部分。制药工程是将化学、药学和工程学相互融合的学科，涉及药品生产新工艺、新设备和新品种的开发。依据药效学和药动学的特点制备高效、安全的药物，是生理药理学在制药工程中的重要应用和体现。采用生理药理学研究的技术方法，筛选能够影响和选择性调控药物作用靶点、具有某种生理或药理活性的先导化合物，进一步通过结构改造和优化获得候选药物，并系统评价其体内外药效、体内过程和安全性，是现代药物发现的重要策略。当代高通量筛选技术的应用大大提高了新药研发中先导化合物的发现速度。

新药研发临床前研究主要包括药学研究和药理毒理学研究。药学研究主要包括新药的制备工艺路线、理化性质、质量控制标准和稳定性等。临床前药理毒理学研究主要是采用体内和体外方法、正常或动物疾病模型，系统评价受试药物的药理效应和量-效关系、对生理功能的不良影响等，获取受试药物基本药动学参数，阐明其吸收、分布、代谢和排泄的特点，确定受试药物的急性、慢性（长期）、特殊和生殖等主要毒性反应及其剂量范围与毒性靶器官，为新药的临床研究设计和优化给药方案提供参考资料。

新药临床研究通常采用随机、双盲、阳性和阴性对照的方式，观察药物对患者的临床疗效及可能发生的不良反应，制订适应证、禁忌证、剂量和疗程，为新药注册申请提供依据，主要分为：①Ⅰ期临床试验，健康志愿者人体安全性评价试验；②Ⅱ期临床试验，目标适应证患者疗效初步评价试验；③Ⅲ期临床试验，扩大的多中心临床有效性和安全性评价试验；④Ⅳ期临床试验，新药批准上市后监测，考察评价新药在广泛应用中的远期疗效和不良反应。临床药理试验的最低受试例数要求：Ⅰ期 20～30 例，Ⅱ期为 200～300 例，Ⅲ期为 300 例，Ⅳ期为 2000 例，以确保临床试验目的和相关统计学的需求。

案例 1-1

肺癌靶向治疗新药——甲磺酸奥希替尼（泰瑞沙）的研发过程

1. 案例摘要　甲磺酸奥希替尼（osimertinib mesylate），商品名：泰瑞沙（Tagrisso），是由英国阿斯利康公司（AstraZeneca）研发生产的肺癌靶向治疗药。甲磺酸奥希替尼的药物作用靶点在表皮生长因子受体（epidermal growth factor receptor，EGFR），其是全球首个第三代口服、不可逆的选择性表皮生长因子受体酪氨酸激酶抑制剂。

临床前药理学研究表明：甲磺酸奥希替尼与表皮生长因子受体某些突变体（T790M、L858R 和外显子 19 缺失）不可逆性结合的浓度较野生型低约 9 倍。在细胞培养和动物肿瘤移植瘤模型中，甲磺酸奥希替尼对携带表皮生长因子受体突变（T790M/L858R、L858R、T790M/外显子 19 缺失和外显子 19 缺失）的非小细胞肺癌细胞株具有抑制增殖和促进凋亡的抗肿瘤作用。药动学研究表明，甲磺酸奥希替尼口服吸收缓慢，血浆蛋白结合率高，在肝脏经 CYP3A4 和 CYP3A5 代谢，平均消除半衰期（elimination half life，$t_{1/2}$）约为 55h，主要经粪便排泄，少量经尿液排泄。

对甲磺酸奥希替尼的临床研究包含Ⅰ期、Ⅱ期、Ⅲ期临床药理试验，结果表明，甲磺酸

奥希替尼对 EGFR T790M 突变和其他表皮生长因子受体抑制剂耐药的非小细胞肺癌（non-small cell lung cancer，NSCLC）患者的治疗效果显著。依据临床试验结果，甲磺酸奥希替尼（泰瑞沙）于 2015 年 11 月获美国 FDA 批准首次上市，2017 年 3 月获中国国家食品药品监督管理总局审批上市，用于临床治疗既往经表皮生长因子受体酪氨酸激酶抑制剂治疗时或治疗后出现疾病进展，并且经检测确认存在 EGFR T790M 突变阳性的局部晚期或转移性 NSCLC 成人患者。

2. 案例问题

（1）什么是药理学？

（2）什么是新药？新药研发一般需要哪些过程？

（3）新药研发临床前研究和临床研究主要包含哪些方面的内容？

3. 案例分析

（1）提示：药理学是研究药物与机体相互作用及其机制和规律的一门学科，主要包含药动学和药效学两个方面的研究内容。

（2）提示：新药是指未曾在中国境内上市销售或已改变剂型、改变给药途径、增加新的适应证或制成新的复方制剂的生产上市药品，分为中药、化学药品和生物制品三大类。新药的研发主要包括药物靶点确证、先导化合物活性筛选、临床前研究、临床研究和上市后监测等过程。

（3）提示：新药研发临床前药理学研究主要是采用体内和体外方法、使用正常或病理模型动物，系统评价受试药的药理效应和量-效关系、对生理功能的不良影响、获取受试药基本药动学参数，阐明其吸收、分布、代谢、排泄的特点。临床药理研究包括Ⅰ期、Ⅱ期、Ⅲ期临床试验和新药批准上市后监测。

（何　玲）

第二章　药　动　学

药动学是探讨机体对药物如何处置的学科，主要研究药物及其他外源性物质在体内动态行为的量变规律，包括药物的吸收、分布、代谢和排泄等过程。通过应用动力学原理，建立数学模型，可以求算相应的药动学参数，预测药物的体内过程。药动学研究在指导药物开发、临床合理用药和药品质量控制等方面起着重要的作用。

第一节　药物的体内过程

药物由给药部位进入机体产生药效，然后再由机体排出，其间经历吸收、分布、代谢和排泄四个基本过程，总称为药物的体内过程。了解药物的体内过程对于阐释药物在体内的动态变化规律有着重要的意义。

一、药物分子的跨膜转运及其影响因素

药物的吸收、分布和排泄仅是药物在机体内发生空间位置上的迁移，统称为转运。组成机体的最基本单位为细胞，细胞膜和细胞内的各种细胞器膜总称生物膜，主要由膜脂［磷脂（phospholipid，PL）、胆固醇（cholesterd，Ch）、糖脂］和膜蛋白组成。药物的体内动态即药物分子体内跨生物膜转运的过程。

（一）药物跨膜转运的方式

药物跨膜转运有多种方式，按驱动力与转运机制可分为被动转运（passive transport）、载体转运（carrier transport）及膜动转运（cytosis transport）。按是否需要转运体（transporters）可分为转运体介导的转运和非转运体介导的转运。药物在体内不同部位可有不同转运方式，一种药物可同时通过多种方式进行转运。

1. 被动转运　是指药物根据生物膜两侧的浓度差从浓度高的一侧向浓度低的一侧进行的扩散性转运，又称顺浓度梯度转运，包括滤过（filtration，水溶性扩散）和简单扩散（simple diffusion，脂溶性扩散）。被动转运不消耗能量，不需要载体参与，无饱和性，当膜两侧浓度达到平衡状态时终止转运。

（1）滤过：直径小于膜孔的水溶性药物可通过流体静压和渗透压透过膜孔，从膜的高压侧转运到低压侧，称为滤过。凡是分子大小和电荷与膜孔相适应的药物均可经滤过转运，大多数毛细血管上皮细胞间的孔隙直径可达到 40Å，分子质量为 2000～3000Da 的药物能滤过通过。

（2）简单扩散：大部分药物是具有一定脂溶性的非极性分子，可溶解于细胞膜的脂质层，然后顺浓度梯度扩散到膜的另一侧，转运速率与膜两侧浓度差成正比，称为简单扩散，这是药物最常见和最重要的跨膜转运方式。

2. 载体转运　是指药物通过与细胞膜上的转运体结合转运到膜的另一侧的跨膜转运方式，又称转运体介导的转运，主要包括主动转运（active transport）和易化扩散（facilitated diffusion）。

（1）主动转运：指药物依靠细胞膜上的特异性蛋白载体，逆浓度梯度或逆电化学梯度的跨细胞膜转运，即从低浓度或低电位一侧向高浓度或高电位一侧的转运过程，又称上山转运。主动转运需要消耗能量，并具有选择性和饱和性。根据能量来源分为原发性主动转运和继发性主动转运。原发性主动转运是直接利用三磷酸腺苷（adenosine triphosphate，ATP）分解所产生的能量跨膜转

运。继发性主动转运是采用间接来源于其他离子如 Na^+、H^+等的电化学梯度能量进行跨膜转运，是细胞内摄取营养物质的常见方式。

（2）易化扩散：非脂溶性药物或亲水性物质等借助细胞膜上的膜蛋白，由高浓度一侧向低浓度一侧顺浓度梯度进行的跨膜转运，不消耗能量，但有饱和性，如葡萄糖进入红细胞、维生素 B_{12} 在肠道的吸收，均是通过易化扩散的方式转运的。

3. 膜动转运 是指少数大分子药物经生物膜的运动进行跨膜转运的方式，主要有胞饮（pinocytosis）和胞吐（exocytosis）。药物分子向内摄入细胞为胞饮或入胞作用，向外释放为胞吐或出胞作用。例如，蛋白质和多肽等大分子物质能够通过胞饮吸收。

（二）影响药物跨膜转运的因素

1. 生物膜自身特性 药物通过细胞膜的速率与膜面积大小有关，膜表面积大的器官，药物通过细胞膜脂层的速度比膜表面积小的器官快。药物简单扩散通过细胞膜的速率与膜面积成正比。

2. 膜两侧的体液环境 血流量丰富、血流速度快的一侧，药物可被血流迅速带走，通过影响和维持细胞膜两侧的药物浓度差，促进药物从对侧跨膜转运。例如，扩血管药物由于改变局部的血流量而吸收较快。

3. 药物的特性 大多数药物是弱酸性或弱碱性非极性分子，在体液中，药物部分发生解离呈离子型，其余部分未解离而呈分子型。分子型药物脂溶性大，容易通过细胞膜的脂质双分子层，而离子型药物脂溶性小，存在离子障（ion trapping）现象，不易透过细胞膜。

解离度是指药物在所处体液中解离达到平衡时，已解离分子数和原有分子数之比。药物解离度的强弱与该药物的 pK_a 及药物所处体液的 pH 有关。pK_a 是指弱酸性或弱碱性药物 50%解离时溶液的 pH。弱酸性药物在碱性体液中易于解离，弱碱性药物则在酸性体液中易于解离。例如，弱酸性药物丙磺舒在 pH 为酸性的胃液中主要为分子型药物，在胃中几乎全部吸收。当与氨茶碱合用时，氨茶碱可升高胃液 pH，使丙磺舒解离度增加，分子型药物减少，而影响吸收，故两药不宜合用。

药物的脂溶性及其膜内扩散性是影响药物转运的重要因素。膜/水分配系数决定了药物溶解于生物膜的程度，分配系数越大，药物越易溶入膜脂质双分子层中。扩散系数则决定了溶解在生物膜上药物扩散的速度。

4. 药物的转运体 许多组织的生物膜存在介导药物跨膜转运的特殊转运蛋白质系统，称为转运体。转运体对药物的吸收、分布、代谢和排泄等体内动力学过程及药物之间的相互作用有重要影响。目前发现的转运体主要有 ABC 转运体（ATP-binding cassette transporters）和 SLC 转运体（solute carriers）两类。

ABC 转运体可表达在正常细胞，与内源性和外源性物质的转运有关，属于原发性主动转运类型，可直接利用 ATP 分解产生的能量来进行物质跨膜转运，一般发挥药物外排的功能，包括多药耐药性（multiple drug resistance，MDR）基因表达产物 P 糖蛋白（P-gp）、多药耐药性相关蛋白（multiple drug resistance-related protein，MRP）、乳腺癌耐药蛋白（BCRP）和胆酸盐外排泵（BSEP）等。

SLC 转运体广泛存在于哺乳动物机体各组织器官，底物包括带电荷的和不带电荷的有机分子及无机离子，是血液和组织间物质交换的主要载体之一，可将底物转运进入细胞，包括有机阴离子转运体（organic anion-transporter，OAT）、有机阳离子转运体（organic cation transporter，OCT）、寡肽转运体（oligopeptide transporter，PEPT）等。

二、药物的吸收

吸收是指药物从用药部位进入血液循环的过程。除静脉注射药物直接进入血液循环外，其他给药方式均有吸收过程。药物吸收的速度和程度与药物起效的快慢及药物作用的强度呈正相关。药物的理化性质、药物的剂型和给药途径、机体自身状态和功能对药物吸收过程有明显的影响。

（一）药物的理化性质

弱酸性或弱碱性药物的解离状态受到消化道内 pH 环境的影响，随 pH 变化而产生的未解离型（分子型）和解离型药物的比例及膜/水分配系数决定药物的吸收。分子型比解离型的药物容易吸收。正常机体胃内 pH 为 1～3，小肠内为 5～7，大肠内为 7～8。水杨酸类等弱酸性药物在胃中不易解离，易吸收，在肠中易解离而不易吸收。氨茶碱等弱碱性药物在胃中易解离，不易吸收，而在肠中不易解离，呈分子状态，易扩散吸收。

（二）药物的剂型和给药途径

许多口服的药物是片剂和胶囊剂等固体剂型，吸收前药物要先从剂型中释放出来，药物的崩解、释放、溶出和粒径大小等均能影响其溶解，进而影响吸收。药物剂型不同，吸收速度也不同，固体制剂的崩解、溶解速度是吸收的限速因素。油剂、混悬剂或植入片可在局部滞留，形成储存库，吸收慢但作用持久。通常用生物利用度来表示药物吸收的速度和程度，口服药物不同剂型的生物利用度大小顺序是溶液剂＞混悬剂＞散剂＞胶囊剂＞片剂＞包衣片剂等。给药途径影响药物的吸收速度和程度，不同给药途径的生物利用度大小顺序为腹腔注射＞吸入给药＞舌下给药＞直肠给药＞肌内注射＞皮下注射＞口服给药＞皮肤给药。

1. 口服给药 是最常用的临床给药途径之一。药物经口服被胃肠道吸收进入血液循环后才能发挥治疗作用，除了药物的理化性质和剂型以外，食物成分、胃肠道生理状况和肝脏代谢系统都会影响口服药物的吸收。

进入胃内的食物和药物通过幽门排入小肠的速度受食物的种类和机体自身状态的影响，进而影响药物的吸收过程。食物可影响胃肠道中药物的溶出度和崩解时限，当胃内容物呈碱性时，酸性药物吸收受阻，而促进碱性药物的吸收。降低胃排空速率有利于溶出较慢的药物的吸收。在消化道中，pK_a 大于 3 的酸性药物和小于 8 的碱性药物吸收率较大。小肠有非常大的绒毛表面积和丰富的血流，是口服药物吸收的主要部位，吸收的程度与速度主要取决于肠内酶及其细胞对药物的代谢和屏障作用。

口服药物从胃肠道吸收，经门静脉系统进入肝脏，在肝药酶和胃肠道酶的联合作用下进行首次代谢，使进入全身血液循环的药量明显减少的现象称首过效应（first-pass effect），又称首关消除（first-pass elimination）。首过效应明显的药物可通过改变给药途径而达到有效血药浓度。例如，硝酸甘油口服首过效应达 90%，而舌下含服时其基本无首过效应且吸收快，因此采用舌下给药治疗心绞痛。

2. 注射给药 主要有静脉注射、肌内注射和皮下注射给药途径。静脉注射药物可直接进入血液循环，起效快，药物浓度高。静脉注射时，速度要缓慢，同时密切关注患者的情况。肌内注射药物可通过简单扩散进入毛细血管，吸收迅速，药物作用可维持较长时间。皮下注射吸收相对较慢，用药量少，如青霉素皮试。其他如心室内、鞘内和脑室内等特殊注射给药途径，用以在特定的靶器官产生较高的药物浓度。一些蛋白质类、多肽类及难溶性或性质不稳定的药物，采用脂质体、微球、纳米球和原位凝胶等载体，制成的注射给药新剂型可延长药物体内滞留时间，提高其生物利用度和疗效。

3. 局部给药和吸入给药 局部给药通常是指药物在皮肤、眼睛、鼻腔、咽喉或阴道等部位产生局部作用。例如，克霉唑局部给药治疗皮肤真菌感染。许多药物可透过真皮，其透皮吸收的程度与其脂溶性成正比。一些多肽类和大分子类药物可通过鼻黏膜和眼黏膜迅速吸收，黄体酮和雌二醇等可通过阴道黏膜吸收。吸入给药的药物经呼吸道黏膜和肺泡上皮细胞吸收。肺部吸收表面积大、毛细血管网丰富，肺泡单层上皮细胞较薄，药物透过速度快，起效快，且可避免首过效应，提高生物利用度。例如，沙丁胺醇或噻托溴铵气雾剂治疗呼吸系统疾病。

（三）机体自身状态和功能

年龄、性别、疾病等机体生理病理状态可影响药物的吸收。机体的功能状况不同，吸收的速度和程度也不同。例如，老人及婴幼儿胃肠道功能退化或发育不完全、休克患者的微循环障碍等均会影响此类人群对药物的吸收。同时，胃酸缺乏引起的胃肠道 pH 改变、腹泻、甲状腺功能不全、肝肾功能不全等疾病都会影响或干扰药物的吸收。

三、药物的分布

药物吸收后通过血液循环被转运到机体各部位，进入不同组织和器官的细胞间液或细胞内液的过程称为药物的分布。通常药物在体内是非均匀分布的，靶器官的药物浓度决定了药物作用强度。药物分布受到药物的血浆蛋白结合率、药物的理化性质和组织的 pH、组织的血流量和药物与组织的亲和力、体内屏障等诸多因素的影响。在药物分布的初期主要取决于血流量，后期主要取决于药物与组织的亲和力。

（一）药物的血浆蛋白结合率

大多数药物吸收进入血液循环后与血浆蛋白以离子键、疏水键或氢键等物理化学形式可逆结合，弱酸性药物主要与白蛋白结合，弱碱性药物主要与 α-酸性糖蛋白结合。药物与血浆蛋白结合后影响分布，减少到达组织的药量，进而影响药理活性及其作用持续时间。只有游离型的药物才能从血液向组织转运，并在靶器官发挥作用。当游离型药物浓度下降时，结合型药物即可被释放成为游离型药物，恢复其原有的药理活性。在联合用药时，如果某一药物与血浆蛋白的结合率较高，易发生竞争性置换现象。例如，双香豆素的血浆蛋白结合率高达 99%，只有少量呈游离状态发挥作用，当与保泰松、水杨酸盐、苯妥英钠、氯贝丁酯等血浆蛋白结合率高的药物合用时，双香豆素从结合部位被竞争性置换出来，抗凝效应急剧增强，甚至导致危及生命的出血。

（二）药物的理化性质和组织的 pH

药物分布于组织器官及细胞内需要透过各种生物膜，通常脂溶性药物容易分布，大分子水溶性或解离型药物则难以分布。在生理状态下，细胞内液 pH 为 7.0，细胞外液及血浆 pH 为 7.4，弱碱性药物在细胞内解离度大，易向酸性环境偏移，而弱酸性药物在细胞外解离度大，易向碱性环境偏移。当弱碱性或弱酸性药物过量中毒时，可分别通过酸化或碱化血液促进药物自组织细胞内向血中转移，起到解毒作用。

（三）组织的血流量和药物与组织的亲和力

药物吸收后先分布到心脏、肝、肾、脑等血管丰富、血流量大的器官组织内，并很快达到分布平衡，然后经历一个再分布过程，从这些器官分布到血流不丰富的器官。例如，硫喷妥钠静脉注射先迅速分布到血流量大的脑组织产生麻醉作用，然后逐渐转移到血流量不丰富的脂肪组织而失效。药物体内分布还与其组织亲和力有关，药物通常容易分布和蓄积在与其亲和力大的组织中。例如，地西泮和氯丙嗪易蓄积于脂肪组织，氨基糖苷类药物易蓄积在肾脏和内耳淋巴液中。

（四）体内屏障

血脑屏障（blood-brain barrier）是存在于血液和脑组织间的生理屏障，主要由毛细血管内皮细胞、内皮细胞间的紧密连接、星形细胞、神经胶质细胞和基膜组成。生理状态下，血脑屏障内皮细胞间的紧密连接仅允许气体分子及少数脂溶性小分子通过，大分子药物及大多数小分子药物无法透过血脑屏障。此外，位于脑毛细血管内皮细胞膜上的 P 糖蛋白能够将脑侧的药物向血液侧转运外排，阻止外源性物质进入中枢神经系统，发挥保护性屏障作用。

血眼屏障（blood-ocular barrier）对于维持血液、眼内液、眼组织之间的溶质交换及眼内环境稳定和其正常功能起着重要的作用。药物穿透血眼屏障的能力与其脂溶性相关。

胎盘屏障（placental barrier）是母体与胎儿之间进行物质交换的屏障系统，存在多种转运蛋白，能够将母体营养物质运送至胎儿，同时将胎儿代谢产物运至母体排泄。脂溶性高的药物易透过胎盘屏障，而解离度高的药物则难透过。有些药物能透过胎盘屏障影响胎儿生长发育或易致畸，故孕妇应慎重用药。

四、药物的代谢

代谢指药物在体内发生氧化、还原、水解、结合等各种化学反应的过程，又称生物转化（biotransformation）。代谢通常分两相进行，Ⅰ相反应包括氧化、还原和水解反应，Ⅱ相反应为结合反应。

（一）药物代谢的部位、步骤及意义

药物代谢主要在肝脏中进行，肝功能不全会影响药物代谢，造成药物作用时间延长，毒性增加或体内蓄积。此外，胃肠道、肾、肺、皮肤等组织器官也具有一定的药物代谢能力。

药物在体内的代谢主要有Ⅰ相反应和Ⅱ相反应两步。第一步Ⅰ相反应，药物在细胞色素 P450 酶系（cytochrome P450，CYP450）、乙醇脱氢酶、乙醛脱氢酶或黄嘌呤氧化酶等催化下，药物经氧化、还原或水解连接—OH、—NH_2、—SH、—COOH 等基团。第二步Ⅱ相反应，在 UDP-葡萄糖醛酸转移酶、谷胱甘肽 *S*-转移酶、酪氨酸硫化转移酶、*N*-乙酰转移酶、甲基转移酶等催化下，药物与大分子内源性物质结合。大多数药物经体内代谢后，极性和亲水性增强，发生灭活，药理作用减弱甚至完全消失，易于从体内消除。少数药物自身没有生物活性，经过体内代谢后才具有药理活性，这种需经代谢活化才能发挥药理作用的药物称为前药（prodrug）。

（二）肝药酶及其活性

大多数药物代谢在肝脏中进行且需要酶的催化，肝脏中催化药物代谢的酶主要是肝细胞微粒体 CYP450，简称肝药酶。CYP450 是人体内最重要的代谢酶，已发现 500 多种同工异构酶，仅少数同工酶包括 CYP1A、CYP2A6、CYP2B6、CYP2C 、CYP2D6、CYP2E1、CYP3A 等参与大多数药物的代谢。CYP3A 家族是肝内含量最多的代谢酶，存在于胎盘、子宫、肾脏和肺部等器官，参与近 50 %的药物体内代谢。

CYP450 活性受到年龄、性别、个体和种族、疾病等因素的影响。新生儿的肝脏内质网发育不完全、老年人肝肾功能衰退，肝药酶活性普遍较低，药物代谢慢且不完全，易发生药物中毒，故用药时要注意调整剂量。CYP450 活性也存在性别的差异，通常女性比男性略低。CYP450 的基因遗传多态性会造成不同个体及种族间的代谢差异。肝病患者的 CYP450 同工酶表达及其活性受损，导致药物代谢功能下降，且与肝病的严重程度呈正相关。

CYP450 活性易被诱导或抑制而出现增强或减弱，这通常会在药物联合应用时产生影响。巴比妥类、卡马西平、苯妥英钠、利福平、地塞米松等 CYP450 诱导剂可导致肝脏生物转化及其代谢产物增加、药物 $t_{1/2}$ 缩短、药效减弱、产生耐受性。氯霉素、胺碘酮、异烟肼、西咪替丁、环丙沙星、氯丙嗪和甲硝唑等 CYP450 抑制剂可影响药物代谢而导致血药浓度升高、药效增强及相关不良反应增加。

五、药物的排泄

排泄是指药物及其代谢产物经机体的排泄或分泌器官排出体外的过程。药物主要经肾脏排泄，其次为胃肠道、胆道、唾液、肺、乳腺和皮肤等。

（一）肾脏排泄

药物主要以肾小球滤过（glomerular filtration）和肾小管分泌（tubular secretion）的方式经肾排泄，某些已排入尿液的药物也可被肾小管重吸收（tubular reabsorption）回血液。肾功能不全的患者因药物肾脏排泄功能下降，用药时应减量或减少给药次数。

1. 肾小球滤过 药物经肾小球滤过的速率与肾脏血流量、有效滤过压和药物分子量等密切相关。肾小球滤过膜的通透性较大，分子量5000以下的药物一般均能通过，而与血浆蛋白结合后的结合型药物不能透过。药物与血浆蛋白结合会导致肾小球滤过的药量减少，减慢药物消除速率。

2. 肾小管分泌 药物的肾小管分泌主要包括药物从细胞周围血液逆电化学梯度至细胞内和细胞内药物顺电化学梯度至肾小管腔两个转运过程。肾小管上皮细胞基底侧膜的有机阴离子转运体（organic anion transporter，OAT）及OCT等摄取型转运体将药物由血液侧摄取至细胞内。肾小管上皮细胞刷状缘侧的P糖蛋白和MRP等外排型转运体将细胞内的药物排入管腔，最终完成分泌排泄。当两种酸性或两种碱性药物联用时，可相互竞争转运体，影响药物的肾小管分泌、药效或毒性。例如，丙磺舒可与头孢类药物竞争肾脏OAT，使后者肾清除率降低，体内$t_{1/2}$延长。兰索拉唑是OCT抑制剂，可降低二甲双胍的肾脏排泄。

3. 肾小管重吸收 药物的肾小管重吸收受极性、解离度、分子量等药物理化性质及尿流率和尿pH等机体生理状态的影响。解离型药物脂溶性低，不易重吸收而非解离型药物易被肾小管重吸收入血。碱性或酸性药物分别在酸性或碱性尿液中易解离，不易重吸收，当临床用药过量中毒时，可利用这一原理加速其排泄。例如，阿司匹林、苯巴比妥、多西环素等酸性药物中毒时，可静脉注射碳酸氢钠碱化尿液，促使药物解离和排泄。

（二）胃肠道排泄

口服未吸收的药物可由胃肠道排出体外。某些药物可通过胃肠道壁脂质膜以被动转运方式自血液排入胃肠道内。位于肠上皮细胞膜上的P糖蛋白可将药物及其代谢产物从血液排入肠腔内。许多药物以原形或代谢物的形式从肝脏进入胆汁被排入肠道，在肠道细菌的β-葡萄糖醛酸苷酶或磺基转移酶作用下水解成苷元，苷元被肠道黏膜细胞吸收，经Ⅱ相结合反应后进入循环系统。

药物及其代谢产物被胆道及胆总管分泌到胆汁排入肠腔，被小肠上皮细胞重吸收，再经肝门静脉进入血液循环的过程称肝肠循环（enterohepatic circulation）。肝肠循环可使药物在体内的停留时间、$t_{1/2}$和作用持续时间延长，提高药物的生物利用度，也可增加内源性物质在体内蓄积导致的毒性风险。例如，强心苷在体内蓄积中毒时，可口服考来烯胺与其在肠内形成络合物，中断肝肠循环，加快强心苷胃肠道排泄。

（三）其他途径排泄

乙醚等挥发性药物可通过呼吸道排泄。有些药物可通过唾液腺、汗腺、消化腺和乳腺分泌排泄。药物是否经乳腺排泄主要取决于乳汁pH、药物分子量和脂溶性，哺乳期妇女应谨慎用药以防由于自身服药经乳汁排泄影响婴儿。

第二节　药动学的重要参数

一、血药浓度-时间曲线

药物在体内经历吸收、分布、代谢、排泄，血浆药物浓度随时间发生变化，可以表示为时间的函数。以时间为横坐标，血药浓度为纵坐标得到的血药浓度-时间曲线（concentration - time curve）可定量分析药物在体内的动态变化过程（图 2-1）。

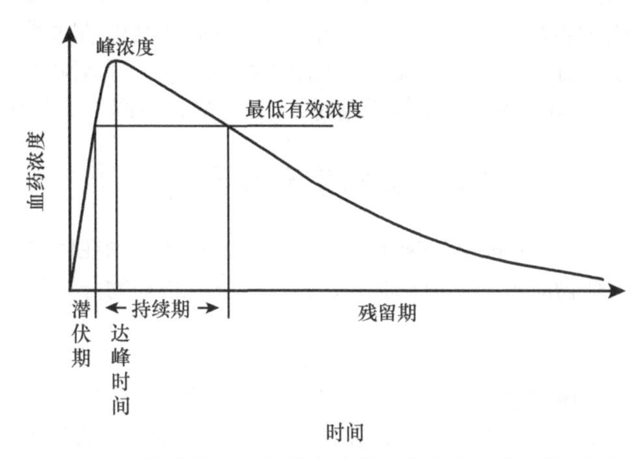

图 **2-1**　血管外给药途径单次给药后的血药浓度-时间曲线

血管外单次给药的血药浓度-时间曲线中，给药初期，药物吸收大于消除，曲线上升。当药物吸收与消除速度相等时，达到峰浓度（peak concentration，C_{max}），随后药物吸收小于消除，曲线下降。潜伏期（latent period）指用药后到开始产生疗效的一段时间。达峰时间（peak time，T_{max}）指用药后到达峰浓度所需的时间。持续期（persistent period）指药物维持最低有效浓度以上的持续时间。残留期（residual period）指药物已降至最低有效浓度以下，但尚未从体内完全消除的时间。血药浓度-时间曲线下面积（area under the curve，AUC）大小反映药物吸收进入血液循环的总量。临床治疗通常需要多次给药，如按固定间隔时间给予固定剂量的药物，体内总药量逐步蓄积，直至在给药间隔内消除的药量与给药量达到平衡，这时的血药浓度称为稳态血药浓度（steady-state concentration，C_{ss}）。稳态血药浓度是起伏波动的，其峰值为稳态时最大血药浓度，谷值为稳态时最小血药浓度。

二、消除半衰期

药物的消除半衰期（elimination half life，$t_{1/2}$）也称血浆半衰期，指药物在体内分布达到平衡状态后，血浆药物浓度降低 50%所需的时间。$t_{1/2}$ 与药物本身的性质及机体的肝、肾功能密切相关，其长短可反映药物在体内的消除速率、停留时间和蓄积程度。肝脏消除功能下降时，药物的 $t_{1/2}$ 会相对延长。$t_{1/2}$ 是指导临床制订给药间隔时间和给药方案的重要依据，通常 $t_{1/2}$ 长的药物给药间隔时间长，$t_{1/2}$ 短则给药间隔时间短。

药物在体内消除主要有一级和零级两种动力学模式。一级消除动力学又称线性动力学，是恒比消除，即单位时间内体内药物消除的百分率不变。按一级动力学消除的药物，$t_{1/2}=0.693/k_e$，为一个常数，不受给药剂量和药物初始浓度的影响，大小取决于一级消除速率常数 k_e。停药后，经过 5 个 $t_{1/2}$，药物基本消除完全。零级消除动力学又称非线性动力学，是恒量消除，即单位时间内消除的药物量不变。按零级动力学消除的药物，$t_{1/2}=0.5\times C_0/k_0$，与给药剂量和 C_0 成正比。C_0 为血浆药物初始浓度，k_0 为零级消除速率常数。

三、清除率

清除率（clearance，CL）也称血浆清除率，指单位时间内机体将多少容积血浆中的药物完全清除，以单位时间容积（ml/min 或 L/h）表示。CL 是反映机体对药物清除能力的药动学参数，可为临床设计合理给药方案提供依据。

按一级动力学消除的药物有相对恒定的 CL，不受体内药量和药物分布的影响，$CL=k_eV_d$（k_e 为一级消除速率常数，V_d 为表观分布容积）。体内肝脏、肾脏及其他消除器官清除药物的总和是总体清除率（total body clearance，$CL_{总}$）。$CL_{总}$=肝清除率（CL_H）+肾清除率（CL_R）+肺、汗腺等其他器官清除率（$CL_{其他}$）。当机体肝肾功能受损时，CL 下降，应调整给药剂量和间隔时间。

四、表观分布容积

表观分布容积（apparent volume of distribution，V_d）是指按药物在体内分布达平衡时的血浆药物浓度计算所得的体内药物应占的体液总容积，是反映机体内药物分布的药动学参数，以容积单位（L 或 L/kg）表示。

$$V_d = A/C_0$$

A 为体内药物总量，C_0 为药物在血浆和组织内分布达平衡时的血浆药物浓度；V_d 与药物的解离常数及其血浆蛋白结合率和组织亲和力相关，根据 V_d 可推测药物在体内的分布情况，计算产生期望药物浓度所需要的给药剂量。V_d 不是药物分布的实际物理容积，大多数药物的 V_d 大于血浆容量，有的会大于总体液。

五、生物利用度

生物利用度（bioavailability）指给药后，吸收进入全身血液循环的药物量占给药剂量的百分比，是反映药物吸收和制剂优劣的重要药动学参数。生物利用度与药物制剂的晶形、颗粒大小、崩解度和溶出度等因素相关。生物利用度高，说明药物吸收好。有明显首过效应的药物通常生物利用度低。生物利用度分为绝对生物利用度与相对生物利用度。

绝对生物利用度用以评价同种药物采用不同给药途径的吸收情况。

$$绝对生物利用度（\%）=（AUC_{血管外给药}/AUC_{静脉给药}）\times 100\%$$

AUC 表示药物吸收进入体循环的相对量。采用静脉给药时，药物 100%进入体循环，绝对生物利用度为 100%。口服药物由于吸收不完全或首过效应，生物利用度一般小于 100%。

相对生物利用度用以比较同种药物采用同一给药途径时，不同制剂、厂家、批号的吸收程度与速度。

$$相对生物利用度（\%）=（AUC_{受试制剂}/AUC_{标准制剂}）\times 100\%$$

如果两个药品有效成分、剂型、给药途径和剂量相同，用药后所达到的最高血药浓度（峰浓度，C_{max}）及到达峰浓度的时间（达峰时间，T_{max}）均无显著差异，则两药具有生物等效性（bioequivalence）。

案例 2-1

口服抗凝血药华法林在体内的药动学过程及其影响因素分析

1. 案例摘要 患者，女，65 岁，因“心脏瓣膜病”进行“主动脉瓣及二尖瓣人工瓣膜置换术”，术后长期服用华法林（7.5mg，每日 1 次）抗凝，预防血栓栓塞并发症，其间定期监测凝血酶原国际标准化比值（international normalized ratio，INR）。既往有“高脂血症和心律失常”

病史，采用阿托伐他汀钙片（10mg/次，每日 1 次）联合胺碘酮（200mg/次，每日 2 次）进行治疗。近日，患者突然手背出现大片紫斑，腹痛、血尿伴有少量吐血，监测血 INR 为 3.9。立即停用华法林，并给予维生素 K_1（10mg/d）肌内注射止血。患者恢复后，调整华法林剂量为 2.5mg/d，并定期检测 INR。

【药动学】 华法林口服在胃肠道吸收迅速且完全，90min 后血药浓度达到峰值，生物利用度大于 90%。血浆白蛋白结合率达 99%，V_d 比较小，清除慢。$t_{1/2}$ 约 37h，主要在肝脏经肝药酶 CYP3A4 及 CYP2C9 代谢失活，通过肾脏排泄。

2. 案例问题

（1）药物在体内的过程主要包括哪几个方面？

（2）什么是生物利用度？什么是 $t_{1/2}$？

（3）试分析阿托伐他汀和胺碘酮联合用药对华法林的药动学与药效学可能产生的影响。

3. 案例分析

（1）提示：药物在体内主要经历吸收、分布、代谢、排泄四个基本过程。

（2）提示：生物利用度指给药后，吸收进入全身血液循环的药物量占给药剂量的百分比，是反映药物吸收和制剂优劣的重要药动学参数。$t_{1/2}$ 指药物在体内分布达到平衡状态后，自体内消除一半的量或血浆药物浓度降低50%所需的时间，其长短可反映药物在体内的消除速率、停留时间和蓄积程度。

（3）提示：INR 是进行凝血酶原时间测定的国际标准化报告方式，用以监测华法林等口服抗凝血药的用量及疗效。华法林最佳的抗凝强度为 INR 2.0～3.0，既可保证治疗效果，又可使出血风险维持在较低水平。患者口服华法林期间需监测 INR，根据 INR 调整华法林剂量。联合用药时，应注意药物间可能存在的相互作用。阿托伐他汀的血浆蛋白结合率为 98%，可竞争性抑制华法林与血浆蛋白结合，使游离型华法林浓度增加，抗凝作用增强。胺碘酮及其代谢产物可抑制肝药酶 CYP2C9 而影响华法林的代谢和清除，增强华法林的抗凝作用。阿托伐他汀和胺碘酮联合用药会通过影响华法林的药动学而增强华法林的抗凝作用，甚至导致过度抗凝而产生出血的不良反应，此时应调整和减少华法林的用量。

（何 玲）

第三章 药 效 学

药效学，主要研究药物对机体的作用及其规律与机制，内容主要包括药物与作用靶位（受体、酶等）之间相互作用所引起的生物化学、生理学和形态学变化，药物作用的产生过程与分子机制等。药效学的研究为临床合理用药和新药的筛选评价提供了重要依据。

第一节 药物作用的基本规律

药物进入体内后与其作用靶点结合，称为药物作用（drug action），这种结合作用会引起细胞功能和形态的改变，产生药理效应（pharmacological effect）。因此，药物作用是因，而药理效应则是果，二者意义接近，在习惯用法上通常并不严加区别，不过当两个概念同时出现时，还应明白其内涵实际上是有先后顺序上的差别的。

药理效应主要导致机体器官原有功能的改变，凡是使机体原有生理、生化功能加强的作用称为兴奋（stimulation/excitation），如肾上腺素（adrenaline，Adr）升高血压、呋塞米增加尿量等。使原有功能活动减弱的作用称为抑制（depression/inhibition），如阿司匹林退热、吗啡镇痛等。引起兴奋的药物称为兴奋药（stimulator/excitant），引起抑制的药物则称为抑制药（depressant/inhibitor）。

根据药物作用部位，无须药物吸收而在用药部位发挥的直接作用，称为局部作用（local action），如口服硫酸镁在肠道不易吸收而产生导泻作用。药物通过吸收进入血液循环（或直接进入血管）而分布到机体有关部位发挥的作用，称为全身作用（general action），又称吸收作用（absorptive action）或系统作用（systemic action）。临床应用的药物大多数是吸收后方可显示药理效应的。给药方式不同时，药物也会分别产生局部作用及全身作用。例如，硫酸镁在口服时会产生导泻的局部作用，但注射给药后则会通过血液循环进入中枢神经系统而产生镇静、抗惊厥的全身作用。

一、药物作用的特异性与选择性

多数药物是通过化学反应而产生药理效应的。这种化学反应的专一性使药物的作用具有特异性（specificity），药物作用特异性取决于药物的化学结构，即构-效关系。例如，阿托品能特异性阻断毒蕈碱型受体（简称 M 受体），而对其他受体影响不大。对机体功能方面，药物也有其选择性（selectivity），有些药物可影响机体的多种功能，有些药物只影响机体的一种功能，即前者选择性低，后者选择性高。药物作用选择性的基础主要有以下几方面：药物在体内的分布不均匀、机体组织细胞的结构不同、生化功能存在差异等。

药物作用的特异性与选择性并不一定平行，特异性强的药物不一定引起选择性高的药理效应。例如，阿托品可以特异性地阻断 M 受体，但其药理效应的选择性并不高，对心脏、血管、平滑肌、腺体及中枢神经系统都有影响，而且有的兴奋、有的抑制。不过通常而言，作用特异性强和（或）效应选择性高的药物在应用时的针对性会较好。反之，效应广泛的药物，其不良反应则较多。但在病因复杂或诊断未明时，广谱药物（如广谱抗生素、广谱抗心律失常药等）因有助于快速控制症状，为后续进一步精确诊治赢得时间，也有其重要意义。

二、药物作用的两面性

药物对机体的作用具有两面性，即在产生治疗作用（therapeutic effects）的同时，也会产生诸多不良反应（adverse reactions）。

1. 治疗作用 是指药物产生的符合用药目的、有利于改变患者的生理、生化功能或病理过程，使患病机体恢复正常的作用。具体可分为以下几种。

（1）对因治疗（etiological treatment）：用药后可以消除原发致病因子，彻底治愈疾病，也称为治本。例如，使用抗生素杀灭病原微生物以治疗感染性疾病。

（2）对症治疗（symptomatic treatment）：能够改善症状但不能消除病因的治疗，也称为治标。例如，使用非甾体抗炎药（nonsteroidal anti-inflammatory drug，NSAID，又称解热镇痛药）缓解发热、疼痛症状，但并不能直接消除病症起因。

（3）补充治疗（supplementary therapy）：有些病理状态是由于体内原有的营养物质或内源性活性物质不足而引起的，通过外界补充的方式可发挥治疗作用，称为补充治疗或替代疗法（replacement therapy）。例如，对于胰岛素缺乏导致的糖尿病患者，通过注射胰岛素可以有效控制其症状。

2. 不良反应 不符合用药目的并为患者带来不适或痛苦的有害反应，称为不良反应。

（1）毒性反应（toxic reaction）：药物剂量过大或药物在体内蓄积过多时发生的危害性反应，称为毒性反应，包括急性毒性（acute toxication）、慢性毒性（chronic toxication）和特殊毒性（如致癌、致畸、致突变等）。例如，对乙酰氨基酚在剂量过大时会造成肝脏损伤。

（2）副作用（side reaction）：在治疗剂量下，药物产生的与治疗目的无关的其他效应，称为副作用。例如，阿托品在阻断胃肠道平滑肌 M 受体发挥治疗胃肠痉挛作用的同时，也会抑制唾液腺 M 受体引起口干，而这种“不期而遇”的作用是由于受体分布的广泛性或药物靶点选择性欠佳导致的，在治疗中难以避免。

（3）后遗效应（residual effect）：停药后血浆药物浓度已降至最低有效治疗浓度以下时，依然残存的药理效应，称为后遗效应。例如，服用巴比妥类催眠药后，在次晨会产生宿醉现象。

（4）停药反应（withdrawal reaction）：长期使用某种药物控制疾病症状后，突然停药反而会引发原有病症加剧，称为停药反应。例如，长期使用 β 受体阻断药普萘洛尔治疗高血压后，因机体逐渐产生的受体上调或增敏等原因，突然停药后会由于肾上腺素等内源性配体作用增强，造成血压反弹。因此，此类药物在停药时务必要逐步减少给药量。

（5）变态反应（allergic reaction）：即过敏反应（hypersensitive reaction），是指药物（有时可能是相关杂质）本身具有一定的抗原性，会刺激机体产生异常的病理性免疫反应，如过敏性休克、药物性皮炎（药疹）等。这类反应常见于少数过敏性体质患者，但不同人反应不尽相同，也难以预知。例如，某些患者会对青霉素（其实罪魁祸首是青霉噻唑等水解产物）产生强烈的过敏反应。

（6）依赖性（dependence）：反复使用某种药物（如吗啡等）后，如果停药可能出现一系列不适症状，致使患者强烈要求继续服用，这种上瘾现象称为依赖性。依赖性可表现为躯体依赖性和精神依赖性。躯体依赖性是反复用药停药后产生的生理功能障碍，即戒断综合征，而精神依赖性则是用药者为达到精神上的欣快感而产生的主观诉求。

（7）特异质反应（idiosyncrasy）：由于少数患者存在遗传性的生化缺陷，造成对某些药物出现的特异性不良反应，称为特异质反应。例如，红细胞葡萄糖-6-磷酸脱氢酶缺乏的患者，其红细胞不能维持足够量的还原型谷胱甘肽，服用具有氧化作用的药物（如抗疟药伯氨喹、抗菌药磺胺嘧啶）时，会容易使血红蛋白发生氧化及变性，产生严重的溶血性贫血。

第二节　药物的构-效关系与量-效关系

构-效关系（structure-activity relationship）是指药物的化学结构与生物活性之间的关系。构-效关系是筛选活性最优结构、去除不良反应结构的重要依据。量-效关系（dose-effect relationship）是指用药剂量（或浓度）与药物效应之间的关系。量-效关系可以定量地分析药物作用的性质与规律，从而为新药筛选及临床合理用药提供重要的参考。

一、药物的构-效关系

药物作用的特异性取决于药物分子与受体结合的专一性，后者又取决于药物的化学结构，这就是药物的构-效关系。药物化学结构的改变，包括其基本骨架、侧链长短、立体异构、几何异构的改变均可以影响药物的理化性质，进而影响药物的体内过程、药效乃至毒性。了解药物的构-效关系不仅有利于深入认识药物的作用，指导临床合理用药，而且在定向设计药物结构，研究开发新药方面也有重大意义。药物的构-效关系通常具有如下特点：①化学结构相似的药物，药理作用可能相似或相反，在一定结构范围内有规律性可循；②化学结构完全相同的光学异构体，药理作用可能不同或完全相反；③化学结构中侧链的种类和长短常可以影响药物的作用强弱、起效快慢和持续时间等。

二、药物的量-效关系

药物的药理效应与其剂量间的关系，就是量-效关系。在一定范围内，药物剂量的大小与血药浓度的高低成正比，因此，在药理学研究中，量-效关系更常用血药浓度-效应关系（concentration-effect relationship）来表示。

通常将药理效应强弱作为纵坐标、药物浓度作为横坐标作图，即可得到直方双曲线（rectangular hyperbola）。如进一步将纵坐标改为药物浓度对数值，则会呈现出典型的对称 S 形曲线，这就是通常所讲的量-效曲线。有的药理效应强弱是连续增减、可直接数据化的量变，称为量反应（graded response），如血压的升降、平滑肌舒缩等，可用具体数量或最大反应的百分率表示。有些药理效应则难以直接数据化，只能用全或无、阳性或阴性等表示，称为质反应（all-or-none response；quantal response），如死亡与生存、抽搐与不抽搐等。不过，为了方便分析，质反应也可以用阳性率、出现率、死亡率等数据进行间接地呈现与比较。量-效曲线中一些重要的药效学参数如下所示。

1. 最小有效量（minimum effective dose，MED）**与极量**（maximum dose）　能引起药理效应的最小剂量称为 MED 或阈剂量（threshold dose）。随着剂量的增加，药理效应强度也相应增大，直到出现最大效应（maximum effect，E_{max}）。此时若再增加剂量并不能使药物效应进一步增强，反而可能会出现毒性反应。呈现疗效的最大剂量称为极量。与 MED 类似，能引起中毒的最小剂量称为最小中毒量（minimum toxic dose，MTD），能引起死亡的最小剂量称为最小致死量（minimum lethal dose，MLD）。如果横坐标用浓度表示，则上述概念中的“剂量”改为“浓度”即可（MED、MTD、MLD 相应改为 MEC、MTC、MLC）。为保证药物作用的可靠性和安全性，临床常用治疗量应比 MED 大，而比 MTD 小得多，且不应超过极量。

2. 半数有效量（median effective dose，ED_{50}）　是能引起 50% E_{max}（量反应）或 50%阳性反应（质反应）的剂量或浓度，分别用 ED_{50} 及半数有效浓度（EC_{50}）表示（图 3-1）。如果效应指标为中毒或死亡则可改用半数中毒剂量（TD_{50}）、半数中毒浓度（TC_{50}）或半数致死剂量（LD_{50}）、半数致死浓度（LC_{50}）表示。不过，除了关注 ED_{50} 外，还应注意量-效曲线中段的斜率，斜率较陡往往提示药效较激烈，较平坦的则提示药效较温和。此外，在质反应曲线中，斜率较陡还提示实验个体差异较小。

3. E_{max}与效价强度（potency） 继续增加药物剂量或浓度而药理效应不再继续上升时而呈现出来的E_{max}，又称为效能（efficacy）。E_{max}通常与药物的内在活性有关。效价强度是指能引起一定效应（一般采用50%效应）时所需要的剂量或浓度，通常可用ED_{50}表示。效价强度主要取决于药物与受体结合的亲和力，以及药物-受体偶联产生反应的效率。能引起同等效应的两个药物的剂量称为等效剂量，等效剂量大者效价强度小，等效剂量小者效价强度大。药物的E_{max}与效价强度含义完全不同，二者并不平行（图3-2）。药物的E_{max}值有较大实际意义，药物的有效性往往并不依赖于它的效价强度，而依赖于其E_{max}和内在活性，因此临床上药物作用的E_{max}比效价更重要，如果不区分E_{max}与效价强度而单纯只讲某药物比另一个药物强若干倍是容易引起误解的。例如，利尿药环戊噻嗪1mg就能产生呋塞米100mg的排钠利尿效应，这样比较时，可以说前者的效价是后者的100倍，然而环戊噻嗪的E_{max}要弱于呋塞米，临床上用环戊噻嗪无效后，改用呋塞米则还能继续产生排钠利尿、消退水肿的疗效。

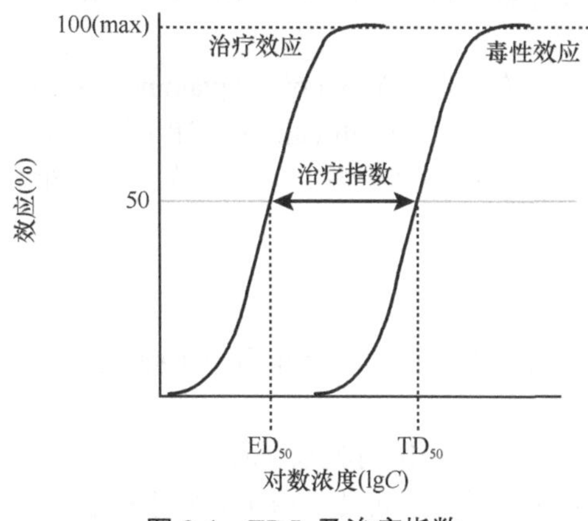

图3-1 $ED5_0$及治疗指数

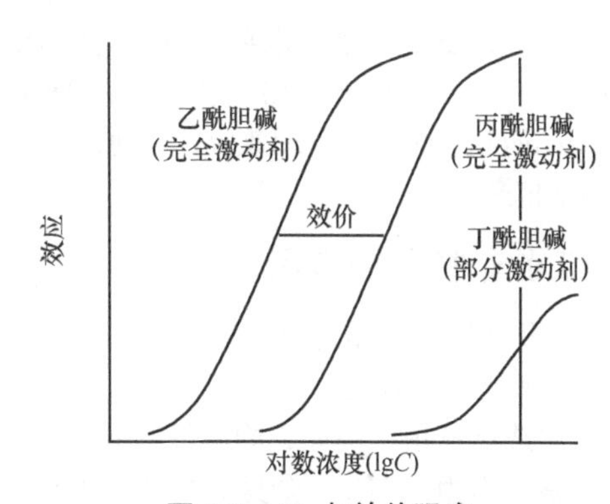

图3-2 E_{max}与效价强度

4. 治疗指数（therapeutic index，TI）**与安全范围**（margin of safety） 通常将药物的LD_{50}/ED_{50}或TD_{50}/ED_{50}称为治疗指数，用以表示药物的安全性（图3-1）。但由于LD或TD与ED曲线的首尾可能重叠，ED_{95}（达到最大治疗效应95%的剂量）可能大于LD_5（致死效应5%时的剂量）或TD_5（中毒效应5%时的剂量），即在没能获得充分疗效的剂量时可能已有少数样本中毒甚至致死，因此这一安全指标仅适用于治疗效应和致死效应的量-效曲线总体平行的药物。为避免这一问题，较好的药物安全性指标是ED_{95}～LD_5（TD_5）或ED_{99}～LD_1（TD_1）之间的距离，即用LD_5/ED_{95}、TD_5/ED_{95}或LD_1/ED_{99}、TD_1/ED_{99}作为安全范围或安全指数，其值越大越安全。

第三节 药物的作用机制

大多数药物的作用来自于药物与机体生物大分子之间的相互作用，这种相互作用引起了机体生理、生化功能的改变。机体的每一个细胞都有其复杂的生命活动过程，而药物的作用又几乎涉及与生命代谢活动过程有关的所有环节，因此药物的作用机制十分复杂。

（一）特异性作用

1. 对受体的直接作用 与受体的相互作用是大多数药物的主要作用机制，如胰岛素激活胰岛素受体而调节血糖水平；普萘洛尔阻断β受体而发挥降血压功效。

2. 对受体的间接作用 一些药物的作用是通过影响递质或激素的释放，由后者作用于受体而发挥的。例如，麻黄碱除了直接作用于肾上腺素受体外，也能促进肾上腺素能神经末梢释放去甲肾上腺素（NA），产生对受体的间接作用。

3. 影响酶活性 很多药物通过影响酶的活性，干扰或参与代谢过程而发挥药理效应。例如，卡托普利通过抑制血管紧张素转换酶（ACE），减少血管紧张素Ⅱ（angiotensinⅡ，AngⅡ）的生成，进而抑制肾素-血管紧张素系统（renin-angiotensin system，RAS）的活性，发挥抗高血压和抗心力衰竭作用。此外，有些药物本身就是酶，如溶栓药物尿激酶等。

4. 影响离子通道活性 有些药物通过影响离子通道活性，改变细胞动作电位及信号变化，从而发挥药理效应（特别是在心血管、肌肉、神经等系统）。例如，局麻药可以抑制钠通道，阻断神经冲动的传导；钙通道阻滞药（calcium channel blocker，CCB）可通过抑制细胞膜上的电压依赖性钙通道活性，降低细胞内 Ca^{2+}浓度，发挥抗高血压和抗心绞痛作用。

5. 影响转运载体 有些药物会影响到重要生物分子的跨膜转运载体，从而影响到生物分子或药物的吸收或外排过程，产生药理学效应。例如，鲁格列净等钠-葡萄糖协同转运蛋白 2（sodium-dependent glucose transporters 2，SGLT-2）抑制剂可以抑制肾脏对葡萄糖的重吸收，使过量的葡萄糖从尿液排出、降低血糖。此外，维拉帕米等一些药物可以逆转 P 糖蛋白对抗肿瘤药物的外排作用，从而克服肿瘤的多药耐药现象。

6. 影响自身活性物质水平 有些药物会影响组胺、5-羟色胺（5-hydroxytryptamine，5-HT）、前列腺素（prostaglandin，PG）、白三烯（leukotriene，LT）、P 物质（substance P，SP）等自身活性物质（autocoid）而发挥药理效应，如前列地尔、米索前列醇等 PG 类药物，孟鲁司特、普鲁司特等白三烯拮抗药等。

（二）非特异性作用

有一些药物并不是通过与功能性细胞成分或受体结合而发挥作用，其作用是非特异性的，多数与药物理化性质有关。

1. 渗透压作用 例如，静脉注射甘露醇，利用其高渗透压作用而脱水利尿。

2. 脂溶作用 例如，全身麻醉药对中枢神经系统的麻醉作用，可能是由于它们累积于富含脂质的神经组织中，达到某种饱和水平时，使神经细胞膜的通透性发生变化，阻滞 Na^{+}内流，从而引起神经冲动传导障碍。

3. 影响 pH 药物自身的酸碱性，如静脉注射碳酸氢钠、氯化铵等调节血液的酸碱平衡；口服抗酸药氢氧化铝中和胃酸，用于治疗胃溃疡。

4. 结合作用 如应用二巯丙醇络合汞、砷等重金属离子而起到解毒的作用。

第四节 受体与作用于受体的药理学特点

一、受体的概念

受体（receptor）是一种存在于细胞膜或细胞内的、能够识别并与周围环境中某种微量化学物质（即配体）结合，触发信号转导与放大系统并产生生理反应或药理效应的生物大分子（绝大多数是蛋白质）。受体这个概念最早是 1898 年由德国科学家保罗·埃利希（Paul Ehrlich）提出的，他以“锁钥学说”来阐述受体与配体之间的关系，即将受体看作锁、配体看作打开锁的钥匙。作为受体，应具有如下两个基本特点。①具有识别特异性配体并与之结合（类似于锁被钥匙插入）的能力，即亲和力。配体与受体的亲和力通常用解离常数 K_D 的负对数表示，其大小与亲和力成正比。②具有与特异性配体结合后产生生物效应（类似于锁被钥匙打开）的能力，即内在活性。配体的内在活性通常用常数 α 表示，其值为 0～1。

能与受体特异性结合的物质称为配体（ligand），也称第一信使。多数配体不能进入细胞，其与细胞膜上特异性受体结合后，激活细胞内的信号转导过程发挥其生物活性。但也有一些配体（如甾体激素）可以进入细胞，与胞内受体结合，发挥信号转导作用。受体都有其内源性配体，即生物体内原本存在的配体，如神经递质、激素、自身活性物质等。药物则属于外源性配体。根据受体与不同配体结合特异性的差异，受体可被分为若干亚型，如肾上腺素受体又分为 α_1、α_2、β_1 和 β_2 等亚型，其分布及功能都有所区别。受体往往由多个亚基组成，有些亚基上有配体的特异性结合位点，有些亚基则是发挥具体功能或起到调节作用。

二、受体的特性

受体具有如下几个特性。

1. 灵敏性（sensitivity） 受体分子在细胞中含量极其微小，1mg 组织一般只含 10fmol 左右，但受体只需与很低浓度的配体结合就能产生显著的效应。多数配体在 1pmol/L～1nmol/L 的浓度时即可引起细胞的药理效应。反应如此灵敏的原因主要是后续的信息传递系统能对接收的信号进行放大、分化及整合。

2. 特异性（specificity） 配体与受体大分子中的一小部分结合，该部位称为结合位点（binding site）。由于结合位点具有特定的空间结构特征，因而引起某一类型受体兴奋反应的配体便往往需要具备非常类似的化学结构，同一类型的激动药与同一类型的受体结合时产生的效应是类似的，而不同光学异构体的反应则可以完全不同。例如，美沙芬的右旋体（右美沙芬）可通过抑制延髓咳嗽中枢而发挥中枢性镇咳作用，是一种非成瘾性的中枢镇咳药，但左旋体则是比吗啡成瘾性还要强的中枢性镇痛药。

3. 饱和性（saturability） 机体内受体数目并不是无限的，因此能够结合的配体量及能发挥的效应也是有限的，当配体浓度达到饱和效应浓度时，其效应将不会随浓度的增加而继续增加。

4. 可逆性（reversibility） 配体与受体的结合主要是通过范德瓦耳斯力、离子键、氢键等分子间作用力进行的，因此是可逆的，配体与受体复合物可以解离，解离后可得到原来的配体而非代谢物。此外，作用于同一受体的配体因其亲和力的差异，彼此之间会存在竞争现象。

5. 多样性（multiple-variation） 同一受体可广泛分布到不同的细胞而产生不同效应，甚至在同一组织的不同区域，受体分布密度也是不同的。此外，大多数受体也都具有不止一个亚型，不同亚型受体的分子量、分子特性或功能也各不相同。

6. 可调节性（regulability） 受体虽是遗传获得的固有蛋白质，但并不是固定不变的，其数量、亲和力及效应力经常受到各种生理及药理因素的影响。长期应用激动药可使受体数量减少或敏感性降低，称为下调（down regulation）或脱敏（desensitization），而连续应用拮抗药则可使受体数量增加或敏感性增强，称为上调（up regulation）或增敏（hypersensitization）。

三、作用于受体的药物分类

亲和力是药物与受体发生相互作用的前提条件，但药物最终的效应则取决于内在活性。根据内在活性的大小，作用于受体的药物可分为以下几个类别。

（一）激动药

激动药（agonist）是对特定受体既具有亲和力，又具有内在活性，因而能有效激活受体，产生激动效应的药物。根据内在活性的大小，激动药又进一步分为完全激动药（full agonist）和部分激动药（partial agonist）。完全激动药与受体有高的亲和力，且内在活性等于 1，能与受体结合产生最大的效应。部分激动药也与受体有高的亲和力，但其内在活性小于 1，即使浓度再高也不能产生如完全激动药那样的最大的效应。这类药物单独应用时可产生激动效应，但与同一受体的完全激动药同时存在时，在当其浓度尚未达到自身 E_{max} 时，其效应与完全激动药协同，超过此限时则因与完全激动药竞争受体而呈拮抗关系，此时完全激动药必须增大浓度方可达到其 E_{max}，因此部分激动药具有激动药与拮抗药两重特性（图 3-2）。例如，喷他佐辛是阿片受体的部分激动药，单独应用时具有较强的镇痛作用，但与吗啡合用时则会减弱吗啡的镇痛作用。

（二）拮抗药

拮抗药（antagonist）是对特定受体有亲和力，但无内在活性（即内在活性为 0）的药物，与受体结合后本身不会产生效应，但会阻碍激动药与受体的结合，从而产生与激动药相反的效应。按照与受体的结合作用强弱，拮抗药又分为以下两种。

1. 竞争性拮抗药（competitive antagonist） 有些拮抗药竞争性地与受体结合时，这种结合作用是可逆性的，在与激动药同时存在时，彼此间的竞争效应取决于二者的浓度和亲和力。在拮抗药存在的情况下，激动药的作用被抑制，但随着激动药剂量的增加，激动药可将拮抗药从受体上置换下来，最终依然能够达到其原有的 E_{max}，在量-效曲线上体现为拮抗药的存在促使激动药的量-效曲线平行右移，但最大高度（即 E_{max}）不变。这样的拮抗药称为竞争性拮抗药。

2. 非竞争性拮抗药（non-competitive antagonist） 有些拮抗药与受体以共价键等非常牢固的方式结合，二者的解离很慢甚至不可逆转，有些拮抗药与受体结合后使受体结构发生变化而造成激动药难以结合，有些拮抗药与受体结合后可阻断某一中介反应环节而使受体产生效应的能力降低。在这些拮抗药存在的情况下，激动药的作用被抑制，且即使随着剂量的增加，激动药也很难达到没有拮抗药时的 E_{max}，在量-效曲线上体现为拮抗药的存在造成激动药的量-效曲线最大高度（即 E_{max}）下降（图 3-3）。这些拮抗药称为非竞争性拮抗药。

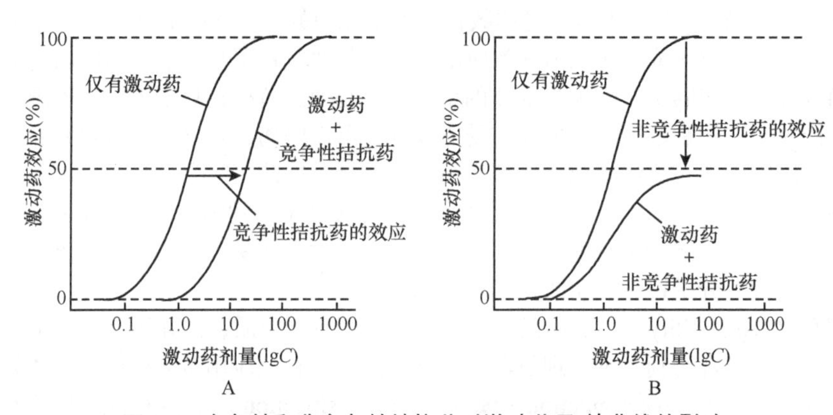

图 3-3 竞争性和非竞争性拮抗药对激动药量-效曲线的影响

A.竞争性拮抗药；B.非竞争性拮抗药

四、受体的结构和分类

根据蛋白质结构、信号转导过程、效应性质、受体位置等特点，受体主要可分为四类（表 3-1）。

（一）G 蛋白偶联受体

G 蛋白偶联受体（G protein-coupled receptors）是最为常见的受体类别，位于细胞膜上。许多神经递质及激素的受体都需要 G 蛋白介导其作用，如肾上腺素、多巴胺（dopamine，DA）、5-HT、ACh（M 受体）、阿片类、嘌呤类、PG 及一些多肽激素等的受体，这些受体结构非常相似，都是单一肽链形成 7 个 α 螺旋来回穿透细胞膜，N 端在细胞外，C 端在细胞内，胞内部分有 G 蛋白结合区。

G 蛋白（G protein）是鸟苷酸结合调节蛋白（guanine nucleotide-binding regulatory protein）的简称，存在于细胞膜内侧，由 α、β、γ 等 3 个亚基组成。在基础状态下，α 亚基与 GDP 连接，α、β、γ 亚基与 GDP 聚合构成无活性的复合物。当激动剂与受体结合时，α 亚基上的 GDP 被 GTP 所取代，并解离为 α 亚基及 β 亚基两部分，然后 α 亚基与 βγ 亚基可分别调节下游信号转导通路，产生效应。其中 α 亚基内在的 GTP 酶活化使 GTP 水解为 GDP，激活效应机制，并与 βγ 亚基重新结合，恢复到原来静息状态。

G 蛋白有多种类型，其中最主要的是兴奋性 G 蛋白（G_s）和抑制性 G 蛋白（G_i）两类，G_s 能够激活腺苷酸环化酶（AC），而 G_i 则抑制 AC，AC 是重要的信号转导效应蛋白，可以催化产生第二信使环磷酸腺苷（cyclic adenosine monophosphate，cAMP）并引发后续一系列生物效应。肾上腺素 β 受体（简称 β 受体）、高血糖素受体、组胺受体等偶联的 G 蛋白是 G_s 型，肾上腺素 α 受体（简称 α 受体）、M 受体、阿片受体等偶联的则是 G_i 型。此外，G 蛋白还有 G_o、G_q、G_t、$G_{12/13}$ 等多种类型，可对鸟苷酸环化酶（GC）、磷脂酶 C（PLC）、磷脂酶 A_2（PLA_2）、钙通道、钾通道等有重要的调节作用。一个受体可激活多个 G 蛋白，一个 G 蛋白可以转导多个信息效应机制，调节许多细胞功能。

表 3-1 不同类型受体的主要特性

受体类型	G 蛋白偶联受体	离子通道受体	酪氨酸激酶受体	细胞内受体
存在部位	细胞膜	细胞膜	细胞膜	通常静息时位于细胞质，与配体结合激活后进入细胞核
结构特点	7 次跨膜	通常 4～5 个亚基，每个亚基 4 次跨膜	通常 1 次跨膜。被配体结合后通常会二聚化	通常以二聚体发挥作用
作用特点	与 G 蛋白偶联，传递下游信号	通过离子通道，影响细胞膜电位	通过激酶活性，传递下游信号	与 DNA 结合，影响基因转录
作用速度	秒级	毫秒级	分钟级	小时级
具体实例	数量繁多，如 α 受体、β 受体、M 受体等	多与神经或肌肉系统有关，如 N 受体、$GABA_A$ 受体	多与蛋白多肽类因子有关，如胰岛素受体、表皮生长因子受体等	多与甾体类化合物或激素有关，如肾上腺皮质激素受体、雌激素受体等

（二）离子通道受体

离子通道受体（ion channel receptors）又称直接配体门控通道型受体，它们主要存在于神经、肌肉等快速反应细胞的膜上，通常由单一肽链反复 4 次穿透细胞膜形成 1 个亚基，并由 4～5 个亚基组成穿透细胞膜的离子通道，受体激动时离子通道开放，使细胞膜产生除极化或超极化，引起兴奋或抑制效应。最早发现的烟碱型受体（简称 N 受体）就是由 α（×2）、β、γ、δ 等 5 个亚基组成的钠通道，在 α 亚基上有 ACh 结合点，与 ACh 结合后，钠通道开放，胞外 Na^+内流、细胞膜除极化、肌肉收缩。这一过程在若干毫秒内即可完成（钠通道开放时间仅 1ms）。γ-氨基丁酸（γ-aminobutyric acid，GABA）、甘氨酸、谷氨酸（glutamicacid，Glu）、天冬氨酸的受体都属于这一类型。

（三）酪氨酸激酶受体

酪氨酸激酶受体（tyrosine kinase linked receptor）也是一类细胞膜受体，因其配体多为生长因子，故又称为生长因子受体。酪氨酸激酶受体通常为单次跨膜，其细胞外有一段与配体的结合区，中段穿透细胞膜，胞内区段则有酪氨酸激酶活性。酪氨酸激酶受体在没有同配体分子结合时通常是以无活性的单体存在的，当激动药与受体的细胞外结构域结合后，受体分子会在膜上形成二聚体并激活细胞内结构域的蛋白激酶功能，催化酪氨酸残基发生磷酸化。磷酸化的酪氨酸部位随之成为细胞内信号蛋白的结合位点，与不同的细胞内信号蛋白结合形成信号复合物，并触发不同的信号转导途径，放大信息，激活细胞内一系列的生化反应，增加 DNA 及 RNA 合成，加速蛋白质合成，从而产生细胞生长分化等效应。胰岛素、胰岛素样生长因子、表皮生长因子、血小板生长因子及某些淋巴因子（lymphokines）的受体都属于这一类型。

（四）细胞内受体

除细胞膜受体外，还有一些受体定位于细胞质或细胞核内，称为细胞内受体（intracellular receptor）。因其在激活后会进入细胞核发挥转录调控功能，因此又称为核受体（nuclear receptor）。这类受体在没有被配体激活时，通常与热休克蛋白或其他抑制性蛋白质结合并以无活性状态存在于细胞质中，与激动药结合后受体构象发生变化，热休克蛋白也随之变化或解离，促使受体进入细胞核并能识别特异 DNA 碱基区段，调控基因转录及活性蛋白质的表达。这类受体触发的细胞效应很慢，需若干小时。糖皮质激素、性激素、甲状腺激素、维 A 酸等受体均为细胞内受体。

五、第二信使与信号传递

大多数第一信使（配体）不能进入细胞内，而是与靶细胞膜表面的特异受体结合，激活受体而引起细胞某些生物学特性的改变，如膜对某些离子的通透性及膜上某些酶活性的改变，从而调节细胞功能。

第二信使（second messenger）是第一信使作用于靶细胞后在胞质内产生的信息分子。受体在识别相应配体并与之结合后需要细胞内第二信使将获得信息增强、分化、整合并传递给效应机制才能发挥其特定的生理功能或药理效应。最早发现的第二信使是 cAMP，此外现在知道还有许多其他物质也参与细胞内信号转导。这是一个非常复杂的系统，很多问题尚待进一步阐明。

1. cAMP 是 ATP 经腺苷酸环化酶（adenylyl cyclase，AC）作用的产物。β 受体、多巴胺 1 型受体（D_1受体）、组胺 2 型受体（H_2受体）等激动药通过 G_s作用使 AC 活化，使细胞内 cAMP 增加。α 受体、多巴胺 2 型受体（D_2受体）、M 受体、阿片受体等激动药通过 G_i作用抑制 AC，使细胞内 cAMP 减少。cAMP 受磷酸二酯酶（phosphodiesterase，PDE）水解为 5′-AMP 后灭活。茶碱抑制 PDE 而使胞内 cAMP 增多。cAMP 能激活蛋白激酶 A（PKA），使胞内许多蛋白酶磷酸化（ATP 提供磷酸基）而活化，如使磷酸化酶、脂酶、糖原合成酶等活化产生能量；钙通道磷酸化后激活，Ca^{2+}内流而使神经、心肌、平滑肌等兴奋。

2. 环磷酸鸟苷（cyclic guanosine monophosphate，cGMP） 是 GTP 经鸟苷酸环化酶（GC）作用的产物，也受 PDE 灭活。cGMP 作用与 cAMP 相反，使心脏抑制、血管舒张、肠腺分泌等。cGMP 可激活 G 蛋白酶而引起各种效应，它可以独立作用而不受 cAMP 制约。

3. 磷脂酰肌醇（phosphatidylinositol） 细胞膜磷脂酰肌醇的水解是另一类重要的受体信息传递系统。α 受体激动药、H_1受体激动药、5-HT_2受体激动药、M_1受体激动药、M_3受体激动药等与其受体结合后通过 G 蛋白介导激活磷脂酶 C，磷脂酶 C 使 4，5-二磷酸肌醇磷脂（PIP_2）水解为二酰甘油（diacylglycerol，DAG）及 1，4，5-三磷酸肌醇（inositol 1，4，5-triphosphate，IP_3）。DAG 在细胞膜上激活蛋白激酶 C（PKC），使许多靶蛋白磷酸化而产生效应，如腺体分泌，血小板聚集，中性粒细胞活化及细胞生长、代谢、分化等效应。IP_3能促进细胞内钙池释放 Ca^{2+}，也有重要的生理意义。

4. Ca^{2+} 细胞内 Ca^{2+}浓度在 1μmol/L 以下，不到血浆 Ca^{2+}的 0.1%，但对细胞功能有着重要的调节作用，如肌肉收缩、腺体分泌、血小板活化等。细胞内 Ca^{2+}可从细胞外经细胞膜上的钙通道流入，也可从细胞内肌质网等钙池释放，两种途径互相促进。前者受膜电位、受体、G 蛋白、PKA 等调控，后者受 IP_3 作用而释放。细胞内 Ca^{2+}激活 PKC，与 DAG 有协同作用，共同促进其他信息传递蛋白及效应蛋白活化。很多药物通过影响细胞内 Ca^{2+}而发挥其药理效应。

5. 其他 花生四烯酸（arachidonic acid，AA）是 PG 类及白三烯类物质的前体。G 蛋白通过磷脂酶 A_2作用于细胞膜磷脂产生 AA，AA 在环氧化酶和酯化酶的作用下可分别生成 PG 类和白三烯类物质，在炎症等反应中发挥作用。此外，一氧化氮（NO）可以激活 GC 产生 cGMP，同时因其自身分子量小且脂溶性好，可以快速通过细胞膜扩散对邻近细胞发挥作用，因此 NO 既是第一信使又是第二信使。

此外，第二信使在激活特定蛋白激酶的同时，也能激活一些特定的核蛋白，被激活后的核蛋白会识别靶基因上的特定序列并与之结合，引起基因转录表达的变化。这类核蛋白在胞质内合成后进入细胞核内，发挥着细胞核内外信号转导的信使作用，也被称为第三信使，如 C-fos 等即刻早期基因（immediate early genes）家族成员等。

总之，从分子生物学角度看，细胞信息物质在传递信号时绝大部分通过酶促级联反应方式进行。它们最终通过改变细胞内有关酶的活性、开启或关闭细胞膜离子通道及细胞核内基因的转录，达到调节细胞代谢和控制细胞生长、繁殖和分化的目的。

案例 3-1

药物的治疗作用与不良反应

1. 案例摘要 某患者，因腹部绞痛、腹泻就诊，诊断结果为急性胃肠炎。采用诺氟沙星治疗，同时肌内注射阿托品。给药后腹痛减轻继而消失，但患者出现面部潮红、口干、视物模糊、排尿困难等症状。

2. 案例问题

（1）两种治疗药物，哪一个是对因治疗？哪一个是对症治疗？

（2）用药后的治疗作用与不良反应的表现分别是什么？在用药过程中这些不良反应可以避免吗?

3. 案例分析

（1）抗菌药诺氟沙星是对因治疗，可以通过抑制 DNA 拓扑异构酶等机制，发挥抗菌作用，消除胃肠炎。阿托品是对症治疗，通过阻断 M 受体，使胃肠道平滑肌松弛，从而解除痉挛所导致的胃肠道绞痛。

（2）用药后，腹痛减轻属于治疗作用，而面部潮红、口干、视物模糊、排尿困难等则属于阿托品选择性较低引起的不良反应，在用药过程中难以避免，但停药后就会消失。

（罗学刚）

第四章　影响药物作用的因素

药物在实际应用中所呈现的药理作用与临床效果会受到各方面因素的影响，其中最主要的是药物和机体这两方面因素。药物方面的因素主要包括剂型、给药途径、剂量、给药时间、给药方式及药物相互作用等。机体方面的因素则主要包括年龄、性别、遗传（种族、遗传多态性、特异质反应等）、病理、精神等因素。了解这些影响因素，对于实现合理用药乃至个性化精准治疗具有十分重要的意义。

第一节　药物方面的因素

一、药物剂型与给药途径

药物可被制成多种剂型，经不同途径给药。不同的剂型及给药途径会对药物的作用速度、作用部位、安全性、有效性等方面产生影响。通常注射剂会比口服制剂起效快，作用显著。注射剂中的水溶性制剂又比油溶性制剂和混悬剂吸收快、起效快，口服制剂中的溶液剂比片剂、胶囊剂容易吸收。此外，通过制剂还可以控制药物使其产生缓释、控释、靶向释放等效果。有些药物在剂型与给药途径不同时甚至会产生截然不同的药理效应与适应证。例如，硫酸镁口服会产生导泻和利胆作用，而注射给药则会产生抑制痉挛、镇静、降低颅内压的功效。

此外，即便是在药物的成分、剂型与给药途径都一样的情况下，制剂的制备工艺及原辅料差异也可能显著影响药物的吸收和生物利用度，这是造成不同企业同类产品间疗效差异的重要因素，同时也是仿制药（generic drugs）及生物类似药（biosimilar）研制中需要关注的核心问题。

二、给药剂量与时间

（一）剂量

在一定范围内，药物作用会随着给药剂量的增加而增强，但超出一定限度（最低中毒剂量）后会引起毒性反应甚至导致死亡。在治疗的安全剂量范围内，一些药物在不同剂量时也会呈现出不同的药理作用。例如，巴比妥类镇静催眠药随着剂量由小到大，会逐渐产生镇静、催眠、抗惊厥、麻醉等作用，超量服用则会造成呼吸中枢抑制而导致死亡。

（二）用药时间

连续服药时，用药时间与频次应根据治疗需要及药物的消除速率而确定。通常 $t_{1/2}$ 短的药物，给药次数应相应增加。而对于毒性大、消除慢的药物，或者对于肝、肾功能不全的患者，为防止药物的蓄积中毒，应规定好每日的用量及疗程周期，并根据情况考虑减少剂量或延长给药的时间间隔。

在连续长期用药过程中，有的药物会出现药效逐渐减弱的现象。如果药物的治疗靶点是针对人体生理系统，则这种现象称为耐受性（tolerance），其原因主要与神经递质耗竭、受体下调、脱敏或信号传递系统脱偶联等因素有关。如果药物的治疗靶点是针对病原微生物或肿瘤细胞，则这种现象称为耐药性（drug resistance）。与耐受性不同，耐药性主要是由于病原微生物或肿瘤细胞通过基因突变引起药物靶点改变，或产生药物灭活酶、外排泵等现象所造成的。此外，一些麻醉药品或精神药品在长期用药后，还会使机体产生药物依赖性（drug dependence）（见第三章）。

（三）药物相互作用

多种药物同时合用或先后应用时，所引起的药物作用和效应的变化，称为药物相互作用（drug interaction）。药物相互作用可能使药效增强，也可能使药效降低或不良反应加重。一般而言，同时或先后用药的种类越多，发生不良反应的概率也就越高。特别是在应用那些血药浓度-效应曲线陡直或治疗指数低的药物（如抗癫痫药、抗凝血药、抗心律失常药、抗肿瘤药、免疫抑制药等）时，了解药物相互作用的影响情况，具有重要的临床意义。

药物相互作用的影响，包括药动学和药效学两个方面。

1. 药动学方面　联合或序贯用药时，一种药物的吸收、分布、代谢和排泄可能会受其他药物影响，从而造成该药物或其代谢产物的浓度变化而影响药物作用。例如，甲苯磺丁脲在与磺胺类抗菌药联合使用时，磺胺类药物会将甲苯磺丁脲从血浆白蛋白上竞争性置换下来，从而造成游离性甲苯磺丁脲浓度增加，降血糖作用增强。

2. 药效学方面　药物联合或序贯用药时，药物在体内的浓度并未发生大的改变，但由于药物之间在靶点或机制方面存在相互竞争或补充，从而造成药理效应减弱或增强的现象，分别称为拮抗效应（antagonism）或协同效应（synergism）。例如，具有降血糖作用的胰岛素和具有升高血糖效应的肾上腺素合用即具有拮抗效应；克拉维酸可以抑制细菌β-内酰胺酶，从而降低青霉素类抗生素被细菌水解的概率，因此二者联合应用后可以产生明显的协同效应。

第二节　机体方面的因素

一、年龄与性别

不同年龄与性别的患者，其体型、体重、体内水和脂肪所占比例等会有较大的差异，从而会影响药物的分布、代谢及敏感性等方面，造成药物效应的不同。

（一）年龄

1. 婴幼儿　婴幼儿的肝、肾等脏器功能尚未发育完全，药物代谢与排泄速度均较慢，易于产生毒性反应。例如，儿童在应用庆大霉素等氨基糖苷类抗生素时，因药物排泄缓慢、血药浓度过高而容易产生耳毒性，严重者甚至致聋。此外，婴幼儿体液占体重比例较大，对影响水盐代谢和酸碱平衡的药物敏感性要高于成人。例如，解热药使用不当会导致出汗过多，造成脱水虚脱。所以，儿童不能简单地将成人用药减量使用。

2. 老年人　老年人因生理功能衰退，对药物的代谢和排泄功能减弱，大部分药物会产生更强、更持久的作用，心血管反射减弱也会导致老年人在应用抗高血压药后容易发生直立性低血压。此外，老年人的药物作用靶点敏感性也会发生变化，作用于中枢神经系统的药物易导致精神错乱、NSAID易引起胃肠道出血、心血管系统药物易引发心律失常。因此，老年人的用药剂量一般可考虑酌减为成年人剂量的3/4左右。

（二）性别

女性的体重一般轻于男性、脂肪占比高于男性，而体液总量的比率则低于男性，这些因素都会影响到药物的体内分布情况。此外，女性还有月经、妊娠、分娩及哺乳等特殊的生理时期，对药物的使用都会造成较大的影响。例如，月经期和妊娠期应禁用抗凝血药，以免引起失血过多或流产；妊娠期内应禁用或慎用可能致畸或抑制胎儿生理活动与发育的药物；哺乳期也要警惕药物随乳汁分泌对婴儿的影响。

二、遗传因素

（一）种属差异

不同种属动物之间存在各种生理、代谢等方面的差别，对药物的反应和药动学过程也不同。因此，在临床前及临床药理学研究中，必须要考虑到动物种属间的剂量换算问题（通常应依据体表面积进行换算），同时要明白动物实验资料是不能随意直接应用到人体的，必须要经过审慎严谨的系统性研究。

（二）种族差异

不同种族在遗传背景（基因型）、文化风俗、食物来源和习惯等方面的长久差异，造成药物代谢酶的活性、药物作用靶点的敏感性等方面都有显著的差别。例如，在服用普萘洛尔后，中国人在血压、心率等指标方面的变化要比白色人种更敏感，而白色人种则又比黑色人种更敏感。

（三）遗传多态性

不同个体之间的 DNA 序列并不会 100%一样，一些基因会在个别核苷酸位点上存在不同的差异，形成多种等位基因。对于个体而言，这种基因多态性的碱基顺序是终生不变并按孟德尔规律世代相传的，由此产生多种不同基因型和表型的人群，这些不同人群个体在药物反应及药物代谢等方面会存在较大的差异。例如，CYP3A4 是 CYP 家族中最重要的一种，在人类肝脏中其活性占总 CYP 活性的 60%。而目前已发现 CYP3A4 基因的单核苷酸多态性多达 39 个，不同的基因型对舒芬太尼、他克莫司等药物的代谢能力有很大的差异，因此对器官移植后药物控制疼痛及免疫排斥反应的效果也会产生很大的影响。

（四）特异质反应

特异质反应（idiosyncrasy）是由于少数患者存在遗传性的生化缺陷而造成对某些药物出现的特异性不良反应，尽管发生率很低，但通常是有害甚至是致命的。例如，红细胞葡萄糖-6-磷酸脱氢酶缺乏的患者，在应用抗疟药伯氨喹、抗菌药磺胺嘧啶时，易发生严重的溶血性贫血；拟胆碱酯酶（pseudocholine esterase，PChE）缺乏者在使用琥珀胆碱后，由于肌肉松弛作用延长而易出现呼吸暂停反应。特异质反应常与剂量无关，在很小剂量时也会发生。

三、病理因素

疾病本身能导致药动学和药效学的改变。肝功能、肾功能损伤易引起药物在体内蓄积，产生过强或过久的效应，甚至发生毒性反应。小肠发生病变时，会造成药物吸收不完全。营养不良者体内蛋白质合成减少，会造成血浆白蛋白及肝脏微粒体酶降低，从而使游离型药物浓度增加、代谢减慢，同时脂肪组织较少也会影响药物的储存，最终使药物作用增强、$t_{1/2}$ 延长，易引发不良反应。

四、精神因素

药物治疗所呈现出来的效果，除了本身的药理学效应之外，还包括疾病的自然恢复及精神因素等非特异性治疗效果。患者情绪积极乐观、信任医护人员，会对药物疗效产生良好的正面影响，反之则会产生负面影响。因此在药物临床试验时，通常都需要将药物与安慰剂（placebo）加以比较，以便更加客观地评估药物的实际药理效果。安慰剂是指不含有特定药理活性成分而由辅料制成的外形与对照药品近似的制剂。研究发现，即使给予患者不具有药理活性的安慰剂，患者的头痛、失眠、心绞痛等症状也会产生30%～50%的改善，这就是心理作用的结果。

五、时辰因素

机体内的许多生理活动会按时间顺序呈现出有规律的周期性变化，这种规律性的变化称为生物节律，亦称生物钟。这种节律性对药物效应会产生重要的影响，由此还产生了药理学的重要分支——专门研究药物效应及体内过程与机体生物节律相互关系的时辰药理学（chronopharmacology），以及药物制剂的新类别——定时释药系统。为了获得最佳的药物效果，药物的给药时间、方式都应尽力与人体生理节律相匹配。例如，研究表明普萘洛尔在早上8:00使用可以明显降低心率，但在凌晨2:00使用时则难以有效抑制心动过速。

六、其他因素

药物效应还会受到其他一些机体生理特点或生活习惯的影响。例如，用药期间的饮食情况会对药物产生很大的影响，食物通常会减慢胃排空速度，一些食物还会与药物产生相互作用（如牛奶等富含钙质的食物会络合四环素），从而降低药物吸收的速度和程度，因此理论上空腹服药会比餐后服药更有利于药效的发挥。然而很多药物在空腹服用时容易对胃肠道产生刺激性，有些药物在空腹服用时则由于难以耐受低pH而活性降低，因此在实际临床应用中还需要综合考虑各方面因素。此外，近年来研究发现人体胃肠道中共生的、数量庞大（至少在10^{12}以上）的微生物群对药物作用的发挥有着重要的影响，这些微生物会利用自身的代谢酶对进入胃肠道的药物进行结构转化，产生药效降低或增强的代谢产物，此外肠道微生物还会通过对肠道消化吸收、黏膜免疫及内分泌等系统的调节作用而产生对机体的广泛性影响，这些都会造成药物效应的改变。

案例 4-1

药物相互作用对药效的影响

1. 案例摘要　某患者罹患胃溃疡及心肌梗死，应用质子泵抑制剂奥美拉唑及抗凝剂华法林进行治疗。联合服用3日后，出现下肢出血点，血常规检测显示血小板下降，有出血倾向，将华法林用量下调后，情况有所好转。

2. 案例问题　该患者呈现出血倾向的原因是什么？

3. 案例分析　奥美拉唑可以抑制肝药酶对华法林的代谢，使华法林在体内产生聚集，$t_{1/2}$延长，血药浓度增高，增强了抗凝作用。

（罗学刚）

第二篇　作用于传出神经系统的药物

第五章　传出神经系统的生理学基础

传出神经系统包括自主神经（交感神经、副交感神经）和运动神经，按其末梢释放的递质不同可分为胆碱能神经和肾上腺素能神经。ACh 和 NA 是传出神经系统的两大主要递质。胆碱受体包括 M 受体和 N 受体，肾上腺素受体包括 α 受体和 β 受体，每一种受体又可分为不同亚型。受体亚型的分布部位不同，激动时产生的效应不同。传出神经系统药物主要通过直接作用于受体而发挥作用。根据药物的作用性质及受体选择性，可将传出神经系统药物分为拟似药和阻断药，主要包括胆碱受体激动药、胆碱受体阻断药和肾上腺素受体激动药、肾上腺素受体阻断药四类。

传出神经主要是指传导来自中枢的冲动以支配效应器活动的神经。传出神经系统的药物通过直接作用或间接作用影响传出神经的化学传递过程，从而改变效应器官的功能活动。

第一节　传出神经系统的递质与受体

一、传出神经系统的递质及分类

（一）传出神经系统的分类

1. 传出神经系统按解剖学分类

（1）自主神经：包括交感神经和副交感神经，主要支配心脏、平滑肌、腺体及眼等效应器官。自主神经自中枢发出后，都要经过神经节交换神经元，然后到达所支配的效应器，故有节前纤维和节后纤维之分（图 5-1）。

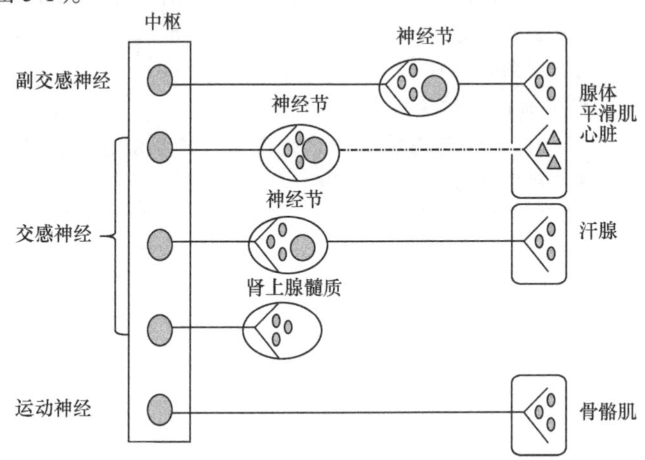

图 5-1　传出神经系统分类的模式图

— 胆碱能神经；OOO ACh；--- 肾上腺素能神经；△△△ NA

（2）运动神经：自中枢发出后，中途不交换神经元，直接到达骨骼肌支配其运动（图 5-1）。

2. 传出神经系统按释放的递质分类　根据神经末梢释放递质的不同，传出神经主要分为胆碱能神经和肾上腺素能神经。

（1）胆碱能神经：包括全部交感神经和副交感神经的节前纤维、副交感神经的节后纤维、极少数交感神经的节后纤维（如支配汗腺分泌的神经）和运动神经（图 5-1）。

（2）肾上腺素能神经：包括绝大部分交感神经的节后纤维（图 5-1）。

此外，在某些效应器官上存在 DA 能神经、5-HT 能神经和嘌呤能神经等，这些神经主要在局部发挥调节作用。

（二）传出神经系统的递质

传出神经释放的递质主要有 ACh 和 NA。

1. ACh　生物合成部位主要在胆碱能神经末梢。胆碱能神经末梢内的胆碱和乙酰辅酶 A，在胆碱乙酰化酶的催化下合成 ACh。ACh 形成后即进入囊泡，并与 ATP 和囊泡蛋白共同储存于囊泡中。当神经冲动到达神经末梢时，囊泡中的 ACh 以胞裂外排的方式释放至突触间隙，在发挥作用的同时，数毫秒内即被突触间隙中的乙酰胆碱酯酶（acetylcholinesterase，AChE）水解为胆碱和乙酸。部分胆碱被突触前膜再摄取，再次合成 ACh（图 5-2）。

2. NA　生物合成部位主要在肾上腺素能神经末梢。酪氨酸从血液循环进入神经元后，经酪氨酸羟化酶催化生成多巴，再经多巴脱羧酶的催化生成 DA，后者进入囊泡中，经 DA β-羟化酶的催化，转变为 NA。NA 形成后，与 ATP 及嗜铬颗粒蛋白结合，储存于囊泡中，以避免被胞质中的单胺氧化酶（monoamine oxidase，MAO）所破坏。当神经冲动到达神经末梢时，囊泡中的递质以胞裂外排的方式，释放至突触间隙。释放的 NA 在发挥作用的同时，75%～95%被突触前膜再摄取利用（称摄取 1）。部分未进入囊泡的 NA 被胞质中线粒体膜上的 MAO 所破坏。少数 NA 被非神经组织，如心肌、平滑肌等摄取（称摄取 2），被细胞内的儿茶酚-*O*-甲基转移酶（COMT）和 MAO 所破坏。此外，尚有小部分 NA 从突触间隙扩散到血液中，最后被肝、肾等组织中的 COMT 和 MAO 所破坏（图 5-3）。

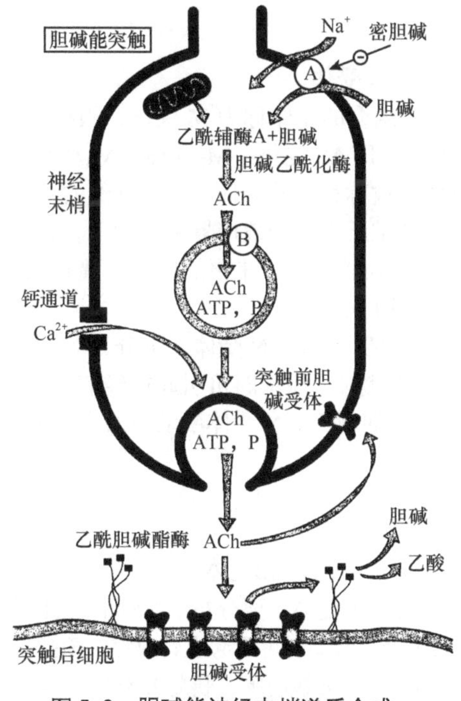

图 5-2　胆碱能神经末梢递质合成、储存、释放和代谢示意图

ACh.乙酰胆碱；A.钠依赖性载体；B.乙酰胆碱载体；P.多肽

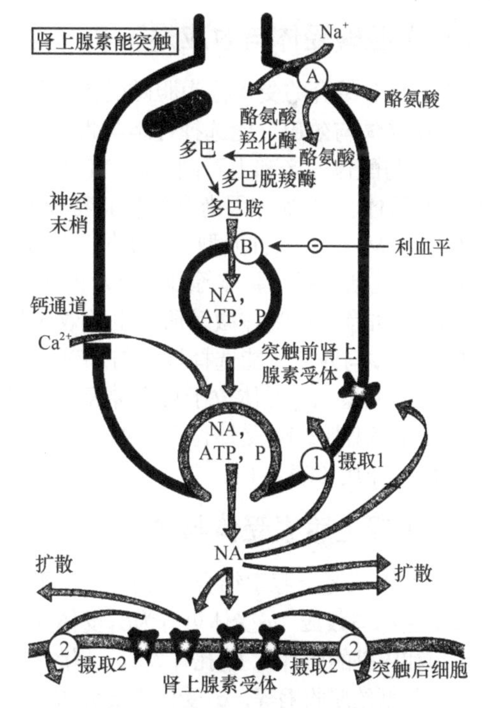

图 5-3　肾上腺素能神经末梢递质的合成、储存、释放和代谢示意图

NA.去甲肾上腺素；P.多肽；A.钠依赖性载体；B.儿茶酚胺类载体；1.摄取储存型；2.摄取代谢型

知识链接

洛伊维（Loewi）之梦——神经递质 ACh 的发现

1904 年，洛伊维在英国斯塔林实验室进修时，实验室里年轻的生理学工作者埃利奥特通过实验发现，刺激动物的交感神经后，所引发的反应与注射肾上腺素的作用非常相似，因此猜想，是不是交感神经末梢释放了一种化学刺激物，而这种刺激物恰恰就是肾上腺素呢？这或许是有史以来关于神经递质存在的最早暗示。但遗憾的是，他压根都没重视自己这如此富有创意的设想，而是转入临床工作。

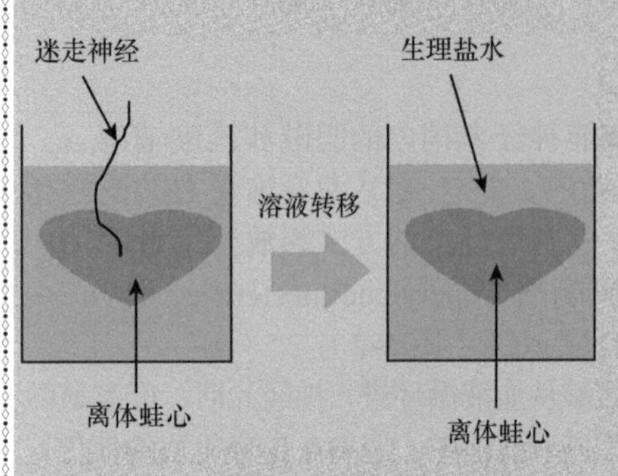

图 5-4　1920 年洛伊维离体蛙心灌流图

在埃利奥特那里转瞬即逝的思想火花，却在洛伊维心中激起了极大的反响。他一直在想，如果刺激迷走神经的话，或许也能释放一种化学物质来传递神经冲动。这一小小的思想火花在洛伊维头脑中酝酿了整整 17 年，终于演变成一个设计精巧的实验，以“梦”的形式展现出来。这就是著名的“双蛙心灌注实验”，刺激青蛙 A 心脏的迷走神经，使其心跳减慢，将青蛙 A 心脏内的液体引入到青蛙 B 的心腔内，虽未刺激青蛙 B 心脏的迷走神经，但心脏跳动速度也减慢（图 5-4）。1926 年证实迷走神经释放的物质为 ACh。

二、传出神经系统的受体与效应

（一）胆碱受体与效应

能与 ACh 结合的受体称为胆碱受体，可分为 M 受体和 N 受体。

1. M 受体与效应　能选择性地与毒蕈碱（muscarine）结合的受体称为 M 受体，根据不同组织 M 受体与配体的亲和力不同，将 M 受体分为 5 个亚型，即 M_1 受体、M_2 受体、M_3 受体、M_4 受体、M_5 受体。M_5 受体因尚未发现其特异的内源性配体，被称为孤儿受体。外周神经的 M 受体主要有 M_1、M_2、M_3 三种亚型，主要位于副交感神经节后纤维所支配的效应器细胞膜上，如心脏、平滑肌、瞳孔括约肌、腺体等处，激动时表现为心脏抑制、血管扩张、平滑肌收缩、瞳孔缩小及腺体分泌增加等。M 受体激动所产生的效应常称为 M 样作用（表 5-1）。

2. N 受体与效应　能选择性地与烟碱（nicotine）结合的受体称为 N 受体，可分为 N_1 受体和 N_2 受体两个亚型。N_1 受体位于自主神经节突触后膜和肾上腺髓质，激动时可引起神经节兴奋和肾上腺髓质分泌增加；N_2 受体位于骨骼肌，激动时可引起骨骼肌收缩。N 受体激动时所产生的效应常称为 N 样作用（表 5-1）。

（二）肾上腺素受体与效应

能与 NA 或肾上腺素结合的受体称为肾上腺素受体，分为α受体和β受体。

1. α 受体与效应　α受体可分为 α_1 受体和 α_2 受体两个亚型。α_1 受体主要分布于血管平滑肌（如皮肤、黏膜和内脏的血管）、瞳孔开大肌、胃肠和膀胱括约肌等处，激动时可引起血管收缩、瞳孔扩大、胃肠和膀胱括约肌收缩等；α_2 受体主要分布于肾上腺素能神经末梢突触前膜、胰岛 B 细胞、血小板、血管平滑肌等处，激动时可引起 NA 释放减少、胰岛素分泌减少、血小板聚集、血管收缩等（表 5-1）。

2. β 受体与效应　β 受体可分为 β_1 受体、β_2 受体和 β_3 受体 3 个亚型。β_1 受体主要分布于心脏，激动时可引起心肌收缩力增强、心率加快、传导加速等；β_2 受体主要分布于支气管平滑肌、骨骼肌血管、冠状动脉血管和肝等处，激动时可引起支气管平滑肌松弛、糖原分解、血管平滑肌舒张、血糖升高等；β_3受体分布于脂肪组织，激动时可引起脂肪分解（表 5-1）。

表 5-1　传出神经系统的受体分布与效应

效应器		胆碱能神经兴奋		肾上腺素能神经兴奋	
		受体	效应	受体	效应
心脏	窦房结	M_2	心率减慢	β_1	心率加快
	传导系统	M_2	传导减慢	β_1	传导加快
	心肌	M_2	收缩力减弱	β_1	收缩力增强
血管平滑肌	皮肤、黏膜			α	收缩
	内脏			α	收缩
	骨骼肌			β_2、α	舒张、收缩（弱势效应）
	冠状动脉			β_2	舒张
血管内皮		M_3	释放 EDRF 血管扩张		
内脏平滑肌	支气管	M_3	收缩	β_2	舒张
	胃肠壁	M_3	收缩	α_2、β_2	舒张
	膀胱壁	M_3	收缩	β_2	舒张
	胃肠括约肌	M_3	舒张	α_1	收缩
	膀胱括约肌	M_3	舒张	α_1	收缩
	子宫	M_3	收缩	β_2、α	舒张、收缩
眼内肌	瞳孔开大肌			α_1	收缩
	瞳孔括约肌	M_3	收缩		
	睫状肌	M_3	收缩	β	舒张（弱势效应）
代谢	肝			β_2、α	肝糖原分解及异生
	骨骼肌			β_2	肌糖原分解
	脂肪			β_3	脂肪分解
其他	汗腺	M_3	分泌增加	α	分泌增加
	肾上腺髓质	N_1			儿茶酚胺释放
	骨骼肌	N_2	收缩		

（三）多巴胺受体与效应

能选择性地与多巴胺结合的受体称为多巴胺受体（简称 DA 受体或 D 受体）。DA 受体至少存在 5 种亚型。其中，D_1受体主要分布于内脏的血管平滑肌上，如肾、肠系膜、脑及冠状动脉等处，激动时可引起上述脏器的血管平滑肌舒张；D_2受体主要分布于肾上腺素能神经末梢突触前膜和胃肠平滑肌等处，激动时可引起 NA 分泌减少、胃肠平滑肌舒张。

三、受体激动后信息传递机制

（一）G 蛋白偶联受体

M 受体、α受体和β受体属于 G 蛋白偶联受体。受体激动后，可以改变某些酶的活性，如腺苷酸环化酶、磷脂酶 C 等，进而影响第二信使如 cAMP、IP_3、二酰基甘油（DAG）、Ca^{2+}等的形成，产生相应的生物效应（表 5-2）。

表 5-2　受体激动与 G 蛋白偶联的生物效应

受体	基本生物效应	第二信使
M_1受体	磷脂酶 C↑	IP_3↑、DAG↑
M_2受体、M_3受体	腺苷酸环化酶↓	cAMP↓

续表

受体	基本生物效应	第二信使
α_1受体	磷脂酶（C、D、A_2）↑	IP_3↑、DAG↑
α_2受体	腺苷酸环化酶↓	cAMP↓
β_1受体、β_2受体	腺苷酸环化酶↑	cAMP↑

注：↑表示酶活性增加或第二信使生成增多；↓表示酶活性降低或第二信使生成减少

（二）离子通道受体

N受体为配体门控通道型受体。ACh与N受体结合后，促使配体门控离子通道开放，使细胞外 Na^+、Ca^{2+}进入细胞内，产生局部除极化，当动作电位达到一定阈值后，电压门控性离子通道开放，大量的 Na^+、Ca^{2+}进入细胞内，形成动作电位。N_1受体激动后产生的兴奋性突触后电位，当达到一定阈值后形成动作电位，并沿轴突向下传导，完成神经节的信息传递过程。N_2受体激动后产生终板电位，并激发肌细胞兴奋收缩偶联过程，引起骨骼肌收缩。

第二节　传出神经系统药物的作用方式及分类

一、传出神经系统药物的作用方式

（一）直接作用于受体

某些传出神经系统药物能直接与ACh受体或NA受体结合而产生效应。凡结合后能激动受体，产生与递质相似作用的药物，称为受体激动药或拟似药，如胆碱受体激动药和肾上腺素受体激动药；结合后不能激动受体，并阻碍递质或激动药与受体结合，产生与递质相反作用的药物，称为受体阻断药或拮抗药，如胆碱受体阻断药和肾上腺素受体阻断药。

（二）影响递质

某些药物通过影响递质生物转化而产生效应，如抗ChE药通过抑制ChE而阻碍ACh水解，使突触间隙的ACh含量增加，激动胆碱受体而发挥拟胆碱作用。某些药物还可通过影响递质的合成、储存、释放或摄取而产生效应，如麻黄碱和间羟胺可促进NA的释放而发挥拟肾上腺素作用。

二、传出神经系统药物的分类

传出神经系统药物可按其作用性质及对受体选择性的不同进行分类，见表5-3。

表5-3　传出神经系统药物的分类

激动药	阻断药
（一）胆碱受体激动药	（一）胆碱受体阻断药
1. M、N受体激动药（卡巴胆碱）	1. M受体阻断药
2. M受体激动药（毛果芸香碱）	（1）非选择性M受体阻断药（阿托品）
3. N受体激动药（烟碱）	（2）M_1受体阻断药（哌仑西平）
（二）抗ChE药（新斯的明）	（3）M_2受体阻断药（戈拉碘铵）
（三）肾上腺素受体激动药	2. N受体阻断药
1. α、β受体激动药（肾上腺素）	（1）N_1受体阻断药（六甲双铵）
2. α受体激动药	（2）N_2受体阻断药（琥珀胆碱）
（1）α_1、α_2受体激动药（NA）	（二）ChE复活药（碘解磷定）
（2）α_1受体激动药（去氧肾上腺素）	（三）肾上腺素受体阻断药
（3）α_2受体激动药（可乐定）	1. α受体阻断药

续表

激动药	阻断药
3. β受体激动药	（1）α_1、α_2受体阻断药
（1）β_1、β_2受体激动药（异丙肾上腺素）	短效类（酚妥拉明）
（2）β_1受体激动药（多巴酚丁胺）	长效类（酚苄明）
（3）β_2受体激动药（沙丁胺醇）	（2）α_1受体阻断药（哌唑嗪）
	（3）α_2受体激动药（育亨宾）
	2. β受体阻断药
	（1）β_1、β_2受体阻断药（普萘洛尔）
	（2）β_1受体阻断药（阿替洛尔）
	（3）β_2受体阻断药（布他沙明）
	3. α、β受体阻断药（拉贝洛尔）

案例 5-1

1. 案例摘要　一般情况下，个人机体内环境的稳定，依赖于自主神经系统的作用，不受意识的控制。但是，当机体陷入应激状态时，像愤怒、大出血、缺氧、恐惧等，机体内各个脏器迅速动员起来，由交感神经节后纤维释放的NA与肾上腺髓质释放的肾上腺素一起，并肩作战，使心跳加快、血压上升，以保证供血；支气管扩张，以加强供氧；瞳孔扩大，便于看清周围情况；血糖浓度增高，释放能量，为逃跑或战斗做好准备。正是这些脏器的协调一致，才使得机体得以渡过难关。

2. 案例问题　当愤怒、跑步或情绪激动时，机体是如何应对的呢？具体机制是什么？

3. 案例分析　提示：当愤怒、跑步或情绪激动时，NA、肾上腺素等儿茶酚胺类物质增加，它们能激动心脏、血管、平滑肌、眼睛等器官上的肾上腺素受体，使心脏兴奋、皮肤黏膜及内脏血管收缩、冠状动脉血管扩张、骨骼肌血管扩张、支气管平滑肌舒张、糖原及脂肪分解，以共同应对应激状况。详细机制如图 5-5 所示。

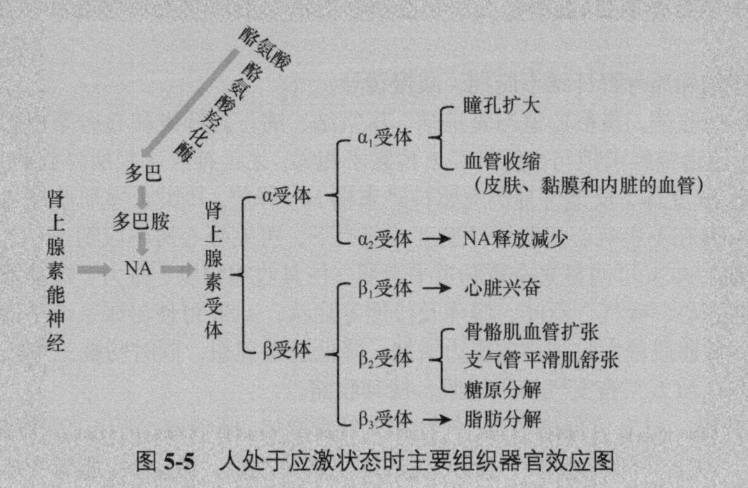

图 5-5　人处于应激状态时主要组织器官效应图

（王巧云）

第六章　胆碱受体激动药

胆碱受体激动药（cholinoceptor agonists）是一类可直接激动胆碱受体，发挥与胆碱能神经递质 ACh 相似作用的药物。根据对受体选择性的不同，胆碱受体激动药可分为 M、N 受体激动药，代表药物为 ACh、卡巴胆碱；M 受体激动药，代表药物为毛果芸香碱；N 受体激动药，代表药物为烟碱。重点掌握毛果芸香碱对眼的作用、临床应用、不良反应；熟悉卡巴胆碱及 ACh 的作用、临床应用、不良反应和注意事项；了解其他拟胆碱药作用特点。

第一节　M、N 受体激动药

乙 酰 胆 碱

乙酰胆碱（acetylcholine，ACh）为内源性胆碱能神经递质。由于稳定性较差、易被水解、选择性低、副作用较多，无临床应用价值，只在科学研究中常被作为工具药使用。

ACh 既可激动 M 受体，也可激动 N 受体，对多种组织和器官产生作用。

【药理作用】

1. 扩张血管　静脉给予小剂量的 ACh 可使全身血管扩张，血压短暂下降。这种扩血管作用具有血管内皮源性，如血管内皮受损，则上述作用消失。其可能的机制为 ACh 激动血管内皮细胞 M_3 受体，导致内皮依赖性舒张因子（endothelium-derived relaxing factor，EDRF）即 NO 释放，从而引起邻近平滑肌细胞松弛，也可能通过压力感受器或化学感受器反射引起。

2. 抑制心脏

（1）延缓窦房结舒张期自动除极，复极化电流增加，动作电位到达阈值的时间延长，心律减慢。

（2）延长房室结和浦肯野纤维不应期，减慢传导。

（3）抑制心房肌收缩，虽然心室与窦房结、房室结、浦肯野纤维和心房等相比较少有胆碱能神经支配，但由于迷走神经末梢与交感神经末梢紧密相邻，迷走神经末梢所释放的 ACh 可激动交感神经末梢突触前 M 受体，反馈性抑制交感神经末梢 NA 释放，因此心室肌收缩也可减弱，只是作用小于心房；ACh 在不影响心房肌传导速度的前提下，可缩短心房不应期。

3. 兴奋平滑肌　ACh 可明显兴奋胃肠道平滑肌，使其收缩幅度、张力、蠕动增加，并可促进胃、肠分泌，引起恶心、嗳气、呕吐、腹痛及排便等症状；ACh 可使泌尿系统平滑肌蠕动增加，膀胱逼尿肌收缩，使膀胱最大自主排空压力增加，降低膀胱容积，同时膀胱三角区和外括约肌舒张，导致膀胱排空；ACh 兴奋支气管平滑肌，使其收缩。

4. 促进腺体分泌　ACh 可促进泪腺、气管和支气管腺体、唾液腺、消化道腺体和汗腺等分泌。

5. 其他作用　ACh 局部滴眼时，可致瞳孔收缩，调节近视；激动 N_M 胆碱受体，引起交感、副交感神经节兴奋及骨骼肌收缩；因肾上腺髓质受交感神经节后纤维支配，故 N_N 胆碱受体激动能引起肾上腺素释放；由于 ACh 不易进入中枢，外周给药很少产生中枢作用。

卡 巴 胆 碱

卡巴胆碱（carbamylcholine，氨甲酰胆碱）为人工合成的胆碱受体激动药。作用与 ACh 相似，全身给药可激动 M、N 受体，产生 M 样作用和 N 样作用。卡巴胆碱化学性质较稳定，不易被水解，作用时间较长。本药不良反应较多，且对阿托品解毒效果差，因此临床已不作全身用药，仅限眼科局部应用。卡巴胆碱对眼的作用表现为滴眼后可透过角膜，激动瞳孔括约肌M受体，使瞳孔缩小、眼压降低。滴眼后10～20min出现缩瞳，并持续4～8h，眼压降低维持8h。因此临床滴眼用于治疗开角型青光眼，也可用于对毛果芸香碱无效和过敏的青光眼患者。另外，其对膀胱和肠道作用明显，可用于术后腹胀气和尿潴留，但仅限于皮下注射，禁静脉注射。该药禁忌证为支气管哮喘、冠状动脉缺血、消化性溃疡、癫痫、机械性肠梗阻等。

第二节 M受体激动药

毛果芸香碱

毛果芸香碱（pilocarpine，匹罗卡品）是从毛果芸香属植物中提取的生物碱，其水溶液稳定，可人工合成。

【药理作用】 毛果芸香碱主要激动M胆碱受体，对N胆碱受体无作用，产生M样作用，尤其对眼和腺体的作用最为明显。

1. 眼 毛果芸香碱具有缩小瞳孔、降低眼压、调节痉挛的作用。

（1）缩小瞳孔：虹膜内有瞳孔括约肌和瞳孔开大肌控制瞳孔的扩大和缩小。瞳孔括约肌（环状肌）受胆碱能神经支配，存在M受体，被激动后可引起瞳孔括约肌向中心收缩，瞳孔缩小；而瞳孔开大肌受肾上腺素能神经支配，存在α受体，被激动后瞳孔开大肌向外周收缩，瞳孔扩大。毛果芸香碱能直接激动瞳孔括约肌上的M受体，使瞳孔括约肌收缩，瞳孔缩小（图6-1）。

（2）降低眼压：眼压为眼球内部压力，房水对其的调节具有重要作用。房水是由睫状体上皮细胞分泌，然后进入后房，并经瞳孔流入前房，再经前房角间隙进入巩膜静脉窦，最后经巩膜表层的睫状前静脉回流到血液循环。毛果芸香碱通过激动M受体而使瞳孔缩小，虹膜向中心方向收缩、根部变薄，前房角间隙扩大，这使房水更易于通过小梁网经巩膜静脉窦流入血液循环，从而使眼压降低（图6-2）。

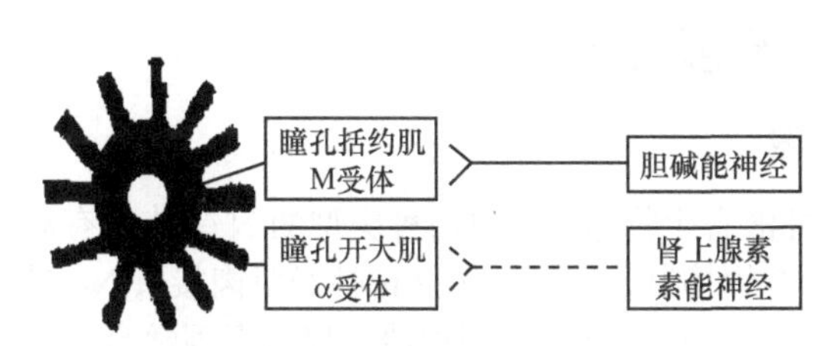

图6-1 眼虹膜平滑肌及神经支配

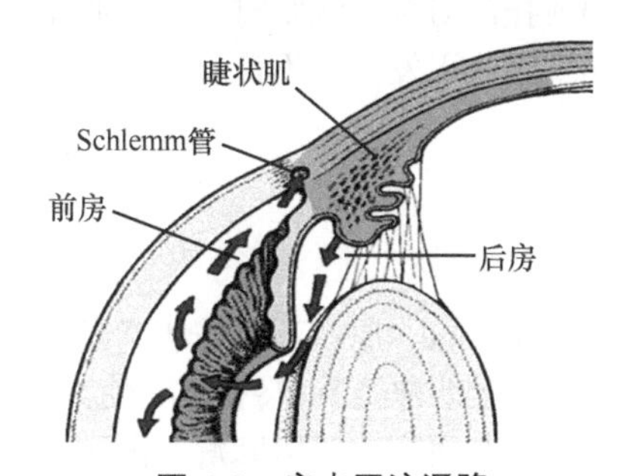

图6-2 房水回流通路

➡ 房水回流方向

（3）调节痉挛：调节是指眼在视近物时，通过调节晶状体的曲度（凹凸度），使物体成像于视网膜上，从而看清物体。晶状体富有弹性，其曲度受睫状肌控制。睫状肌兴奋时，向中心收缩，使悬韧带松弛，晶状体由于自身的弹性变凸，屈光度增加，使近物投射在视网膜上；而睫状肌松弛时，作用相反，使远物投射在视网膜上。睫状肌受胆碱能神经支配，存在M受体，毛果芸香碱激动M受体，使睫状肌收缩，进而出现视近物清楚，而视远物模糊现象，这一作用称为调节痉挛（图6-3）。

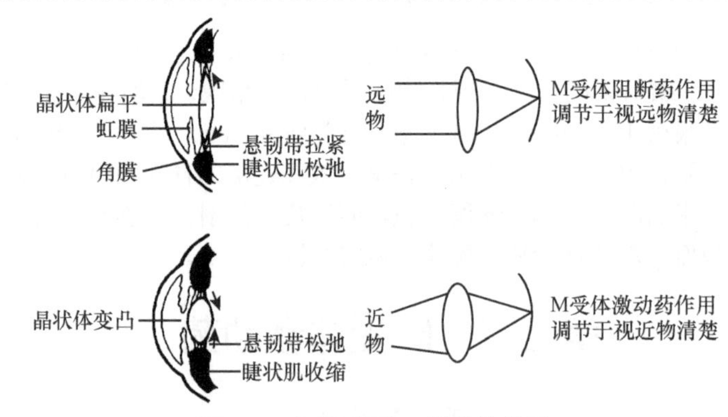

图 6-3 药物对眼 M 受体的作用

2. 腺体 较大剂量毛果芸香碱能激动腺体的 M 受体，使腺体分泌增加，以汗腺和唾液腺分泌增加最为明显。

【临床应用】

1. 青光眼（glaucoma） 是一组以视盘萎缩及凹陷、视野缺损及视力下降为共同特征的疾病，病理性眼压增高、视神经供血不足是其发病的原发危险因素；其主要临床表现为眼压升高、头痛、视力减退，严重时可致失明。青光眼可分为闭角型青光眼（angle-closure glaucoma，充血性青光眼）和开角型青光眼（open-angle glaucoma，单纯性青光眼），前者是由于前房角狭窄，阻碍房水回流而使眼压升高；后者主要是小梁网及巩膜静脉窦变性或硬化，阻碍房水回流而使眼压升高。

低浓度毛果芸香碱（2%以下）滴眼，可使前房角间隙扩大，眼压迅速降低，对闭角型青光眼疗效较佳；对开角型青光眼的早期也有一定效果，可能与睫状肌被收缩牵拉后使房水易于回流等因素有关，但详细机制未明。毛果芸香碱滴眼后数分钟即可降低眼压，作用持续 4～8h。

2. 虹膜炎 毛果芸香碱与扩瞳药交替应用，可防止虹膜与晶状体粘连。

3. M 受体阻断药中毒解救 毛果芸香碱 1～2ml 皮下注射，可用于阿托品等药物中毒的解救。

【不良反应和注意事项】 吸收过量可出现流涎、多汗、腹痛、腹泻、支气管痉挛等 M 样症状，可用阿托品对抗。滴眼时应将下眼睑拉成袋状，同时以中指压迫内眦的鼻泪管开口，以免药液经鼻黏膜吸收引发全身不良反应。

第三节 N 受体激动药

烟 碱

烟碱（nicotine，尼古丁）是烟草当中含有的一种液态生物碱，其对两种类型的 N 受体具有双相作用，既可激动神经节 N_N 受体，使其短暂兴奋后持续抑制，也可短暂兴奋神经肌肉接头 N_M 受体后又转入抑制而产生肌肉麻痹。因其作用广泛而复杂，故无临床应用价值，仅有毒理学意义。

案例 6-1

1. 案例摘要 患者，男，50 岁。因剧烈头痛伴恶心、呕吐、右眼视物模糊来院就诊。检查：视力，右眼指数；左眼 0.8。眼压：右眼为 43mmHg；左眼为 18mmHg。

2. 案例问题 本患者可能的诊断是什么？选何药治疗？应用时应注意什么？

3. 案例分析 患者可能的诊断是青光眼，可选毛果芸香碱滴眼治疗，应用时毛果芸香碱浓度不宜过高，使用后应压迫眼内眦，防止吸入中毒。

（王 浩）

第七章　抗胆碱酯酶药和胆碱酯酶复活药

胆碱酯酶（cholinesterase，ChE）是一类糖蛋白，分为真性胆碱酯酶和拟胆碱酯酶。真性胆碱酯酶也称乙酰胆碱酯酶（acetylcholinesterase，AChE），存在于胆碱能神经末梢突触间隙中，也存在于胆碱能神经元内和红细胞中。此酶对 ACh 作用最强，特异性也较高，一个酶分子 1min 内可水解 6×10^5 分子 ACh。拟胆碱酯酶也称丁酰胆碱酯酶（butyrylcholinesterase，BChE），广泛存在于神经胶质细胞、血浆、肝、肾、肠中，对 ACh 的特异性较低，可水解其他胆碱酯类，如琥珀胆碱。

AChE 水解 ACh 分为如下三步进行。①ACh 分子结构中带正电荷的季铵阳离子，以静电引力与 AChE 的阴离子部位相结合；同时 ACh 分子中的羰基碳与 AChE 脂解部位的丝氨酸的羟基以共价键形式结合，形成 ACh 和 AChE 的复合物。②ACh 与胆碱酯酶复合物裂解成胆碱和乙酰化胆碱酯酶。③乙酰化胆碱酯酶迅速水解，分离出乙酸，酶的活性恢复（图 7-1）。

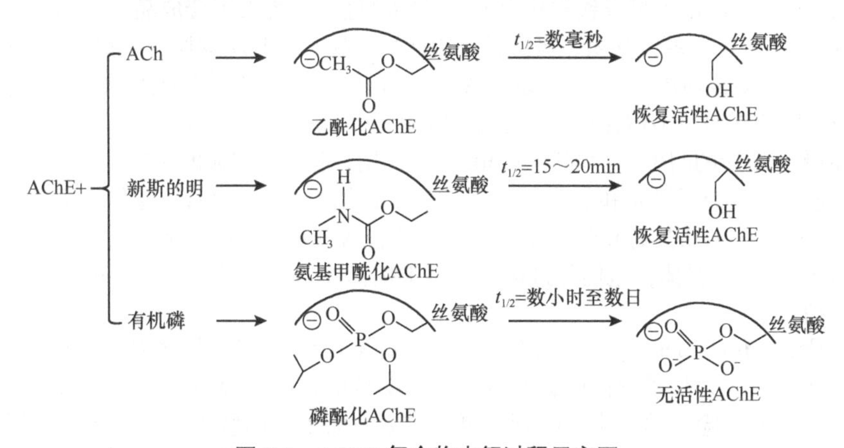

图 7-1　**AChE** 复合物水解过程示意图

抗 AChE 药（anticholinesterase agents）能抑制胆碱酯酶活性，使 ACh 水解减慢，导致 ACh 在突触间隙堆积而激动 M、N 受体，呈现 M 样、N 样作用，所以也称为间接作用的拟胆碱药（indirect-acting cholinomimetics）。按药物与 AChE 结合后水解速度的快慢，可分为易逆性抗 AChE 药和难逆性抗 AChE 药。易逆性抗 AChE 药以新斯的明为代表，重点掌握其药理作用、临床应用、不良反应和注意事项；难逆性抗 AChE 药——有机磷酸酯类，无临床应用价值，需掌握其中毒机制及中毒解救。

第一节　易逆性抗胆碱酯酶药

易逆性抗 AChE 药和 ChE 的结合过程与 ACh 相似，亦是药物的季铵阳离子部位与 AChE 的阴离子部位结合，药物分子中的羰基碳与 AChE 脂解部位的丝氨酸羟基形成共价键，而形成 AChE 的复合物，但此复合物水解速度较慢，致使 AChE 暂时失活，无法分解 ACh，ACh 堆积而兴奋胆碱受体发挥作用（图 7-1）。但其与难逆性抗 AChE 药相比，水解速度快，因此属于易逆性抗 AChE 药。代表药物有新斯的明、毒扁豆碱等。

【药理作用】

1. 眼　本类药物中脂溶性较强的如毒扁豆碱，滴眼后可透过角膜产生眼部作用，使瞳孔括约肌和睫状肌收缩。产生瞳孔缩小、视力调节在近视状态、降低眼压等作用。缩瞳作用显效较快，几分钟内出现，30min 达最大效应。

2. 胃肠道 兴奋胃肠道平滑肌使其收缩，可促进胃肠道蠕动及胃酸分泌，但不同药物对胃肠道平滑肌作用强度不同。

3. 骨骼肌 兴奋骨骼肌，使骨骼肌收缩力加强。大多数强效抗 AChE 药不但可以抑制骨骼的 AChE，也可以一定程度直接兴奋神经肌接头。对骨骼肌的兴奋作用可逆转由竞争性神经肌肉组织药引起的肌肉松弛，但不能有效拮抗由除极化型肌松药（depolarizing muscular relaxants）引起的肌肉麻痹。

4. 腺体 可作用于许多腺体，如支气管腺体、泪腺、汗腺、唾液腺等，低剂量可增敏神经冲动所致的腺体分泌作用，高剂量即可增加基础分泌率。

5. 心血管 可引起心率减慢，心排血量下降，大剂量尚见血压下降。由于 ACh 通过作用于神经节和节后纤维影响心血管功能，而交感和副交感神经节兴奋对心血管的效应常常相反，因此其对心血管系统的作用较为复杂，最后效应为二者的综合。

新斯的明

新斯的明（neostigmine）是季铵类化合物，其脂溶性低，为人工合成品。

【体内过程】 由于含季铵基团，极性强，因此口服吸收差且不规则，一般口服 1h 后显效，持续 3～4h；皮下注射或肌内注射 5～15min 显效，作用可持续 1h。不易透过血脑屏障，滴眼后不易透过角膜，因此无明显中枢作用，对眼作用也较弱。

【药理作用】 新斯的明可逆性抑制 AChE 产生作用，但具有明显的选择性，表现为对骨骼肌的兴奋作用最强，对胃肠平滑肌和膀胱平滑肌兴奋作用次之，对心血管、腺体、眼和支气管等作用较弱。新斯的明对骨骼肌具有较强作用的原因除抑制 AChE，减少 ACh 水解外，还能直接激动骨骼肌运动终板上的 N_M 受体，也能促进运动神经末梢释放 ACh，使骨骼肌兴奋收缩。

【临床应用】

1. 重症肌无力（myasthenia gravis，MG） 是一种由神经-肌肉接头处传递功能障碍所引起的自身免疫性疾病，表现为受累骨骼肌极易疲劳，主要特征是肌肉经过短暂重复的活动后，出现重症肌无力症状，如上睑下垂、声音嘶哑、复视、表情淡漠、四肢无力、咀嚼及吞咽困难等，严重者可致呼吸困难。此病临床少见，但近年来有上升趋势。病情进展很快，约有 40%的患者在数月至两年内转化成全身型肌无力，发展至后期阶段会导致瘫痪、呼吸困难，甚至严重缺氧，危及生命。

新斯的明通过兴奋骨骼肌，可改善肌无力症状。一般口服给药即可改善症状，重症患者或紧急时可皮下注射或肌内注射。由于作用时间较短，需要反复给药。使用过程中要防止药物剂量过大使兴奋过度转入抑制，引起"胆碱能危象"反而使肌无力症状加剧。

2. 腹气胀和尿潴留 新斯的明能增强胃肠平滑肌张力及膀胱平滑肌张力，促进排气和排尿，对于术后腹气胀和尿潴留具有良好效果。

3. 阵发性室上性心动过速 新斯的明通过 M 样作用，可使窦房结和异位起搏点节律下降，使心率减慢。

4. 肌松药中毒的解救 用于非除极化型肌松药过量中毒的解救，对除极化型肌松药过量中毒无效。

【不良反应和注意事项】 治疗量时不良反应较少，可引起恶心、呕吐、腹痛、心动过缓、呼吸困难、肌肉震颤等胆碱能神经过度兴奋的症状。过量可引起"胆碱能危象"，表现为肌无力症状加重，还可伴有大汗淋漓、大小便失禁、心动过速等，严重者可发生呼吸肌麻痹。机械性肠梗阻、尿路梗阻和支气管哮喘患者禁用。

吡斯的明

吡斯的明（pyridostigmine）作用与新斯的明相似，但起效缓慢，作用持续时间较长。临床主要用于治疗重症肌无力，也可用于术后腹气胀和尿潴留。

毒扁豆碱

毒扁豆碱（physostigmine）也称依色林，是从非洲毒扁豆种子中提取的生物碱，现可人工合成。毒扁豆碱为叔胺类化合物，脂溶性高，能透过血脑屏障，滴眼时也可透过角膜。毒扁豆碱既可产生外周作用又可出现中枢作用，外周作用与新斯的明相似，中枢作用表现为小剂量兴奋，大剂量抑制。由于吸收作用选择性低、毒性大，所以现较少全身用药，局部主要用于青光眼的治疗。毒扁豆碱对眼的作用与毛果芸香碱类似，作用强、起效快、持久，缩瞳和降低眼压作用可持续1～2日。但毒扁豆碱滴眼后会使睫状肌强烈收缩，出现头痛、眼痛，再加上刺激性强，患者常不易耐受，久用不宜，因此，通常多用毒扁豆碱控制急性症状，滴眼数次后改用毛果芸香碱维持疗效。滴眼时需压迫内眦，以免药物吸收中毒。

第二节　难逆性抗胆碱酯酶药

难逆性抗AChE药，即有机磷酸酯类，其临床应用价值不大，但具有毒理学意义，包括用于农业和环境卫生的杀虫剂对硫磷、内吸磷、马拉硫磷、乐果、敌敌畏、敌百虫等和沙林、塔崩、梭曼等化学战毒气。

【体内过程】　有机磷酸酯类脂溶性高、穿透力强，可通过胃肠道、呼吸道、皮肤黏膜等各种途径吸收，6～12h达峰；吸收后可进入机体各个组织，肝脏浓度最高，其次为肾、肺、脾，肌肉和大脑含量相对较低；有机磷酸酯类在体内主要通过氧化、还原、水解和结合等方式进行代谢转化，代谢的主要器官为肝脏，大多数有机磷酸酯类农药经肝代谢后毒性降低，但有些毒性会增强，如对硫磷等；主要经肾随尿排出。

【中毒机制】　有机磷酸酯类对人、畜均有剧烈毒性。其毒理学过程为有机磷酸酯类进入机体后，其亲电子性的磷原子与AChE脂解部位丝氨酸羟基的亲核性氧原子形成共价键，生成难以水解的磷酰化胆碱酯酶，使AChE失去水解ACh的能力，造成ACh在体内大量堆积，引起一系列胆碱能神经功能亢进的中毒症状（图7-1）。另外，有机磷酸酯类还可以使AChE发生“老化”。“老化”过程为磷酰化胆碱酯酶磷酸化基团上的一个烷氧基发生断裂，生成更稳定的烷氧基磷酰化胆碱酯酶，从而使酶更难甚至不能再活化。一般“老化”可在几分钟或几小时内发生。此时即使应用AChE复活药也难以恢复酶的活性，必须等待新生AChE出现，机体才能水解ACh，此过程常需15～30日。因此一旦中毒必须迅速抢救，及时使用AChE复活剂，防止AChE被“老化”。

【有机磷酸酯类中毒表现及诊治】　ACh体内分布广泛，因此有机磷酸酯类中毒症状多样，主要与激动M受体和N受体有关，分为急性中毒和慢性中毒。

1. 急性中毒　轻度急性中毒以M样症状为主，中度中毒同时出现明显的M样、N样症状，重度中毒时除M样、N样症状加重外，还有明显的中枢症状。中毒症状出现的时间和严重程度与进入途径、农药性质、进入量、吸收量及人体的健康情况等密切相关。一般急性中毒多在12h内发病。若是吸入或口服高浓度或剧毒的有机磷酸酯类农药，可在几分钟至十几分钟内出现症状甚至死亡。皮肤接触中毒发病时间较为缓慢，但可表现吸收后的严重症状。严重的急性中毒常见的致死原因为呼吸中枢麻痹及循环衰竭。

（1）M样症状：表现为恶心、呕吐、腹痛、腹泻、大小便失禁，尤其胃肠道接触中毒时，这些症状会首先出现；呼吸道分泌物增加、肺部湿啰音、胸闷、呼吸困难、发绀等，尤以呼吸道吸入中毒者首先出现；瞳孔缩小、视物模糊，以眼部接触中毒者首先出现；心动过缓、血压下降；出汗、流涕等。

（2）N 样症状：激动 N_2 受体引起肌肉震颤、抽搐，严重者导致呼吸肌麻痹；激动 N_1 受体使神经节兴奋时，除心血管出现心动过速、血压升高外，其他表现为 M 症状的加重。

（3）中枢症状：除脂溶性极低的毒物外，其他毒物均可进入血脑屏障而产生中枢作用。先兴奋后抑制，表现为躁动不安、失眠、谵语、昏迷、窒息、血压下降、呼吸抑制等。

（4）诊治：可根据患者毒物接触史、临床特征、红细胞和血浆中 AChE 活性等进行诊断。治疗主要包括清除毒物、使用特效解毒药物等。

1）清除毒物：一旦发现中毒，应立即将中毒者从现场脱离。对由皮肤吸收中毒者，应用温水和肥皂清洗皮肤；口服中毒者，首先抽出胃液和毒物，并用微温的 1%盐水、2%碳酸氢钠溶液或 1∶5000 高锰酸钾溶液反复洗胃，直至洗清为止，然后再给予硫酸镁导泻。但口服敌百虫中毒时忌用碱性溶液洗胃，因在碱性环境中敌百虫可转化为毒性更强的敌敌畏；对硫磷忌用高锰酸钾洗胃，因其可以转变为对氧磷。眼部染毒者，可用 2%碳酸氢钠或 0.9%盐水冲洗数分钟。

2）解毒药物：阿托品和 AChE 复活药。阿托品可阻断 M 受体，使 ACh 不能与 M 受体结合，导致瞳孔括约肌和睫状肌松弛、腺体分泌减少、呼吸道及胃肠道平滑肌舒张、心脏兴奋性增强等，从而迅速解除 M 样症状；对呼吸中枢有兴奋作用，可以对抗有机磷酸酯类中毒引起的呼吸中枢抑制。但阿托品对 N 受体无明显阻断作用，故对有机磷酸酯类中毒引起的中枢作用较差，对肌束颤动无效。开始时可用阿托品 2～4mg 静脉注射，亦可肌内注射。如无效，可每隔 5～10min 肌内注射 2mg，直至 M 样症状消失或阿托品轻微中毒，即阿托品化。阿托品化的指征为瞳孔较前扩大、颜面潮红、腺体分泌减少、肺部湿啰音显著减少或消失、有轻度躁动不安等。但阿托品不能使 AChE 复活，故对中度和重度中毒者，必须与 AChE 复活药合用，目前常用的药物有氯解磷定、碘解磷定等，详见本章第三节。

3）有机磷酸酯类中毒解救药物应用的原则

a. 及早用药：阿托品应及早使用，为防止磷酰化胆碱酯酶的“老化”，也应及早应用 AChE 复活药。

b. 联合用药：阿托品能迅速缓解 M 样中毒症状。AChE 复活药不仅能恢复 AChE 的活性，还能直接与有机磷酸酯类结合，迅速改善 N 样中毒症状，对中枢症状也有一定的改善作用，合用后既可改善症状又可针对病因，能达到事半功倍的较好疗效。

c. 足量用药：足量给药可以达到速效、高效的效果，但要避免药物的中毒。阿托品足量的标志是阿托品化。AChE 复活药足量的指标是 N 样中毒症状全部消失，全血或红细胞中 AChE 活性分别恢复到 50%～60%或 30%以上。

d. 反复用药：中重度中毒或者毒物不能从吸收部位彻底清除时，应重复给药，以巩固疗效。

2. 慢性中毒 多发生在长期从事有机磷酸酯类农药生产的工人或长期密切接触有机磷酸酯类的人员中。突出表现是血浆胆碱酯酶活性持续下降，但临床症状不明显，主要症状有头痛、头晕、视物模糊、记忆力减退、精神不集中、多汗、失眠、乏力等；偶见肌束颤动和瞳孔缩小等。主要采取对症治疗和预防措施，如避免与有机磷酸酯类长期接触、加强劳动防护等。

第三节 胆碱酯酶复活药

AChE 复活药是一类能使失活的 AChE 恢复活性从而使胆碱酯类物质水解的药物，都属于肟类化合物。此类化合物与磷酰化的 AChE 接触后，其分子中带正电荷的季铵阳离子与酶的阴离子部位以静电引力相结合，而其肟基结构部分则与磷酰化胆碱酯酶的磷酰基团共价结合，形成解磷定-磷酰化胆碱酯酶复合物。裂解后形成磷酰化解磷定，使 AChE 游离而复活。但对中毒过久的老化磷酰化胆碱酯酶解毒效果差。故应及早应用 AChE 复活剂。另外，肟类化合物还可与体内游离的有机磷酸酯类结合，形成无毒的磷酰化物，阻止游离的有机磷酸酯类对 AChE 的继续结合，也具有一定的解毒作用。临床主要用于中度和重度有机磷酸酯类中毒。但解毒效果与有机磷酸酯类的化学结构和 AChE 被抑制的时间长短有关，对内吸磷、马拉硫磷、对硫磷中毒的疗效较好；对敌百虫、敌敌畏疗效较差，对乐果疗效最差。目前常用的 AChE 复活药有氯解磷定、碘解磷定。

氯解磷定

氯解磷定（pralidoxime chloride）溶解度大，溶液稳定，使用方便，可静脉给药，也可肌内注射。

【临床应用】 用于各种急性有机磷酸酯类中毒，能迅速解除 N 样症状，消除肌束颤动，但对 M 样症状效果差，故应与阿托品同时应用。氯解磷定应尽早给药，首剂足量，重复应用，疗程延长至各种中毒症状消失、病情稳定 48h 后停药。

【不良反应和注意事项】 肌内注射时局部有轻微疼痛；静脉注射过快可出现头痛、乏力、眩晕、视物模糊、恶心及心动过速等；用量过大可抑制 AChE，导致神经肌肉传导阻滞，甚至导致呼吸抑制。

碘解磷定

碘解磷定（pralidoxime iodide）作用和临床应用与氯解磷定相似，但作用弱，不良反应多，只能静脉给药，不能肌内注射。

案例 7-1

1. 案例摘要 患者，女，30 岁。1h 前服用敌百虫 200ml，之后呕吐 1 次。查体：血压 120／65mmHg，脉搏 60 次／分，大汗淋漓，流涕，对光反应迟钝，瞳孔缩小，双肺可闻及湿啰音，心律齐，无杂音，全身皮肤潮红。初步诊断：急性有机磷酸酯类中毒。处置：洗胃，查血常规、血清 ChE 活性、电解质等相关检查项目。医嘱：阿托品注射液一次 2mg，静脉注射，直至阿托品化，之后使用维持量；氯解磷定一次 1000mg，肌内注射，每 30min 1 次，连用 4 次，之后每 2h 肌内注射 1 次，并根据 AChE 活性调整用量。

2. 案例问题

（1）分析该患者产生如上症状的原因。

（2）为什么选择阿托品和氯解磷定进行治疗？如何合理用药？

（3）洗胃时需注意什么？

3. 案例分析

（1）提示：敌百虫为有机磷酸酯类，有机磷酸酯类抑制 AChE，使 ACh 水解减少，在突触间隙大量堆积，激活突触后膜胆碱受体产生作用。

（2）提示：阿托品为 M 受体阻断药，可改善有机磷酸酯类中毒的 M 样症状；解磷定为 ChE 复活药，可复活被有机磷酸酯类抑制的 AChE 活性，并可改善 N 样症状；对症和对因治疗同时进行，大大提高临床治疗效果；应注意要早期、联合、足量、反复使用药物。

（3）提示：口服敌百虫中毒时忌用碱性溶液洗胃，否则会转变为毒性更强的敌敌畏。

（王　浩）

第八章　胆碱受体阻断药

胆碱受体阻断药（cholinoceptor blocking drugs）是一类能与胆碱受体结合，但不激动胆碱受体，能竞争性阻断 ACh 或胆碱受体激动药与受体的结合，从而产生与 ACh 受体被激动相反的作用。根据其对胆碱受体选择性的不同，可分为 M 受体阻断药和 N 受体阻断药。

第一节　M 受体阻断药

M 受体阻断药（muscarinic cholinoceptor drugs）阻碍 ACh 或胆碱受体激动药与平滑肌、心肌、腺体细胞、中枢神经系统 M 受体结合，表现出胆碱能神经被阻断或抑制的效应，通常对 N 受体影响较小。M 受体阻断药根据来源包括阿托品及其生物碱和阿托品合成代用品。

一、阿托品及其生物碱

阿　托　品

阿托品（atropine）为颠茄、莨菪或曼陀罗等植物中提取的生物碱，现也可人工合成。

【体内过程】　口服易吸收，作用 1h 达峰浓度，生物利用度 50%，持续 3～4h；注射给药起效更快，$t_{1/2}$ 为 2～4h；眼科局部使用可透过眼角膜，作用可长达数日；皮肤吸收较差。吸收后可广泛分布于全身组织，可透过血脑屏障及胎盘屏障。50%～60%的药物以原形经尿排泄，其余可被水解并与葡萄糖醛酸结合后从尿排出，少量可随乳汁和粪便排出。

【药理作用】　阿托品非选择性阻断 M 受体，作用广泛。随着剂量增加，各器官对药物的敏感性亦不同，可依次出现腺体分泌减少、瞳孔扩大、调节麻痹、心率加快、胃肠道及膀胱平滑肌抑制，大剂量还可出现中枢症状。

1. 腺体分泌减少　阿托品对汗腺和唾液腺作用最强，小剂量就能使其分泌减少；对呼吸道腺体作用较强；大剂量也能抑制胃液分泌，但对胃酸分泌影响较小，因其分泌受多种因素调节。

2. 对眼的作用　阿托品局部给药与全身给药均可出现，维持时间较长。

（1）扩瞳：阿托品能阻断瞳孔括约肌上的 M 受体，引起瞳孔括约肌松弛，使肾上腺素能神经支配的瞳孔开大肌功能占优势，导致瞳孔扩大。

（2）升高眼压：由于瞳孔扩大，使虹膜退向四周外缘，因而前房角间隙变窄，妨碍房水回流入巩膜静脉窦，造成眼压升高。

（3）调节麻痹：阿托品能阻断睫状肌上的 M 受体，睫状肌松弛而退向边缘，使悬韧带拉紧，晶状体变为扁平，屈光度降低，导致视远物清楚，视近物模糊，这一作用称为调节麻痹（图 6-3）。

3. 对心脏作用

（1）加快心率：较大剂量的阿托品能阻断窦房结的 M 受体，解除迷走神经对心脏的抑制，使心率加快。对迷走神经张力高的青壮年，其心率加快作用明显，对婴幼儿及老年人影响较小。但治疗量阿托品（0.4～0.6mg）可使部分患者心率短暂性轻度减慢，一般每分钟减少 4～8 次。其机制可能是阿托品阻断了副交感神经节后纤维上的 M_1 受体（即突触前膜 M_1 受体），从而减弱了突触中 ACh 对递质释放的负反馈抑制作用。

（2）加速房室传导：阿托品可拮抗迷走神经过度兴奋所致的房室传导阻滞和心动过缓，使房室传导加快。阿托品也可缩短房室结的有效不应期（effective refractory period，ERP），增加心房颤动或心房扑动患者的心室率。

4. 对血管和血压作用　由于多数血管床缺乏胆碱能神经支配，治疗量阿托品单独使用时对血管和血压无影响，但可完全拮抗由胆碱酯类药物所引起的外周血管扩张和血压下降。大剂量阿托品可引起血管扩张，解除小血管痉挛，增加组织的血液灌注量，改善微循环。扩张血管作用与其阻断 M 受体无关。可能是机体对阿托品引起的体温升高后的代偿性散热反应，也可能是阿托品直接舒张血管的作用。

5. 松弛内脏平滑肌 阿托品通过阻断内脏平滑肌上的 M 受体，松弛多种内脏平滑肌，尤对处于痉挛状态的平滑肌作用明显。其中对胃肠平滑肌松弛作用最强，对尿道和膀胱壁平滑肌其次，对胆管、输尿管和支气管平滑肌松弛作用较弱，对子宫平滑肌影响很小。

6. 兴奋中枢 较大剂量（1～2mg）能兴奋延髓呼吸中枢；更大剂量（3～5mg）则可兴奋大脑皮质，出现烦躁不安、多言、谵妄等反应；中毒量（10mg 以上）可产生幻觉、定向障碍、运动失调和惊厥，严重时由兴奋转为抑制。

【临床应用】

1. 内脏绞痛 松弛内脏平滑肌的作用使阿托品对胃肠绞痛及膀胱刺激征具有较好的疗效；但胆绞痛和肾绞痛单用阿托品疗效较差，常需与镇痛药哌替啶合用。此外，也可用于遗尿症。

2. 抑制腺体分泌 用于麻醉前给药，以减少呼吸道腺体及唾液腺分泌，防止分泌物阻塞呼吸道及吸入性肺炎的发生，也可用于严重盗汗及流涎症。

3. 眼科应用

（1）虹膜睫状体炎：0.5%～1%阿托品局部滴眼，可松弛瞳孔括约肌和睫状肌，使之活动减少、充分休息，有助于炎症消退；同时还可预防虹膜与晶状体的粘连，常与缩瞳药交替使用。

（2）眼底检查、验光配镜：扩瞳作用用于检查眼底，有助于观察眼底的周边部位。阿托品滴眼使睫状肌松弛，晶状体充分固定，有助于测定晶状体的屈光度，用于验光配镜；但阿托品调节麻痹作用可维持 2～3 日，扩瞳作用可持续 1～2 周，视力恢复过于缓慢，现较少使用。但儿童由于睫状肌调节功能较强，验光配镜时使用阿托品可较好地使眼调节功能麻痹。

4. 缓慢型心律失常 阿托品可用于迷走神经过度兴奋所致的心动过缓、窦房阻滞、传导阻滞等缓慢型心律失常。

5. 抗休克 在补足血容量的基础上，对于抢救暴发型流行性脑脊髓膜炎、中毒性菌痢、中毒性肺炎等所致的感染性休克，应用大剂量的阿托品，通过松弛痉挛收缩的小血管，可以改善微循环，缓解休克。但对于休克伴有高热或心率加快者不宜使用。

6. 解救有机磷酸酯类中毒 阿托品可迅速、有效地缓解有机磷酸酯类中毒的 M 样症状，是特效的对症治疗药。

【不良反应和注意事项】 阿托品由于对 M 受体的阻断作用没有选择性，所以作用广，不良反应较多，常见口干、视近物模糊、畏光、心悸、皮肤干燥潮红、排尿困难和体温升高等；过量中毒时除上述外周症状加重外，还可出现中枢中毒症状，如焦虑、失眠、不安、幻觉、谵妄、躁狂甚至惊厥等以兴奋为主的症状；严重中毒者由兴奋转为抑制，出现昏迷及呼吸麻痹。中毒时的外周症状可用毛果芸香碱或新斯的明对抗（但有机磷酸酯类中毒使用阿托品过量时不宜用抗 ChE 药），中枢兴奋症状可用地西泮等对抗。

青光眼、前列腺增生患者禁用。老年人、妊娠期妇女、哺乳期妇女等慎用。

山莨菪碱

山莨菪碱（anisodamine）是从茄科植物唐古特莨菪中提取出的生物碱，其人工合成品称为 654-2。与阿托品相比，其作用特点：①对胃肠平滑肌、血管平滑肌的解痉作用选择性高，强度与阿托品相似或略低；②对眼和腺体的作用仅为阿托品的 1/20～1/10；③不易透过血脑屏障，中枢作用不明显。本品主要用于胃肠绞痛、感染性休克等。不良反应与阿托品相似。

东莨菪碱

东莨菪碱（scopolamine）是从洋金花、颠茄或莨菪等植物中提取出的生物碱。与阿托品相比，其作用特点：①对中枢作用强且表现为抑制作用，随剂量增加依次为镇静、催眠、麻醉，但对呼吸中枢具有兴奋作用；②抑制腺体分泌、扩瞳和调节麻痹作用强于阿托品，而对心血管及内脏平滑肌作用较弱。本品主要用于麻醉前给药，效果优于阿托品。此外，可用于预防晕动病和抗帕金森病（Parkinson's disease）。防晕止吐作用可能与其抑制前庭神经内耳功能或大脑皮质功能及抑制胃肠蠕动有关。对帕金森病可缓解流涎、震颤和肌肉强直，与其中枢抗胆碱作用有关。不良反应与阿托品相似。此外，本药可引起老年人、儿童思维错乱，麻醉前给药应慎用。

二、阿托品的合成代用品

由于阿托品存在选择性低、副作用多、对眼睛作用时间持久等缺点，通过改变其化学结构，合成了不少代用品，其中包括具有扩瞳作用的代用品如后马托品等、具有解痉作用的代用品如溴丙胺太林等，还有一些选择性的 M 受体阻断药如哌仑西平等。

后马托品

后马托品（homatropine）为阿托品扩瞳代用品，其扩瞳作用和调节麻痹作用较阿托品弱，持续 1～2 日，视力恢复较快，适用于检查眼底及验光。其调节麻痹作用较弱，小儿验光仍须用阿托品。

托吡卡胺

托吡卡胺（tropicamide）作用与后马托品相似，但其扩瞳和调节麻痹作用起效快，持续时间更短，临床应用同后马托品。

溴丙胺太林

溴丙胺太林（propantheline bromide，普鲁本辛）为人工合成的季铵类解痉药，口服吸收不完全，食物可妨碍其吸收，宜在饭前 0.5～1h 服用。本药作用特点：①对胃肠道平滑肌上的 M 受体选择性高，解除胃肠道平滑肌痉挛作用强而持久，并能抑制胃酸分泌；②不易透过血脑屏障，中枢作用不明显。本品主要用于胃、十二指肠溃疡，胃肠绞痛及妊娠呕吐。不良反应与阿托品相似，中毒量可因神经肌肉接头传递阻断而致呼吸麻痹。

哌仑西平

哌仑西平（pirenzepine）为选择性 M_1 受体阻断药，但同时对 M_4 受体也具有阻断作用，所以为非完全的 M_1 受体阻断药。其对胃壁细胞的 M 受体有高度亲和力，而对平滑肌、心肌和唾液腺等的 M 受体的亲和力低，故应用一般治疗剂量时，仅能抑制胃酸分泌，而很少有其他抗胆碱药物对瞳孔、胃肠平滑肌、心脏、唾液腺和膀胱肌等的副作用。哌仑西平也不能透过血脑屏障，故不影响中枢神经系统。临床主要适用于治疗胃和十二指肠溃疡，能明显缓解患者疼痛，降低抗酸药用量。

第二节　N 受体阻断药

一、神经节阻断药

神经节阻断药（ganglionic blocking drugs），又称 N_N 受体阻断药，可阻断交感神经节，使血管扩张，血压下降，曾用作抗高血压药，但因其同时阻断副交感神经节，不良反应较多，现已少用。

二、骨骼肌松药

骨骼肌松药（skeletal muscular relaxants）又称 N_M 受体阻断药，是一类通过阻断神经肌肉接

头后膜的 N_M 受体，阻断神经肌肉冲动传导，导致骨骼肌松弛的药物。临床为全身麻醉用药的重要组成部分。按其作用机制的不同，可分为除极化型肌松药和非除极化型肌松药两类。

（一）除极化型肌松药

除极化型肌松药又称为非竞争型肌松药，化学结构与 ACh 相似，能与神经肌肉接头突触后膜 N_M 受体结合，且不易被 ChE 水解，故产生与 ACh 相似但较为持久的除极化作用，这种持久除极化使神经肌肉接头后膜失去对 ACh 的反应性，从而导致骨骼肌松弛。除极化型肌松药具有如下特点：①用药后常先出现短暂的肌束颤动；②连续用药可产生快速耐受性；③抗 ChE 药可增强本类药物的骨骼肌松弛作用，其中毒时不可用新斯的明类药物解救；④治疗量无神经节阻滞作用。

琥珀胆碱

琥珀胆碱（succinylcholine）又称司可林，其肌松作用快而短暂，静脉注射先出现短暂的肌束颤动，尤以胸腹部肌肉明显。1min 内即转变为肌肉松弛，约 2min 肌肉松弛作用达高峰，5min 作用即消失，静脉滴注可延长其作用时间。其肌松作用从颈部肌肉开始，逐渐累及肩胛、腹部和四肢，尤其对于喉肌作用显著。因此临床可用于气管内插管及气管镜等检查、外科麻醉辅助用药。主要不良反应有手术后肌痛、呼吸肌麻痹、眼压升高和血钾升高等。

（二）非除极化型肌松药

非除极化型肌松药与神经肌肉接头后膜的 N_M 受体也有亲和力，但没有内在活性，竞争性拮抗 ACh 对 N_M 受体的作用，使骨骼肌松弛。其作用特点：①肌肉松弛前无肌束颤动；②抗 ChE 药可对抗其肌肉松弛作用，本类药物过量中毒可用新斯的明解救；③具有一定的神经节阻断作用，可引起血压下降。

泮库溴铵

泮库溴铵（pancuronium bromide）为人工合成的长效非除极化型肌松药，其肌松作用强，起效快（4～6min），维持时间长（2～3h），蓄积性小，治疗量无神经节阻断作用和促进组胺释放作用。因其有轻度抗胆碱和促进儿茶酚胺释放的作用，可引起心率加快和血压升高。本品主要用于各种手术维持肌松和气管插管等。

维库溴铵和阿曲库铵

维库溴铵（vecuronium）和阿曲库铵（atracurium）选择性更高，治疗量无明显的迷走神经或神经节阻断作用。维库溴铵和阿曲库铵静脉注射后均 2～3min 显效，作用维持 30～40min。临床应用与泮库溴铵相似。因阿曲库铵主要被血液中的胆碱酯酶水解失活，肝、肾功能不全者可选用本药。

案例 8-1

1. 案例摘要　患者女，45 岁。患者上腹绞痛，间歇发作已数年。入院前 40 日，患者绞痛发作后有持续性钝痛，疼痛剧烈时放射到右肩及腹部，并有恶心、呕吐、腹泻等症状，经某医院诊断为胆石症，慢性胆囊炎。患者入院后，用抗生素控制症状，并肌内注射哌替啶 50mg、阿托品 0.5mg，每 3～4h 一次，并行手术治疗。

2. 案例问题　为什么在使用哌替啶时搭配阿托品？

3. 案例分析　阿托品胆道平滑肌松弛作用较弱，单用对胆绞痛改善效果差；而哌替啶在镇痛的同时收缩胆道平滑肌，单用对胆绞痛的效果也较差，二者合用，取长补短，效果较好。

（王　浩）

第九章　肾上腺素受体激动药

肾上腺素受体激动药按对肾上腺素受体亚型的选择性不同，可分为α、β肾上腺素受体激动药、α肾上腺素受体激动药和β肾上腺素受体激动药三类，肾上腺素、NA和异丙肾上腺素分别为其代表药。本类药物的药理作用主要是针对血管、心脏和血压等心血管系统及支气管平滑肌等。除代表药物外，其余药物也各具特点。例如，DA小剂量可激动D_1受体使肾血管扩张，肾血流量增加，主要用于抗休克、合用利尿药治疗肾衰竭和心力衰竭；麻黄碱可口服吸收，能通过血脑屏障且具有中枢兴奋作用等。本类药禁用于心血管器质性疾病、糖尿病、甲状腺功能亢进（简称甲亢）等患者。

肾上腺素受体激动药（adrenoceptor agonists）能与肾上腺素受体结合并激动该受体，产生与肾上腺素相似的作用，又称拟肾上腺素药（adrenomimetic）。因其作用与交感神经兴奋的效应相似，故又称拟交感胺类药。

肾上腺素受体激动药的基本结构为*β*-苯乙胺，由苯环、碳链和氨基三部分组成。在苯环的3，4位碳原子上都有羟基，即为儿茶酚（图9-1）。其中肾上腺素、NA、异丙肾上腺素、DA等的化学结构含有儿茶酚，故称儿茶酚胺（catecholamine，CA）类（图9-2），麻黄碱、间羟胺和去氧肾上腺素等的化学结构不含有儿茶酚，故称非儿茶酚胺类（图9-3）。

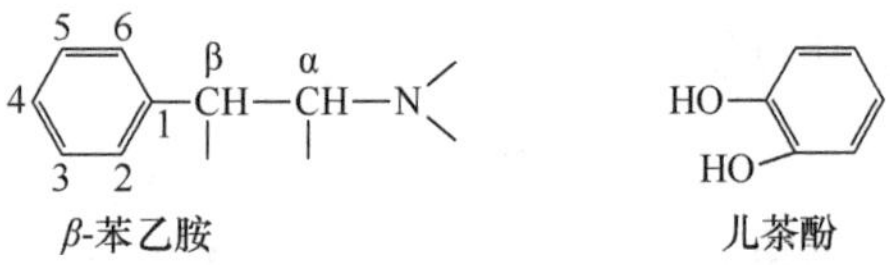

β-苯乙胺　　儿茶酚

图9-1　***β*-苯乙胺和儿茶酚的结构**

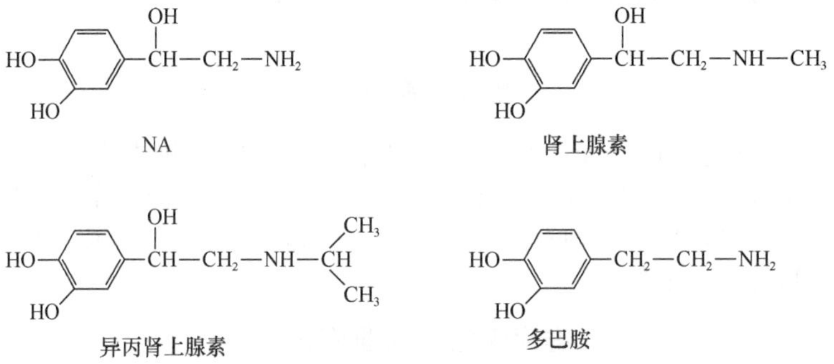

NA　　肾上腺素

异丙肾上腺素　　多巴胺

图9-2　儿茶酚胺类药物的化学结构

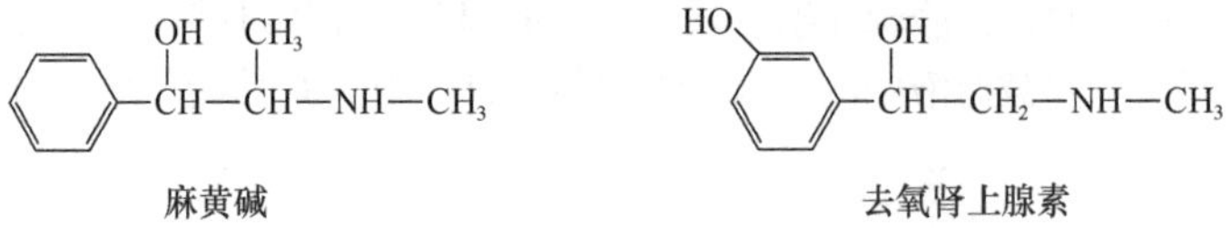

麻黄碱　　去氧肾上腺素

图9-3　麻黄碱和去氧肾上腺素的化学结构

第一节　α、β受体激动药

肾上腺素

肾上腺素（adrenaline，epinephrine）是肾上腺髓质分泌的主要激素。药用肾上腺素是从家畜肾上腺提取或人工合成的。本药不宜与氧化物、碱性药物合用，以免失效。与日光或空气接触易变质，应避光保存。

【体内过程】　口服无效，皮下注射因收缩血管而吸收缓慢，作用维持1h左右。肌内注射吸收较快，作用维持 10～30min。静脉注射立即起效，作用仅维持数分钟。肾上腺素在体内迅速被突触前膜再摄取或被 COMT 和 MAO 代谢失活，其代谢产物经肾排泄。

【药理作用】 直接激动 α 受体和 β 受体，产生相应的作用。

1. 兴奋心脏 激动心脏 β_1 受体，使心肌收缩力增强、心率加快、传导加速、心排血量增加、心肌耗氧量增加。剂量过大或静脉给药速度过快可引起心律失常，甚至心室颤动。

2. 对血管的作用 激动血管平滑肌的 α_1 受体及 β_2 受体，使以 α_1 受体占优势的皮肤、黏膜和内脏血管收缩，以 β_2 受体占优势的骨骼肌血管和冠状动脉舒张。

3. 对血压的影响 肾上腺素对血压的影响与其用药剂量有关。①皮下注射治疗量肾上腺素（0.5～1.0mg）或低浓度静脉滴注（10μg/min）时，激动 β_1 受体，使心脏兴奋，心排血量增加，故收缩压增高；由于激动 β_2 受体，使骨骼肌血管舒张作用抵消或超过了皮肤、黏膜和内脏血管的收缩作用，故舒张压不变或略下降，脉压增大（图 9-4）。②较大剂量肾上腺素，除强烈兴奋心脏外，还可使血管平滑肌的 α_1 受体兴奋占优势，血管收缩效应超过血管舒张效应，外周阻力增加，收缩压和舒张压均升高。③静脉注射肾上腺素后血压具有典型变化（呈双相反应），即给药后迅速出现明显的血压升高，而后出现较弱且持续时间较长的血压下降，这一现象与 β 受体对低浓度的肾上腺素比 α 受体敏感有关。

4. 扩张支气管 肾上腺素能激动支气管平滑肌上的 β_2 受体，使支气管平滑肌舒张；并能抑制肥大细胞释放过敏性物质如组胺等；还可兴奋 α_1 受体，使支气管黏膜血管收缩，有利于消除支气管黏膜水肿。

5. 影响代谢 肾上腺素提高机体代谢，增加细胞耗氧量；激动 α 受体与 β_2 受体，促进肝糖原分解，并抑制外周组织对葡萄糖的摄取，使血糖增高；激动脂肪细胞 β 受体，使三酰甘油酶激活，促进脂肪分解，使血中游离脂肪酸升高。

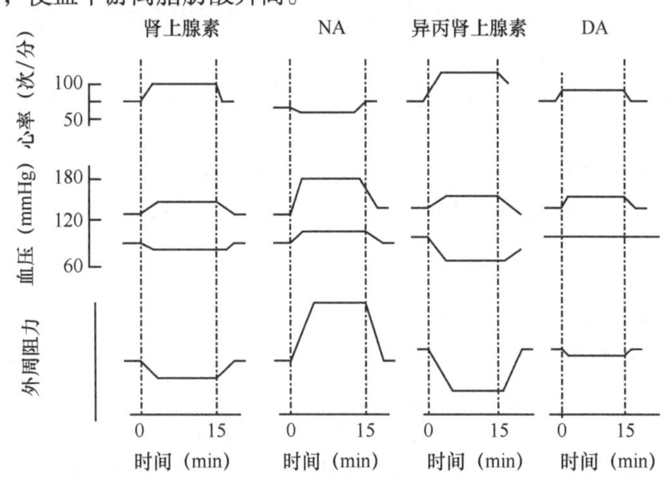

图 9-4　静脉注射肾上腺素、NA、异丙肾上腺素和 DA 对心血管系统的影响

【临床应用】

1. 心搏骤停 因溺水、麻醉及手术意外、药物中毒、传染病及心脏传导阻滞等所致的心搏骤停，可用肾上腺素静脉注射或心室内注射，同时进行心脏按压、人工呼吸等。电击或卤素类全身麻醉药意外引起心搏骤停时常诱发或伴有心室纤颤，应配合使用除颤器、起搏器。

2. 过敏性疾病

（1）过敏性休克：肾上腺素是抢救过敏性休克的首选药物。肾上腺素有兴奋心脏、收缩血管、舒张支气管、抑制过敏性物质释放和减轻支气管黏膜水肿等作用，可迅速缓解过敏性休克所致的循环衰竭和呼吸衰竭症状。一般皮下注射或肌内注射，必要时也可用 0.9%氯化钠溶液稀释 10 倍后缓慢静脉注射。

（2）支气管哮喘：由于不良反应严重，仅用于急性发作者。

（3）血管神经性水肿及血清病：肾上腺素能迅速缓解血管神经性水肿、血清病、荨麻疹、花粉症等过敏反应性疾病的症状。

3. 与局部麻醉药配伍 在局部麻醉药液中加入少量肾上腺素，可使注射部位血管收缩，延缓局部麻醉药的吸收，延长局部麻醉药的作用时间并减少局部麻醉药吸收中毒的发生率。但手指、足趾、阴茎等处手术时，不宜加用肾上腺素，以免引起局部组织缺血坏死。

4. 局部止血 当鼻黏膜或牙龈出血时，可将浸有0.1%肾上腺素溶液的棉球或纱布填塞于出血处。

【不良反应和注意事项】 可引起心悸、烦躁、皮肤苍白和头痛等。剂量过大或静脉注射速度过快，可致血压骤升、搏动性头痛，有发生脑出血的危险，也可引起心律失常，甚至心室颤动。应严格控制剂量，密切观察患者的血压、脉搏及情绪变化。高血压、器质性心脏病、糖尿病和甲亢患者禁用。老年人慎用。

多 巴 胺

多巴胺（dopamine，DA）是体内NA合成的前体，药用DA为人工合成品。口服无效，一般采用静脉滴注给药。在体内迅速经MAO和COMT代谢失效，作用时间短暂。本药不易透过血脑屏障，无明显中枢作用。

【药理作用】 直接激动α、β受体和外周DA受体，也可促进肾上腺素能神经末梢释放NA。

1. 兴奋心脏 DA能激动心脏β_1受体，使心肌收缩力增强，心排血量增加。治疗量对心率影响不明显，大剂量可加快心率，但较少引起心律失常。

2. 对血管的作用 治疗量DA能激动DA受体（D_1受体），使肾和肠系膜血管扩张；激动α受体，使皮肤、黏膜血管收缩。大剂量时则以α受体的兴奋作用占优势，皮肤、黏膜、肾及肠系膜血管均收缩。

3. 对血压的影响 治疗量DA使收缩压升高，舒张压不变或略升（图9-4）。但大剂量给药，则使收缩压、舒张压均升高。

4. 改善肾功能 治疗量DA能使肾血管舒张，肾血流量及肾小球滤过率增加；还能直接抑制肾小管对Na^+重吸收，产生排钠利尿作用。但应用大剂量时，因激动肾血管α受体，使肾血管明显收缩，肾血流量减少。

【临床应用】

1. 休克 DA可用于各种休克，如感染性休克、心源性休克、出血性休克等，尤其适用于伴有心肌收缩力减弱、尿量减少而血容量已补足的休克。用药前应注意补充血容量和纠正酸中毒。

2. 急性肾衰竭 DA与利尿药合用可增强疗效。

【不良反应和注意事项】 偶见恶心、呕吐。剂量过大或静脉滴注速度过快可致心动过速、血压升高、心律失常、肾血管收缩、头痛等。嗜铬细胞瘤患者禁用。室性心律失常、闭塞性血管病、心肌梗死、动脉硬化、高血压等患者慎用。

知识链接

DA作为神经递质的发现

DA作为具有重要功能的神经递质的发现得益于瑞典科学家阿尔维德·卡尔森（简称卡尔森），在他之前，普遍认为DA只是NA的前体。1957年，他提出DA是大脑中的一种重要递质，这一发现说明，帕金森病和精神分裂症的起因是患者脑部缺乏DA，也使人们意识到精神分裂症可以通过药物有效治疗。卡尔森在实验中用利血平降低实验动物神经递质的浓度，受试动物丧失了自主运动能力，但运用左旋多巴（DA前体，能够在大脑中转变为DA）治疗，运动能力得到了恢复。实验还发现，摄入左旋多巴的量决定了DA的浓度。

卡尔森获得2000年度诺贝尔生理学或医学奖，在得知获奖后他说："我在60年代就认为我应该获得诺贝尔奖，自从那时开始，我为此忐忑不安了好多次。"

麻　黄　碱

麻黄碱（ephedrine）是从中药麻黄中提取的生物碱，两千年前的《神农本草经》就有麻黄能"止咳逆上气"的记载，药用为人工合成品。口服易吸收，易透过血脑屏障。吸收后大部分以原形经肾排泄，一次给药可维持3～6h。本药能直接激动α、β受体，又能促进肾上腺素能神经末梢释放NA。与肾上腺素比较，其特点：①兴奋心脏、收缩血管，升高血压和舒张支气管的作用缓慢、温和而持久；②中枢兴奋作用强，易致失眠；③短期内反复应用可产生快速耐受性。本品主要用于防治硬膜外麻醉和蛛网膜下腔麻醉所致低血压、鼻黏膜充血所致鼻塞，也可用于预防支气管哮喘发作和轻症的治疗。不良反应主要有中枢兴奋，出现不安、失眠等，尽量不在晚间用药，如须晚间应用宜加用镇静催眠药。禁忌证同肾上腺素。

知识链接

麻黄碱的发现

麻黄性温，味辛、微苦，有"发汗散寒，宣肺平喘，利水消肿"之功效。1923年，陈克恢教授开始着手研究中药麻黄，证明麻黄碱与肾上腺素和酪胺具有同样的作用。后来，他自麻黄中提取到一种生物碱结晶，即左旋麻黄碱。但遗憾的是，通过查阅文献，他才得知日本学者早于1887年已分离此碱，命名为ephedrine。但当时只知道它能扩大瞳孔，不知道其他药理作用。他日夜奋战，仅用了6个月就得到不少成果，宣布麻黄碱有拟交感神经作用。1924年，陈克恢发表了关于麻黄碱药理作用的第一篇论文，此后他还分析了世界各地产的麻黄草，确认只有中国和东南亚地区产的麻黄草含左旋麻黄碱。对麻黄碱药理作用的研究很快进入临床观察，实验证明它可以治疗过敏性疾病、干草热和支气管哮喘，还可用于脊椎麻醉，以防血压下降。自此，麻黄碱成为经典药物，用于治疗支气管哮喘及预防支气管痉挛。

第二节　α受体激动药

去甲肾上腺素

去甲肾上腺素（noradrenaline，NA）是肾上腺素能神经末梢释放的主要递质，肾上腺髓质亦少量分泌，药用为人工合成品。口服无吸收作用，皮下注射和肌内注射因强烈收缩血管，吸收很少，且易发生局部组织坏死。静脉注射因迅速被突触前膜再摄取或被COMT和MAO破坏而作用短暂，临床采用静脉滴注给药以维持疗效。

【药理作用】　主要激动α受体，对β_1受体作用较弱，对β_2受体几乎无作用。

1. 对血管的作用　NA能激动血管α_1受体，使全身小动脉、小静脉收缩，以皮肤、黏膜血管收缩最明显，其次为肾血管。此外，脑、肝、肠系膜、血管也呈收缩反应。因心脏兴奋，代谢产物如腺苷增多，使冠状血管舒张。

2. 兴奋心脏　NA能激动心脏β_1受体，使心肌收缩力增强，心率加快，传导加速。但在整体情况下，心率可因血管收缩而反射性减慢。大剂量也能引起心律失常，但较肾上腺素少见。

3. 升高血压　小剂量NA静脉滴注，因兴奋心脏，使心排血量增加，收缩压升高；此时，血管收缩不剧烈，故舒张压升高不多，脉压增大（图9-4）。较大剂量时因血管强烈收缩，外周阻力明显增高，故收缩压、舒张压均明显升高。

【临床应用】

1. 休克和低血压　目前 NA 在休克治疗中已不占重要地位，仅用于神经源性休克早期、过敏性休克、应用血管扩张药无效的感染性休克及药物中毒（如氯丙嗪、酚妥拉明）引起的低血压等。切忌大剂量或长时间应用，否则会因血管剧烈收缩而加重微循环障碍。

2. 上消化道出血　NA 1～3mg，适量稀释后口服（1∶12 500），使食管或胃黏膜血管收缩而产生局部止血效应。

【不良反应和注意事项】

1. 局部组织缺血坏死　静脉滴注时间过长、浓度过高或药液外漏，使局部血管剧烈收缩，引起局部缺血坏死。故静脉穿刺时药液不得外漏，静脉滴注时间不宜过长，浓度不应过高，给药后要注意观察给药部位有无苍白、水肿等表现，一旦出现应立即更换注射部位，局部热敷，并用 α 受体阻断药酚妥拉明或普鲁卡因局部浸润注射，以扩张局部血管。

2. 急性肾衰竭　用药时间过长或剂量过大，可使肾血管剧烈收缩，肾血流量急剧减少，出现少尿、无尿等现象。在用药过程中应严格控制静脉滴注速度，严密监测尿量、血压、末梢循环状况等，尿量至少保持在 25ml/h 以上。高血压、动脉硬化、器质性心脏病、少尿或无尿患者禁用。

间　羟　胺

间羟胺（metaraminol）性质较稳定，在体内不易被 MAO 破坏，作用维持时间较长。主要激动 α 受体，对 β_1 受体作用弱。还可促进肾上腺素能神经末梢释放 NA。与 NA 比较，本药主要特点：①收缩血管、升高血压的作用较弱而持久；②肾血管收缩作用较弱，不易引起急性肾衰竭；③对心率影响不明显，不易引起心律失常，有时可因血压升高而反射性地使心率减慢；④给药方便，可静脉滴注，也可肌内注射。本品常作为 NA 的良好代用品，用于各种休克早期或其他低血压。

去氧肾上腺素和甲氧明

去氧肾上腺素（neosynephrine），又名苯肾上腺素（phenylephrine），其和甲氧明（methoxamine）能选择性地激动α受体而使血管收缩、血压升高，反射性地兴奋迷走神经而使心率减慢。作用时间维持较长，可静脉注射，也可肌内注射。可用于治疗阵发性室上性心动过速。收缩肾血管作用强，较少用于抗休克。去氧肾上腺素还能激动瞳孔开大肌上的 α_1 受体，产生扩瞳作用，用于眼底检查。与阿托品比较，其扩瞳作用弱、起效快、维持时间短，一般不引起眼压升高和调节麻痹。

第三节　β 受体激动药

异丙肾上腺素

异丙肾上腺素（isoprenaline）为人工合成品。口服无效，气雾吸入或舌下给药吸收较快，亦可静脉滴注。在体内主要被 COMT 代谢，作用维持时间较肾上腺素略长。

【药理作用】　对 β_1 受体、β_2 受体均有强大的激动作用。

1. 兴奋心脏　异丙肾上腺素能激动心脏 β_1 受体，可使心肌收缩力增强，心率加快，传导加速，心排血量增加，心肌耗氧量增加。与肾上腺素比较，异丙肾上腺素加快心率、加速传导的作用较强，对正位起搏点兴奋作用强，也可引起心律失常，但较少产生心室颤动。

2. 舒张血管　异丙肾上腺素能激动 β_2 受体，使骨骼肌血管和冠状血管明显舒张，对肾和肠系膜血管舒张作用较弱。

3. 对血压的影响　因兴奋心脏，使心排血量增加而外周血管舒张，使外周阻力下降，故收缩压升高而舒张压下降，脉压增大（图 9-4）。

4. 扩张支气管　异丙肾上腺素能激动 β_2 受体，松弛支气管平滑肌，缓解支气管痉挛作用比肾上腺素强；也可抑制组胺等过敏物质释放，但无收缩支气管黏膜血管的作用。

5. 影响代谢　异丙肾上腺素能促进糖原和脂肪分解，升高血糖和血中游离脂肪酸含量，增加组织耗氧量。

【临床应用】

1. 支气管哮喘　异丙肾上腺素气雾吸入或舌下给药，可迅速控制支气管哮喘急性发作，疗效快而强。

2. 房室传导阻滞　异丙肾上腺素舌下给药或静脉滴注给药，治疗Ⅱ度、Ⅲ度房室传导阻滞。

3. 心搏骤停　异丙肾上腺素心室内注射，用于治疗心室自身节律缓慢、房室传导阻滞或窦房结功能衰竭而导致的心搏骤停。

4. 休克　在补足血容量的基础上，异丙肾上腺素通过兴奋心脏，使心肌收缩力增强、心排血量增加，还有扩血管作用，适用于中心静脉压高、心排血量低的感染性休克。

【不良反应和注意事项】　常见心悸、头痛、头晕等。长期反复应用易产生耐受性，使疗效下降，继续加大剂量，有可能产生严重的心律失常甚至心室颤动而引起猝死。故应严格控制剂量。冠心病、心肌炎和甲亢等患者禁用。

多巴酚丁胺

多巴酚丁胺（dobutamine）能选择性激动 β_1受体，可使心肌收缩力增强，心排血量增加，对心率影响不明显。主要用于心肌梗死并发的心功能不全。连续用药可产生快速耐受性（详见第二十二章）。

沙丁胺醇和克仑特罗

沙丁胺醇（salbutamol，羟甲叔丁肾上腺素）和特布他林（terbutaline，间羟叔丁肾上腺素）能选择性激动 β_2受体，舒张支气管平滑肌，对 β_1受体影响较弱，主要用于支气管哮喘（详见第二十五章）。

案例 9-1

1. 案例摘要　患者，男，30 岁，因急性扁桃体炎而给予青霉素治疗，用药后约 2min，患者出现呼吸困难、烦躁不安、面色苍白、脉搏细弱、血压下降至 75/60mmHg。诊断：过敏性休克。治疗措施：缓慢静脉注射肾上腺素，并给予吸氧等对症处理。

2. 案例问题

（1）肾上腺素治疗过敏性休克的机制是什么？

（2）肾上腺素能否用于失血性休克的治疗？

3. 案例分析

（1）提示：过敏性休克时机体表现：①小血管扩张，毛细血管通透，血压降低；②心肌收缩力减弱，心排血量减少；③支气管痉挛，出现呼吸和循环系统症状。肾上腺素有兴奋心脏、收缩血管、舒张支气管、抑制过敏性物质释放和减轻支气管黏膜水肿等作用，可迅速缓解过敏性休克所致的循环衰竭和呼吸衰竭症。

（2）提示：大量失血引起的休克称为失血性休克。其典型临床表现：①血容量不足引起的皮肤苍白、冰凉、湿冷（常有花斑），心动过速（或严重心动过缓）；②呼吸急促，外周静脉不充盈，颈静脉搏动减弱，尿量减少；③神志改变，血压下降等。如果应用肾上腺素，收缩血管的作用会使外周组织缺血加剧。对失血性休克应首先补足血容量。

（王巧云）

第十章　肾上腺素受体阻断药

肾上腺素受体阻断药能与肾上腺素受体结合，本身不产生或较少产生拟肾上腺素作用，但可阻断肾上腺素能神经递质或肾上腺素受体激动药的作用，也称为抗肾上腺素药（antiadrenergic drugs）。根据药物对肾上腺素受体的选择性不同，可将本类药物分为α受体阻断药、β受体阻断药和α、β受体阻断药三类。

α受体阻断药如酚妥拉明主要通过阻断α_1受体和α_2受体而产生对心脏、血管和血压的作用。临床上主要用于治疗外周血管痉挛性疾病、NA 滴注外漏、肾上腺嗜铬细胞瘤、休克、急性心肌梗死和充血性心力衰竭等，主要不良反应有直立性低血压和反射性心脏兴奋。

普萘洛尔是β受体阻断药的典型代表。药理作用包括β受体阻断作用、内在拟交感活性、膜稳定作用和抑制血小板聚集作用等。临床上主要用于治疗高血压、心绞痛、充血性心力衰竭、某些心律失常和甲亢。

第一节　α受体阻断药

α受体阻断药能选择性地与α受体结合，阻断肾上腺素能神经递质及肾上腺素受体激动药与α受体结合而发挥作用。它们能将肾上腺素的升压作用翻转为降压作用，这种现象称为肾上腺素升压作用的翻转。这是因为α受体阻断药选择性地阻断了与血管收缩有关的α受体，但不影响与血管舒张有关的β_2受体，所以肾上腺素的血管收缩作用被取消，而血管舒张作用得以充分表现出来（图 10-1）。

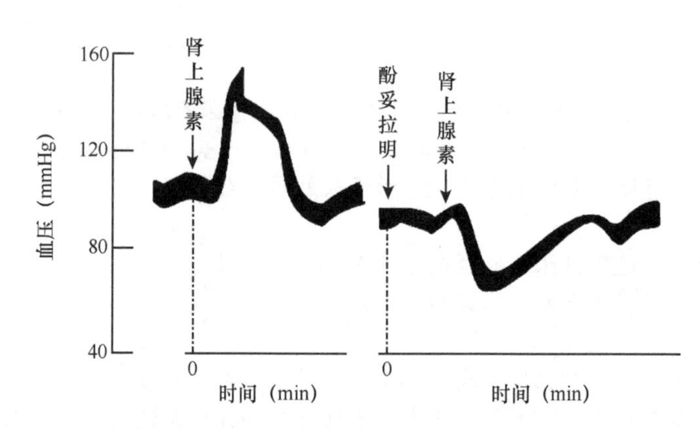

图 10-1　静脉注射肾上腺素和应用酚妥拉明后注射肾上腺素对血压的影响

一、α_1、α_2受体阻断药

酚妥拉明

酚妥拉明（phentolamine）口服生物利用度低，常采用肌内注射或静脉给药，药物在体内迅速代谢和排泄，肌内注射作用维持 30～45min。

【药理作用】

1. 舒张血管　静脉注射酚妥拉明，可阻断血管平滑肌α受体和直接松弛血管平滑肌，使血管舒张，肺动脉压和外周阻力降低，血压下降。

2. 兴奋心脏　因血压下降可反射性地兴奋交感神经，又因阻断肾上腺素能神经末梢突触前膜α_2受体，增加NA释放而兴奋心脏，使心肌收缩力增强，心率加快，心排血量增加。

【临床应用】

1. 外周血管痉挛性疾病　酚妥拉明可用于肢端动脉痉挛性疾病、血栓闭塞性脉管炎。

2. NA静脉滴注外漏　酚妥拉明局部浸润注射，可拮抗NA的血管收缩作用，防止局部组织缺血坏死。

3. 嗜铬细胞瘤　酚妥拉明可用于嗜铬细胞瘤的鉴别诊断、嗜铬细胞瘤所致的高血压危象及手术前治疗。

4. 休克　酚妥拉明适用于感染性休克、心源性休克及神经源性休克。本药能扩张血管，改善微循环；还可增强心肌收缩力，增加心排血量，有利于休克的纠正。但给药前应补足血容量，否则可致血压下降。

5. 顽固性充血性心力衰竭　酚妥拉明能扩张血管，解除心力衰竭引起的小动脉和小静脉的反射性收缩，降低心脏前、后负荷，使左心室舒张期末压和肺动脉压下降，心排血量增加，心力衰竭症状得以减轻。

【不良反应和注意事项】

1. 心血管反应　常见低血压，静脉给药可引起反射性心率加快、心律失常和心绞痛，冠心病患者慎用。用药过程中注意监测血压、心率变化。

2. 胃肠道反应　可引起腹痛、腹泻、呕吐、胃酸分泌增多等，甚至可诱发或加剧溃疡，溃疡患者慎用。

妥拉唑林

妥拉唑林（tolazoline）作用与酚妥拉明相似，但对α受体阻断作用较弱。主要用于血管痉挛性疾病，局部浸润注射用于NA静脉滴注时药液外漏。不良反应与酚妥拉明相似，发生率较高。

酚苄明

酚苄明（phenoxybenzamine）为长效α受体阻断药，阻断α受体作用强大而持久。

【体内过程】　因局部刺激性强，不采用肌内注射或皮下注射给药，主要采用静脉给药和口服给药，但口服吸收少而不规则。本药脂溶性高，大剂量用药可蓄积于脂肪组织中，然后缓慢释放，停药1周后尚有少量残存于体内。由于药物与受体结合牢固，加之排泄缓慢，一次用药作用可持续3～4日。

【药理作用】　酚苄明能阻断血管平滑肌的α受体，使血管扩张，外周阻力降低，改善微循环。其特点是作用缓慢、强大而持久。

【临床应用】

1. 外周血管痉挛性疾病　用于酚妥拉明无效时的患者。

2. 嗜铬细胞瘤　用于术前准备或并发高血压危象的患者。

3. 抗休克　通过降低外周阻力，增加心排血量，改善微循环等作用，用于感染性休克。

4. 前列腺增生　用于前列腺增生引起的排尿困难，可明显改善症状。

【不良反应和注意事项】　常见直立性低血压，一旦发生应平卧，采用头低足高位，必要时给予NA，禁用肾上腺素。也可出现心率加快、心悸和鼻塞等。用药过程中注意监测血压、心率等变化。尚可见恶心、呕吐、嗜睡、疲乏等。

知识链接 **休克的分期**

休克早期是休克发展的早期阶段，此时微循环变化的特点是以缺血为主，又称微循环缺血期，组织少灌少流，灌少于流，本病病情进行性恶化进入休克期又称为可逆性的失代偿期，此时的微循环变化特点是淤血，因此又称为微循环淤血期。组织多灌而少流，灌多于流。休克晚期是休克发展的晚期阶段又称休克难治期。此时的微血管麻痹，对血管活性物质失去反应，因此又称为微循环衰竭期，组织不灌不流。

二、选择性 α_1 受体阻断药

选择性 α_1 受体阻断药具有哌嗪喹唑啉结构，对 α_1 受体亲和力是对 α_2 受体亲和力的 1000 倍以上，主要用于治疗高血压。现用于临床的药物有哌唑嗪（prazosin）、特拉唑嗪（terazosin）等。

哌 唑 嗪

【药理作用】 哌唑嗪通过阻断小动脉、静脉 α_1 受体，使血管扩张，外周阻力下降，回心血量减少，降低心脏前负荷，不增加心排血量。在治疗剂量不阻断 α_2 受体，故不促进 NA 释放。与其他扩血管药物不同，本药对心率影响较小。尚可松弛由 α_1 受体激动所介导的膀胱颈部、前列腺囊和前列腺尿道平滑肌收缩，改善良性前列腺增生出现的排尿困难，膀胱底部 α_1 受体较少，故对膀胱收缩影响较小。

【体内过程】 胃肠道吸收良好。口服生物利用度为 50%～70%，1～3h 血药浓度达峰值。血浆蛋白结合率高，仅约 5%以游离形式存在。在肝脏广泛代谢，5%～11%以原形经肾排出。$t_{1/2}$ 为 2～3h。

【临床应用】 用于治疗高血压（第二十一章）。对良性前列腺增生患者，可降低排尿阻力，缓解尿道阻塞症状。因能降低心脏前、后负荷，可用于治疗慢性心功能不全。

【不良反应和注意事项】 首次用药可致严重低血压、晕厥、心悸等，称为“首剂现象”，多发生于首次用药后 30～90min，对伴有肝、肾功能不全患者及老龄患者更需谨慎。与利尿药或其他抗高血压药合用，可加剧本药的降压效果。

第二节 β 受体阻断药

β 受体阻断药能选择性地与 β 受体结合，竞争性地阻断肾上腺素能神经递质或肾上腺素受体激动药与 β 受体结合而发挥作用。根据其对受体选择性的不同，可分为非选择性 β_1、β_2 受体阻断药和选择性 β_1 受体阻断药两类。常用药物特点见表 10-1。

表 10-1 β 受体阻断药分类及药理学特性

药物分类	β受体阻断作用的效价	内在拟交感活性	膜稳定作用	口服生物利用度（%）	$t_{1/2}$（h）
β_1、β_2 受体阻断药					
普萘洛尔	1.0	—	+	～25	3～5
噻吗洛尔	5～10	—	—	～50	3～5
吲哚洛尔	5～10	++	+	～75	3～4
纳多洛尔	0.5	—	—	～35	10～20
β_1 受体阻断药					
美托洛尔	0.5～2	—	—	～40	3～4
阿替洛尔	0.5～1	—	—	～50	5～8
醋丁洛尔	0.3	+	+	～40	2～4

【药理作用】

1. β受体阻断作用

（1）对心血管系统的影响：阻断心脏 β_1 受体，使心率减慢，心房和房室结的传导减慢，心肌收缩力减弱，心排血量减少，心肌耗氧量下降，血压降低。对抗肾上腺素β受体的激动作用（图10-2）。由于非选择性β受体阻断药如普萘洛尔对血管 β_2 受体也有阻断作用，加上心脏功能受到抑制，反射地兴奋交感神经引起血管收缩和外周阻力增加，可使肝、肾和骨骼肌等血流量减少，冠状血管血流量降低。

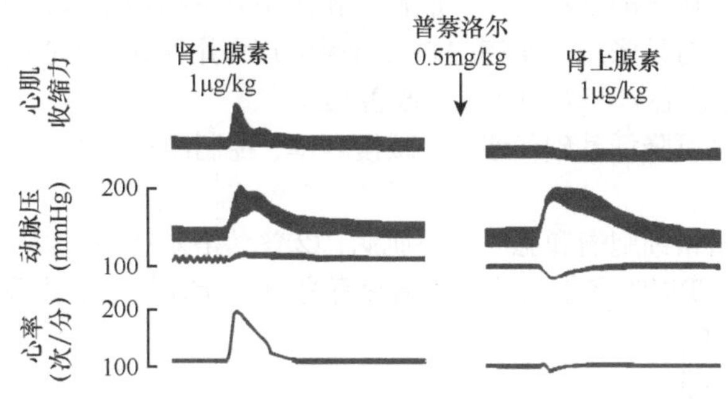

图10-2 注射普萘洛尔前后肾上腺素心血管系统变化

（2）收缩支气管平滑肌：阻断支气管平滑肌 β_2 受体，使支气管平滑肌收缩而增加呼吸道阻力，诱发或加重哮喘。

（3）影响代谢：抑制交感神经兴奋所致的脂肪、糖原分解，减弱肾上腺素的升高血糖作用，延缓使用胰岛素后的血糖恢复，并且能掩盖低血糖时交感神经兴奋的症状，使低血糖不易被及时察觉。对血糖、血脂正常者的糖代谢、脂肪代谢影响较小。

（4）抑制肾素释放：通过阻断肾小球旁器细胞 β_1 受体而抑制肾素的释放，这可能是其降压作用的机制之一。以普萘洛尔的作用最强。

2. 内在拟交感活性 有些β受体阻断药（如吲哚洛尔）与β受体结合后，除能阻断β受体外，尚对β受体具有部分激动作用，称为内在拟交感活性。由于这种作用较弱，故一般被其β受体阻断作用所掩盖。内在拟交感活性较强的药物在临床应用时，其抑制心肌收缩力、减慢心率和收缩支气管作用较弱。

3. 膜稳定作用 有些β受体阻断药具有局部麻醉作用和奎尼丁样作用，这两种作用都是其降低细胞膜对离子的通透性所致，故称为膜稳定作用。这一作用在常用量时与其治疗作用的关系不大。

4. 其他 普萘洛尔具有抗血小板聚集作用；噻吗洛尔具有降低眼压作用，这可能与其阻断血管平滑肌 β_2 受体，减少房水的形成有关。

知识链接 **“重磅炸弹”级的药物——普萘洛尔**

1948年，美国乔治亚医学院的阿尔奎斯特提出了一种假说，认为体内存在两种肾上腺素受体，并将其命名为α受体和β受体。但这个理论太新颖了，以至于提出后十年，没有引起人们足够的重视。

任职于英国帝国化学工业集团（ICI集团）的詹姆斯·布莱克（James Black，1988年诺贝尔奖获得者）却对此深信不疑。自1952年开始着手寻找β受体阻断药，经过十年研究，他弄明白了肾上腺素与受体的关系，并提出了“内在拟交感活性”这一概念。

直到1962年第一个β受体阻断药——丙萘洛尔才成功合成，但因使小鼠产生胸腺瘤而不能用于临床。詹姆斯·布莱克并不气馁，终于又合成了普萘洛尔。作为第一种有效治疗高血压的药物，使ICI集团的制药部门迅速实现了盈利，后来，此部门从母公司剥离，成为捷利康公司（Zeneca），并独立上市，其市值甚至超过了孕育它的母公司（注：普萘洛尔可以有效减慢心率，并产生缓解焦虑的作用，1986 年，被国际奥委会列为运动员的禁药。）！

【临床应用】

1. 心律失常 对多种原因引起的快速型心律失常均有效，对于交感神经兴奋性过高、甲亢等引起的窦性心动过速疗效较好，也可用于运动或情绪激动所引发的室性心律失常。

2. 心绞痛和心肌梗死 对心绞痛有良好的疗效。长期应用可降低心肌梗死复发率和猝死率。

3. 高血压 是治疗高血压的常用药物，能使高血压患者的血压下降，并伴有心率减慢。

4. 充血性心力衰竭 对扩张型心肌病的心力衰竭治疗作用明显，在心肌状况严重恶化之前早期应用，能缓解某些充血性心力衰竭的症状，改善其预后。

5. 辅助治疗甲亢症 可降低基础代谢率，减慢心率，控制激动不安等症状，可迅速控制甲状腺危象症状。

6. 其他 ①可用于嗜铬细胞瘤和肥厚型心肌病；②普萘洛尔适用于偏头痛、肌震颤、肝硬化所致的上消化道出血等；③噻吗洛尔局部用药治疗青光眼，疗效与毛果芸香碱相近或较优，且无缩瞳和调节痉挛等不良反应。

【不良反应和注意事项】

1. 一般不良反应 有恶心、呕吐、轻度腹泻等消化道症状。偶见过敏反应，如皮疹、血小板减少等。

2. 心脏抑制 因对心脏 β_1 受体的阻断作用，可引起心脏抑制，特别是窦性心动过缓、房室传导阻滞、心功能不全等对药物敏感性增高的患者尤易发生，甚至引起严重心功能不全、肺水肿、房室传导完全阻滞或心搏骤停等严重后果。

3. 诱发或加重支气管哮喘 由于阻断支气管平滑肌 β_2 受体，使支气管平滑肌收缩，呼吸道阻力增加。

4. 外周血管收缩和痉挛 由于对血管平滑肌 β_2 受体的阻断，可使外周血管收缩和痉挛，导致四肢发冷、皮肤苍白或发绀，出现雷诺病或间歇性跛行，甚至引起脚趾溃疡和坏死。

5. 反跳现象 长期应用 β 受体阻断药后突然停药，可使疾病原有症状加重，与 β 受体向上调节有关。因此，长期用药者不宜突然停药，须逐渐减量停药。

6. 其他 本类药物可掩盖低血糖休克所引起的心动过速、出汗等症状，使用本类药物的糖尿病患者，对此应予注意；严重心功能不全、窦性心动过缓、重度房室传导阻滞和支气管哮喘等患者禁用；心肌梗死、肝功能不全者慎用。

第三节 α、β 受体阻断药

本类药物对 α 受体和 β 受体均有阻断作用，但对 β 受体的阻断作用强于对 α 受体的阻断作用。代表药物为拉贝洛尔，临床主要用于高血压的治疗。

拉 贝 洛 尔

拉贝洛尔（labetalol）口服吸收后出现首过效应，生物利用度为 20%～40%，个体差异大。$t_{1/2}$ 为 4～6h，血浆蛋白结合率为 50%，约有 99%的药物在肝代谢，只有少量经肾排泄。

【药理作用】 拉贝洛尔能同时阻断 α 受体和 β 受体，其中阻断 β_1 受体和 β_2 受体的作用强度相似，对 α_1 受体的阻断作用较弱，对 α_2 受体无作用。

【临床应用】 主要用于中、重度高血压和心绞痛，静脉注射或静脉滴注也可用于高血压危象。

【不良反应和注意事项】 可引起眩晕、乏力、上腹不适等，大剂量可引起直立性低血压。支气管哮喘及心功能不全者禁用。小儿、孕妇及脑出血患者禁止静脉注射。

案例 10-1

1. 案例摘要　患者，男，45 岁，因反复发作性哮喘 8 年，加重 10 余日就诊。有高血压病史 3 年，在家中自服普萘洛尔 10mg，每日 3 次，入院后测血压 180/110mmHg。诊断：支气管哮喘合并感染；重度高血压。治疗措施：抗感染，解痉平喘，控制血压，并嘱咐患者停用普萘洛尔。

2. 案例问题

（1）为什么要求患者停用普萘洛尔?

（2）试述 β 受体阻断药的作用、临床应用和禁忌证。

3. 案例分析

（1）提示：普萘洛尔阻断支气管平滑肌上的 β_2 受体，使支气管平滑肌收缩，会加重支气管哮喘。

（2）提示：β 受体阻断药的作用包括 β 受体阻断作用、内在拟交感活性、膜稳定作用和抑制血小板聚集作用等。以普萘洛尔为例，图 10-3 说明了其 β 受体阻断作用、临床应用及禁忌证之间的联系。

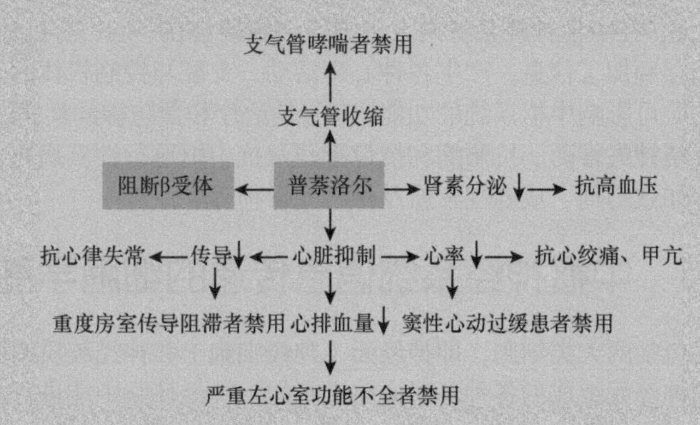

图 10-3　β 受体阻断药普萘洛尔的药理作用、临床应用及禁忌证之间的联系

（王巧云）

第三篇　作用于中枢神经系统的药物

第十一章　中枢神经系统生理学基础

具有高度发达和分化的中枢神经系统（central nervous system，CNS）是人的重要特征之一。中枢神经系统包括脑和脊髓，是反射弧的中枢部分，内含大量运动（躯体运动和内脏运动）神经元和中间（联络）神经元。在中枢神经系统内大量神经细胞聚集在一起，有机地构成网络或回路；其主要功能是传递、储存和加工信息，产生各种心理活动，支配与控制机体的全部行为。许多内源性和外源性的化学物质可影响中枢系统的功能，有些是治疗和预防神经疾病的药物，如麻醉药、镇静催眠药、镇痛药、精神失常药、抗癫痫和抗惊厥药及抗中枢退行性疾病药物等；还有一些是具有损害作用的毒物，如致幻剂、成瘾性物质及神经元毒物等。

第一节　中枢神经系统信息传递的细胞学基础

中枢神经组织主要包括两大类细胞，即神经元（神经细胞）和神经胶质细胞。神经元参与神经调节活动是通过不同神经元组成的各种环形通路进行的，神经环路中能进行信息传递作用的部位是突触。

一、神　经　元

神经元是神经系统（中枢神经系统和外周神经系统）的基本结构和功能单位。其主要功能是接受刺激和传递信息。神经系统的调节活动是以反射的形式进行的，反射中枢的神经元通过传入神经接受来自体内外环境变化的刺激信息，并对这些信息加以分析、综合和储存，再经过传出神经把指令传到所支配的器官和组织，产生调节和控制效应。

典型的神经元由胞体、树突和轴突三个部分组成。胞体内有细胞核和其他细胞器，如粗面内质网、高尔基体、线粒体、溶酶体等。神经元胞质中含有内含物，包括一些致密小体和色素颗粒，如脂褐素。内含物出现于成年期，随年龄增长而增加。树突从神经元细胞体呈放射状向外延伸，发出一个至多个突起，一般较短，形状似分叉众多的树枝，上面散布许多枝状突起（树突棘），形成突触的突触后部分，可接收、处理和整合突触信号。除个别神经元外，神经元都有一条细而均匀的轴突。轴突从神经元细胞体延伸出来，一般比树突细长，分支少，终端构成突触前部分。许多轴突由髓鞘包裹，其作用是与其他细胞的信息流绝缘；沿鞘壁有许多豁口，称郎飞结。轴突的主要功能是运输信号分子，并将动作电位传导至突触前末端，引起神经元间的信息传递。神经元的细胞骨架与其他细胞一样，是由丝状结构组成，包括微管、微丝和神经细丝。由丝状结构组成的框架，主要用来支持延长的神经元突起包括树突和轴突，调节神经元的形状，也参与神经元内物质的运输。

此外，神经末梢既能产生一些营养因子，也能接受一些神经营养因子。前者持续调节神经所支配组织的代谢活动，影响其结构和功能；后者则维持神经的正常形态和功能。

二、神经胶质细胞

神经胶质细胞广泛分布于中枢神经系统，数量是神经元的10～15倍。在中枢神经系统中，神经胶质细胞比神经元小，无树突和轴突之分，细胞间普遍存在缝隙连接，无传导兴奋功能。胶质细胞的主要功能是支持作用、绝缘作用、屏障作用和维持神经组织内环境稳定作用。中枢神经系统的胶质细胞按形态可分为星形胶质细胞（astrocyte）、少突胶质细胞（aligodendrocyte）和小胶质细胞（microglial）等。

星形胶质细胞是胶质细胞中体积最大，数量最多的一种，占中枢神经系统内细胞的25%～50%，广泛分布于神经元及突触间隙。其分为原浆型和纤维型两种。原浆型星形胶质细胞多见于灰质，突起较粗而多分枝，呈薄板状包围在神经元胞体及树突表面未被突触覆盖的部分，与神经元细胞之间有小的间隙。纤维型星形胶质细胞突起长而光滑，分枝不太多，在胞体和突起的胞质中有很多原纤维样的物质，集成大小不等的束，多见于脑白质。星形胶质细胞具有支持神经组织，参与神经元生存、分化、发育，引导神经元迁移的作用，还参与其他神经元活动。

少突胶质细胞比星形胶质细胞小，其突起也较小且少，呈珠状，故被称为少突胶质细胞或寡突胶质细胞。少突胶质细胞的主要功能是在中枢神经系统中包绕轴突、形成绝缘的髓鞘结构、协助生物电信号的跳跃式高效传递并维持和保护神经元的正常功能。其异常不仅会导致中枢神经系统脱髓鞘病变，还会引起神经元损伤或精神类疾病，甚至可以引发脑肿瘤。

小胶质细胞与淋巴细胞及巨噬细胞一起构成最主要的免疫防线。小胶质细胞大约占大脑中神经胶质细胞的20%，位于大脑灰质和白质的血管附近，包围在毛细血管周围。小胶质细胞具有保护中枢神经系统，参与炎症及神经元的营养及修复作用。其与帕金森病、阿尔茨海默病（Alzheimer's disease，AD，俗称老年痴呆症）、多发性硬化等神经系统紊乱疾病有关。

三、突　　触

神经系统功能活动的基本形式是反射。反射的结构基础是反射弧。构成反射弧的传入神经元与中枢神经元之间、中枢内神经元与神经元之间，以及传出神经元与效应器细胞之间，都是通过突触传递信息。中枢神经系统中神经元数量巨大，神经通路复杂，存在大量突触。突触是神经元之间或神经元与效应器细胞之间信息传递的结构基础。根据信息传递的媒介物性质不同，突触可分为电突触和化学性突触，突触前细胞借助化学信号即神经递质，将信息转送到突触后细胞者，称化学突触，借助于电信号传递信息者，称电突触。中枢神经系统内几乎都是化学突触，是中枢神经系统中最重要的信息传递结构。

当突触前神经元兴奋时，峰电位沿细胞膜传播到突触前膜，引起膜去极化，膜上电压依赖性钙通道开放，引起胞外Ca^{2+}内流，导致胞内Ca^{2+}浓度升高。细胞内钙与钙调蛋白结合，激活了依赖钙调蛋白的蛋白磷酸激酶B（PKB），导致一些底物蛋白的磷酸化。突触前膜内含有神经递质的囊泡，静息时通过突触蛋白Ⅰ固定在神经元末梢的骨架-微管或长丝上，囊泡膜上的突触蛋白Ⅰ被蛋白磷酸激酶B磷酸化后，使囊泡从固定点脱落并移动到突触前膜的活动区。神经冲动传递到突触前膜通常只能使锚定在突触前膜的囊泡与突触前膜融合并释放到突触间隙，经胞裂外排，囊泡内含物以量子形式释放。神经递质经弥散而作用于突触后膜上的受体，产生兴奋性突触后电位或抑制性突触后电位，完成突触间的信息传递。

突触传递的过程主要包括神经递质的合成和储存、突触前膜去极化和胞外钙内流触发神经递质的释放、神经递质与突触后受体结合引起突触后生物学效应、释放后的递质消除及囊泡的再循环。神经递质的释放受到突触前膜受体的反馈调控，通过改变进入末梢的 Ca^{2+} 量或改变末梢对 Ca^{2+} 的敏感性等均能调节递质的释放。

第二节　中枢神经系统的递质及受体

在中枢神经系统中，化学突触是主要信息传递方式。突触前膜兴奋时，神经释放的化学物质包括神经递质、神经调质和神经激素。神经递质是指神经末梢释放的、作用于突触后膜受体、导致离子通道开放并形成兴奋性突触后电位或抑制性突触后电位的化学物质，其特点是传递信息快、作用强、选择性高。神经调质也是由神经元释放，其本身不具有递质活性，大多与G蛋白偶联受体结合后诱发缓慢的突触前或突触后电位，不直接引起突触后生物学效应，但能调节神经递质在突触前的释放及突触后细胞的兴奋性，调节突触后细胞对递质的反应。神经调质的作用慢而持久，但范围较广。神经激素也是神经末梢释放的化学物质，主要是神经肽类。神经激素释放后，进入血液循环，达到远隔的靶器官发挥作用。

中枢神经系统内存在大量神经递质受体，它们位于神经细胞的细胞膜上，其中多数与G蛋白偶联，少部分与离子通道偶联。

一、乙酰胆碱

乙酰胆碱（acetylcholine，ACh）是脑内发现的第一个递质，能特异性地作用于各类胆碱受体，但其作用广泛，选择性不高。临床不作为药用，一般只用作实验用药。

（一）中枢胆碱能神经通路

中枢神经系统中，胆碱能神经元集中分布在3个主要的部位：①基底前脑（中隔核、斜角带核及梅奈特基底核）和中脑（脚间/脑桥被盖核）；②纹状体；③脑干和脊髓的运动神经元。基底前脑的胆碱能神经元和运动神经元是投射神经元，其轴突构成向外投射的胆碱能通路；纹状体的胆碱能神经元属于内在神经元，与其他类型的神经元共同组成局部回路。

（二）ACh的合成、储存、释放及灭活

ACh 是外周和中枢神经系统中重要的神经递质。在神经系统中，ACh 由胆碱和乙酰辅酶 A 在胆碱乙酰转移酶的催化下合成。合成在胞质中进行，然后被输送到末梢储存在囊泡内。释放到突触间隙的ACh与受体相互作用或迅速地被AChE水解灭活，生成胆碱和乙酸。

（三）脑内ACh受体

胆碱能受体有两种类型，分别为M受体和N受体。脑内以M受体为主，N受体不足10%。M受体为G蛋白偶联受体，由单一肽链组成，含7个跨膜区。根据结合的拮抗药不同，M受体可分为5种亚型。这5种亚型的M受体均存在中枢神经系统，主要分布于大脑皮质、海马、纹状体、基底前脑等部位，具有介导 ACh 对学习和记忆的作用、参与锥体外系运动功能的调节、调节和控制ACh的合成和释放等功能。N受体为配体门控离子通道受体。目前对脑内N受体的功能了解甚少。

中枢ACh主要参与觉醒、学习与记忆、体温调节、感觉和运动调节等，与AD和帕金森病密切相关。AD 患者脑内基底核投射到大脑皮质的胆碱能神经元丢失的程度与学习记忆障碍的程度呈正相关。目前临床应用的治疗AD的药物大多为中枢拟胆碱药，如胆碱酯酶抑制剂（cholinesterase inhibitor，ChEI）他克林、石杉碱甲、加兰他敏、多奈哌齐等，通过间接增强胆碱能活性治疗并改善AD患者的认知功能缺损。纹状体是人类调节锥体外系运动的最高级中枢。帕金森病患者纹

状体内 DA 含量减少，导致 ACh 与 DA 两系统功能的平衡失调，ACh 能神经功能相对亢进。M 受体阻断药，如苯扎托品和苯海索，可用于治疗帕金森病，也可用于治疗抗精神病药导致的帕金森病样症状。

二、γ-氨基丁酸

神经元在中枢神经系统广泛分布，其中少部分为基本神经元，从一个脑区发出投射到另一个神经元，大部分为中间神经元，向附近的神经元扩散其抑制作用。γ-氨基丁酸（γ-butylamino acid，GABA）是脑内最重要的抑制性神经递质，它参与多种生理活性。

（一）中枢 GABA 能神经通路

GABA 在中枢的含量非常高。脑内的 GABA 能神经元主要分布在大脑皮质、海马和小脑。目前仅发现 2 条长轴突投射的 GABA 能通路：①小脑-前庭外侧核通路，从小脑浦肯野细胞投射到小脑深部核团及脑干的前庭核；②从纹状体投射到中脑黑质。GABA 能突触占脑内突触总数的 20%～40%。

（二）GABA 的合成、储存、释放和灭活

脑内的谷氨酸在谷氨酸脱羧酶的催化下合成 GABA，储存于突触囊泡中。其中，维生素 B_6 是谷氨酸脱羧酶的辅酶。当 GABA 神经元兴奋时，GABA 被神经末梢释放到突触间隙。神经末梢和胶质细胞的摄取是 GABA 失活的重要途径，GABA 也可被线粒体中的 GABA 氨基转移酶降解。

（三）GABA 受体

GABA 受体被分为 $GABA_A$、$GABA_B$、$GABA_C$ 三型，$GABA_A$ 和 $GABA_C$ 属于氯通道受体，而 $GABA_B$ 属于代谢型受体。中枢神经系统中，$GABA_A$ 是主要的受体，分布广泛，$GABA_B$ 受体较少，$GABA_C$ 存在于视网膜。$GABA_A$ 受体含有 α、β 和 γ 亚单位，和一个氯通道共同构成超大分子糖蛋白复合物。当抑制性神经递质激活 $GABA_A$ 受体时，开放离子通道使 Cl^- 进入神经元，使之超极化，立即出现对神经元的抑制作用。$GABA_A$ 受体的活性位点可与 GABA 及许多药物诸如蝇蕈醇、加波沙朵、荷包牡丹碱等结合。受体也包含许多异构调节，可间接调节受体活性，可调控异构位点的药物包括苯二氮䓬类、巴比妥类药物、神经甾体、印防己毒素等。$GABA_B$ 受体与钾通道和钙通道偶联，对细胞膜上的腺苷酸环化酶有抑制作用，中枢肌肉松弛剂巴氯芬（又名氯苯氨丁酸）为 $GABA_B$ 受体的特异性激动药。

GABA 具有抗焦虑、治疗失眠、镇痛、抑制动物摄食、抗惊厥作用，并对腺垂体和神经垂体的分泌具有调节作用，还参与视觉通路信息的传递和调控。有些药物导致 GABA 受体对神经元活动抑制作用明显增强后则会产生全身麻醉。药物的严重过量鲜有出现，而产生的反应是延长麻醉时间，甚至出现死亡。

三、兴奋性氨基酸

脑内兴奋性氨基酸有谷氨酸和天冬氨酸，是中枢神经系统的兴奋性神经递质，尤其谷氨酸是中枢神经系统含量最高、分布最广、作用最强的兴奋性神经递质。脑内 50%以上的突触是以谷氨酸为递质的兴奋性突触。除谷氨酸外，天冬氨酸也可以发挥相似的作用。

谷氨酸受体在脑内分布极其广泛，分为 *N*-甲基-*D*-天冬氨酸（*N*-methyl-*D*-aspartate，NMDA）受体、非 NMDA 受体和代谢型谷氨酸受体（mGluR），都是由 5 个亚基组成的异聚体。

1. NMDA 受体（NRs）　在脑内广泛分布，在海马及大脑皮质分布最密集。其与突触的可

塑性和学习记忆密切相关，也是化学门控离子通道受体，对 Ca^{2+}高度通透，介导持续、缓慢的去极化过程。在突触传递过程中，NMDA 受体的激活需要非 NMDA 受体的参与，其中主要是 α-氨基-3-羟基-5-甲基-4-异噁唑丙酸（α-amino-3-hydroxy-5-methyl-4-isoxazole propionate，AMPA）受体的参与。每个 NMDA 受体上含有两个谷氨酸和两个甘氨酸结合识别位点，谷氨酸和甘氨酸均是受体的特异性激活剂。NMDA 受体已经成为多种神经精神疾病治疗药物研制的重要靶标。

2. 非 NMDA 受体 包括红藻氨酸（KA）受体和 AMPA 受体，它们也是化学门控离子通道受体，对 Na^+、K^+有通透性，一些受体亚型对 Ca^{2+}也有通透性。AMPA、*L*-谷氨酸及 KA 均可激活这类离子通道受体，并有 AMPA 的高亲和力结合位点。

3. 代谢型谷氨酸受体 该受体通过 G 蛋白偶联，调节细胞内第二信使的产生而引起代谢改变。其可分为 8 种不同的亚型（$mGluR_{1\sim8}$），根据氨基酸序列的相似性、药理学特征及机制的不同，可将其分为 3 组，第一组包括 $mGluR_1$ 和 $mGluR_5$，可与磷脂酶 C 途径相偶联；第二组有 $mGluR_{2\sim3}$；第三组包括 $mGluR_4$、$mGluR_{6\sim8}$。这 3 组均可与腺苷酸环化酶系统（AC）被动偶联。

兴奋性氨基酸不但参与快速的兴奋性突触传导，而且在学习、记忆、神经元的可塑性、神经系统发育及一些疾病如缺血性脑病、低血糖脑损害、中枢退行性疾病等的发病机制方面发挥重要作用。

四、去甲肾上腺素

去甲肾上腺素（noradrenaline，NA，或 norepinephrine，NE）不仅是外周神经递质，也是重要的中枢神经递质。人大脑中以 NA 为递质的神经元约有 25 000 个。

（一）中枢 NA 能神经的分布、合成、释放及灭活

脑内 NA 能神经元胞体分布相对集中在脑桥和延髓的网状结构，主要在 2 个部位：①蓝斑核，密集于蓝斑核处的近半数 NA 能神经元，其纤维广泛投射，支配端脑、间脑、脑干及脊髓；②外侧被盖区，该处 NA 能神经元投射范围小，包括下丘脑、脑干和脊髓。NA 前体物质为酪氨酸，酪氨酸转化为 DA 后，经 DA-β-羟化酶的作用生成 NA。NA 释放入突触间隙与突触后膜或突触前膜的肾上腺素受体结合产生效应后，大部分被再摄取进入突触前神经元，继而被 MAO 降解，少部分被神经元外的 COMT 降解。中枢还存在肾上腺素能神经元，其胞体主要分布在延髓，外周则没有这种神经元存在。

（二）肾上腺素受体

肾上腺素受体包括 α 受体和 β 受体，均为 G 蛋白偶联受体。α 受体又可分为 α_1 受体和 α_2 受体，β 受体又可分为 β_1 受体、β_2 受体和 β_3 受体。α 受体广泛分布于中枢神经系统。α_1 受体位于突触后膜，参与血压调节和激素分泌调节，下丘脑 α_1 受体参与调节饱腹感和体重，激动中枢 α_1 受体可能与抗抑郁效应有关。α_2 受体主要为突触前抑制性受体，可减少神经末梢释放 NA。β 受体大多存在于周围神经系统，部分 β 受体激动药和拮抗药用于治疗外周疾病（如心血管疾病和哮喘等）。脑内如皮质和海马也有 β 受体分布。部分 β 受体阻断药可缓解焦虑及焦虑伴发的交感神经系统过度兴奋症状。

NA 参与体温、摄食调节，有助于觉醒的维持。此外，NA 与躁狂症、抑郁症的发病密切相关。临床上一些抗抑郁药的主要作用机制就是抑制 NA 的再摄取转运。

五、多 巴 胺

多巴胺（dopamine，DA）是脑内重要的神经递质。在大脑的运动控制、情感思维和神经内分

泌方面发挥重要的生理作用，与帕金森病、精神分裂症、药物依赖与成瘾的发生及发展密切相关。

（一）中枢 DA 神经通路

DA 能神经元广泛分布于脑内，主要有如下 4 条通路。①黑质-纹状体通路：是锥体外系运动功能的高级中枢，各种原因减弱该通路的 DA 功能均可导致帕金森病，反之，该通路的功能亢进则出现多动症。②中脑-边缘通路。③中脑-皮质通路：中脑-边缘通路和中脑-皮质通路主要调控人类的精神活动，前者主要调控情绪反应，后者主要参与认知、思想、感觉、理解和推理能力的调控。目前认为 I 型精神分裂症主要与这 2 个 DA 通路功能亢进密切相关。④结节-漏斗通路：主要调控垂体激素的分泌，如抑制催乳素的分泌，促进促肾上腺皮质激素（adreno corticot ropic hormone，ACTH）和生长激素（GH）的分泌等。

（二）中枢 DA 受体

DA 受体是 G 蛋白偶联受体，目前分离出 D_1、D_2、 D_3、D_4 和 D_5 受体亚型，存在于中枢神经系统，而外周神经系统中仅有 D_1 受体亚型。根据药理学特点和信号转导通路的特点，将其可分为 2 类：①D_1 样受体（包括 D_1 受体亚型和 D_5 受体亚型），该类受体与 G_S 偶联；②D_2 样受体（包括 D_2 受体亚型、D_3 受体亚型和 D_4 受体亚型），该类受体与 G_i 偶联。黑质纹状体通路主要存在 D_1 样受体（D_1 和 D_5 亚型）和 D_2 样受体（D_2 和 D_3 亚型），中脑-边缘通路和中脑-皮质通路主要存在 D_2 样受体（D_2、D_3 和 D_4 亚型），结节-漏斗系统主要存在 D_2 样受体中 D_2 亚型。

DA 除了在调节运动、感情、认知和激素分泌等方面具有重要生理作用外，还参与了多种神经失调的发生。

六、5-羟　色　胺

5-羟色胺（5-hydroxytryptamine，5-HT）广泛存在于哺乳动物中枢神经系统和外周组织中。在外周组织当中，作为自体活性物质，约 90%合成和分布于肠嗜铬细胞，通常与 ATP 等物质一起储存于细胞颗粒内。在刺激因素作用下，5-HT 从颗粒内释放、弥散到血液，并被血小板摄取和储存，储存量约占全身的 8%。脑内的 5-HT 仅占体内总量的 1%～2%，是一个重要的抑制性神经递质。

（一）中枢 5-HT 能神经的分布和功能

5-HT 作为神经递质，广泛分布于脑内很多区域，主要集中在脑桥、延髓中线旁的中缝核群，共组成 9 个 5-HT 能神经核团，以中脑核群含量最高，黑质、红核、丘脑及丘脑下部、杏仁核、壳核、尾核和海马含量较低。可能参与痛觉、睡眠和体温等生理功能的调节。中枢神经系统 5-HT 含量及功能异常可能与精神病和偏头痛等多种疾病的发病有关。

（二）5-HT 的合成、储存、释放及灭活

在 5-HT 能神经末梢，色氨酸在色氨酸羟化酶催化下生成 5-羟色氨酸，再经 5-羟色氨酸脱羧酶的作用成为 5-HT。合成的 5-HT 储存在囊泡内，释放后，突触间隙中的 5-HT 可被再摄取，大部分被储存在囊泡里，小部分可被线粒体上的 MAO 降解，再在醛脱氢酶的作用下变成 5-羟吲哚乙酸。

（三）5-HT 受体

5-HT 受体多而复杂，已知有 5-HT_1～5-HT_7，包括 15 种亚型。其中 5-HT_{1A}、5-HT_{1B}、5-HT_{1D}、5-HT_{1E}、5-HT_{1F}、5-HT_{2A} 与 $G_{i/O}$ 偶联，5-HT_{2B}、5-HT_{2C} 与 $G_{q/11}$ 偶联，5-HT_4、5-HT_{5A}、5-HT_6、5-HT_7 与 G_S 偶联，5-HT_5 受体信号转导机制尚不清楚，5-HT_{3A}、5-HT_{3B}、5-HT_{3C} 由 5 个亚基围成阳离子

通道，开放时，通透 Na^{+}/K^{+}，形成快而短暂的去极化电流。

5-HT 系统主要调节痛觉、精神情绪、睡眠、体温、性行为、体内分泌等功能活动，其与精神失常有密切关系。抗抑郁药物帕罗西汀、氯米帕明、舍曲林、氟西汀、西酞普兰、丙咪嗪等阻断 5-HT 能神经元；抗精神病药物利培酮、氯丙嗪、氯氮平、奥氮平等能阻断 $5\text{-}HT_{2A}$ 受体。

七、组　胺

组胺（histamine）的神经元主要位于下丘脑结节乳头核和中脑的网状结构，发出上、下行纤维。上行纤维经内侧前脑束弥散投射到端脑，下行纤维可投射到低位脑干及脊髓。

组胺受体（H 受体）有 4 种，分别是 $H_{1\sim4}$ 受体。脑内有 H_1 受体、H_2 受体、H_3 受体，在肥大细胞和白细胞上则存在 H_4 受体。它们都属于 7 次跨膜的 G 蛋白偶联受体超家族。

组胺能神经元参与很多脑功能，如自发运动、睡眠周期的觉醒、食欲的控制、学习与记忆、过激行为及情感。目前发现，多种脑疾病与组胺神经元相关。

八、其他脑内信息传递物质

神经肽泛指存在于神经系统并参与信息传递的活性短肽，目前发现了脑内的几十种神经肽，包括 P 物质、神经激肽 A/B、阿片肽［脑啡肽（enkephalin）、强啡肽（dynorphine）、β-内啡肽（β-endorphin）］、垂体后叶素、胆囊收缩素样肽、胃泌素释放肽、胰多肽、内皮素、心钠素、神经降压肽、生长抑素、促肾上腺皮质释放因子及血管紧张素等。这些神经肽类物质在体内调节痛觉、睡眠、情绪、学习与记忆乃至神经系统本身的分化和发育等生理功能。目前所知作为激素发挥作用的神经肽仅占少部分，大多神经肽参与突触信息传递，发挥神经递质或神经调质的作用。

中枢神经系统还存在嘌呤类神经递质（腺苷、腺苷三磷酸）和其他传递信息的化学物质（NO、CO、Zn^{2+}、*D*-丝氨酸等），这些化学物质在中枢神经系统生理功能中发挥着一定的作用。

（张　梅）

第十二章　抗阿尔茨海默病药物

阿尔茨海默病（Alzheimer's disease，AD），俗称老年痴呆症，是一种常见的原发不可逆性中枢神经系统退行性疾病，以慢性渐进性认知功能障碍、记忆减退、语言障碍、情感障碍、人格改变和行为异常等为特征性症状。在 1906 年首次由德国神经精神病学家 Alzheimer Alois 发现，并以其名字命名。根据发病年龄可分为老年前期型（早老性）和老年期型，根据有无家族史可分为家族型和非家族型（散发型），绝大多数 AD 是老年期型和散发型的。AD 的病因和病理生理机制复杂，与环境和自身因素、中枢胆碱能神经损伤、兴奋性氨基酸毒性、β-淀粉样蛋白（β-amyloid protein，Aβ）沉积、tau 蛋白异常磷酸化、线粒体功能障碍、神经炎症等都有关，目前机制尚未阐明。

第一节　阿尔茨海默病的病理生理学机制

一、AD 的临床表现和病理学特征

（一）AD 的临床表现

AD 是一个持续发展的病理生理综合征，其病程通常经历 3 个阶段：无症状性临床前阶段、轻度认知功能损害阶段（患者有记忆或认知损害，但对日常能力无明显影响，未达到痴呆的程度）、临床痴呆阶段。

AD 主要临床表现为渐进性认知功能障碍、记忆障碍、社会功能障碍和行为异常等神经精神症状，可分为轻度、中度和重度。通常以近期记忆功能减退和人格改变为首发症状，伴随着时间和地点的定向障碍及语言障碍。患者情绪不稳，淡漠或易激动，经常焦虑不安、抑郁、思维缓慢，缺乏对生活的兴趣和工作的积极性。发展到中、重度时，常伴有多种高级皮质功能受损，其记忆力、注意力、定向力、计算力、理解力、判断力、执行功能、视空间功能、语言功能、学习能力、抽象思维能力及日常工作和生活能力持续下降，出现失语、失用、失认和非认知性精神症状，如嗜睡、抑郁、焦虑、幻觉、妄想、人格变化、攻击行为。患者不认家门和家人，四处游走等，最终导致社会功能全面丧失。随着人类寿命的延长和人口的老龄化，AD 发病率逐年攀升，给家庭和社会造成沉重的精神和经济负担。

（二）AD 的病理学特征

AD 患者脑内主要的病理学特征包括以下几方面。

（1）皮质和海马等脑区多种类型的神经元和突触广泛丢失，多个神经递质系统受到影响，ACh、GABA、5-HT、生长抑素等递质水平均出现不同程度的下降，脑重量减轻。影像学检测可观察到患者脑组织萎缩、脑体积缩小、脑回变平、脑沟增宽、脑室扩大。

（2）脑内 Aβ 沉积形成老年斑（senile plaques，SPs），又称神经炎斑（neuritic plaques）。脑组织 Aβ 的沉积是 AD 发病的中心环节，与进行性认知功能障碍密切相关，主要是由于 Aβ 生成和清除失衡所导致的。沉积的 Aβ 及附近受损的轴突和树突组成 SPs，活化胶质细胞导致神经炎症反应，使周围的神经元发生营养不良而凋亡。Aβ-PET 影像学方法适用于 AD 的早期诊断。

（3）神经细胞内 tau 蛋白过度磷酸化形成神经原纤维缠结（neurofibrillary tangles，NFTs）。tau

蛋白是一种微管相关蛋白（ microtubule-associated protein，MAP），在生理状态下，与微管蛋白结合促进微管形成并保持其稳定性，在维持神经元轴突运输、树突发生和突触可塑性等方面发挥重要作用。AD 患者脑内 tau 蛋白发生异常高度磷酸化，形成 NFTs，由许多异常的束状纤维包绕着神经元细胞核并向周围的胞质区域扩展，使微管扭曲变形不能正常输送营养物质，从而导致神经元末端的树突及轴突发生营养不良性萎缩，神经元功能受损发生退行性病变。

AD 的病理改变不仅限于脑组织，还存在外周血、脑脊液和尿液生物学标志物的病理改变，如患者外周血白细胞介素-6（interleukin 6，IL-6）、白细胞介素-1β（interleukin 1β，IL-1β）、白细胞介素-12（interleukin 12，IL-12）、白细胞介素-18（interleukin 18，IL-18）、转化生长因子-β（transforming growth factor β，TGF-β）和肿瘤坏死因子 α（tumor necrosis factor α，TNF-α）水平升高；脑脊液总 tau 蛋白（t-tau）、磷酸化 tau 蛋白（p-tau）升高。

二、AD 的病因和病理生理学机制

（一）AD 的病因

AD 起病隐匿，其发生和发展与环境及自身两个方面的多种因素密切相关。环境因素主要包括环境污染、病毒感染、脑内多种金属离子紊乱和不良生活方式（如吸烟、酗酒、不合理饮食、缺乏锻炼、与社会交流少）等。自身因素主要包括年龄、性别、遗传（家族史）、免疫炎症、内分泌及代谢、神经递质、糖尿病、心血管和脑血管疾病等。

1. 环境因素 环境污染会使 AD 患病率大大升高。病毒感染可导致炎症进而引发神经细胞的损伤与死亡。多种金属元素的过量或不足都可影响神经细胞的代谢平衡，促使 AD 的发生。例如，过量的铝被人体吸收后易沉积于大脑皮质、海马和杏仁核等部位，影响蛋白质的合成与神经递质释放，激发神经元自由基损伤反应，从而对中枢神经系统产生毒性作用，同时，还可促进 Aβ 的沉积及 NFTs 的形成。

正常生理状态下，一些微量金属元素在机体中维持着稳态水平，具有维护神经系统完整性的重要作用。AD 患者脑实质和脑脊液中的铜、铁、锌含量升高，并在 SPs 和 NFTs 及其附近区域沉积。脑内金属离子稳态失衡促进氧自由基产生，参与脑内的氧化应激，与 Aβ 前体蛋白（β-amyloid precursor protein，APP）的剪切和代谢失调、Aβ 的聚集及 tau 蛋白过度磷酸化存在相关性。此外，脑内重金属铅和汞的蓄积毒性也会引起类似 AD 的生化改变和病理特征，促进 tau 蛋白过度磷酸化、脑白质变性及神经元凋亡。

2. 自身因素

（1）遗传因素：DNA 甲基化、组蛋白去乙酰化、染色质重塑等表观遗传生物学标志物修饰，促使基因表达改变，从而引起细胞表型变化。多基因突变可加速 SPs 和 NFTs 的形成，促进 AD 的发生和病情发展。位于 14 号染色体的早老素 1（presenilin1，*PS1*）基因、1 号染色体的早老素 2（presenilin2，*PS2*）基因、21 号染色体的 *APP* 基因都是 Aβ 代谢相关基因，其突变导致 Aβ 聚集和沉积。APP 肽段能被 α、β、γ 3 种分泌酶酶切，当 *APP* 基因突变时，APP 能被 β 分泌酶酶切形成 Aβ，其特征是能很快聚合形成不溶性高分子聚合物，参与 SPs 的形成。当细胞外积聚 Aβ 时，小胶质细胞进行吞噬，触发炎症和自身免疫应激反应。此外，补体受体 1（CR1）的基因多态性也与 AD 的神经病理学进程有一定相关性。

载脂蛋白 E（apolipoprotein E，*ApoE*）基因位于 19 号染色体上，有 3 个亚型（*ApoE2*，*ApoE3*，*ApoE4*），其中等位基因 *ApoE4* 与 Aβ 的生成和清除密切相关，是 AD 的高危因素。AD 的患病率与 *ApoE4* 基因数量呈正相关。*ApoE* 基因参与脂质运输，影响 Aβ 清除从而加重 Aβ 的聚集，还参与神经毒性和神经炎症的产生，引起 tau 蛋白等细胞骨架蛋白之间的相互作用异常，影响突触重塑等。

位于 17 号染色体的 tau 蛋白基因所表达的 tau 蛋白是微管相关蛋白的组分之一，生理状态下能与微管蛋白结合，促进微管蛋白聚集成微管，参与神经细胞骨架组成。在AD病理状态下，tau蛋白基因突变引起tau蛋白过度磷酸化、糖基化和泛素化等异常修饰，产生成对的螺旋状纤维并进一步转化为NFTs，使微管稳定性降低，导致突触丢失和神经元损伤，促进AD的病情发展。

（2）内分泌及代谢因素：胰岛素、雌激素和甲状腺激素等内分泌失调与AD的发病密切相关。目前研究较多的与AD相关的内分泌及代谢因素是胰岛素抵抗。磷脂酰肌醇激酶/蛋白激酶B（phosphatidyl inositol3-kinase/protein kinase B，PI3K/PKB）途径是主要的胰岛素信号传递通路，对Aβ沉积和tau蛋白磷酸化都有重要调控作用。胰岛素抵抗可引起Aβ沉积和tau蛋白过度磷酸化，加重神经毒性，进而损害大脑，影响认知功能。脑内胰岛素信号传递通路异常除了对Aβ和tau蛋白产生影响，还可引起线粒体功能障碍和自由基损伤，使脑能量代谢降低，增加患AD的风险。

（3）神经递质因素：AD的发生发展与ACh、谷氨酸、5-HT、NA、肾上腺素和DA等神经递质紊乱直接相关。患者大脑皮质、海马、边缘系统等区域胆碱能神经元凋亡，胆碱乙酰转移酶活性下降，ACh的合成和释放减少，影响学习和记忆功能。谷氨酸释放异常升高，通过作用于谷氨酸受体，介导兴奋性氨基酸神经毒性，影响突触可塑性，诱发神经元凋亡。5-HT及其受体在调节认知功能、修复丢失的神经元过程中具有关键作用。NA、肾上腺素和DA等儿茶酚胺类神经递质的生成不足或在脑组织中的含量过低，可降低神经细胞的抗凋亡和抗免疫应激损伤的能力，与学习记忆能力减退和AD的发生有直接关系。

（4）疾病因素：动脉粥样硬化、高脂血症、高同型半胱氨酸血症、高血压、脑微循环障碍等多种心血管和脑血管疾病均可增加AD的发病风险。动脉粥样硬化的相关危险因素，如糖尿病、高胆固醇血症、衰老、*ApoE4*等位基因、胆碱乙酰化酶活性降低、血小板活化、精氨酸加压素分泌异常、肾素血管紧张素系统紊乱等均会参与AD的进程。动脉粥样硬化与AD的病理联系主要是Aβ清除受损，导致Aβ沉积增多，加重认知障碍。

位于第12号染色体的低密度脂蛋白受体相关蛋白1（LRP1）基因是AD的危险因素，可以调节ApoE相关轴突生长和APP相关神经元代谢，增加脑内Aβ生成和延缓Aβ清除。胆固醇可抑制α-分泌酶的活性，增强β-分泌酶和γ-分泌酶的活性，减少可溶性APP的生成，促使APP切割产生大量的Aβ，同时还会影响tau蛋白的代谢。高同型半胱氨酸血症是AD的独立危险因素，与氧化应激、脑血管病变、海马萎缩及大脑神经元的直接损伤等有关。

脑血管疾病，如大脑微循环障碍和脑血管硬化等使脑组织血流量不足，导致脑组织缺血和缺氧及营养不良，进而激活缺氧敏感通路，上调炎性细胞因子和氧化应激，增加Aβ生成及诱导tau蛋白代谢障碍，产生一系列AD症状。此外，肠道菌群可通过多种途径影响Aβ的代谢，在tau蛋白过度磷酸化形成NFTs过程中也起到重要作用。

（二）AD的病理生理学机制

AD的具体病理生理学机制目前尚未阐明，存在多种假说，其中影响较广泛的主要有中枢胆碱能神经损伤假说、兴奋性氨基酸毒性假说、Aβ神经毒性假说、tau蛋白假说、线粒体功能障碍假说、神经炎症假说、神经细胞自噬假说等，各机制之间相互联系和相互影响。

1. 中枢胆碱能神经损伤假说 中枢胆碱能神经系统的活性与学习、记忆及认知过程密切相关。AD患者基底前脑海马和皮质通路的胆碱能神经元大量损伤或死亡，突触前ACh的合成减少，胆碱乙酰转移酶的活性及ACh水平都显著性降低，引起大脑胆碱能神经递质ACh功能紊乱，导致以神经炎性斑和NFTs为主要特征的病理改变。脑内胆碱能系统的损害或退化的程度与患者学习记忆和认知功能损伤的病情呈正相关，改善中枢胆碱能系统，增加脑内ACh水平，是治疗AD的重要途径。

2. 兴奋性氨基酸毒性假说 AD的发生发展与兴奋性氨基酸-谷氨酸的毒性作用相关。持续释放异常的谷氨酸激动NMDA离子型谷氨酸受体，引起神经元钙代谢紊乱，使神经细胞内Ca^{2+}超载，并抑制与长时程增强（long-term potentiation，LTP）有关的细胞外调节蛋白激酶（extracellular regulated protein kinases，ERK）信号通路，介导小胶质细胞的神经毒损害，导致神经元突触损伤与凋亡，造成患者皮质和海马区突触数量减少，突触可塑性及对学习记忆起着重要作用的LTP发生改变。

3. Aβ 神经毒性假说 Aβ是APP的剪切产物，在脑内存在单体、可溶性的寡聚体、由寡聚体聚集形成的中间产物及纤维化的Aβ聚集产物等形式，其中毒性较大的是可溶性Aβ寡聚体。Aβ可通过中枢和外周两条途径清除。中枢清除途径主要包括血脑屏障转运、脑脊液和组织间液淋巴引流、蛋白酶降解代谢、小胶质细胞和星形胶质细胞的清除等。外周途径主要是将Aβ由血脑屏障转运和淋巴引流至外周后通过肝脏、肾脏代谢清除。Aβ清除失衡在脑内聚集和沉积形成SPs，可诱发一系列病理生理学级联毒性反应。Aβ通过介导线粒体功能障碍和内质网应激，产生大量自由基，破坏神经元骨架，触发神经元凋亡和死亡。同时能激活补体和小胶质细胞，通过炎性反应加速细胞死亡，最终导致记忆和认知功能障碍。

4. tau 蛋白假说 神经细胞内tau蛋白过度磷酸化形成的NFTs是AD病理学主要特征之一。tau蛋白调节微管的聚集及其空间分布，*tau*基因突变能导致tau蛋白过度磷酸化并聚集产生成对的双螺旋丝或直纤维丝，使神经元微管结构破坏，稳定性降低，诱发轴突运输功能障碍，树突和突触中的微管消失，最终导致突触变性、丢失及神经元损伤甚至死亡，诱发AD。

5. 线粒体功能障碍假说 线粒体是神经元能量供应的关键部位，参与调节重要的细胞信号传递，对维持突触功能起到重要作用。AD病理情况下，脑内Aβ沉积造成线粒体功能的严重损伤，可引起神经元三磷酸腺苷（adenosine triphosphate，ATP）缺乏、钙稳态紊乱及氧化应激等功能障碍。氧化应激产生大量自由基，引起脂质过氧化，可激活β-分泌酶和γ-分泌酶，使APP通过淀粉样蛋白途径裂解，促使Aβ生成进一步增多，还诱发tau蛋白积聚和异常磷酸化，导致突触损伤及凋亡通路的激活，最终介导神经元的变性、凋亡和死亡，直至AD的发生。

6. 神经炎症假说 AD关键性病理损伤，如Aβ沉积和tau蛋白过度磷酸化等均可促进小胶质细胞和星形胶质细胞活化，使IL-1、IL-6、IL-8、TNF-α、干扰素（interferon γ，IFN-γ）、TGF-β、活化B细胞的核因子κ-轻链增强子（nuclear factor kappa-light-chain-enhancer of activated B cells，NF-κB）等炎性细胞因子的合成和分泌增多，介导神经免疫炎症反应，继而导致神经胶质细胞吞噬作用增强，补体系统活化，产生大量自由基，引起神经元功能损伤和变性死亡。

7. 神经细胞自噬假说 自噬是细胞自我吞噬的过程，可以吞噬受损细胞及异常蛋白等。衰老、损伤及功能异常的细胞器或蛋白质被运送到溶酶体内，与溶酶体融合形成自噬溶酶体，进而降解其所包裹的内容物。AD病理情况下自噬-溶酶体发生异常变化，自噬功能受损导致Aβ和过度磷酸化的tau蛋白不能通过神经细胞自噬清除，形成大量SPs及NFTs导致AD发生。

第二节 常用抗阿尔茨海默病药物

目前国内外还没有一种能够治愈AD的特效药，临床治疗只能延缓病程、改善症状，无法从根本上阻断AD的发生和进展。常用的治疗方法有增加脑内ACh浓度、减轻谷氨酸毒性、抗氧化神经保护、延缓和清除脑组织中Aβ沉积、防止tau蛋白过度磷酸化及雌激素替代治疗等。尼莫地平、氟桂利嗪、维拉帕米等改善脑血液循环药通过抑制平滑肌收缩，解除血管痉挛，增加脑血流量，延缓脑神经元凋亡。吡拉西坦、奥拉西坦、双氢麦角碱、尼麦角林等改善脑细胞代谢药通过保护或促进神经元功能，增强学习和记忆能力。以上改善脑血液循环和脑细胞代谢的药物临床上也常用于轻度、中度AD的防治。迄今获得批准上市治疗AD的药物主要分为两类：一类是中枢AChEI，代表性药物是多奈哌齐（donepezil）、利斯的明（rivastigmine）、加兰他敏（galanthamine）、石杉碱甲（huperzine A）；另一类是NMDA受体非竞争性拮抗药，代表性药物是美金刚。

一、中枢AChEI

ACh是与学习、记忆关系密切的中枢胆碱能系统神经递质，AD早期基底前脑胆碱能神经元变性和丢失，ACh合成和分泌减少，导致学习、记忆等功能减退。中枢AChEI可逆性抑制AChE，减少ACh的水解，提高突触间隙ACh含量，改善认知功能，缓解AD症状。乙酰胆碱酯酶抑制剂（acetylcholinesterase inhibitor，AChEI）是目前临床使用最为广泛的AD一线治疗药物，主要包括多奈哌齐、加兰他敏、利斯的明、石杉碱甲。

多奈哌齐

多奈哌齐又名安理申（aricept），是六氢吡啶衍生物，为第二代AChEI。

【体内过程】 多奈哌齐口服吸收迅速，且不受食物和服药时间的影响，与人血浆蛋白结合率约为95%，主要经肝细胞色素P450酶系中CYP3A4和CYP2D6代谢，并与葡萄糖醛酸结合。多奈哌齐有多种代谢物，其中活性代谢物为6-*O*-去甲多奈哌齐（血浆中含量约占11%）。多奈哌齐易透过血脑屏障，其代谢产物难以透过血脑屏障，故脑组织中主要以原形存在。多奈哌齐原形及代谢产物主要经肾脏随尿液排泄，不进入肝肠循环。多奈哌齐在健康志愿者体内的$t_{1/2}$约为54h，约3.5h达血浆药物浓度峰值。多剂量口服给药（1～5mg，每日1次）可于2周后达到稳态。肝、肾功能不全对多奈哌齐的体内过程没有显著性影响。

【药理作用】 多奈哌齐是选择性、可逆性AChEI，对脑组织AChE的抑制作用强于血浆、对AChE的抑制作用比对丁酰胆碱酯酶的抑制作用强1000倍。多奈哌齐剂量依赖性抑制AChE对ACh的水解，升高大脑皮质和基底神经节突触ACh水平。通过增强中枢胆碱能系统功能，减轻Aβ神经毒性和减少炎性因子释放，以及增加脑血流量等机制，发挥神经元保护作用，改善认知功能障碍。

【临床应用】 多奈哌齐是轻度、中度AD患者的首选治疗药物，用量为5～10mg/d。高剂量的多奈哌齐（23mg/d）可用于治疗中度、重度患者。长期服用多奈哌齐可有效改善AD患者的记忆力和认知功能障碍及精神行为与心理等症状，使患者保持一定的日常生活自理能力，延长生存时间。多奈哌齐药效强、持续作用时间长，每日仅需口服1次，患者依从性较好。

【不良反应和注意事项】 多奈哌齐安全性高，不良反应小，无肝毒性，与同类药物利斯的明或加兰他敏相比，耐受性更好。常见不良反应主要包括恶心、呕吐、腹泻、头晕、失眠、多梦、肌肉痉挛、疲乏和厌食等，通常是轻微而短暂的。较少见的不良反应主要包括体重减轻、视力减退、皮疹、尿频或尿失禁、头痛、胸痛、关节痛、心动过缓或心律不齐、昏厥、抑郁、幻觉、暴躁、攻击行为、癫痫等。多奈哌齐还可能会加重或诱发锥体外系反应。因其具有拟胆碱作用，有哮喘史或阻塞性肺疾病史的患者应慎用。如果出现幻觉和攻击行为等精神紊乱症状，应减量或停药。

【药物相互作用】 CYP3A4和CYP2D6同工酶的抑制剂酮康唑和奎尼丁可抑制多奈哌齐的代谢。CYP3A4和CYP2D6同工酶的诱导剂苯妥英钠、卡马西平、地塞米松、利福平、苯巴比妥可提高多奈哌齐的清除率。多奈哌齐与茶碱、呋塞米、西咪替丁、华法林、地高辛之间未发现有药物代谢的相互干扰和影响。

利斯的明

利斯的明又名卡巴拉汀，属氨基甲酸酯类化合物，是第二代可逆性、非竞争性中枢AChEI，常用其酒石酸盐。

【体内过程】 利斯的明口服吸收迅速，生物利用度约为36%，与食物同服可使其达峰时间延长、最大血药浓度降低。利斯的明与血浆蛋白结合率约为 40%，容易通过血脑屏障，主要经胆碱酯酶水解代谢，以代谢物形式通过肾脏排泄，$t_{1/2}$ 约为 1h。

【药理作用】 利斯的明是 AChE 和丁酰胆碱酯酶双重抑制药，通过抑制所释放 ACh 的降解，能高度选择性地增加大脑皮质和海马神经元突触间隙 ACh 的含量，促进胆碱能神经传导，并可减慢 APP 片段的形成，从而改善学习记忆和认知能力。

【临床应用】 利斯的明适用于轻度、中度 AD 的治疗，用量通常为 6～12mg/d，需要 25 周以上。长期应用可显著改善 AD 患者的记忆力、注意力、方位感等认知功能、痴呆程度、精神行为症状和日常生活能力，延缓或阻止患者的症状加重，且不会引起延髓控制中枢或皮质小脑突触联系的紊乱。利斯的明疗效与多奈哌齐相当，与美金刚联用对 AD 患者认知功能的治疗效果较单用利斯的明更好。

【不良反应和注意事项】 利斯的明不良反应较少且轻微，耐受性好，具有良好的依从性。恶心、呕吐、腹泻、消化不良等胃肠道反应及眩晕、头痛等较多见。由于不通过肝脏代谢，对肝功能无影响。利斯的明通常不与其他拟胆碱药合用，伴有胃酸分泌增加、尿道梗阻和痉挛、严重心律失常、呼吸系统疾病的患者宜慎用。

【药物相互作用】 由于多数细胞色素 P450 同工酶不参与利斯的明的代谢，利斯的明与经细胞色素 P450 代谢的地高辛、华法林、地西泮、氟西汀等药物之间不存在药动学的相互作用。

加 兰 他 敏

加兰他敏是第二代可逆性、竞争性 AChEI，同时也能调节神经元 N 受体的活性，是从石蒜科雪片莲属 *Leucojum* 和水仙属 *Narcissus* 植物中提取的菲啶类生物碱。

【体内过程】 加兰他敏口服给药吸收较好而且迅速，食物不影响其吸收，片剂和口服液的生物利用度约为 90%。血浆蛋白结合率约为 20%，能透过血脑屏障，脑组织中的药物浓度约为血浆浓度的 3 倍，主要经肝脏细胞色素 P450 同工酶 CYP3A4 和 CYP2D6 Ⅰ相氧化反应和Ⅱ相葡萄糖醛酸结合反应代谢，活性代谢物有 *O*-去甲基加兰他敏和 *N*-去甲基加兰他敏。原形及其代谢产物主要经肾脏排泄，少量经胆汁排泄。健康成人口服 4mg，每日两次，$t_{1/2}$ 为 5～7h。

【药理作用】 加兰他敏对神经元中的 AChE 有高度选择性抑制作用，可减少 ACh 的降解。同时，对 N 受体的变构有调节作用。AD 患者大脑皮质 N 受体明显减少，加兰他敏结合在 N 受体的变构活性位点上，可增强中枢 ACh 信号的传递。此外，加兰他敏可通过阻断 Ca^{2+}激活的钾通道而促进神经递质的释放，影响 APP 的表达和代谢过程，起到抗神经元凋亡和神经保护作用，最终改善 AD 症状。

【临床应用】 加兰他敏为治疗轻度、中度 AD 的首选药物，可注射和口服给药，推荐剂量为 30～60mg/d，对改善患者的认知功能、记忆力、注意力、语言能力和日常生活能力有显著疗效。

【不良反应和注意事项】 加兰他敏耐受性较好，不良反应轻微且发生率较低，长期应用以恶心、呕吐、腹泻、进食障碍等胃肠道反应及体重减轻和头晕最常见，停药后可消失。未发现心脏、肝和肾毒性。

【药物相互作用】 由于加兰他敏主要经肝脏细胞色素 P450 同工酶 CYP3A4 和 CYP2D6 代谢，故具有抑制或诱导 CYP3A4 和 CYP2D6 活性的药物与加兰他敏联合使用时可能会产生药动学相互影响。

石 杉 碱 甲

石杉碱甲是由我国研制的，从石杉科植物千层塔 *Huperzia serrata* 中提取分离得到的石杉类生物碱有效单体，是高效、选择性、可逆性的中枢 AChE 竞争性和非竞争性混合型抑制剂。

【体内过程】 石杉碱甲在体内吸收快、分布广、代谢和排泄慢、作用持久、生物利用度高达 96.9%。石杉碱甲分子量小、脂溶性高，血浆蛋白结合率较低，约为 17%，易透过血脑屏障，主要分布于额叶、颞叶、海马等脑区。石杉碱甲主要经 CYP1A2 酶代谢，$t_{1/2}$约为 6h，主要以原形及代谢产物经肾脏排泄。

【药理作用】 石杉碱甲的主要药理作用是通过高度选择性抑制中枢 AChE，减少 ACh 的水解，增加神经突触间隙的 ACh 含量，并通过激活突触后膜上的 N 受体，增强学习、记忆相关脑区胆碱能神经元的兴奋性。其他方面的药理作用还包括：①通过提高患者脑组织内的 NA 和 DA 等神经递质及神经生长因子（nerve growth factor，NGF）的水平，发挥对受损神经的保护作用；②通过上调蛋白激酶 C（protein kinase C，PKC），影响 APP 的代谢；③对 NMDA 受体具有拮抗作用，可减弱由谷氨酸介导的兴奋性神经细胞毒性。此外，还具有抗氧化、抗凋亡等作用。通过以上多重作用的调节，有效改善 AD 患者的学习、记忆和认知功能。

【临床应用】 石杉碱甲临床用于治疗老年人记忆障碍和各种类型的 AD，可促进记忆再现和增强记忆保持，显著改善 AD 患者认知功能、行为异常、心境障碍、日常生活能力和总体功能。石杉碱甲联合尼莫地平治疗可以改善老年人大脑功能退行性病变。药物用量存在个体差异，一般应从小剂量给药。用法为口服，剂量 100~200μg，一日 2 次，日剂量不超过 450μg。

【不良反应和注意事项】 石杉碱甲具有良好的安全性，不良反应轻微且发生率低。剂量过大时可引起恶心、胃肠道不适、头晕、乏力等反应，减量或停药后症状缓解或消失。

【药物相互作用】 石杉碱甲主要经 CYP1A2 酶代谢，非那西汀等 CYP1A2 酶抑制剂可干扰石杉碱甲代谢，升高石杉碱甲的血浆药物浓度。

二、NMDA 受体非竞争性拮抗药

谷氨酸受体介导的兴奋性神经毒性是 AD 脑内神经元病变的主要原因之一。NMDA 受体是离子型谷氨酸受体，与学习和记忆过程密切相关。谷氨酸异常释放和蓄积过度激动 NMDA 受体，导致细胞内 Ca^{2+}超载，引起神经元凋亡坏死。

美 金 刚

美金刚（memantine）是金刚烷胺的类似物，为电压依赖性、具有中度亲和力的非竞争性 NMDA 受体阻断药。通过抑制和降低谷氨酸引起的 NMDA 受体过度激活，减少兴奋性神经毒性，起到抗凋亡和神经保护作用，进而改善记忆和认知功能，是第一个被批准用于治疗中度至重度 AD 的药物。

【体内过程】 美金刚胃肠道吸收完全，口服生物利用度可达 100%，食物对其体内吸收影响很小。口服 3～7h 达血浆峰浓度，血浆蛋白结合率约为 45%，在组织中分布广泛，可迅速透过血脑屏障进入脑内。在肝脏中只有很少量被代谢，主要代谢产物为 *N*-3、5-二甲基-葡萄糖醛酸苷、4-羟基美金刚的同质异构体混合物及 1-亚硝基-3、5-二甲基-金刚烷胺，这些代谢产物都不具有 NMDA 拮抗活性。约 80%的药物在体内以原形存在。美金刚主要通过肾脏排泄，碱化尿液可使美金刚的肾清除率下降 80%，$t_{1/2}$为 60～80h。

【药理作用】 美金刚可以适度结合 NMDA 受体，调节谷氨酸的活性。通过非竞争性拮抗 NMDA 受体，阻断谷氨酸病理性升高引起 NMDA 受体过度激活导致的兴奋性神经毒性，改善神经元损伤。同时可保留正常学习和记忆所需的 NMDA 受体活性，维持谷氨酸的生理功能。美金刚还可促进大脑皮质和边缘系统的脑源性神经营养因子（brain-derived neurotrophic factor，BDNF）的表达和作用，保护神经元，改善记忆和认知功能。

【临床应用】 美金刚是第一个被美国 FDA 批准用于治疗中度至重度 AD 的药物。能显著提高中度和重度 AD 患者认知功能和日常生活能力，改善易怒、妄想、激越和攻击等行为异常和精神症状。还可治疗血管性痴呆及帕金森病所致的痴呆。美金刚可与 AChEI 多奈哌齐、利斯的明、加兰他敏和石杉碱甲联合用药，增强治疗效果。

【不良反应和注意事项】 美金刚有较好的耐受性和安全性，不良反应轻微，发生率低于 2%，多为一过性。常见不良反应有头晕、头痛、幻觉、意识混沌、便秘和疲倦，偶见焦虑、肌张力升高、呕吐。

【药物相互作用】 碳酸酐酶抑制剂、双氯非那胺、醋甲唑胺、碳酸氢钠等碱化尿液的药物会降低美金刚的肾清除率，延长其体内作用时间。美金刚与氢氯噻嗪合用会使其血浆水平下降。乙醇可加重美金刚的不良反应。

案例 12-1

AD 的临床表现和诊断及其药物治疗

1. 案例摘要 患者，男，自 70 岁开始记忆力进行性减退，尤其以近记忆力障碍为主，待人情感淡漠，易激惹，伴有行为紊乱、焦虑、抑郁等症状。采用简易精神状态量表（mini-mental state examination，MMSE） 进行精神状况评估，评分为 21 分。患者 77 岁时，口语量减少，不能讲完整语句，阅读理解力下降，远期和近记忆均严重损伤，出现定向力障碍、情绪迟钝，不能执行日常生活功能。颅脑电子计算机断层扫描（CT）显示脑结构异常、皮质萎缩、脑沟增宽、脑室扩大。生物化学指标检测结果显示脑脊液中 t-tau、p-tau 及 $A\beta_{42}$ 明显升高。发展至后期，患者不认家门和家人，四处游走，大小便失禁，生活不能自理，MMSE 评估得分为 7 分。颅脑磁共振检查（MRI）表现为齿状回、海马旁回、颞叶、皮质等全脑萎缩。患者最终因发生肺部感染引发支气管肺炎导致死亡，死亡后经家属同意进行尸检，病理切片显示患者大脑皮质、海马区、基底核和蓝斑核等部位的神经元大量丢失，脑内出现淀粉样病变，并存在多处 NFTs、嗜银颗粒及大面积 SPs。

诊断：AD。

治疗：患者初期服用多奈哌齐 10mg，每日 1 次；晚期加用美金刚每日 10mg 联合治疗。

2. 案例问题

（1）AD 患者主要有哪些临床表现？

（2）AD 的病理学特征及其病理生理机制是什么？

（3）多奈哌齐与美金刚的药理作用及临床应用是什么？

3. 案例分析

（1）提示：AD 是一个持续发展的病理生理综合征，临床主要表现为渐进性认知功能障碍、记忆障碍、社会功能障碍和行为异常等神经精神症状，可分为轻度、中度和重度。MMSE 是广泛使用的痴呆筛查方法，MMSE 满分 30 分，以≤24 分作为筛查的界值标准，0～9 分为重度痴呆。

（2）提示：AD 患者脑内主要的病理学特征包括神经元和突触广泛丢失导致的脑萎缩、脑内 Aβ 沉积形成的 SPs、tau 蛋白过度磷酸化形成的 NFTs。AD 病理生理机制主要有中枢胆碱能神经损伤、兴奋性氨基酸毒性、Aβ 神经毒性、tau 蛋白、线粒体功能障碍、神经炎症和神经细胞自噬 7 种假说。

（3）提示：多奈哌齐为可逆性 AChEI，是轻、中度 AD 患者的首选治疗药物。美金刚是 NMDA 受体非竞争性拮抗药，用于治疗中度至重度 AD。美金刚与多奈哌齐联合用药，可增加疗效。

（何　玲）

第十三章　治疗帕金森病的药物

帕金森病（Parkinson's disease）又称震颤麻痹病（paralysis agitans），1817 年由英国人詹姆斯·帕金森（James Parkinson）首次描述而得名，是常见于中老年人的中枢神经系统退行性疾病，病因不清。目前帕金森病采用对症治疗，以改善患者的生活质量为目的。帕金森病药物治疗以左旋多巴联合卡比多巴为主，其他类药物如 DA 前体药、左旋多巴增效药、DA 受体激动药、促 DA 释放药和中枢抗胆碱药等，可与左旋多巴联合用药以增强疗效，或用于不能耐受左旋多巴的帕金森病患者。

第一节　帕金森病的病理生理学基础

帕金森病是一种进行性锥体外系功能紊乱的慢性中枢神经系统退行性疾病，典型临床表现是静止震颤、肌肉强直、运动迟缓和姿势反射受损等，病情严重的患者伴有记忆障碍和痴呆等。若不及时治疗，本病病情呈慢性进行性加重，晚期患者可出现全身僵硬、活动障碍等症状，严重影响生活质量。按不同病因，本病临床分为原发性、动脉硬化性、脑炎后遗症性和化学药物中毒性（如 CO、抗精神病药物中毒）等四类，因出现的主要症状相同，总称为帕金森综合征（Parkinsonism）。

目前认为，帕金森病是由于黑质病变所致，其主要的病理表现是脑神经元退行性变性和脱失。在正常生理情况下，机体锥体外系对运动功能的调控，主要通过维持黑质-纹状体通路中 DA 和 ACh 能神经功能的动态平衡而实现。中枢神经系统 DA 受体为 G 蛋白偶联受体，可分为 D_1～D_5 五个亚型，其中 D_2 主要分布在黑质、纹状体和垂体。如图 13-1 所示，一方面，黑质中 DA 能神经元发出上行神经纤维到纹状体（尾核和壳核），其末梢与尾-壳核神经元形成突触，以 DA 为递质，激动 D_2 受体，抑制脊髓前角运动神经元；另一方面，尾核中胆碱能神经元与尾-壳核神经元形成突触，以 ACh 为递质，激动 M 受体，兴奋脊髓前角运动神经元。帕金森病患者因黑质病变，DA 能神经受损，DA 合成减少，纹状体内 DA 含量降低，导致 DA 能神经功能减弱，此时，因胆碱能神经功能未受累及而相对占优势，使脊髓前角运动神经元兴奋性提高，患者出现帕金森病症状。有关病因，氧化应激-自由基学说认为，黑质病变是由于 DA 氧化代谢过程中产生的 H_2O_2 和超氧阴离子在黑质部位 Fe^{2+} 催化下生成毒性更大的羟自由基，使神经膜类脂氧化，DA 神经细胞膜功能被破坏，并最终导致神经元变性所致。

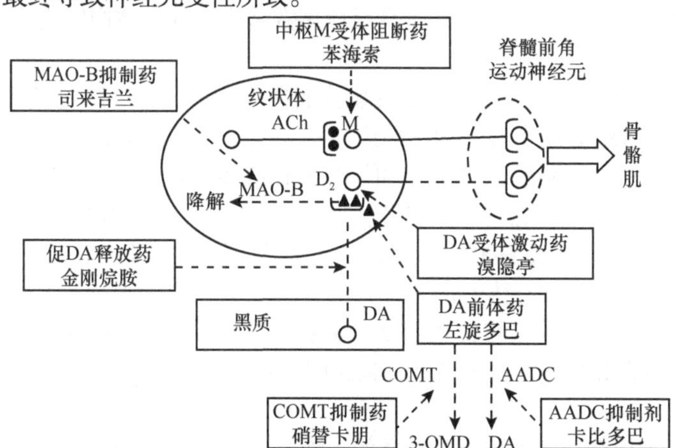

图 13-1　帕金森病的病理生理机制及药物作用的机制

AADC. 左旋芳香族氨基酸脱羧酶；3-OMD. 3-*O*-甲基多巴

第二节 常用抗帕金森病的药物

目前帕金森病的治疗采用对症治疗，以改善患者的生活质量为目的。如图 13-1 所示，针对帕金森病的病理生理机制，抗帕金森病药分为拟 DA 药和中枢 M 受体阻断药两类，前者进一步可分为 DA 前体药、左旋多巴增效药、DA 受体激动药和促 DA 释放药等，主要通过直接补充脑内 DA 或抑制其降解而发挥作用；后者通过阻断中枢 M 受体，平衡脑内 DA 和 ACh 水平而发挥作用。

一、拟 DA 类药

（一）DA 前体药

左旋多巴

左旋多巴（*L*-dopa，levodopa）为 DA 前体物质，药用由人工合成。

【体内过程】 左旋多巴口服后经小肠吸收迅速，其生物利用度可因胃排空延缓和胃内酸度增加而降低，$t_{1/2}$ 为 1～3h，0.5～2h 达血浆浓度高峰。经首过消除效应，体内 95%以上左旋多巴被外周组织中左旋芳香族氨基酸脱羧酶（*L*-amino acid decarboxylase，AADC）脱羧转变为 DA，仅有 1%～3%可通过血脑屏障进入中枢神经系统发挥作用。左旋多巴体内的主要代谢物高香草酸和二羟苯乙酸迅速经肾脏排泄。

【药理作用】 左旋多巴增加多数帕金森病患者脑内 DA，显著改善肌肉僵直及运动迟缓等症状，在发病初期用药疗效更为显著。本药的作用机制是，作为 DA 前体药在脑内脱羧酶的作用下生成 DA，补充帕金森病患者脑内纹状体中 DA 而发挥作用。与 AADC 抑制剂合用，可有效减少左旋多巴在外周组织的代谢，在增加脑内 DA 的同时，减少 75%左旋多巴的用药量。

【临床应用】

1. 治疗帕金森病 左旋多巴对原发性帕金森病疗效较好，对其他多种原因引起的帕金森综合征亦有效；对抗精神病药因阻断中枢 DA 受体而引起的帕金森综合征无效；可延长帕金森病患者的寿命并提高生活质量。

2. 治疗肝性脑病（又称肝昏迷） 左旋多巴对急性肝衰竭所致的肝性昏迷有一定疗效。肝功能障碍时，血中苯乙胺和酪胺升高，并在神经细胞内经 β-羟化酶作用分别生成苯乙醇胺和羟苯乙胺，二者作为伪递质，取代正常的递质 NA 而妨碍神经系统的正常功能，引起肝昏迷。左旋多巴在脑内转变为 NA，可恢复中枢神经系统功能，从而使肝昏迷患者意识清醒。

【不良反应和注意事项】 左旋多巴的不良反应多数是由于其在体内转变为 DA 所致，主要包括以下几点。

1. 胃肠道反应 用药早期，因左旋多巴在脑内脱羧生成的 DA 可刺激延髓催吐化学感受区（chemoreceptor trigger zone，CTZ），使患者出现厌食、恶心、呕吐或上腹部不适等症状，连续用药或与外周组织 AADC 抑制剂同服后，此类症状可明显减轻或逐渐消失；消化性溃疡出血和穿孔偶见。

2. 心血管反应 用药早期，患者可出现轻度直立性低血压，通常无明显症状；少数患者出现头晕症状，偶见晕厥，连续用药后症状可减轻；左旋多巴在外周组织 AADC 作用下生成的 DA 可兴奋心脏 β 受体，引起心绞痛和心律失常等。

3. 精神症状 长期用药，患者可出现激动、不安、焦虑、噩梦等精神症状；10%～15%患者可发生幻觉、妄想和谵妄等严重的精神错乱，其原因与左旋多巴在脑内脱羧生成的 DA 作用于大脑边缘系统有关。

4. 运动障碍 长期用药，患者可出现异常的不随意运动，包括面舌抽搐、怪相、摇头、四肢或躯干的摇摆运动、不规则换气或换气过度（因过度呼吸运动所致）等；也可出现“开-关”现象

（on-off phenomena），即患者突然出现多动不安（开），而后又出现肌强直，运动不能（关）的现象，两种现象可交替进行，严重妨碍患者日常活动，其发生原因不清。

【药物相互作用】 维生素 B_6 是 AADC 的辅酶，可增强外周组织 AADC 的活性。左旋多巴若与维生素 B_6 合用，其在外周组织脱羧生成 DA 增多，产生外周不良反应。此外，抗精神病药因阻断 DA 受体而拮抗左旋多巴的作用，利血平因耗竭中枢 DA，而降低左旋多巴的疗效。

（二）左旋多巴增效药

左旋多巴在体内经两条途径代谢，一是经 AADC 脱羧转化为 DA；二是经 COMT 转化为 3-*O*-甲基多巴（3-*O*-methydopa，3-OMD），3-OMD 可与左旋多巴竞争主动转运载体而减少左旋多巴通过血脑屏障的量。体内 DA 主要经 MAO 代谢而失活。MAO 分为 A、B 两型，MAO-A 存在于肠道，主要降解食物、肠道内和血液循环中的单胺；MAO-B 存在于中枢，主要降解脑内 DA。

针对上述代谢途径，AADC 抑制药、COMT 抑制药和选择性 MAO-B 抑制药等与左旋多巴合用后，分别可通过抑制左旋多巴在外周脱羧或降解而增加其通过血脑屏障的量，并减少由于左旋多巴在外周降解所致的不良反应；也可通过抑制脑内 DA 的降解而增强左旋多巴的作用。

1. AADC 抑制药

卡 比 多 巴

卡比多巴（carbidopa，又名 α-甲基多巴肼）是 α-甲基多巴肼的左旋体，为 AADC 抑制药。本药不通过血脑屏障，单用无治疗作用，与左旋多巴合用，可减少左旋多巴在外周组织的脱羧，使较多的左旋多巴到达黑质-纹状体而发挥作用。卡比多巴与左旋多巴按 1∶10 的剂量制成的复方制剂称为心宁美（sinemet），临床用于治疗帕金森病。

苄 丝 肼

苄丝肼（benserazide）与卡比多巴具有同样的药理作用，与左旋多巴按 1∶4 的剂量制成的复方制剂称为美多巴（madopar），临床用于治疗帕金森病和帕金森综合征。

2. COMT 抑制药

硝 替 卡 朋

硝替卡朋（nitecapone）是近期发现的 COMT 抑制药，不通过血脑屏障，故仅对外周组织 COMT 具有抑制作用，对脑内 COMT 无影响。与左旋多巴合用，可显著减少左旋多巴在外周组织经 COMT 作用转化为 3-OMD 的量，进而减弱 3-OMD 与左旋多巴竞争主动转运载体的作用，使左旋多巴通过血脑屏障进入脑组织的量增加。

托 卡 朋

托卡朋（tolcapone）为新型 COMT 抑制药，口服生物利用度高，$t_{1/2}$ 为 1～3h，可通过血脑屏障，对外周组织和中枢 COMT 均具有抑制作用。与左旋多巴合用，不仅可提高左旋多巴进入脑组织的量，而且可增加纹状体中左旋多巴和 DA 的浓度，主要用于左旋多巴和卡比多巴联合用药治疗帕金森病患者的辅助治疗。

3. 选择性 MAO-B 抑制药

司 来 吉 兰

司来吉兰（selegiline）是高选择性 MAO-B 抑制药，可有效抑制纹状体中 DA 的降解，大剂量亦可抑制外周 MAO-A；本药还具有抗氧化作用，可针对帕金森病的病因，抑制羟自由基的形成，保护黑质-纹状体 DA 神经元，延缓帕金森病病情的进展。与左旋多巴合用，可增强其疗效，并减少左旋多巴的用药量和不良反应，使左旋多巴的“开-关”现象消失。

雷沙吉兰

雷沙吉兰（rasagiline）是第二代高选择性 MAO-B 抑制药，其抑制作用是司来吉兰的 5～10 倍，单用治疗帕金森病早期轻症患者，合用左旋多巴用于治疗该病中晚期患者，不良反应少见。

（三）DA 受体激动药

DA 受体激动药通过激动脑内 DA 受体而发挥治疗帕金森病的作用，不良反应较左旋多巴少且轻，较少引发由于长期服用左旋多巴所致的病情反复和运动障碍，主要用于左旋多巴疗效差或不能耐受左旋多巴的帕金森病患者。

溴隐亭

溴隐亭（bromocriptine）又名溴麦角隐亭、溴麦亭，为半合成麦角生物碱溴化衍生物。小剂量激动结节-漏斗通路 DA 受体，抑制催乳素和生长激素的分泌，用于治疗乳溢-闭经综合征和肢端肥大症；大剂量激动黑质-纹状体通路 DA 受体，用于治疗帕金森病；与左旋多巴合用增强其疗效，并可减少症状波动。本药不良反应较多，主要有恶心、呕吐、直立性低血压、运动困难和精神症状等。临床仅用于不能耐受左旋多巴治疗的帕金森病患者。

培高利特

培高利特（pergolide）又名硫丙麦角林，为 D_2 受体激动药，也具有弱的 α 肾上腺素受体阻断作用。本药吸收快，$t_{1/2}$ 为 5h，作用较左旋多巴更为平缓。不良反应与溴隐亭相似，尤其在用药初期较常见，主要用于帕金森病治疗后期左旋多巴效果不佳或不能耐受左旋多巴的患者。

阿扑吗啡

阿扑吗啡（apomorphine）又名去水吗啡，为 DA 受体激动药，用于治疗帕金森病，可改善患者严重的“开-关”现象，但长期用药会引起肾功能损害。

（四）促 DA 释放药

金刚烷胺

金刚烷胺（amantadine）口服易吸收，体内分布广，几乎全部以原形经肾由尿中排出。本药具有抗病毒作用，用于预防甲型流行性感冒病毒（influenza virus，简称流感病毒）；还具有促进黑质-纹状体 DA 能神经末梢释放 DA，并减少 DA 再摄取的作用，用于治疗帕金森病。疗效弱于左旋多巴，与左旋多巴合用可增强疗效。不良反应较轻，多为暂时和可逆的。长期应用可出现双下肢网状青斑，可能与局部儿茶酚胺释放引起血管收缩有关；偶见失眠、眩晕和昏睡等症状；与抗胆碱药合用，或有精神病史的患者服用，可出现幻觉、精神错乱和噩梦等不良反应。

二、中枢 M 受体阻断药

中枢 M 受体阻断药通过阻断中枢 M 受体，减弱 ACh 的兴奋作用，进而平衡脑内 DA 和 ACh，缓解帕金森病的症状。其疗效不及左旋多巴，合用左旋多巴可增强疗效，主要用于不能耐受或禁用左旋多巴的帕金森病患者。

苯海索

苯海索（benzhexol）口服易吸收，中枢性抗胆碱作用较强，通过阻断中枢 M 受体而减弱黑质-纹状体通路 ACh 的作用。本药改善震颤和流涎等症状效果好，对肌肉僵直和运动迟缓等症状作用较差。临床上主要用于早期轻症和对左旋多巴不能耐受或禁用的帕金森病患者；亦可与左旋多巴合用发挥协同作用；还可用于长期使用抗精神病药引起的帕金森综合征的治疗。外周抗胆碱作用较弱，仅相当于阿托品的 1/10～1/3，引起的口干、散瞳、视物模糊等副作用较轻。本药青光眼患者禁用；因有报道本类药物可加重帕金森病患者伴有的痴呆症状，故伴有明显痴呆症状的帕金森病患者慎用。

苯扎托品

苯扎托品（benzatropine）又名苄托品，具有抗胆碱、抗组胺、局部麻醉和抑制大脑皮质等作用，主要用于治疗帕金森病和药物引起的帕金森病综合征，不良反应轻。

案例 13-1　　左旋多巴对帕金森病治疗作用的发现及其工业化生产

1. 案例摘要　19 世纪 60 年代，瑞典的神经病学家阿尔维德·卡尔森（Arvid Carlsson）在研究治疗精神病的药物时发现，服用利血平可引起帕金森综合征。当时的药理学家提出兔注射利血平后引起的帕金森综合征与其耗竭脑内递质 5-HT 有关。受此启发，Arvid Carlsson 在美国建立的第一个实验室就购置了当时最为先进且价格不菲的荧光分光光度计，用于研究荧光标记的药物前体对递质合成的影响。Arvid Carlsson 的研究结果发现，利血平不仅可耗竭 5-HT，而且可耗竭肾上腺素和 NA 等。兔给予可通过血脑屏障的 DA 前体药左旋多巴后，可显著缓解利血平所致帕金森综合征，而给予 5-HT 的前体药 5-羟色氨酸后，却无此作用。为此，Arvid Carlsson 在 1960 年伦敦举办的主题为肾上腺素作用机制的 CIBA 基金会议的投稿中，提出了补充 DA 治疗帕金森病的理论。随后，奥地利科学家奥勒赫·霍尔尼凯维奇（Oleh Hornykeiwicz）对帕金森病患者进行尸检，并证实了纹状体中 DA 的缺失。1961 年，他与神经病学家沃尔特·伯克迈尔（Walter Birkmayer）为 20 例严重帕金森病的患者注射了左旋多巴，结果患者的症状得以迅速缓解。接着，美国神经病学家乔治·科奇亚斯（George Cotzias）开始试用左旋多巴口服制剂，1968 年，他将 2 年成功治疗 28 例帕金森病患者的研究结果发表于 *New England Journal of Medicine*，并荣登美国 *Time* 封面。1970 年，美国 FDA 批准左旋多巴上市。

更为重要的是，左旋多巴的工业化生产问题在同期得以圆满解决。在生产左旋多巴时，具有毒性作用等量的右旋多巴也同时被生产出来，若要将二者分离，不仅费时而且价格昂贵。在 1968～1972 年，美国化学家威廉·诺尔斯（William Knowles）研究团队成功研制出一种基于过渡金属铑的新型催化剂，它不仅加速合成反应，而且使产品中左旋多巴的含量达到 97.5%，右旋多巴仅占 2.5%，成功解决了左旋多巴工业化生产的关键问题。基于左旋多巴治疗帕金森病作用的发现和其规模化生产，Arvid Carlsson 荣获 2000 年的诺贝尔生理学或医学奖，William Knowles 荣获 2001 年诺贝尔化学奖。左旋多巴治疗帕金森病至今已有 50 多年的历史，目前仍是治疗帕金森病最为有效的药物。

2. 案例问题

（1）为什么治疗帕金森病时左旋多巴需与卡比多巴合用？

（2）治疗帕金森病常用的药物有哪些？其作用机制分别是什么？

3. 案例分析

（1）提示：左旋多巴作为DA前体药在脑内脱羧酶的作用下生成DA，补充帕金森病患者脑内纹状体中DA而发挥作用。然而进入体内的左旋多巴大部分被外周组织AADC脱羧转变为DA，产生不良反应，仅有1%～3%通过血脑屏障进入中枢发挥作用。为此，左旋多巴与卡比多巴合用，后者不仅可有效减少左旋多巴在外周组织脱羧，减少不良反应，而且在增加脑内DA的同时，减少75%左旋多巴的用药量。

（2）提示：帕金森病患者因黑质病变，DA能神经受损，DA合成减少，纹状体内DA含量降低，导致DA能神经功能减弱，此时，因胆碱能神经功能未受累及而相对占优势，使脊髓前角运动神经元兴奋性提高，患者出现帕金森病症状。基于此，抗帕金森病药分为拟DA药和中枢M受体阻断药两类，前者进一步可分为DA前体药、左旋多巴增效药、DA受体激动药和促DA释放药等，主要通过直接补充脑内DA或抑制其降解而发挥作用；后者通过阻断中枢M受体，平衡脑内DA和ACh而发挥作用。

（戴贵东）

第十四章 抗癫痫药

第一节 癫痫的病理学基础

癫痫（epilepsy）是一组以大脑神经元异常放电所引起的短暂中枢神经系统功能失常为特征的慢性脑部疾病，具有突发性、反复发作的特点。痫性发作（seizure）是指纯感觉性、运动性和精神运动性发作，或指每次发作及每种发作的短暂过程。

在癫痫的发病机制中，脑电活动是根本问题。脑电图与微电极技术结合的研究证明癫痫发作的病理生理的本质是神经元过度同步放电。癫痫发作分为部分性/局灶性发作、全面性发作、不能分类的发作。癫痫作为一种慢性疾病，虽然短期内对患者没有多大的影响，但是长期频繁的发作可导致患者的身心、认知产生严重影响。目前国内外对于癫痫的治疗主要以药物治疗为主，选择正规的抗癫痫药物治疗，患者的癫痫发作都可以得到有效的抑制并达到和正常人一样生活和工作的效果，因此合理、正规的抗癫痫药物治疗是关键。

第二节 常用抗癫痫药

苯妥英钠

苯妥英钠（phenytoin sodium）为二苯乙内酰脲的钠盐。

【体内过程】 苯妥英钠呈强碱性（pH＝10.4），刺激性大，肌内注射吸收不稳定，常以结晶形式沉积于肌肉中，故不宜肌内注射。药物血浆蛋白结合率高，可达 85%～90%。癫痫持续状态时可作静脉注射。本品能很快通过血脑屏障到达脑组织内，在静脉注射后 20min 内，脑内浓度与血浆浓度接近，主要在肝脏内经羟化酶代谢为不起抗惊厥作用的代谢产物对羟双苯乙内酰脲，与葡萄糖醛酸结合而由小便排出，约 5%以原形由尿排出。成人单剂口服后 4～12h 血清浓度达峰值，生物利用度易变。一般认为有效浓度为 10～20mg/L（40～80μmol/L）。当其血药浓度升至 20～30mg/L 时，毒性反应的发生率和程度明显增加，故要密切观察临床反应，并加强对血药浓度的监测。由于苯妥英钠代谢的饱和特性，其结果是随着稳态浓度的升高，其有效的 $t_{1/2}$ 逐渐延长，当血药浓度低于 10mg/L 时，按一级动力学消除，$t_{1/2}$ 为 6～24h；若血药浓度过高，则按零级动力学消除，$t_{1/2}$ 可延长至 20～60h。

【药理作用】 苯妥英钠能够缩短病灶周围正常细胞的后放电时间，提高其兴奋阈值，减慢神经冲动传导的速度，从而减弱或防止了病灶发作性放电向皮质的扩散，对病灶细胞也有抑制作用，其药理作用基础是稳定细胞膜。苯妥英钠可阻断电压依赖性钠通道和钙通道，抑制 Na^{+}和 Ca^{2+}内流，导致动作电位不易产生。苯妥英钠能够抑制钙调蛋白激酶的活性，从而抑制了突触前膜和后膜的磷酸化过程，导致前膜 Ca^{2+}依赖性释放，突触后膜磷酸化被抑制又减弱了递质引起的反应，共同起到稳定细胞膜的作用。

【临床应用】

1. 抗癫痫 苯妥英钠是广泛用于临床的抗癫痫药物，是强直-阵挛性发作、强直性发作及部分发作（单纯部分性发作及复杂部分性发作）的首选药物，而对肌阵挛和失神发作则无效。

2. 用于外周神经痛、心律失常 实验证明苯妥英钠对脊椎动物和无脊椎动物的神经细胞膜和肌细胞膜均有稳定作用。这种作用是它治疗三叉神经痛等多种疼痛和心律失常的药理作用基础。

【不良反应和注意事项】

1. 神经系统 服用苯妥英钠时，与剂量有关的不良反应有眼球震颤、眩晕、复视、共济失调、言语不清。一般来讲，血药浓度＞20μg/ml，出现眼球震颤；血药浓度＞30μg/ml，出现共济失调和言语不清；血药浓度＞40μg/ml，出现嗜睡甚至昏迷。

2. 血液系统 久服可发生巨幼细胞贫血、再生障碍性贫血、白细胞减少及淋巴结病。

3. 过敏反应 服药时伴有皮疹，其中以麻疹样及痤疮样皮疹居多，停药后可以消失，有引起多毛、痤疮的报道。

4. 结缔组织 在服用苯妥英钠治疗中可出现牙龈增生、口唇增厚、鼻尖变大、面及头皮的皮下组织增生、面部粗糙等结缔组织病。

5. 其他 在骨骼系统可引起低钙和软骨病。可引起心肌损害和心电图异常。妇女妊娠期服用可能会导致胎儿畸形，但很难区分是药物引起的或其他复杂因素包括癫痫发作本身及母亲癫痫的遗传性危险所引起。

【药物相互作用】 苯妥英钠是一种肝药酶诱导剂，能加速多种药物及自身的代谢，导致药物血清浓度下降和疗效降低。与肝药酶抑制剂异烟肼、氯霉素合用血药浓度升高，疗效增强。与肝药酶诱导剂苯巴比妥、乙醇等合用血药浓度降低、疗效减弱。

卡 马 西 平

卡马西平（carbamazepine），又称酰胺咪嗪。1952 年，首先用于治疗躁狂-抑郁症，其后逐渐作为一种抗癫痫的一线药物在临床上广泛运用。

【体内过程】 卡马西平是一种难溶于水的极性化合物，口服吸收慢而不稳定，绝对生物利用度 75%～85%。其血清蛋白结合率为 75%～85%，2～8h 达血药峰浓度。卡马西平在体内主要代谢成一种稳定的环氧化代谢物，和卡马西平一样有抗癫痫的药理作用，其进一步代谢成羟基衍生物，然后从尿中排出，约 2%以原形从尿中排泄。单服一剂 $t_{1/2}$ 为 36h，服药 3～4 周后，出现自身酶诱导现象，$t_{1/2}$ 为 10～24h，小儿 $t_{1/2}$ 为 7～20h。

【药理作用】 卡马西平与苯妥英钠有相似的抗癫痫作用机制，通过阻断离子通道降低神经细胞膜对 Na^{+}和 Ca^{2+}的通透性，从而降低细胞的兴奋性，延长不应期，抑制癫痫灶及其周围神经元的异常放电。此外，卡马西平能够降低 GABA 氨基转移酶和琥珀酸半醛脱氢酶的活性，减少 GABA 的转化，从而提高脑内特别是突触内的 GABA 浓度而产生抗癫痫作用。

【临床应用】

1. 抗癫痫 卡马西平是部分性发作、部分性发作继发全身性强直-阵挛发作的首选药物，而对小发作疗效较差。

2. 缓解外周神经痛 对三叉神经痛和舌咽神经痛疗效优于苯妥英钠。

3. 抗躁狂症 对锂盐无效的躁狂症有效，其副作用比锂盐少而疗效好。

【不良反应和注意事项】 常见的不良反应为视物模糊、复视、眼球震颤等中枢神经系统反应及头晕、乏力、恶心、呕吐等，多发生在用药后 1～2 周，少见皮疹。美国 FDA 曾发布了卡马西平在某些患者中可能发生严重皮肤病变的报道。罕见粒细胞减少和骨髓抑制、心律失常、过敏性肝炎、肝衰竭、急性肾衰竭及全身多器官发生超敏反应等不良反应。

【药物相互作用】 卡马西平和其他药物同时应用能诱导其他药物的代谢，包括丙戊酸钠、托吡酯、苯妥英钠及氯硝西泮等抗癫痫药物。

苯 巴 比 妥

苯巴比妥（phenobarbital）自 1912 年开始用于治疗癫痫，但由于其所具有的肝药酶诱导作用及其出现的嗜睡、兴奋作用的缺点，加之新的抗癫痫药物的问世，目前已不被作为一线用药。

【体内过程】 苯巴比妥微酸，难溶于水，口服吸收安全，口服达峰时间为 1～6h，肌内注射达峰时间为 0.5～6h。苯巴比妥血清结合率约为 45%。苯巴比妥部分被代谢，部分以原药从尿中排出，平均 30%以原形从肾脏排出。一般苯巴比妥血清水平高于 10mg/L，可见临床疗效；血药水平超过 40mg/L，则疗效下降，且出现较高的不良反应发生率。其 $t_{1/2}$ 成人为 50～160h，儿童为 30～70h。

【药理作用】 主要的抗癫痫作用可能与苯巴比妥对中枢神经系统的以下作用有关：①减轻突触后神经递质反应，增强 GABA 介导的抑制作用，降低谷氨酸能及胆碱能兴奋性，也能直接增加膜的 Cl^-传导；②突触前作用为减少钙进入神经元及阻滞神经递质释放；③非突触性作用为降低和电压有关的钠和钾的传导，并阻滞反复发作。

【临床应用】 苯巴比妥原来为治疗强直-阵挛性发作及阵挛性发作的一线药物，也可用于部分性发作，但由于其嗜睡、反跳、成瘾和其过量的危险性及儿童可引起矛盾性兴奋剂活动过度，加之新的抗癫痫药不断出现，目前已不作为常规的一线用药。

【不良反应和注意事项】 用药后可出现头晕、困倦等后遗效应，久用可产生耐受性及依赖性。少数患者可出现皮疹、药物热、剥脱性皮炎等过敏反应。

【药物相互作用】 苯巴比妥是肝混合功能氧化酶的强力诱导剂，因此能改变许多药物及各种内源性物质的代谢。

丙戊酸钠

丙戊酸钠（sodium valproate），化学名为 2-丙基戊酸钠或二丙基乙酸钠，为广谱性抗癫痫药。

【体内过程】 口服吸收迅速且完全，生物利用度为 100%或及接近 100%。丙戊酸钠与血清蛋白有很高的亲和力，其蛋白结合率为 85%～95%。其进入体内主要在肝脏代谢，与葡萄糖醛酸结合形成 β-葡萄糖醛酸复合物，是其主要的代谢途径。结合物自尿中被清除，部分自胆汁排泄，进入肠道，参加肝肠循环。丙戊酸钠的 $t_{1/2}$ 在单药治疗时为 9～17h，老年患者 $t_{1/2}$ 相对延长。

【药理作用】 丙戊酸钠的作用机制多数与调节 GABA 活动有关：①增加 GABA 脑内水平，改善脑神经的 GABA 传递功能；②抑制 GABA 能神经突触对 GABA 的再吸收，增加突触间隙 GABA 的水平；③阻断脑内兴奋性氨基酸递质的兴奋性突触后电位，同时能够改变脑内其他单胺类神经递质的水平；④加强 GABA 偶合的氯通道的功能；⑤抑制钠通道和 T 型钙通道，降低细胞兴奋性。

【临床应用】 用于各种类型癫痫的治疗。对小发作疗效优于乙琥胺，但对肝损害大，不作首选药使用。对大发作和难治性癫痫有效，但不及苯妥英钠和苯巴比妥，仅用于上述 2 种药物无效时。

【不良反应和注意事项】 常见不良反应表现为腹泻、消化不良、恶心、呕吐、胃肠道痉挛、月经周期改变等。对肝功能有损害，引起血清碱性磷酸酶和氨基转移酶升高，服用 2 个月要检查肝功能。长期服用偶见胰腺炎及急性重型肝炎。

【药物相互作用】 丙戊酸钠能够抑制肝微粒体代谢酶，从而降低其他药物代谢。另外，其血清蛋白结合率较高，与其他血清蛋白结合率高的药物合用时，出现 2 种药物竞争结合位点，从而使其药动学发生变化。

其他抗癫痫药物及应用见表 14-1。

表 14-1 其他抗癫痫药物及临床应用

药物	临床应用
苯二氮䓬类（地西泮、硝西泮和氯硝西泮）（diazepam，nitrazepam，clonazepam）	地西泮是治疗癫痫持续状态的首选药物，静脉注射显效快且较其他药物安全。硝西泮主要用于小发作，特别是肌阵挛性发作及幼儿痉挛。氯硝西泮用于各型发作，对小发作优于地西泮，静脉注射用于癫痫持续状态
奥卡西平（oxcarbazepine）	对复杂部分性发作疗效优于其他抗癫痫药物
乙琥胺（ethosuximide）	治疗小发作的首选药物，对其他抗惊厥无效
扑米酮（primidone）	对大发作、精神运动性发作及局限性发作均有效，以对精神运动性发作疗效更好。用于难治的不全性癫痫
加巴喷丁（gabapentin）	用于常规抗癫痫药治疗无效的癫痫患者的附加治疗

案例 14-1

1. 案例摘要 患者，男，大二学生，晚上参加完协会活动后，在途经宿舍一楼时，全身抽搐、两眼通红、口吐白沫，情况非常危急。

诊断：癫痫。

2. 案例问题

（1）针对此患者临床治疗原则是什么？

（2）应该怎样进行处理？

3. 案例分析

（1）提示：抗癫痫药物治疗的原则：尽量早期治疗；根据发作类型选药；治疗先由一种药物开始；从小剂量开始，及时调整药量；长期用药，停药过程要慢；注意药物的毒性反应。

（2）提示：迅速联系家属，了解患者既往病史，将患者顺势放倒，防止意识突然丧失而跌伤，迅速移开周围硬物、锐器，减少发作时对身体的伤害。迅速松开患者衣领，使其头转向一侧，以利于分泌物及呕吐物从口腔排出，防止流入气管引起呛咳窒息。不要向患者口中塞任何东西，不要灌药，防止窒息。癫痫发作一般在 5min 之内都可以自行缓解。如果连续发作或频繁发作时应迅速把患者送往医院。临床中应用最广泛的抗癫痫药物为苯妥英钠。

（刘　萍）

第十五章　抗精神性疾病药物

精神性疾病是由多种病理因素导致的精神活动障碍，包括精神分裂症（schizophrenia）、抑郁症（depression）和躁狂症（mania）。治疗这些疾病的药物统称为抗精神性疾病药物。根据其对应的临床用途分为抗精神分裂症药物、抗抑郁症药物和抗躁狂症药物。

第一节　精神分裂症病理生理学机制及抗精神分裂症药物

精神分裂症是一种以明显生物学改变为特征的精神疾病，多数学者认为，精神分裂症是具有特殊临床表现的一组精神障碍疾病，而不是一个独立的疾病单元。精神分裂症按类型及整个病程表现分为阳性症状（幻觉、妄想、思维解体或破裂、行为解体等），阴性症状（情感迟钝、思维贫乏刻板、行为被动性等），攻击敌意（暴力、自伤、自杀等），认知损害和情感症状五种症状。

有关精神分裂症的病理生理机制，以下三个假说较具影响力：①神经介质及其相关受体功能异常假说，如 DA 功能亢进、5-HT 功能低下、D_1-D_2 均衡紊乱、谷氨酸生化异常、DA 系统-谷氨酸系统的不均衡、GABA 异常等；②神经系统发育缺陷假说，精神分裂症是一种原发性脑病，由早期固定的脑损伤和发育成熟过程中神经细胞的变化所致；③神经系统的退行性变假说——精神分裂症与神经元的变性、凋亡关系密切；阴性症状、认知缺陷持续进展且治疗困难可能是由于神经元的变性所致，其涉及的部位广泛，几乎包括大脑的所有区域，尤其是额叶、颞叶皮质、海马、小脑、丘脑等。

根据化学结构，将抗精神病药物分为四类：吩噻嗪类、硫杂蒽类、丁酰苯胺类及其他类。

一、吩 噻 嗪 类

氯　丙　嗪

氯丙嗪（chlorpromazine），别名阿米那嗪、氯普马嗪、氯硫二苯胺，是吩噻嗪类抗精神病药的代表药物。

【体内过程】　口服易吸收，但吸收不规则，吸收速度受胃中食物和抗胆碱药的影响。口服 2～4h 后达到血药浓度峰值；肌内注射吸收迅速，15～30min 达血药浓度峰值。本药到达血液后，90%以上与血浆蛋白结合。脂溶性高，易通过血脑屏障，脑内浓度可达到血浆浓度的 10 倍。主要在肝脏经 P450 系统代谢为多种产物，并经肾脏排泄。因其脂溶性高，易于在脂肪组织中蓄积，故停药后数周或半年，尿中仍可检出其代谢产物。不同个体口服相同剂量的氯丙嗪后其血药浓度可相差 10 倍以上，故给药剂量应个体化。本药在体内的消除和代谢速率随年龄的增加而递减，故老年患者须减量。

【药理作用】

1. 对中枢神经系统的作用

（1）抗精神病作用：精神分裂症患者服用本药后，显现良好的抗精神病作用，能迅速控制患者兴奋躁动的症状；大剂量连续用药，能消除患者的幻觉和妄想等症状，减轻思维障碍，使患者恢复理智，情绪安定，生活可自理。对抑郁症无效，甚至可加重病情。

（2）镇吐作用：小剂量可抑制延脑催吐化学敏感区的 DA 受体，大剂量时又可直接抑制呕吐中枢，产生强大的镇吐作用。但对刺激前庭所致的呕吐无效。对顽固性呃逆有效，其机制是氯丙嗪抑制位于延髓催吐化学感受区（CTZ）旁呃逆的中枢调节部位。

（3）对体温的调节作用：本药对下丘脑体温调节中枢有很强的抑制作用，与 NSAID 不同，其不但能够降低发热患者的体温，也能降低正常机体体温，其机制与阻断体温调节中枢 DA 受体，使体温调节中枢失灵有关。

2. 对自主神经系统的作用 本药能够拮抗肾上腺素 α 受体，可致血管扩张、血压下降，但由于连续用药可产生耐受性，且有较多不良反应，故不适合高血压的治疗。其阻断 M 受体能力较弱，可引起口干、便秘、视物模糊、尿潴留等副作用。

3. 对内分泌系统的影响 本药可减少催乳素抑制因子的释放，而使催乳素分泌增加；抑制促性腺激素的分泌，减少促性腺激素的释放；抑制促皮质激素和生长激素的分泌。

【临床应用】

1. 精神分裂症 本药能够治疗Ⅰ型精神分裂症（以精神运动性兴奋和幻觉妄想为主），对急性患者效果显著，但不能完全治愈，需长期服药，甚至终身治疗。对慢性精神分裂症患者疗效较差。对Ⅱ型精神分裂症患者无效，甚至能加重病情。氯丙嗪对其他精神病伴有的兴奋、躁动、紧张、幻觉和妄想等症状也有显著疗效。对各种器质性精神病（如脑动脉硬化性精神病、感染中毒性精神病等）和症状性精神病的兴奋、幻觉和妄想症状也有效，但剂量要小，症状控制后须立即停药。

2. 呕吐和顽固性呃逆 几乎对各种原因引起的呕吐，如尿毒症、胃肠炎、癌症、妊娠及药物引起的呕吐均有效，也可治疗顽固性呃逆，但对晕动病呕吐无效。

3. 低温麻醉与人工冬眠 物理降温（冰袋、冰浴）配合氯丙嗪应用能够降低患者体温，用于低温麻醉，以利于某些特殊手术的实施。氯丙嗪与其他中枢抑制药（哌替啶、异丙嗪）合用，可使患者深睡，体温、基础代谢及组织耗氧量均降低，增强患者对缺氧的耐受力，减轻机体对伤害性刺激的反应，起到冬眠合剂的作用，多用于严重创伤、感染性休克、高热惊厥及甲状腺危象等疾病的辅助治疗。

【不良反应和注意事项】

1. 常见不良反应 有口干、视物不清、上腹部不适、乏力、嗜睡、便秘和心悸等。

2. 锥体外系反应 氯丙嗪能够通过阻断黑质-纹状体通路的 D_2 受体，使纹状体中 DA 功能减弱，胆碱功能相对增强，出现以下 3 种反应。①帕金森综合征：表现为肌张力增高、面容呆板、动作迟缓、肌肉震颤、流涎等。②静坐不能：表现为坐立不安、反复徘徊。③急性肌张力障碍：表现为强迫性张口、伸舌、斜颈、呼吸运功障碍及吞咽困难。

3. 内分泌系统紊乱 长期服用本药可引起内分泌紊乱，如乳腺增大、泌乳、月经停止、抑制儿童生长等。

4. 过敏反应 常见的有皮疹、接触性皮炎、剥脱性皮炎、粒细胞减少（此反应少见，一旦发生应立即停药）、哮喘和紫癜等。

5. 心血管系统反应 直立性低血压，可用 NA 等升压，禁用肾上腺素治疗。

6. 急性中毒 大剂量服用氯丙嗪可导致中毒，患者出现昏睡、血压下降甚至休克，并出现心肌损伤，此时应及时进行对症处理。

7. 精神异常 少数患者用药后出现局部和全身抽搐，脑电图示有癫痫样放电，有惊厥或癫痫史者更易发生，应慎用，必要时加用抗癫痫药物。

其他吩噻嗪类药物：奋乃静、氟奋乃静及三氟拉嗪，其作用与氯丙嗪相似，特点是抗精神病作用强，锥体外系反应强，镇静作用弱。

二、硫杂蒽类

氯普噻吨

氯普噻吨（chlorprothixene）又名氯丙硫蒽。

【体内过程】 口服后吸收快，达峰时间为1～3h。肌内注射后作用时间可达12h以上。主要在肝内代谢，$t_{1/2}$约为30h，大部分经肾脏排泄。

【药理作用】 其药理作用与氯丙嗪相似，抗精神病的作用不如氯丙嗪，但镇静催眠作用比氯丙嗪强。

【临床应用】 临床适用于伴有强迫状态或焦虑、抑郁情绪的精神分裂症，焦虑性神经症及围绝经期抑郁症患者。

【不良反应和注意事项】 不良反应较少，锥体外系反应轻。

三、丁酰苯胺类

氟哌啶醇

氟哌啶醇（haloperidol）又名氟哌丁苯、氟哌醇、卤吡醇。

【体内过程】 口服后2～6h血药浓度达峰值，作用可持续3日。$t_{1/2}$一般为21h（13～35h）。在肝内代谢，单剂口服后约40%在5日内由尿排出。胆汁也可排泄少量。

【药理作用】 其药理作用与氯丙嗪相同，有较强的DA受体拮抗作用。

【临床应用】 主要用于治疗精神分裂症及躁狂症。

【不良反应和注意事项】 锥体外系反应严重。大剂量长期使用可引起心律失常、心肌损伤。另有致畸报道。

四、其他抗精神病药物

其他抗精神病药物及临床应用见表15-1。

表15-1　其他抗精神病药物

药物	作用机制	临床应用
氯氮平（clozapine）	协调5-HT受体和DA受体的平衡	是非典型或混合型抗精神病药的代表；也可用于长期给予氯丙嗪等抗精神病药物引起的迟发运动障碍的治疗
利培酮（risperidone）	对5-HT受体和D_2亚型受体均有拮抗作用，但对前者的作用显著强于后者	适用于急性、慢性精神分裂症及伴有情感症状如焦虑、抑郁等患者
舒必利（sulpiride）	选择性地拮抗中脑-边缘系统D_2受体	对幻觉妄想型、紧张型精神分裂症效果好，起效快
喹硫平（quetiapine）	拮抗中枢D_1受体、D_2受体和5-HT_{1A}受体、5-HT_2受体	用于各型精神分裂症，并可减轻与精神分裂症有关的情感症状如抑郁、焦虑及认知缺陷症状
阿立哌唑（aripiprazole）	对DA能神经系统具有双向调节作用，是DA递质的稳定剂	对精神分裂症的阳性和阴性症状均有明显疗效，也能改善伴发的情感症状，降低精神分裂症的复发率
五氟利多（penfluridol）	与氟哌啶醇作用相似，几乎无镇静作用	对控制幻觉、妄想等阳性症状作用明显，对急性、慢性精神分裂症患者都有效，尤其对慢性患者疗效的维持和巩固较好

第二节　抑郁症病理生理学机制及抗抑郁症药物

抑郁症又称抑郁障碍，以显著而持久的心境低落为主要临床特征，是心境障碍的主要类型。临床可见心境低落与其处境不相称，情绪的消沉可以从闷闷不乐到悲痛欲绝，自卑抑郁，甚至悲观厌世，可有自杀企图或行为，甚至出现木僵状态；部分病例有明显的焦虑和运动性激越；严重者可出现幻觉、妄想等精神病性症状。每次发作持续至少2周以上，长者甚或数年，多数病例有反复发作的倾向，每次发作大多数可以缓解，部分可有残留症状或转为慢性。抑郁症是常见的精神障碍，其患者在初级保健机构的门诊患者中占比为 5%～10%，列全球疾病负担源的第 4 位，预计到 2020 年将升为第 2 大疾病负担源。抑郁症的病因学至今仍未十分清楚，目前较倾向于生物、心理和社会因素等综合作用的理论假说。

有关抑郁症发病的生物学假说有以下 2 个主流学说：①单胺假说推测，患者脑内 5-HT 或 NA 的神经传递有缺陷；②下丘脑-垂体-皮质醇假说，皮质醇系统应激反应异常可能是抑郁症背后的原因。

临床常用的抗抑郁症药物有三环类抗抑郁药、5-HT 再摄取抑制药及其他抗抑郁药。

一、三环类抗抑郁症药

阿米替林

阿米替林（amitriptyline）又名阿密替林、氨三环庚素。

【体内过程】 口服后可稳定从胃肠道吸收，但剂量过大可延缓吸收。其在肝脏生成活性代谢物去甲替林，最终代谢物以游离型或结合型从尿中排出，$t_{1/2}$ 为 9～36h。

【药理作用】 本药能够抑制 5-HT 再摄取，增加突触间隙中 5-HT 的含量。镇静作用和抗胆碱作用也较明显。

【临床应用】 临床用于治疗情感障碍性抑郁症、围绝经期抑郁症、神经性抑郁症、功能性遗尿等。

【不良反应和注意事项】 有头昏、口干、便秘、视物模糊、排尿困难、心动过速和低血压等。

多塞平

多塞平（doxepin）又名多噻平。

【体内过程】 口服易吸收，2～4h 达血药浓度高峰。$t_{1/2}$ 为 8～25h。血浆蛋白结合率为 76%。在体内分布广泛，可通过血脑屏障和胎盘屏障，在肝脏存在首过消除，经去甲基化作用生成主要代谢产物去甲多塞平。多塞平与其去甲基代谢产物再经肝脏羟基化、*N*-氧化，代谢产物经肾脏排出。本药还可随乳汁泌出。

【药理作用】 本药可通过抑制突触前膜对 NA、5-HT 的再摄取，使突触间隙 NA、5-HT 的浓度增高，增加突触的传递功能而发挥抗抑郁作用。抗胆碱作用较弱。本品还具有一定的抗组胺 H_1 受体、H_2 受体的作用。

【临床应用】 本药用于伴有焦虑症状的抑郁症，也可用于治疗消化性溃疡。

【不良反应和注意事项】

1. M 受体阻断作用 常见口干、便秘、视物模糊、尿潴留及眼压升高，故前列腺增生及青光眼患者禁用。

2. 中枢神经系统反应 主要表现为嗜睡、乏力及肌肉震颤等。有些患者用量过大可转为躁狂、兴奋状态。

3. 过敏反应 极少数患者可出现皮疹、粒细胞减少及黄疸等。

氯米帕明

【体内过程】 氯米帕明（clomipramine）口服吸收快而完全，生物利用度为 30%～40%，血浆蛋白结合率为 96%～97%，$t_{1/2}$ 为 22～84h，V_d 为 7～20L/kg，在肝脏代谢，活性代谢物为去甲氯米帕明，由尿排出。本药可随乳汁泌出。

【药理作用】　本药主要作用在于阻断中枢神经系统 NA 和 5-HT 的再摄取，其中对 5-HT 的再摄取的阻断作用更强，从而发挥抗抑郁及抗焦虑作用，亦有镇静和抗胆碱能作用。

【临床应用】　用于抑郁症、强迫症、恐惧症和发作性睡眠引起的肌肉松弛等。

【不良反应和注意事项】　与多塞平相同。

二、5-HT 再摄取抑制药

帕 罗 西 汀

帕罗西汀（paroxetine）又名氟苯哌苯醚。

【体内过程】　口服吸收好，食物不影响其吸收。给药后 6h 至达峰浓度。$t_{1/2}$ 约为 21h。

【药理作用】　本药可选择性地抑制 5-HT 转运体，阻断突触前膜对 5-HT 的再摄取，延长和增加 5-HT 的作用，从而产生抗抑郁作用。

【临床应用】　临床用于各类抑郁症，明显改善抑郁、精神运动迟缓等。

【不良反应和注意事项】　常见的有轻度口干、恶心、厌食、便秘、头痛、震颤、乏力、失眠和性功能障碍。

三、其他抗抑郁药

其他抗抑郁药及临床应用见表 15-2。

表 15-2　其他抗抑郁症药物

药物	作用机制	临床应用
丙米嗪（imipramine）	①抑制突触前膜对 NA 和 5-HT 的再摄取，使突触间隙中二者的浓度增高，增加突触的传递功能而发挥抗抑郁作用；②治疗量有抗胆碱作用，能阻断 M 受体，引起阿托品样副作用；③治疗初期可阻断 α_1 受体，降低血压，反射性地引起心率加快，该作用随着治疗很快消失，转而激动 α_1 受体	抑郁症、小儿遗尿症、过敏反应
去甲替林（nortriptyline）	为阿米替林的代谢产物，与阿米替林作用机制相似，但抑制 NA 摄取远强于对 5-HT 的摄取	治疗内源性抑郁症效果优于反应性抑郁症，比其他三环类抗抑郁症药治疗显效快
氟西汀（fluoxetine）	强效选择性 5-HT 摄取抑制剂	治疗各种抑郁症，因药物在肝脏代谢，肝功能不好时可采用隔日疗法。另外，该药可以用于治疗神经性贪食症
曲唑酮（trazodone）	可能与抑制 5-HT 摄取有关	治疗抑郁症，具有镇静作用
米安舍林（mianserin）	阻断突触前膜 α_2 受体，增加 NA 的释放	治疗抑郁症，疗效与三环类抗抑郁症药相当
米氮平（mirtazapine）	通过阻断突触前膜 α_2 受体而增加 NA 的释放，间接提高 5-HT 的更新而发挥抗抑郁作用	治疗抑郁症，抗抑郁作用与阿米替林相当

第三节　躁狂症病理生理学机制及抗躁狂症药物

躁狂症作为心境（情感）障碍（mood disorders）中的一个独立单元，与双相障碍并列。以情感高涨或易激惹为主要临床表现，伴随精力旺盛、言语增多、活动增多，严重时伴有幻觉、妄想、紧张等精神病症状。躁狂发作时间可持续一周以上，一般呈发作性病程，每次发作后进入精神状态正常的间歇缓解期，大多数患者有反复发作倾向。有关躁狂症发病的病理生理学机制有以下几种情况。①精神药理学研究和神经递质代谢研究证实，患者存在中枢神经递质代谢异常和相应受体功能改变，如 5-HT、NA、DA 和 GABA 存在功能异常。②第二信使平衡失调，第二信使是细胞外信息与细胞内效应之间不可缺少的中介物。③神经内分泌功能失调，主要是下丘脑-垂体-肾上腺皮质轴和下丘脑-垂体-甲状腺轴的功能失调。另外，还存在遗传因素和心理社会因素。

碳 酸 锂

碳酸锂（lithium carbonate）于 1949 年投入临床用于治疗躁狂症。

【体内过程】 碳酸锂口服后易于吸收，血药浓度达峰时间较短，一般在服药后 2～4h。Li^+先分布于细胞外液，然后逐渐在细胞中蓄积。其不与血浆蛋白直接结合，$t_{1/2}$为 18～36h。碳酸锂通过血脑屏障进入脑组织和神经细胞需要一定时间，故显效较慢。碳酸锂主要经肾脏排泄，约 80%由肾小球滤过的 Li^+在近曲小管与 Na^+竞争性重吸收，故增加钠的摄入有助于促进锂盐的排泄。而机体内缺少钠或肾小球滤过减少时，可导致体内锂潴留，引起中毒。

【药理作用】 碳酸锂主要是 Li^+发挥药理作用。目前认为其治疗躁狂症的主要机制表现在以下几个方面。

（1）在治疗浓度抑制去极化和 Ca^{2+}依赖的 NA 和 DA 从神经末梢释放，而不影响或促进 5-HT 的释放。

（2）摄取突触间隙中的儿茶酚胺类神经递质，并增加其灭活。

（3）抑制腺苷酸环化酶和磷脂酶 C 所介导的反应。

（4）影响 Na^+、Ca^{2+}和 Mg^{2+}的分布，影响葡萄糖的代谢。

【临床应用】 治疗躁狂症和躁狂抑郁症，特别是对急性躁狂和轻度躁狂症具有明显疗效，有效率为 80%。另外，碳酸锂具有调整情绪稳定的作用，可防止双相情感障碍的复发，故长期服用碳酸锂不仅可以减少躁狂复发，对预防抑郁复发也有效。

【不良反应和注意事项】 由于锂盐的治疗指数低，治疗量和中毒量较接近，临床应对血锂浓度进行监测，最适浓度为 0.8～1.5mmol/L，超过 2mmol/L 即出现中毒症状。治疗初期不良反应有多尿、烦渴、口干、手部细颤、肌肉无力、胃肠反应等。长期用药可出现粒细胞增多、心电图非特异性 T 波改变、体重增加、甲状腺功能减退及黏液性水肿等，减量或停药可恢复。中毒可出现脑病综合征，如意识模糊、震颤、反射亢进、癫痫发作及至昏迷、休克、肾功能损害等。一旦发现中毒征象，应立即停药，并依病情给予对症治疗及支持疗法。

【药物相互作用】 本药与氨茶碱、咖啡因或碳酸氢钠合用，可增加本品的尿排出量，降低血药浓度和药效；与氯丙嗪及其他吩噻嗪衍生物合用时，可使氯丙嗪的血药浓度降低；与碘化物合用，可促发甲状腺功能低下；与 NA 合用，后者的升压效应降低；与肌松药（如琥珀胆碱等）合用，肌松作用增强，作用时间延长；与吡罗昔康合用，可导致血锂浓度过高而中毒。

案例 15-1

1. 案例摘要 患者，男，20 岁，性格胆小，孤僻不合群，大专毕业两年，没有工作，以前经常疑神疑鬼，最近又严重了，总怀疑别人会害他，也怀疑家里人。去饭店总注意听别人说话，容易把别人的话听成和自己有关的，如他家和他的名字等，经常会怀疑有人跟踪他，有时紧张地从家里跑出来。他说到安静没人的地方才放松。看电视剧认为都是真实的。很文静的小伙子，平时就在家里看电视，没别的活动，没有朋友。

2. 案例问题

（1）患者有哪些心理障碍的症状？

（2）最有可能属于下述哪类疾病：A.精神分裂症；B.癔症；C.神经症；D.人格障碍。治疗这种疾病常用的药物有哪些？其作用机制分别是什么？

3. 案例分析

（1）提示：总怀疑别人会害他，也怀疑家里人；容易把别人的话听成和自己有关的，经常会怀疑有人跟踪他；看电视剧认为都是真实的。

（2）提示：A. 精神分裂症。其他参考答案见本章第一节内容。

（刘　萍）

第十六章　镇静催眠药

镇静催眠药（sedative-hypnotics）是一类通过抑制中枢神经系统而缓解过度兴奋，并引起近似生理性睡眠，主要用于治疗失眠和焦虑症等的药物。睡眠是生命活动的基本需求，失眠和焦虑症将影响患者的生活质量和社会功能，睡眠剥夺最终可导致死亡的发生。目前常用的镇静催眠药物包括苯二氮䓬类、巴比妥类和其他类等，其中以地西泮为代表药的苯二氮䓬类因不缩短快速眼动睡眠（rapid eye movement sleep，REM），可产生近似生理睡眠且安全性高而最为常用；巴比妥类因缩短 REM，易于成瘾且安全性低，现已较少用于镇静催眠；其他更为有效的新型镇静催眠药仍在不断地研究和开发中。

第一节　生理性睡眠、失眠和焦虑症

人体生命活动处于觉醒-睡眠的周期变化中，这一周期变化按脑电图和肌电图等的改变，分为觉醒、非快速眼动睡眠（non-rapid-eye movement sleep，NREM）和 REM 三个时相。脑干网状结构上行激活系统通过丘脑和下丘脑通路维持大脑皮质的觉醒状态，兴奋性递质谷氨酸，抑制性递质 GABA 及 ACh、NA 和 5-HT 等中枢递质参与调控觉醒-睡眠周期。觉醒的特点是高度肌紧张、脑电图表现为波幅小而频率快的非同步波；NREM 的特点是肌紧张降低，脑电图表现是波幅大而频率慢，NREM 进一步可分为过渡睡眠、浅睡眠和深睡眠三期，其中深睡眠又称为慢波睡眠（slow wave sleep，SWS），此时相与机体生长发育有关；REM 的特点是脑电图变化与觉醒状态类似，但肌肉处于松弛状态，眼球运动活跃，产生梦境等，此时相与智力发育和学习记忆有关。在整个睡眠过程中，NREM 和 REM 以 90～110min 的间隔交替进行。

失眠是由各种心理、环境、生活习惯、药物和疾病等因素引起的入睡困难和（或）睡眠维持困难所致的睡眠质量及数量不能满足正常生理需求，进而影响患者生活质量和社会功能的一种主观体验。失眠的症状按照发生率从多到少依次为日间功能障碍、入睡困难、时眠时醒或易醒、眠浅、梦多和早醒等。睡眠是生命活动的基本需求，失眠不仅影响工作和学习，导致交通意外等，而且是认知功能障碍、心脑血管病、抑郁症、超重或肥胖、糖尿病等疾病发生的重要危险因素，睡眠剥夺最终可导致死亡的发生。

焦虑症是一种以精神焦虑和躯体焦虑为主要临床表现的精神性疾病，前者是指患者出现诸如不明原因的心神不宁、烦躁不安和恐惧不安等紧张和焦虑的主观体验；后者是指患者出现以心悸、气短、出汗、口干、肌震颤和肌紧张等自主神经功能亢进为主的躯体症状。焦虑症患者常伴有不同程度的失眠。

第二节　常用镇静催眠药物

镇静催眠药是治疗失眠和焦虑症的主要药物，目前，常用的镇静催眠药物包括苯二氮䓬类、巴比妥类和其他类等，其中以地西泮为代表药的苯二氮䓬类最为常用。

一、苯二氮䓬类

苯二氮䓬类（benzodiazepines）药物的基本化学结构为 1，4-苯并二氮䓬（图 16-1），目前临床应用的药物是对其基本结构不同侧链或基团进行改造或取代而获得。按照 $t_{1/2}$，本类药可分为长效类（$t_{1/2}$>24h）：地西泮（diazepam）、氟西泮（flurazepam）等；中效类（$t_{1/2}$=8～24h）：艾司唑仑（estazolam）、劳拉西泮（lorazepam）等；短效类（$t_{1/2}$<8h）：奥沙西泮（oxazepam）、三唑仑（triazolam）等。

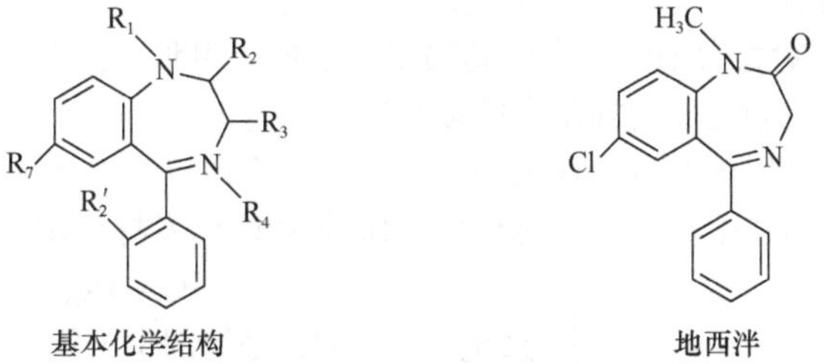

基本化学结构　　　　地西泮

图 16-1　苯二氮䓬类的化学结构

【体内过程】　苯二氮䓬类药物口服吸收良好，约 1h 达血药峰浓度，其中，三唑仑吸收最快，奥沙西泮和氯氮䓬较慢；肌内注射吸收缓慢而不规则，其血药浓度低于口服给药，故应口服或静脉注射给药。本类药物因脂溶性高，静脉注射给药后，可迅速进入脑组织，再重分布到其他组织，导致脑内药物浓度下降，故其作用出现快，但维持时间短。本类药与血浆蛋白结合率高，其中地西泮的血浆蛋白结合率高达 99%。如图 16-2 所示，本类药主要在肝脏经肝药酶进行生物转化，多数药物的代谢产物仍具有活性，使药物作用时间延长。代谢物最终与葡萄糖醛酸结合而失活，经肾脏排泄。

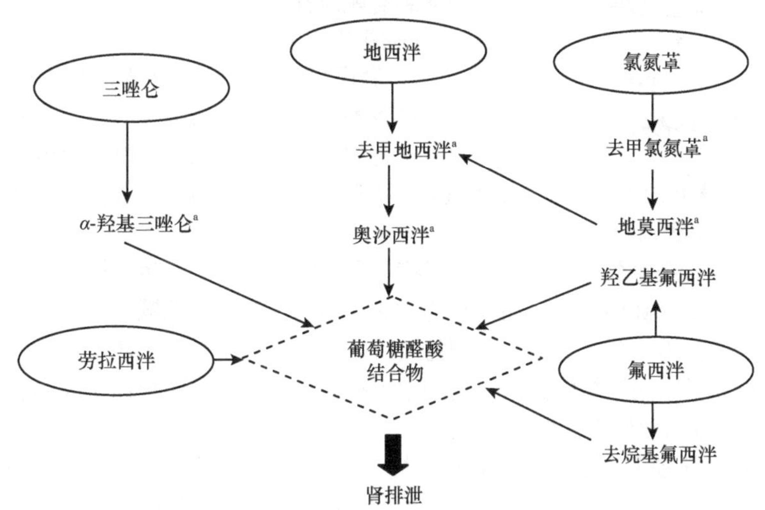

图 16-2　几种主要苯二氮䓬类药物的生物转化

a. 活性代谢物

苯二氮䓬类药物的基本药理作用类似，但由于对 GABA 受体的选择性不同，加之药动学差异较大，故不同衍生物之间抗焦虑、镇静催眠、抗惊厥和肌肉松弛等作用各有侧重。本章以地西泮为代表药，介绍苯二氮䓬类药物的药理作用、作用机制、临床应用和不良反应等。

地　西　泮

【药理作用】

1. 抗焦虑　小剂量抗焦虑作用良好，显著改善患者恐惧、紧张、忧虑、不安、激动和烦躁等症状。

2. 镇静催眠　随着剂量加大，出现镇静催眠作用。镇静作用温和，能缩短诱导睡眠时间，提高觉醒阈，减少夜间觉醒次数，延长睡眠持续时间。主要延长 NREM 的浅睡眠期，对 REM 影响较小，停药后反跳性延长 REM 作用轻。

3. 抗惊厥 有效拮抗戊四氮和印防己毒素所致动物惊厥；对多种原因所致人惊厥有效。

4. 抗癫痫 抑制癫痫病灶的放电，可终止或减轻发作。

5. 中枢性肌肉松弛 对去大脑强直实验动物肌肉松弛作用明显；对人类大脑损伤所致肌肉强直也有缓解作用，其作用机制可能与抑制脊髓多突触反射有关。

作用机制：目前认为，以地西泮为代表的苯二氮䓬类药物与位于 $GABA_A$ 受体的苯二氮䓬类药物结合位点结合，通过增强中枢 GABA 能神经的抑制功能而发挥作用。

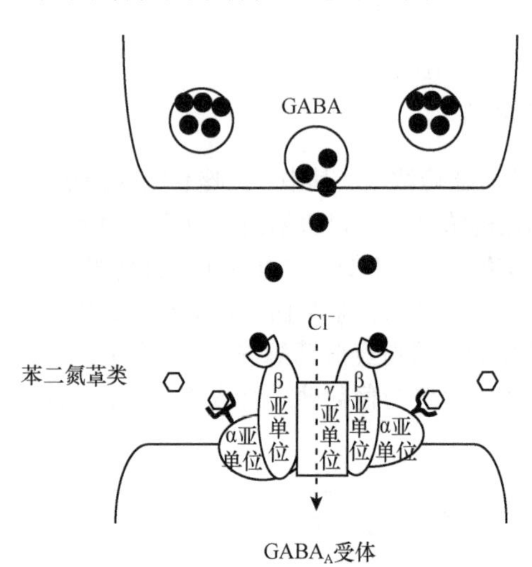

图 16-3　苯二氮䓬类药物的作用机制

如图 16-3 所示，$GABA_A$ 受体主要分布于皮质、边缘系统、脑干和脊髓等部位，是由 2 个 α 亚单位、2 个 β 亚单位和 1 个 γ 亚单位组成的 G 蛋白偶联受体的异二聚体，其中，α 亚单位上有苯二氮䓬类药物结合位点，β 亚单位上有 GABA 结合位点。作为一种氯通道，$GABA_A$ 受体与其配体结合后，可引起氯通道开放，Cl^- 内流，使神经细胞膜超极化，产生突触后抑制效应。苯二氮䓬类药物与其结合位点结合后，可引起 $GABA_A$ 受体蛋白发生构象变化，促进 GABA 与 $GABA_A$ 受体结合，使氯通道开放频率增加，进而促进 Cl^- 内流，增强 GABA 能神经传递功能和突触后抑制效应。

【临床应用】

1. 治疗焦虑症 地西泮为治疗焦虑症的首选药之一，对各种原因所致焦虑症均有效。本药在缓解患者对手术产生的紧张性情绪反应、减少麻醉药用量并增加其安全性的同时，可产生暂时性记忆缺失，使患者术后对术中不良刺激不复记忆，主要用于麻醉前、心脏电击复律和内镜检查前给药。

2. 治疗失眠症 口服给药可诱导各类失眠症患者入睡，其作用与生理性睡眠近似。

3. 抗惊厥 辅助治疗破伤风、子痫、小儿高热和药物中毒所致惊厥。

4. 抗癫痫 静脉注射给药，为治疗癫痫持续状态的首选药（见第十四章）。

5. 中枢性肌肉松弛 用于缓解由脑损伤和中枢神经病变引起的中枢性肌肉僵直，也可治疗局部关节病变和腰肌劳损所致肌肉痉挛等。

【不良反应和注意事项】 地西泮安全范围大，严重不良反应少见，常见不良反应与其抑制中枢神经系统的作用有关。以治疗量连续用药，可产生头昏、嗜睡、乏力等症状，因此，用药期间患者不宜从事高空作业、驾驶和操纵机器等工作；大剂量偶致共济失调；过量可致急性中毒，产生昏迷和呼吸抑制等；本药可通过胎盘屏障和经乳汁分泌，孕妇和哺乳期妇女忌用。

与巴比妥类相比，以地西泮为代表的苯二氮䓬类药物产生戒断症状的时间较迟、症状较轻，但久服仍可产生成瘾性，停药时出现失眠、焦虑、激动和震颤等戒断症状。本类药物过量中毒，给予 $GABA_A$ 受体苯二氮䓬结合位点特异性拮抗药氟马西尼（flumazenil）进行鉴别诊断和抢救。

【药物相互作用】 由于地西泮代谢产物仍具有活性，故其与肝药酶诱导剂苯巴比妥合用，可增强中枢抑制作用；与西咪替丁合用，因其代谢受抑制，故地西泮需减量用药；与抗酸药合用，因地西泮口服吸收减少而疗效降低。

二、巴比妥类

巴比妥类（barbiturates）是最早用于镇静催眠的巴比妥酸的衍生物。如图 16-4 所示，巴比妥酸本身无中枢抑制作用，当其 C_5 位上的两个 H 和 C_2 位的 O 被不同的取代基取代后，则可获得一系列具有中枢抑制作用的巴比妥酸衍生物。取代基长而有分支（如异戊巴比妥）或有双键（如司可巴比妥），则作用强但作用维持时间短；以苯环取代（如苯巴比妥）则有较强的抗惊厥作用；C_2 位的 O 被 S 取代（如硫喷妥钠），则脂溶性增高，静脉注射立即生效，但维持时间很短。

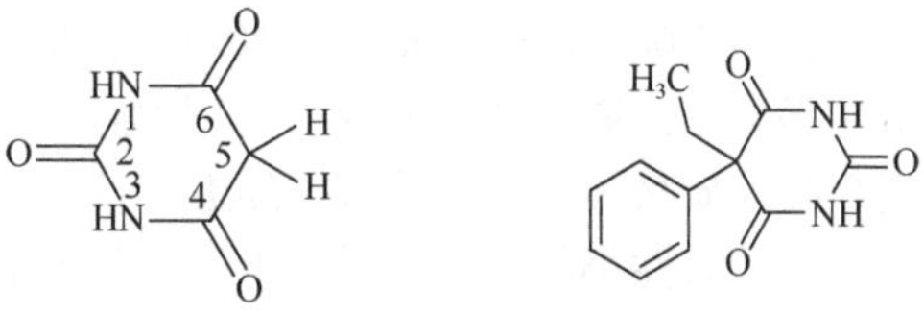

巴比妥酸　　苯巴比妥

图 16-4　巴比妥类化学结构

【体内过程】 巴比妥类口服或注射给药均易于吸收，全身分布，可通过胎盘进入到胎儿体内。本类药进入脑组织的速度与药物的脂溶性呈正比。脂溶性高的药物如硫喷妥钠在体液 pH 低时离子型少，易于通过血脑屏障，静脉注射后立即生效；脂溶性低的药物如苯巴比妥在体液 pH 高时离子型增多，不易通过血脑屏障，静脉注射后 15min 左右才有效。本类药物主要经肝脏代谢和肾排泄。本章以苯巴比妥为代表药，介绍本类药的药理作用、临床应用和不良反应等。

苯 巴 比 妥

【药理作用】

1. 镇静催眠 小剂量苯巴比妥具有镇静作用，可缓解患者焦虑和烦躁不安的情绪反应；中等剂量可缩短入睡时间，减少觉醒次数和延长睡眠持续时间。因本药可缩短 REM，改变正常的睡眠时相，久用停药后，REM 时相可“反跳性”显著延长，伴有多梦，引起睡眠障碍等。

2. 抗惊厥 可抑制多种原因引起的惊厥。

3. 抗癫痫作用 可抑制癫痫病灶的异常放电，并限制异常放电的扩散等（见第十四章）。

4. 对离子通道的影响 麻醉剂量巴比妥类可抑制电压依赖性钠通道和钾通道，抑制神经元高频放电；在无 GABA 时也可直接增加 Cl^- 内流。

作用机制：以苯巴比妥为代表的巴比妥类药物作用于 $GABA_A$ 受体，通过延长氯通道开放时间而增强 GABA 介导的 Cl^- 内流，引起神经细胞膜超极化；此外，还可抑制兴奋性递质谷氨酸介导的神经细胞膜除极化等。

【临床应用】 对失眠症的治疗现已被苯二氮䓬类药物所取代；可用于治疗小儿高热、破伤风、子痫、脑膜炎、脑炎及中枢兴奋药引起的惊厥等；可用于治疗癫痫大发作等（见第十四章）；麻醉前给药，以消除患者对手术的紧张性情绪反应。

【不良反应和注意事项】 治疗失眠时可致患者次晨出现眩晕和困倦等后遗效应；偶可致剥脱性皮炎等严重过敏反应；连续用药后突然停药易发生“反跳”现象，使 REM 时间延长，梦魇增多，迫使患者继续用药，而导致成瘾。成瘾后停药，可产生激动、失眠、焦虑，甚至惊厥等戒断症状；中等剂量可轻度抑制呼吸中枢，严重肺衰竭和颅脑损伤致呼吸抑制的患者禁用；大剂量可引起深度昏迷，瞳孔散大，呼吸抑制，血压下降，甚至呼吸循环衰竭等严重中毒症状。一旦中毒，可采用催吐、洗胃和导泻等不同方法排出体内药物，同时给予碳酸氢钠或乳酸钠以碱化血液和尿液，促进药物自脑、血液和尿液的排泄。

【药物相互作用】 本药为肝药酶诱导剂，可促使自身和其他药物如香豆素类、氯丙嗪、氯霉素、多西环素、皮质激素等的代谢而影响药物的疗效。

三、其 他 类

水 合 氯 醛

水合氯醛（chloral hydrate）是三氯乙醛的水合物，对胃有刺激性，需稀释后口服，口服易吸收。本药不缩短 REM 时间，停药对 REM 无反跳性延长作用，可用于治疗顽固性失眠；灌肠给药可用于治疗小儿高热惊厥等。久用也可引起耐受性和成瘾性。

佐 匹 克 隆

佐匹克隆（zopiclone）为 20 世纪 80 年代后期研发的新型非苯二氮䓬类镇静催眠药，其作用机制是与苯二氮䓬结合位点结合，增强 GABA 抑制作用。本药可缩短入睡潜伏期，延长睡眠时间、提高睡眠质量等，并兼具有抗焦虑、抗惊厥和肌肉松弛等作用。与苯二氮䓬类相比，具有高效、低毒、成瘾性小的特点，适用于治疗失眠症。

案例 16-1 **镇静催眠药的发现**

1. 案例摘要 1864 年，德国化学家阿道夫·冯·贝耶（Adolf von Baeyer，1905 年诺贝尔化学奖得主）利用动物尿素与丙二酸二乙酯合成了巴比妥酸（barbituric acid）。尽管巴比妥酸因脂溶性差，不通过血脑屏障而不具有中枢作用，但它的合成为后续结构改造合成镇静催眠药奠定了基础。1903 年，拜尔（Bayer）公司德国化学家埃米尔·费歇尔（Emil Fischer，1902 年诺贝尔化学奖得主）和约瑟夫·冯·梅林（Joseph von Mering）合成了对狗具有催眠作用的脂溶性巴比妥酸衍生物——巴比妥；1911 年，他们又合成了苯巴比妥。很快，Bayer 公司将两药分别以商品名 Veronal 和 Luminal 作为治疗失眠的药物上市，后续合成的短效类药物戊巴比妥也于 1916 年获得专利。1912 年，德国精神病学家阿尔弗雷德·霍普特曼（Alfred Hauptmann）发现苯巴比妥具有抗惊厥作用，使得巴比妥类作为安全有效的抗癫痫药取代了当时应用广泛的溴化钾。在随后的数年中，基于巴比妥类临床应用的有效性，有超过 2500 种巴比妥类衍生物被合成，其中 50 种被临床用于抗焦虑、镇静催眠和麻醉等。随着巴比妥类的广泛应用，其引起的眩晕、困倦、成瘾性和过量易致死等不良反应日益突显，因此，20 世纪 50 年代末，在镇静催眠方面巴比妥类被更为安全有效的苯二氮䓬类药物所替代。

20 世纪 50 年代中期，就职于美国罗氏（Roche）公司的瑞士化学家利奥·施特恩巴赫（Leo Sternbach）博士与药理学家洛厄尔·兰德尔（Lowell Randall）博士合作开展镇静催眠新药的研发。Leo Sternbach 对曾在波兰克拉科夫（Cracow）大学从事化学染料研究工作中合成的苯并庚氧二嗪类（benzheptoxdiazines）化合物兴趣浓厚，为此，他对此类化合物进行了结构修饰，合成了大量水溶性好且产率高的衍生物，然而这些衍生物经药理学实验筛选均无预期的作用。截止 1957 年 4 月，Leo Sternbach 除发现所研究的苯并庚氧二嗪类化合物其实是喹唑啉氮氧类（quinazoline 3-oxides）化合物外，镇静催眠新药的研发工作没有取得任何进展。当时，实验室内堆满了装有样品和母液的各类器皿，他的同事厄尔·里德（Earl Reeder）在清理实验室过程中发现，1955 年合成的一类新衍生物不知何故未进行药理学实验。Leo Sternbach 得知这一情况后，未抱任何希望地将这一新衍生物交给 Lowell Randall 博士进行药理学实验，并准备进行实验总结后终止该项目研究。出乎意料的是，几日后，Leo Sternbach 被告知，这一新衍生物与甲丙氨酯、氯丙嗪和苯巴比妥进行动物实验比较后，出现了显著的镇静催眠和抗惊厥作用，这一新衍生物就是经长期毒性实验并在 16 000 例患者进行临床研究后，于 1960 年经 FDA 审批获准以商品名 Librium 在美国上市的第一个苯二氮䓬类药物——氯氮䓬。氯氮䓬自药理研究始到上市仅用了两年半的时间，打破了美国 FDA 审批的纪录。随后的数年中，地西泮、奥沙西泮、氟西泮和氯硝西泮等系列苯二氮䓬类衍生物相继获准上市，至今，苯二氮䓬类药物仍是临床上广泛用于抗焦虑、镇静催眠和抗癫痫等安全有效的药物。

2. 案例问题

（1）苯二氮䓬类药物的主要药理作用和作用机制是什么？

（2）与巴比妥类相比，苯二氮䓬类药物治疗失眠和焦虑症的优点是什么？

3. 案例分析

（1）提示：苯二氮䓬类药物具有抗焦虑、镇静催眠、抗惊厥、抗癫痫和中枢性肌肉松弛等药理作用。其作用机制：苯二氮䓬类药物与其结合位点结合后，可引起 $GABA_A$ 受体蛋白发生构象变化，促进 GABA 与 $GABA_A$ 受体结合，使氯通道开放频率增加，进而促进 Cl^- 内流，增强 GABA 能神经传递功能和突触后抑制效应。

（2）提示：苯二氮䓬类药物小剂量具有抗焦虑作用，显著改善患者恐惧、紧张、忧虑、不安、激动和烦躁等症状；随着剂量加大，苯二氮䓬类药物出现镇静催眠作用。镇静作用温和，能缩短诱导睡眠时间，提高觉醒阈，减少夜间觉醒次数，延长睡眠持续时间。本类药主要延长 NREM 的浅睡眠期，对 REM 影响较小，停药后反跳性延长 REM 作用轻。与巴比妥类相比，苯二氮䓬类药物产生戒断症状的时间较迟、症状较轻。

巴比妥类小剂量具有镇静作用，可缓解患者焦虑和烦躁不安的情绪反应；中等剂量可缩短入睡时间，减少觉醒次数和延长睡眠持续时间。用于催眠可致患者次晨出现眩晕和困倦等后遗效应。因可缩短 REM，改变正常的睡眠时相，久用停药后，REM 时相可“反跳性”显著延长，伴有多梦，引起睡眠障碍等，迫使患者继续用药，而导致成瘾。成瘾后停药，可产生激动、失眠、焦虑，甚至惊厥等戒断症状。

（戴贵东）

第十七章 镇 痛 药

镇痛药是一类选择性作用于中枢神经系统特定部位、能消除或减轻疼痛及疼痛引起的不愉快情绪反应的药物，镇痛时，意识和其他感觉不受影响。该类药物包括阿片类镇痛药和其他镇痛药。其中阿片类镇痛药又包括阿片生物碱类镇痛药如吗啡、可待因等和人工合成镇痛药如哌替啶、芬太尼等；其他镇痛药有曲马多、布桂嗪等。阿片类镇痛药的镇痛作用主要与激动中枢阿片受体有关，阿片受体有三种亚型，即 μ 受体、κ 受体和 σ 受体。激动中枢及外周不同部位的阿片受体除产生镇痛作用外，也能产生镇静、欣快、呼吸抑制、缩瞳、镇咳、抑制胃肠活动和成瘾性等作用。大多数阿片类镇痛药反复应用可产生依赖性，易导致药物滥用及停药后戒断症状，被列入麻醉药品管理范围，故又称为麻醉性镇痛药或成瘾性镇痛药，在使用和保管上必须严格管制。合理使用镇痛药，既能解除患者痛苦，还能减小患者对药物的依赖性，从而提高疼痛患者特别是癌症患者的生活质量。

第一节 疼痛的病理生理学基础

一、疼痛的定义

疼痛是一种因实际的或潜在的组织损伤刺激感觉神经系统所引起的不愉快的主观感觉和情感反应。它既是一种警戒信号，提醒机体避开或处理伤害，又是临床许多疾病的常见症状。疼痛长期持续不止，便失去警戒意义，反而对机体构成难以忍受的精神折磨，不仅使患者感到痛苦，还可导致失眠或其他生理功能紊乱，甚至休克、危及生命，因此对已经确诊的剧烈疼痛如心肌梗死、晚期癌症及外伤时出现的剧烈疼痛，及时应用镇痛药，既能解除患者痛苦，还能防止休克发生。因为疼痛发生的部位、疼痛的性质、疼痛发作时患者的体征和表现也是疾病诊断的重要依据，所以疾病未确诊前须慎用镇痛药，以免掩盖病情，延误诊治。

疼痛包括痛觉（sense of pain）与痛反应（pain response），痛觉是大脑高级部位对传入刺激进行综合分析产生的一种感觉，痛反应是机体对伤害性刺激所产生的反应，包括躯体-运动性反应及自主-内脏性反应如心血管和呼吸等方面的一系列变化，并伴有情绪反应和心理活动。基于病理生理学基础，一般将疼痛分为两大类：伤害感受性疼痛（nociceptive pain）和神经病理性疼痛（pathological pain）。伤害感受性疼痛与组织损伤有关，由伤害性刺激直接兴奋感觉神经末梢痛觉感受器所引起，分为躯体痛和内脏痛。由于痛觉感受器在躯体组织分布较多，在内脏组织分布较少，因此躯体痛很容易定位，而内脏痛定位不准确，对传统的疼痛刺激（如切割、烧灼）不敏感，但对缺血、炎症、梗阻等非常敏感。神经病理性疼痛是指由躯体感觉系统的损伤或疾病导致的疼痛，临床上很多慢性、顽固性疼痛都属于神经病理性疼痛，如三叉神经痛、带状疱疹后神经痛、脑卒中后中枢痛等，治疗比较复杂，预后较差。

二、痛觉的传导与调控

痛觉感受器是游离的神经末梢，广泛分布于机体的皮肤、肌肉、关节和内脏等组织。外伤、疾病或炎症等都能引起组织损伤，损伤的组织向细胞外液释放一些能引起疼痛的致痛物质，如 H^+、K^+、组胺、5-HT、PG、缓激肽等。这些致痛物质作用于外周痛觉感受器，引起细胞膜除极化，产生动作电位（伤害性信息）。动作电位传导至位于脊髓背角感觉神经元的中枢末梢，引起神经递质释放，激活突触后神经元。被激活的脊髓神经元在脊髓水平对外周伤害性刺激做出反应，并上传到脊髓以上中枢，经脑干、间脑中继后直至大脑边缘系统和大脑皮质，通过各级中枢整合后产生疼痛感觉和疼痛反应。传导伤害性信息的纤维是较细的 Aδ 和 C 两类纤维，科学家认为 Aδ 纤维传导快速的刺痛，C 纤维则传导缓慢持久的灼痛。P 物质和谷氨酸是伤害性信息传递的主要递质。

目前有关疼痛调控机制的学说很多，其中沃尔（Wall）和梅尔扎克（Melzack）于 1965 年提出的“闸门控制学说”占主导地位。该学说认为，外周的伤害性信息通过细的无髓神经 C 纤维和细的有髓 Aδ 纤维传到脊髓，终止于脊髓背角罗氏胶质区（SG）的细胞中，即 SG 细胞构成所谓闸门。同时，其他感觉信息如触觉、位置觉由粗的 Aβ 纤维传导，这些纤维也终止于脊髓的闸门部位，粗纤维的感觉传入（如触觉和震动觉）会“关闭”细纤维的传入信息，即抑制细纤维的伤害性信息向上传导，这种“关闭”的结果在临床上产生的效果便是镇痛，同时中枢下行调控系统对闸门也有调节作用，它的激活可导致脊髓背角对痛觉信号的抑制或易化，中脑导水管周围灰质是中枢下行调控系统的核心结构。研究者于 20 世纪 70 年代发现“阿片肽”家族，亦提出体内存在内源性镇痛系统，这些内源性阿片样活性物质通过抑制谷氨酸和 P 物质的释放而发挥镇痛作用，亦是下行痛觉调控系统的重要调节因子。研究表明神经元可塑性变化/中枢敏感化在疼痛的产生和维持中也具有关键作用。

广义的镇痛药根据作用机制分为以吗啡为代表的麻醉性镇痛药和以阿司匹林为代表的非麻醉性镇痛药。麻醉性镇痛药通过激动中枢神经系统特定部位的阿片受体，产生镇痛、镇静、欣快及呼吸抑制等作用，又称阿片类镇痛药或中枢性镇痛药。由于这类药物中的大多数药物反复应用可产生依赖性，停药后可产生戒断症状，列入麻醉药品管理范围，故又称为麻醉性镇痛药或成瘾性镇痛药，临床上主要用于剧痛的缓解与治疗。

非麻醉性镇痛药的镇痛作用与阿片受体无关，通过抑制环氧酶的活性，抑制 PG 的合成，产生中等程度的镇痛作用，长期应用无依赖性产生，主要用于慢性钝痛的治疗，如阿司匹林等。

第二节　中枢性镇痛药

一、阿片类镇痛药与其作用靶点

阿片（opium）是罂粟科植物罂粟 *Papaver somniferum* 未成熟蒴果浆汁的干燥物，含 20 余种生物碱，化学结构上分别属于菲类和异喹啉类。前者如吗啡，约占阿片总生物碱的 10%，有镇痛作用，是阿片生物碱中最重要的一种。后者如罂粟碱，约占 1%，有松弛平滑肌及扩张血管的作用。阿片类镇痛药包括天然药物和半合成药物，均具有吗啡的基本结构，属于吗啡的衍生物。

（一）阿片类镇痛药的构-效关系

吗啡（morphine）的分子结构由四部分组成（图 17-1）：①保留四个双键的氢化菲核（环 A、B、C）；②与菲核环 B 稠合的 *N*-甲基哌啶环；③连接环 A 与环 C 的氧桥；④环 A 上的一个酚羟基与环 C 上的醇羟基。当酚羟基的氢原子被取代，如可待因和海洛因，镇痛作用减弱，且必须在体内代谢生成吗啡或乙酰吗啡发挥作用。当 17 位侧链甲基被烯丙基取代，则变成阿片受体部分激动药或拮抗药，如烯丙吗啡、纳洛酮和纳曲酮（表 17-1）。具有蒂巴因结构的生物碱经结构修饰后也可产生具有强大镇痛作用的药物，如埃托啡。

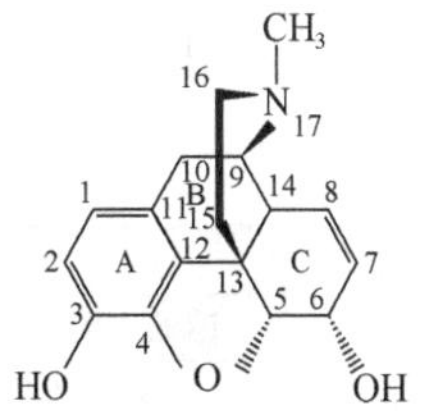

图 17-1　吗啡的化学结构

表 17-1 吗啡及其衍生物的构-效关系

药名	取代部位和取代基团					效应特点
	3	6	17	14	7 和 8	
吗啡	—OH	—OH	$—CH_3$	—	双键	激动药
可待因	$—OCH_3$	—OH	$—CH_3$	—	双键	激动药
海洛因	$—OCOCH_3$	$—OCOCH_3$	$—CH_3$	—	双键	激动药
纳洛酮	—OH	=O	$—CH_2CH=CH_2$	—OH	单键	拮抗药
烯丙吗啡	—OH	—OH	$—CH_2CH=CH_2$	—	单键	部分激动药

（二）阿片类药物作用靶点

1. 阿片受体的证实 1962 年我国学者邹冈发现将微量吗啡注射到家兔第三脑室周围灰质可消除疼痛反应，首次提出吗啡镇痛的作用部位在第三脑室周围灰质。1973 年，Snyder、Simon 和 Terenius 三个实验室分别独立地采用配体结合技术和放射自显影技术证实了大鼠脑内有阿片受体存在，并证明其与药物作用有关。20 世纪 90 年代阿片受体克隆成功。

阿片受体在中枢神经系统（脑和脊髓）的分布广泛而不均匀。脊髓胶质区、丘脑内侧、脑室及导水管周围灰质阿片受体密度较高，边缘系统及蓝斑核阿片受体的密度最高，中脑盖前核、延脑孤束核、迷走神经背核等部位均有阿片受体分布。不同部位的阿片受体调节不同的生理功能。如丘脑内侧的阿片受体介导定位较难且易受情绪影响的深部痛觉；脊髓灰质胶质区的阿片受体参与感觉输入信息的接收与整合，减弱痛觉传入刺激的强度；脑干阿片受体介导的生理功能包括呼吸、咳嗽、恶心和呕吐、血压的维持、瞳孔大小及胃的分泌功能等；下丘脑阿片受体影响神经内分泌功能；边缘系统阿片受体多数位于杏仁核，这些受体可能无镇痛作用，但影响情感行为。研究发现，镇痛药与不同部位阿片受体的亲和力跟其镇痛作用和其产生的不良反应之间呈高度相关性，这也为阿片类药物的研发开辟了新的视角。

阿片受体除分布于中枢神经系统外，在外周也存在，这些受体统称为外周阿片受体。例如，激活 B 淋巴细胞上的阿片受体可影响体液免疫；心肌上的 δ 型阿片受体与心肌缺血预适应的心脏保护作用有关；外周感觉神经末梢上的阿片受体与阿片类物质的外周镇痛作用有关，其介导的镇痛作用对动物和人的炎性疼痛尤其显著。

2. 阿片受体分型及内源性阿片肽 1976 年，马丁（Martin）等用狗分析了各种吗啡类药物的药理作用，发现各有特点，故提出阿片受体可分为三种亚型，即 μ 受体、κ 受体和 σ 受体，同时证明吗啡是 μ 受体的激动药，酮基环唑新是 κ 受体激动药，SKF-10047 是 σ 受体的激动药。后来发现与 SKF-10047 相关的 σ 型作用不能被阿片拮抗药纳洛酮所阻断，因此 σ 型受体不再被认为是阿片受体家族的成员。δ 型受体是 Kosterlitz 小组在研究内源性阿片肽（脑啡肽和内啡肽）的效应时发现的。目前，对 μ 型、κ 型和 δ 型受体的认识已比较清楚，在神经和其他组织中已经确定这三种阿片受体的存在，这三种阿片受体被称为“经典型阿片受体”。药理学研究显示，这三种阿片受体又有不同的亚型，如 μ_1 受体和 μ_2 受体，δ_1 受体和 δ_2 受体及 κ_1 受体、κ_2 受体、κ_3 受体，但这些亚型尚未得到分子克隆的证实。三种阿片受体的生理效应见表 17-2；阿片类药物对这三种阿片受体的作用见表 17-3。

表 17-2 三种阿片受体亚型的生理效应

亚型	效应						
	镇痛作用部位	镇静	呼吸抑制	缩瞳	抑制胃肠活动	欣快	依赖性
μ	脑、脊髓、外周	++	+++	++	++	+++	+++
δ	脊髓	++	++	—	++	—	—
κ	外周、脊髓	+	+	+	+	—	+

表 17-3　内源性阿片肽及药物对阿片受体亚型的影响

阿片肽或药物	阿片受体亚型			阿片肽或药物	阿片受体亚型		
	μ	δ	κ		μ	δ	κ
内源性阿片肽类				美沙酮	+++		
甲硫氨酸脑啡肽	++	+++		芬太尼	+++	+	
亮氨酸脑啡肽	+	+++		部分激动药			
β-内啡肽	+++	+++		喷他佐辛	部分激动药	+	++
强啡肽	+	+	+++	丁丙诺啡	部分激动药	—	++
内吗啡肽	+++			布托诺非	部分激动药	+	+++
激动药				拮抗药			
吗啡	+++	+	++	纳洛酮	—	—	—
可待因	+	+	+	纳曲酮	—	—	—
哌替啶	++	+	+				

注：+代表激动药，—代表拮抗药

阿片受体属于G蛋白偶联受体，该类受体具有相同的基本结构：一个细胞外氨基端区域，七个跨膜域及一个细胞内羧基端尾区。三种经典阿片受体氨基酸序列同源性高达60%。阿片受体C端至半胱氨酸残基区域高度保守，通过与百日咳毒素（pertussis toxin）敏感型G蛋白偶联而抑制腺苷酸环化酶活性，激活受体门控性钾通道和抑制电压门控性钙通道，从而减少神经递质释放和阻断痛觉传递。

阿片受体的发现强烈提示脑内可能存在相应的内源性阿片样活性物质。1975年，休斯（Hughes）等发现了脑啡肽（enkephalin），它是由5个氨基酸残基组成的多肽。由于第五位氨基酸残基有两种不同形式(分别为甲硫氨酸或亮氨酸)，因而取名为甲硫氨酸脑啡肽(met-enkephalin)或亮氨酸脑啡肽（leu-enkephalin）。随后在1976年发现了31肽的β-内啡肽（β-endorphin），1979年发现了17肽的强啡肽（dynorphine）。脑啡肽对δ受体有较强的选择性，被认为是δ受体的内源性配体；强啡肽对κ受体选择性较强，被认为是κ受体的内源性配体；但μ受体没有找到专属性较强的内源性配体，因为β-内啡肽对μ受体和δ受体均有较强的亲和力。所以科学家们相信一定还存在着其他的内源性阿片肽。1997年，扎迪纳（Zadina）所领导的研究小组发现了一种由4个氨基酸残基组成的多肽，作用与吗啡相似，是μ受体的专一性配体，被命名为内吗啡肽（endomorphin）。1992～1993年，3种经典阿片受体被成功克隆的同时，又克隆出一种与经典阿片受体有较高同源性的受体，其基本结构与阿片受体相似，即与G蛋白偶联受体，具有7个跨膜结构，被命名为阿片受体样受体（opioid receptor-like receptor，ORL-R），由于当时没有找到其内源性配体，因而也被称为阿片受体家族中的孤儿成员——孤儿阿片受体（orphan opioid receptor）。1995年，这种孤儿阿片受体的内源性配体终于找到，即17肽的孤啡肽（orphanin FQ）。至此，内源性阿片肽这一大家族含有5个大类：脑啡肽、β-内啡肽、强啡肽、孤啡肽和内吗啡肽。阿片肽在体内广泛分布，除中枢神经系统外，还分布于自主神经节、肾上腺、消化道等组织和器官。阿片肽具有神经递质、神经调质或神经激素的作用，对痛觉、神经内分泌、心血管功能和免疫反应都有重要调节作用。

（三）阿片类镇痛药的作用机制

随着阿片受体和阿片肽的发现，阿片类镇痛药的镇痛机制研究也取得了突破性进展。现认为内源性阿片肽和阿片受体共同组成机体的抗痛系统。痛觉传入使感觉神经末梢通过释放谷氨酸、P物质等递质将痛觉冲动传向中枢。内源性阿片肽由特定的神经元释放后可激动感觉神经末梢突触前、后膜上阿片受体，通过G蛋白偶联机制，抑制腺苷酸环化酶，抑制电压门控性钙通道，减少Ca^{2+}内流，使突触前膜递质释放减少；激活受体门控性钾通道，促进K^{+}外流，使突触后膜超极化，从而减弱或阻断痛觉信号的传递，产生镇痛作用。内源性阿片肽亦作用于痛觉信号下行调制通路，激活下行抑制神经元，通过增加中枢下行抑制系统对脊髓背角感觉神经元的抑制作用，进一步增强阿片肽的整体镇痛效果。阿片类镇痛药的镇痛作用主要是通过激动脊髓胶质区、丘脑内侧、脑室及导水管周围灰质等部位的阿片受体，主要是 μ 受体，模拟内源性阿片肽对痛觉的调制作用而发挥镇痛效应。

二、阿片受体激动药

吗　　啡

吗啡（morphine）很难合成，因此该药主要从阿片中获得或从罂粟中提取。吗啡镇痛作用强大，并有抑制呼吸、镇静和欣快等中枢作用，长期应用易产生耐受性和依赖性。

【体内过程】 吗啡口服吸收良好，但口服首关效应明显，生物利用度低，仅为 25%。临床上常注射给药，皮下注射 30min 后吸收量可达 60%，硬膜外或椎管内注射可快速渗入脊髓发挥作用。血浆蛋白结合率约 30%，游离型吗啡迅速分布于全身各组织器官。仅有一小部分可透过血脑屏障，但足以发挥中枢性药理作用。可通过胎盘到达胎儿体内。主要在肝脏与葡萄糖醛酸结合，代谢产物吗啡-6-葡萄糖醛酸具有药理活性，且活性比吗啡强。吗啡 $t_{1/2}$ 为 2～3h，吗啡-6-葡萄糖醛酸的 $t_{1/2}$ 稍长于吗啡。吗啡及其代谢产物大部分自肾排出，小量经乳汁及胆汁排出。

【药理作用】

1. 中枢神经系统

（1）镇痛：吗啡镇痛作用强大，皮下注射 5～10mg 即能明显减轻或消除疼痛，一次给药，镇痛作用可持续 4～6h。吗啡镇痛范围广，对各种疼痛都有效，对持续性慢性钝痛的效力优于间断性锐痛及绞痛，且不影响意识和其他感觉。

（2）镇静：吗啡可消除或减轻因疼痛引起的焦虑、紧张和恐惧等情绪反应，产生镇静作用，提高对疼痛的耐受力，这与吗啡激动边缘系统和蓝斑核的阿片受体有关。因此，使用阿片类镇痛药物之后，即使仍然感到疼痛，但患者的恐惧和焦虑等情绪反应明显减轻，痛阈明显提高，降低对有害刺激的反应性。若外界环境安静，则易入睡，但易醒。与其他镇静药物合用，会产生协同作用。

（3）欣快感（euphoria）：疼痛患者给予吗啡后，可出现欣快感，表现为异常舒适、飘飘然，特别轻松、无忧无虑和如释重负等。但也有人用药后感到烦躁不安。欣快感也是吗啡容易成瘾的主要原因。

（4）抑制呼吸：治疗剂量的吗啡即可抑制呼吸，使呼吸频率减慢，潮气量降低，每分通气量减少，其中呼吸频率减慢尤为突出。随着剂量增加，抑制作用增强。急性中毒时，呼吸频率可减至每分钟 3～4 次，从而导致严重缺氧。呼吸抑制是吗啡急性中毒致死的主要原因。静脉注射吗啡 5～10min 或肌内注射 30～90min 时呼吸抑制最明显。吗啡抑制呼吸与其作用于呼吸中枢的阿片受体有关，降低呼吸中枢对 CO_2 张力的敏感性，并抑制呼吸调节中枢。

（5）镇咳：吗啡通过激动延髓孤束核的阿片受体，抑制咳嗽中枢而产生显著的镇咳效应，但易成瘾，因此临床上多以可待因代替。

（6）缩瞳：吗啡可引起瞳孔括约肌收缩，使瞳孔缩小。吗啡中毒时，瞳孔极度缩小，针尖样瞳孔为其中毒的特征。缩瞳机制可能与吗啡作用于中脑盖前核的阿片受体，兴奋支配瞳孔的副交感神经有关。吗啡缩瞳作用不产生耐受性，这一现象对吗啡中毒有鉴别诊断的意义。

（7）其他中枢作用：吗啡作用于下丘脑体温调节中枢，通过改变调定点而引起体温下降，但长期大剂量应用体温反而升高；兴奋脑干化学感受区，引起恶心和呕吐；抑制下丘脑释放促性腺激素释放激素（GnRH）和促肾上腺皮质激素释放激素（CRH），降低血浆促肾上腺皮质激素

（ACTH）、黄体生成素（LH）和促卵泡激素（FSH）浓度。此外，还可抑制血管升压素（ADH）和促甲状腺激素（TSH）的释放。

2. 心血管系统 治疗量的吗啡对心率、心律和心肌收缩力无影响，但可使外周血管扩张，降低外周血管阻力，引起直立性低血压。这种降压作用主要是由于吗啡促进组胺释放和激动延髓孤束核的阿片受体而抑制血管运动中枢所致。对冠心病患者，静脉注射8～15mg吗啡，可使心肌耗氧量、左室舒张末压（left ventricular end-diastolic pressure，LVEDP）和心脏做功降低。另外，吗啡类药物能模拟缺血性预适应对心脏的保护作用，减少心肌细胞死亡，减少心肌梗死面积，其机制可能与吗啡激动心肌上的δ型阿片受体有关。吗啡对脑循环影响很小，但由于抑制呼吸，引起体内CO_2蓄积，使脑血管扩张和阻力降低，导致脑血流增加和颅内压升高。因此，吗啡通常禁用于颅外伤及颅内占位性病变患者。

3. 平滑肌

（1）胃肠道平滑肌：吗啡兴奋胃肠道平滑肌和括约肌，提高胃窦部及十二指肠上部的张力，减慢胃排空速度；提高小肠及结肠平滑肌张力，使推进性蠕动减弱，延缓肠内容物通过，增加水分的吸收，并抑制消化腺分泌；提高回盲瓣及肛门括约肌张力，使肠内容物通过受阻；同时吗啡对中枢的抑制作用使便意迟钝。由于这些因素的共同作用而致便秘。

（2）胆道平滑肌：治疗剂量的吗啡即可兴奋胆道奥迪括约肌，使胆道和胆囊内压增加，引起上腹不适，甚至诱发或加重胆绞痛，因此胆绞痛患者不宜单独使用此药，需与阿托品联合应用。

（3）其他平滑肌：吗啡提高输尿管的张力和收缩幅度，能增强膀胱括约肌张力，可导致排尿困难和尿潴留；降低子宫张力可延长产程；治疗量对支气管平滑肌兴奋作用不明显，但大剂量可引起支气管收缩，诱发或加重哮喘发作，可能与其促进组胺的释放有关。

4. 免疫系统 吗啡对细胞免疫和体液免疫均有抑制作用，此作用主要与μ受体激动有关，在戒断症状出现期最为明显，长期给药对免疫的抑制作用可出现耐受现象。

【临床应用】

1. 镇痛 吗啡对各种疼痛均有效，为防止成瘾，除癌症的剧痛可以长期应用外，一般短期用于其他镇痛药无效的急性锐痛，如严重创伤、烧伤和手术等引起的剧痛。如果患者的血压正常，心肌梗死引起的剧痛亦可用吗啡镇痛，除能缓解疼痛和减轻焦虑等不安情绪外，还可扩张外周血管，减轻心脏负担。对内脏平滑肌痉挛引起的绞痛（如胆绞痛和肾绞痛）应与解痉药阿托品合用。

2. 治疗心源性哮喘 心源性哮喘是由于左心衰竭而突然发生急性肺水肿，导致肺换气功能障碍，引起呼吸困难。应用吗啡的依据：①吗啡可降低呼吸中枢对CO_2的敏感性，使浅快的呼吸变为深慢，改善肺换气功能；②吗啡可扩张外周血管，降低外周阻力，减少回心血量，减轻心脏前、后负荷；③吗啡的镇静作用可消除患者的紧张不安、恐惧情绪，减少耗氧量。

3. 止泻 常选用阿片酊或复方樟脑酊，用于急性、慢性消耗性腹泻，可减轻症状，后者较常用。

【不良反应和注意事项】

1. 一般反应 治疗量吗啡可引起眩晕、恶心、呕吐、便秘、尿少、排尿困难、呼吸抑制、胆道压力升高甚至胆绞痛、直立性低血压（低血容量者易发生）及免疫抑制等。

2. 急性中毒 吗啡过量引起急性中毒，表现为昏迷、深度呼吸抑制及瞳孔极度缩小，常伴有血压下降、严重缺氧及尿潴留。呼吸麻痹是致死的主要原因。抢救措施为人工呼吸、适量给氧、补液及静脉注射纳洛酮。

3. 耐受性和依赖性 多次反复应用吗啡类药物可产生耐受性，表现为使用剂量逐渐增大和用药间隔时间缩短。其原因可能与血脑屏障对药物的通透性降低，使吗啡难以通过血脑屏障及体内产生了吗啡类拮抗物质有关。依赖性包括精神依赖性和生理依赖性。阿片类药物在反复用药过程中，先产生精神依赖性，后产生生理依赖性。吗啡可产生欣快感，使患者感觉心情舒畅，是其产生精神依赖性的基础。生理依赖性即成瘾性，停药后可出现戒断症状，表现为兴奋、失眠、流泪、流涕、出汗、震颤、呕吐、腹泻，甚至虚脱、意识丧失、精神出现变态等。

【禁忌证】 禁用于分娩止痛、哺乳期妇女止痛、支气管哮喘、肺源性心脏病、颅脑损伤致颅内压增高、严重肝肾功能不全及新生儿和婴儿等。

可 待 因

可待因（codeine）又称甲基吗啡，在阿片中含量约占 0.5%。口服易吸收，生物利用度为 60%，$t_{1/2}$ 为 2～4h。血浆蛋白结合率一般在 25%左右。大部分在肝脏代谢，主要与葡萄糖醛酸结合，约 10%脱甲基变为吗啡。代谢产物及少量原形经肾排泄。

可待因与阿片受体亲和力低，药理作用与吗啡相似，但较吗啡弱。能直接抑制延脑的咳嗽中枢，止咳作用迅速，其作用强度约为吗啡的 1/4。也有镇痛作用，其镇痛作用为吗啡的 1/12～1/7，但强于一般 NSAID。成瘾性、呼吸抑制均弱于吗啡，无明显便秘、尿潴留及直立性低血压等副作用。能抑制支气管腺体的分泌，可使痰液黏稠，难以咳出，故不宜用于痰多黏稠的患者。临床用于剧烈干咳和中等程度疼痛。

哌 替 啶

哌替啶（pethidine）又称度冷丁（dolantin），为苯基哌啶衍生物，于 1937 年人工合成的，是目前临床上应用最广泛的人工合成镇痛药。

【体内过程】 哌替啶口服或注射给药均能吸收，口服生物利用度约 50%，通常在用药后 1～2h 内达到血浆峰浓度。皮下或肌内注射吸收更迅速，起效更快，故临床常用注射给药。吸收后 60%与血浆蛋白结合。能通过胎盘屏障，进入胎儿体内。也有少量经乳腺排出。哌替啶主要经肝代谢为哌替啶酸和有明显中枢兴奋作用的去甲哌替啶，然后以结合型或游离型经肾排泄。去甲哌替啶 $t_{1/2}$ 为 15～20h，反复大量使用哌替啶引起的肌肉震颤、抽搐甚至惊厥可能与此有关。肾功能不全或反复大剂量应用可能引起去甲哌替啶蓄积。只有很少的哌替啶以原形排泄。

【药理作用】 哌替啶的药理作用、作用机制与吗啡基本相同，主要激动 μ 受体。

1. 中枢神经系统 镇痛作用弱于吗啡，相当于吗啡的 1/10～1/7，作用持续时间较短，为 2～4h。镇静、致欣快作用，和吗啡相当。哌替啶与吗啡在等效镇痛剂量时抑制呼吸程度相等，但维持时间较短。对呼吸功能正常者尚无妨碍，但对肺功能不全及颅脑损伤者可危及生命。无明显中枢性镇咳作用，能兴奋延髓 CTZ 及增加前庭器官的敏感性，易致眩晕、恶心、呕吐等。哌替啶不缩小瞳孔，且由于其阿托品样作用反而能扩大瞳孔。

2. 心血管系统 哌替啶对心血管系统的作用大体与吗啡相似，能引起组胺释放。肌内注射哌替啶不会显著影响心率，但静脉给药时，可降低外周血管阻力、引起心率显著加快。与吗啡一样，哌替啶可扩张脑血管，提高脑脊液压力。

3. 平滑肌 吗啡对胃肠道平滑肌及括约肌的作用与吗啡相似，但较弱，且作用维持时间短，故无明显止泻和引起便秘作用；治疗剂量对支气管平滑肌无明显作用，大剂量可引起收缩。有轻微的子宫兴奋作用，但对妊娠末期子宫收缩无影响，也不对抗缩宫素的作用，故不延长产程。

【临床应用】

1. 镇痛 哌替啶镇痛作用虽较吗啡弱，但成瘾性较吗啡轻，产生也较慢，可代替吗啡用于各种剧痛，如创伤性疼痛、手术后疼痛等。但对胆绞痛和肾绞痛等内脏绞痛需加用阿托品。用于分娩止痛时，由于新生儿对哌替啶的呼吸抑制作用特别敏感，故产前 2～4h 不宜使用。哌替啶代谢产物去甲哌替啶对中枢有兴奋作用，且 $t_{1/2}$ 长，长期应用会蓄积中毒，尤其不适合需长期服药的癌痛患者，世界卫生组织（World Health Organization，WHO）已将盐酸哌替啶注射液列为癌性疼痛治疗不推荐药物。

2. 麻醉前给药 可解除患者对手术的紧张和恐惧情绪，减少麻醉药用量及缩短诱导期。

3. 心源性哮喘 可代替吗啡作为心源性哮喘的辅助治疗。作用机制同吗啡。

4. 人工冬眠 与氯丙嗪和异丙嗪组成人工冬眠合剂，用于高热、惊厥、甲亢危象和严重创伤等需人工冬眠的患者。氯丙嗪可加强哌替啶的镇痛、镇静、呼吸抑制及血管扩张作用。用后可引起血压降低、心动过速及呼吸抑制等。因此，老年、体弱、呼吸功能不全患者及婴幼儿所使用的冬眠合剂常不宜加用哌替啶。

【不良反应和注意事项】 治疗量时可致眩晕、出汗、口干、恶心、呕吐、心悸和直立性低血压等。较少引起便秘和尿潴留。反复应用易产生耐受性和依赖性。剂量过大可明显抑制呼吸，偶可致震颤、肌肉痉挛、反射亢进以致惊厥等中枢兴奋症状，中毒解救用阿片受体阻断药纳洛酮，但由于其不能对抗哌替啶的中枢兴奋作用，需配合应用巴比妥类药物。

美 沙 酮

美沙酮（methadone）又称美散酮、阿米酮、非那酮，主要激动 μ 受体。美沙酮左旋体镇痛 E_{max} 是右旋体的 8～50 倍，药用其消旋体。

【体内过程】 美沙酮易从胃肠道吸收，口服 30min 起效，约 4h 血药浓度达峰值，作用持续时间 24～36h。广泛分布，并能透过胎盘。美沙酮可与各种组织包括脑组织的蛋白质牢固结合，反复用药后产生一定的蓄积作用。$t_{1/2}$ 约 15h，长期用药者 $t_{1/2}$ 为 13～47h，平均 25h。主要在肝脏代谢为去甲美沙酮，由尿和粪便中排泄，约 21%以原形自尿排出。

【药理作用】 美沙酮镇痛强度与吗啡相当，但持续时间较长，镇静、镇咳、缩瞳、致欣快、抑制呼吸、致便秘及升高胆道内压等作用较吗啡弱，耐受性、依赖性发生慢，而且对美沙酮成瘾的患者突然停药所产生的戒断症状明显轻于吗啡。应用美沙酮期间，注射吗啡不再产生欣快感，停药吗啡也不再出现明显的戒断症状。因此美沙酮可以作为吗啡或海洛因的替代品，用来进行戒毒治疗。

【临床应用】 ①镇痛，主要用于癌症患者镇痛；②亦可用于吗啡、海洛因等阿片类药物成瘾的脱毒治疗。

【不良反应和注意事项】 和吗啡类似，常见有头痛、眩晕、便秘、出汗、嗜睡和直立性低血压等，但症状较轻，也可引起便秘及药物依赖。美沙酮过量可导致呼吸抑制，表现为昏迷、呼吸变浅变慢、瞳孔缩小呈针尖状（严重呼吸抑制可因脑缺氧而散大）、血压下降，甚至休克，严重者可因呼吸抑制而死亡。

呼吸功能不全者、婴幼儿、临产妇（分娩）禁用，妊娠妇女、老年人、肝肾功能不全者要慎用。

芬太尼及其同系物

该类药物为人工合成的强效麻醉性镇痛药，化学结构与哌替啶相似，为苯基哌替啶的衍生物，包括芬太尼（fentanyl）、舒芬太尼（sufentanil）和瑞芬太尼（remifentanil）等。

芬太尼为 μ 受体激动药，属短效镇痛药。作用与吗啡相似，镇痛强度为吗啡的 100 倍。镇痛作用产生快，但持续时间较短，静脉注射后 1min 起效，4min 达高峰，作用维持 30min。肌内注射后约 7min 起效，维持 1～2h。血浆蛋白结合率为 84%，$t_{1/2}$ 为 3～4h。适用于各种疼痛及外科、妇科等手术后和手术过程中的镇痛；与氟哌利多配伍制成“安定镇痛剂”，用于外科小手术。不良反应常见恶心、呕吐、眩晕、皮肤瘙痒等。静脉给药时可能引起胸壁肌肉强直，一旦出现，需用肌肉松弛剂对抗。静脉注射过快则易抑制呼吸，有成瘾性，但较哌替啶轻。禁用于支气管哮喘、呼吸抑制、重症肌无力、颅脑肿瘤或颅脑外伤引起昏迷的患者。禁止与单胺氧化酶抑制剂（如苯乙肼、帕吉林等）合用。

舒芬太尼主要作用于μ受体，对κ受体和δ受体也有激动作用，但作用较弱。舒芬太尼的镇痛作用强于芬太尼，是吗啡的1000倍，其亲脂性约为芬太尼的两倍，更易通过血脑屏障，与血浆蛋白结合率较芬太尼高，为92%，$t_{1/2}$为1～2h。在肝脏代谢，代谢产物经肾排泄。不引起组胺释放，对心血管系统影响小，常用于心血管手术麻醉。

瑞芬太尼的药理作用及不良反应与芬太尼相似。静脉注射给药后1～1.5min起效，不依赖肝脏代谢和肾脏排泄，主要被血浆酯酶快速水解，$t_{1/2}$为 8～20min。由于作用持续时间短，只能采用静脉持续输注给药，临床上主要用于全麻诱导和全麻中维持镇痛。

羟 考 酮

羟考酮（oxycodone）是以蒂巴因为原料、半合成的阿片类生物碱，可激动μ受体和κ受体。药理作用包括镇痛及抗焦虑、止咳、镇静等，其镇痛作用无封顶效应。由于其κ受体激动作用，因而认为对内脏痛较单纯μ受体激动药有更好的镇痛效果。羟考酮与吗啡、芬太尼等强阿片类药物相比，免疫抑制作用弱，不促进组胺释放。羟考酮药物滥用的风险远低于其他μ阿片受体激动药。

羟考酮口服吸收良好，生物利用度高达60%～80%，高于吗啡，与血浆蛋白结合率约40%，与吗啡类似。羟考酮主要在肝脏经P450酶催化代谢，其主要代谢产物去甲羟考酮也有镇痛活性，且强于羟考酮，代谢产物及原形主要经肾排泄。

羟考酮现有片剂、控缓释片剂、注射剂、栓剂等多种剂型，广泛应用于中、重度急慢性疼痛和癌痛的治疗，尤其在内脏痛的缓解上，羟考酮优于吗啡。由于慢性疼痛需要长期服药，因此羟考酮一般与其他药物联用，或组成复方制剂应用，如羟考酮阿司匹林复方制剂、羟考酮对乙酰氨基酚复方制剂、羟考酮罗通定复方制剂等。不良反应与吗啡相似，如恶心、呕吐、头晕、瘙痒、口干、多汗、思睡和乏力，偶见呼吸困难和直立性低血压。

三、阿片受体部分激动药

喷 他 佐 辛

喷他佐辛（pentazocine）是苯并吗啡烷类衍生物。主要激动κ受体，对μ受体表现为部分激动作用（或称轻度拮抗作用），因而成瘾性很小，在药政管理上已列入非麻醉药品。

【体内过程】 口服、皮下和肌内注射均吸收良好，肌内注射后0.25～1h血药浓度达峰值。口服后，在肝脏中的首过效应明显，只有20%的药物进入血液循环，故口服后需1～3h才达血药浓度峰值。主要在肝脏代谢，代谢速率个体差异较大，这可能是其镇痛效果个体差异大的原因。血浆蛋白结合率为60%，$t_{1/2}$为2～4h，可通过胎盘屏障。

【药理作用】 喷他佐辛镇痛作用为吗啡的1/3，呼吸抑制作用为吗啡的1/2，但当剂量超过30mg，呼吸抑制程度并不随剂量增加而加重，故相对较安全。因激动κ受体，较高剂量时可产生烦躁不安、梦魇、幻觉等精神症状。对心血管系统的作用与吗啡不同，大剂量使心率加快、血压升高，这与其升高血中儿茶酚胺浓度有关。冠心病患者静脉注射该药时，能提高LVEDP，增加心脏做功。

【临床应用】 喷他佐辛适用于各种慢性疼痛，对剧痛效果不及吗啡，口服及注射给药吸收均良好，目前临床应用广泛，但不适用于心肌梗死引起的疼痛。

【不良反应和注意事项】 常见的有镇静、眩晕、恶心、出汗及轻微头痛等，剂量过大可引起呼吸抑制、血压升高、心率加快及心律失常。局部反复注射，可使局部组织产生无菌性脓肿、溃疡和瘢痕形成，注射时应常更换注射部位。

丁丙诺啡

丁丙诺啡（buprenorphine）是一种半合成药物，是一种高亲脂性的阿片受体部分激动药，是二甲基吗啡的衍生物。以激动 μ 受体和 κ 受体为主，对 δ 受体有拮抗作用。其作用比吗啡强25～50 倍。丁丙诺啡经多种途径给药均可被很好吸收，术后患者舌下含服就可以起到很好的镇痛作用。

布托啡诺

布托啡诺（butorphanol）为阿片受体部分激动药，可激动 κ 受体，对 μ 受体有弱的阻断作用，作用与喷他佐辛相似。镇痛效力及呼吸抑制作用为吗啡的 3.5～7 倍，起效时间、达峰时间和持续时间都与吗啡相似。可用于缓解中度、重度疼痛，如术后、外伤、癌性疼痛及内脏绞痛等，不能用于心肌梗死的止痛。主要副作用是头痛、困倦、乏力、出汗、漂浮感。

四、其他镇痛药

曲马多

曲马多（tramadol）是一种人工合成的非阿片类中枢性镇痛药，有较弱的 μ 受体激动作用，并能抑制 NA 和 5-HT 的再摄取。阿片受体阻断药纳洛酮仅能部分拮抗其镇痛作用，而 α_2 受体阻断药育亨宾和 5-HT_2 受体阻断药利坦色林能显著降低曲马多的镇痛作用。曲马多镇痛强度与喷他佐辛相当，镇咳强度为可待因的 1/2。与传统的阿片类药物不同，曲马多呼吸抑制作用弱，无致平滑肌痉挛作用，也无明显的心血管作用。

曲马多口服易吸收，生物利用度为 68%左右，主要在肝脏代谢，代谢产物 *O*-去甲基曲马多具有药理活性，原形和代谢产物主要经肾脏排泄。曲马多体内分布广，并能透过血脑屏障和胎盘屏障，乳汁中含有少量活性成分，血浆蛋白结合率低，口服后 2～3h 达到血药浓度峰值，$t_{1/2}$ 平均 6h，代谢物的 $t_{1/2}$ 约为 7h。晚期肝硬化、肾功能障碍的患者代谢曲马多较缓慢，排泄也缓慢。

临床适应证：曲马多耐受性和依赖性较弱，适用于中度以上的急性、慢性疼痛，如手术、创伤、分娩及晚期恶性肿瘤疼痛等。

曲马多不良反应：常见出汗、眩晕、恶心、呕吐、食欲减退及排尿困难等；少见心悸、心动过缓或直立性低血压或循环性虚脱；偶见胸闷、口干、疲劳、瘙痒、皮疹。静脉注射速度过快还可出现面部潮红、多汗和一过性心动过速。

布桂嗪

布桂嗪（bucinnazine）为国家特殊管理的麻醉药品。镇痛强度约为吗啡的 1/3，强于 NSAID。对皮肤、黏膜、运动器官（包括关节、肌肉、肌腱等）的疼痛有明显的抑制作用。呼吸抑制和胃肠道作用较轻，对平滑肌痉挛的镇痛效果差。与吗啡相比，本药不易成瘾，但有不同程度的耐受性。镇痛机制可能与药物激动中枢阿片受体，以及干扰中枢单胺能神经递质如 NA、DA 和 5-HT 的代谢有关。

布桂嗪口服 10～30min 或皮下注射 10min 后起效，作用持续 3～6h。本药主要以代谢形式从尿与粪便中排出。

布桂嗪为中等强度的镇痛药，临床用于偏头痛、三叉神经痛、牙痛、炎症性及外伤性疼痛、痛经、关节痛及癌性疼痛等。少数患者可见有恶心、眩晕或困倦、黄视症、全身发麻感等，停药后可消失。

四氢帕马丁和罗通定

四氢帕马丁（tetrahydropalmatine，延胡索乙素）是中国药用植物化学家赵承嘏从中药延胡索中提取的生物碱，为消旋体，其有效成分是左旋体，即罗通定（rotundine）。两药口服吸收良好，10～30min 起效，作用维持 2～5h。有镇静、安定、镇痛和中枢性肌肉松弛作用。本类药物不激动阿片受体，也不影响 PG 的合成，其镇痛作用一方面可能与通过抑制脑干网状结构上行激活系统、阻滞脑内 DA 受体的功能有关；另一方面也证实其可促进中枢内阿片肽系统功能而参与镇痛。镇痛作用较哌替啶弱，但比 NSAID 强，对慢性持续性疼痛及内脏钝痛效果较好，创伤及术后疼痛效果差。用于胃肠道、肝胆系统疾病引起的疼痛及头痛、痛经和分娩痛。还具有镇痛催眠作用，故可用于疼痛引起的失眠。

第三节 阿片受体阻断药

纳洛酮和纳曲酮

【体内过程】 纳洛酮（naloxone）口服无效，一般注射给药，$t_{1/2}$ 约 1h，药效维持时间较短，为 1～4h。纳曲酮（naltrexone）口服生物利用度约为 30%，$t_{1/2}$ 约为 10h。

【药理作用】 纳洛酮和纳曲酮都是阿片受体的完全拮抗药。二者的化学结构与吗啡相似，只是其 6 位—OH 被羰基取代，而且叔氮上的甲基分别被较大的烯丙基（纳洛酮）或环丙异丁烷基（纳曲酮）取代。生理情况下，纳洛酮或纳曲酮无明显的药理作用，但能快速对抗阿片类药物过量中毒所致的呼吸抑制和血压下降等。对吗啡过量中毒的患者，拮抗药可以有效地消除诸如呼吸抑制、意识模糊、瞳孔缩小、肠蠕动减弱等中毒症状。近年来认为内啡肽是一种休克因子，作用于 μ 受体和 κ 受体，引起心血管抑制、血压下降。纳洛酮和纳曲酮可对抗内啡肽的作用，对休克的治疗有一定的意义。

【临床应用】 纳洛酮和纳曲酮临床应用相似，主要用于阿片类药物过量中毒的抢救，首选用于已知或疑为阿片类药物过量引起的呼吸抑制和昏迷等，可迅速改善呼吸，使意识清醒；对阿片类药物的镇痛、心血管及胃肠道效应、缩瞳作用及内分泌效应均能对抗。也可用于解除阿片类药物麻醉后的呼吸抑制、阿片类药物成瘾者的鉴别诊断。对其他治疗措施无效的低血容量性、创伤性、过敏性、酒精急性中毒性、感染中毒性及神经源性休克疗效也较好。

【不良反应和注意事项】 纳洛酮和纳曲酮无内在活性，本身不产生药理效应，不良反应少，大剂量偶见轻度烦躁不安。

烯 丙 吗 啡

烯丙吗啡（nalorphine）是以 *N*-烯丙基取代吗啡结构式中的 *N*-甲基获得，其与阿片受体有较强的亲和力，为阿片受体的部分激动药。小剂量即可表现拮抗吗啡的作用并可促进吗啡成瘾者产生戒断症状，大剂量有一定镇痛作用及引起烦躁和焦虑等精神症状。

案例 17-1

1. 案例摘要 患者，女，46 岁，上腹部剧烈疼痛入院，入院前曾间歇性上腹部疼痛发作数年。

此次，因吃油腻性食物，上腹部疼痛加剧，并有恶心、呕吐、腹泻等症状，经B型超声检查，诊断为胆结石引起胆绞痛、慢性胆囊炎。因疼痛剧烈，患者入院前曾注射过吗啡，用药后呕吐更加剧烈，疼痛不止，呼吸变慢，腹泻却得到控制。入院后，皮下注射哌替啶 50mg、阿托品 0.5mg，3～4h/次，并行手术治疗，10 日后痊愈出院。

2. 案例问题

（1）患者在入院前使用吗啡是否合适？入院后为什么用哌替啶？

（2）为什么用吗啡后，疼痛没有停止，呕吐却更加剧烈，呼吸变慢，腹泻得到控制？

（3）为什么用哌替啶时合用阿托品？

3. 案例分析

（1）提示：结石在胆囊内形成后，可刺激胆囊黏膜，不仅引起胆囊的慢性炎症，而且当结石嵌顿在胆囊颈部或胆囊管后，还能引起胆囊或胆总管平滑肌痉挛收缩，导致胆绞痛。吗啡和哌替啶属于中枢性镇痛药，镇痛作用强大，但反复应用可产生成瘾性，停药后可产生戒断症状。哌替啶镇痛作用虽较吗啡弱，但成瘾性和戒断症状较吗啡轻，产生也较慢，一般在临床上代替吗啡用于各种剧痛。

（2）提示：吗啡和哌替啶等阿片类药物除产生强大的镇痛作用外，还可引起恶心、呕吐、排尿困难、呼吸抑制等，吗啡还可导致便秘，并有止泻作用。哌替啶由于作用时间短，没有止泻作用，较少引起便秘。

（3）提示：治疗剂量的吗啡和哌替啶即可兴奋胆道奥迪括约肌，使胆道和胆囊内压增加，可致上腹部不适，甚至诱发或加重胆绞痛，因此胆绞痛患者不宜单独使用此类药物镇痛，必须和平滑肌解痉药阿托品合用。

（付 惠）

第十八章　解热镇痛抗炎药、抗风湿病药

解热镇痛抗炎药（antipyretic，analgesic and anti-inflammatory drugs）又称非甾体抗炎药（nonsteroidal anti-inflammatory drug，NSAID），是一类具有解热、镇痛、抗炎和抗风湿作用的药物，NSAID 虽然化学结构不同，但抑制花生四烯酸代谢过程中的环氧合酶（cyclo-oxygenase，COX；环氧酶，环加氧酶）活性，进而抑制 PG 合成，是 NSAID 发挥解热、镇痛、抗炎作用的共同作用机制。该类药物包括水杨酸类、苯胺类、吡唑酮类、吲哚乙酸类、邻氨基苯甲酸类、芳基烷酸类、烯醇酸类（昔康类）、选择性 COX-2 抑制剂等，其中，苯胺类基本不具有抗炎和抗风湿作用；烯醇酸类 NSAID 抗炎作用强，作用时间长，但出现皮肤反应风险较高；选择性 COX-2 抑制剂保留了传统 NSAID 相同的疗效（解热、镇痛、抗炎），而克服了其抑制 COX-1 引起的胃肠道不良反应（溃疡、出血等）。NSAID 属于对症治疗药物，并不能解除疾病的致病原因，也不能防止疾病的发展和预防并发症发生，不宜长期服用，否则会增加心肌梗死、脑卒中等心血管风险。

第一节　炎症的基本病理

炎症（inflammation）是具有血管系统的活体组织对损伤因子所发生的一系列以防御为主的复杂反应，临床表现为局部红、肿、热、痛和功能障碍，或兼有发热、外周白细胞数量升高等全身反应。炎症是疾病最常见的病理过程，血管反应是炎症过程的中心环节。

炎症反应是损伤、抗损伤和修复的综合过程，具有保护和损伤的双重作用。当机体遭受损伤时，炎症是一种最重要的保护反应，如无炎症反应，感染将无法控制，器官组织的损伤会持续发展和加重，创伤不能愈合；严重和过激的炎症反应又会加重机体损伤，造成组织器官发生粘连、阻塞、压迫和坏死等病变，甚至导致死亡。

如图 18-1 所示，炎症发生的原因称为致炎因子（inflammatory agent），根据性质可分为物理性因子、化学性因子、生物性因子、组织坏死、过敏反应或异常的免疫反应等类型。物理性因子有高温、低温、紫外线、放射性物质、电击，以及机械损伤（挤压、切割、撞击）等；生物性因子有细菌、病毒、支原体、真菌、螺旋体和寄生虫等，这些生物病原体引起的炎症又称感染（infection），是炎症发生最常见的原因。细菌产生的外毒素和内毒素可以直接损伤组织；病毒在被感染的细胞内复制会导致细胞坏死；某些具有抗原性的病原体感染人体后通过诱发免疫反应而损伤组织，如寄生虫感染和结核。化学性因子分为内源性化学因子和外源性化学因子，如烟酒，药物及腐蚀性强酸、强碱等为外源性化学因子，机体坏死组织的分解产物及在某些病理条件下堆积在体内的代谢产物为内源性化学因子，如肾衰竭时尿素过多引起的肠炎、肺炎和心包炎。此外，各型过敏反应均能造成损伤引起炎症。

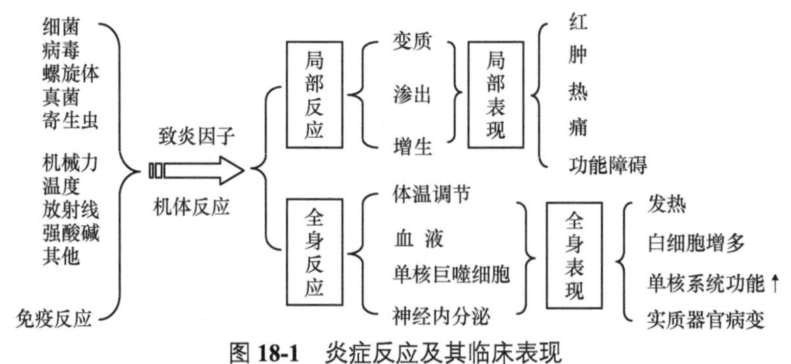

图 18-1　炎症反应及其临床表现

如图 18-2 所示，炎症基本的病理变化包括局部组织的变质（alteration）、渗出（exudation）和增生（proliferation），三者既相互联系，又相互转化。变质是炎症局部组织发生的变性和坏死，由致炎因子直接作用，或由炎症过程中发生的局部血液循环障碍和免疫机制介导，以及炎症反应产物间接作用的结果，形态可见实质细胞水肿、脂肪变性、凝固性和液化性坏死，间质细胞出现黏液变性、纤维样坏死等变化，变质的轻重取决于致炎因子的性质、强度和机体的反应性。渗出是炎症局部组织血管内的液体成分、纤维素等蛋白质和各种炎细胞通过血管壁进入组织、体腔、体表和黏膜表面的过程，以血管反应为中心的渗出性病变是炎症最具特征性的标志，在渗出过程中，血管反应主要表现为血流动力学改变（炎性充血）、血管通透性增加（炎性渗出）、液体渗出和细胞渗出（炎性浸润），渗出物在炎症反应中具有重要的防御作用。增生是在致炎因子、组织崩解产物的刺激下，炎症局部细胞增殖，细胞数目增多的病理变化，包括实质细胞和间质细胞增生。增生也是一种重要的防御反应，有助于限制炎症扩散和弥漫，使受损组织得以再生修复，但过度的组织增生又对机体不利，如肉芽组织过度增生，使原有的实质细胞遭受损害而影响器官功能，病毒性肝炎的肝硬化、心包炎后的绒毛心等即为过度增生所致。凡是炎症均有上述三种病变，只是轻重程度不同。一般地，炎症早期以变质、渗出为主，后期以增生为主；急性者以变质、渗出为主，慢性者以增生为主，且三者可相互转化，以增生为主的病变，当机体免疫力下降时，又可转为变质和渗出。

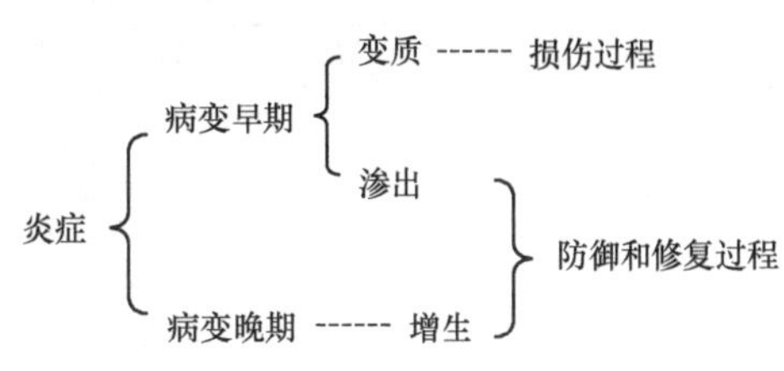

图 18-2　炎症的基本病理变化

在炎症过程中，炎症介质对介导炎症反应和细胞调节起重要作用，它们来源于细胞释放和体液产生。在致炎因子刺激下，结合在细胞膜磷脂上的花生四烯酸（arachidonic acid，AA）经磷脂酶 A_2（phospholipase A_2，PLA_2）水解释放出来，再通过环氧合酶途径转变成多种代谢产物，其中，主要代谢产物——PG 与炎症的发生、发展和消退密切相关，致炎部位的渗出液中 PG 参与介导多种炎症反应，如扩张血管、增加血管通透性和局部血流量、促进白细胞趋化和游走，引起水肿、发热和疼痛等反应。组织损伤时，局部组织细胞也释放激肽、神经肽、组胺、细胞因子和补体成分，同时，中性粒细胞的细胞膜遭受刺激产生氧自由基，如超氧阴离子、过氧化氢和羟自由基，这些物质与 PG 相互作用，加重炎症反应过程。因此，控制 PG 的合成释放，是缓解局部炎症症状，减缓或阻止组织损伤进一步发展，从而维持器官功能的有效手段。临床疗效证实，具有抑制 PG 合成的 NSAID 具有确切的抗炎作用。

COX 是合成各种 PG 的关键酶，也是花生四烯酸代谢的限速酶（图 18-3），具有 COX 和过氧化物酶的双重酶功能。COX 有至少两种同工酶，即结构型酶 COX-1 和诱导型酶 COX-2。COX-1 和 COX-2 结构相似，但在反应底物、抑制剂及细胞内定位有明显不同。COX-1 存在于大多数细胞内，如血管、胃、肾等组织中，参与血管舒缩、血小板聚集、胃黏膜血流、胃黏液分泌、肾血流等的调节，以维持细胞、组织和器官生理功能的稳定。COX-2 在正常情况下并不存在，仅在各种化学、物理性损伤和生物因子（细胞因子、生长因子、内毒素等）刺激下，组织损伤诱导 COX-2 表达增强，PLA_2 激活，水解细胞膜磷脂，生成花生四烯酸，进而经 COX-2 催化加氧生成 PG。目前认为，COX-1 和 COX-2 在功能上有重叠和互补性，共同发挥对机体的保护作用。

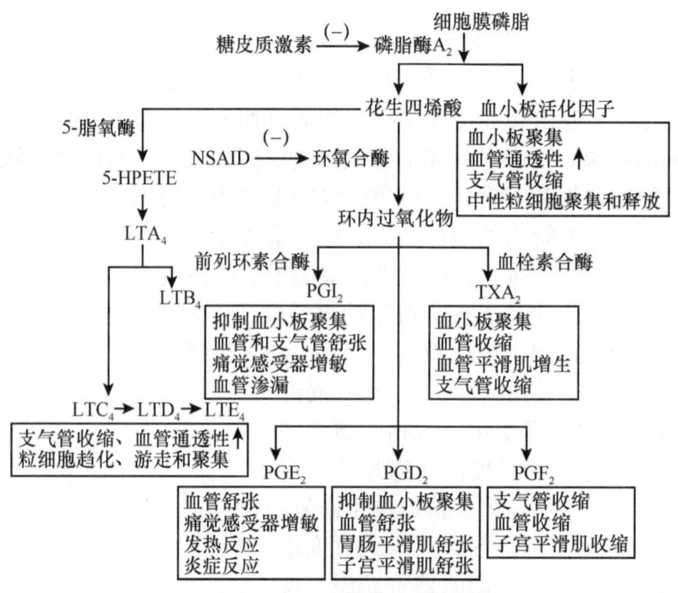

图 18-3 花生四烯酸的代谢过程

5-HPETE. 5-过氧羟基花生四烯酸；**LTA_4.** 白三烯 A_4；**LTB_4.** 白三烯 B_4；**LTC_4.** 白三烯 C_4；**LTD_4.** 白三烯 D_4；**LTE_4.** 白三烯 E_4；**PGE_2.** 前列腺素 E_2；**PGD_2.** 前列腺素 D_2；**PGF_2.** 前列腺素 F_2；**TXA_2.** 血栓素 A_2

炎症治疗目标是改善或消除炎症的症状，维持器官功能，减缓或阻止组织损伤的病理发展。

第二节 解热镇痛抗炎药

解热镇痛抗炎药是一类具有解热、镇痛作用，绝大多数还兼有抗炎和抗风湿作用的药物。这类药不含甾体结构，为了与糖皮质激素（甾体类）抗炎药区别，亦称为非甾体抗炎药（NSAID）。此外，其他具有抗炎作用的药物还包括 H_1 受体阻断药、部分抗风湿药和抗痛风药。按照化学结构，NSAID 分为苯胺类、吡唑酮类、有机酸类及其他。有机酸类又分为羧酸类［甲酸类（水杨酸类）、乙酸类、丙酸类］和烯酸类（表 18-1），其中，苯胺类基本不具有抗炎和抗风湿作用。

表 18-1 NSAID 的分类

化学分类				代表药物
苯胺类				对乙酰氨基酚
吡唑酮类				保泰松、安乃近
有机酸类	羧酸类	甲酸类（水杨酸类）		阿司匹林
		乙酸类	吲哚乙酸类	吲哚美辛
			茚乙酸类	舒林酸
			萘乙酸类	萘丁美酮
			邻氨苯乙酸类	双氯芬酸
			苯乙酸类	芬布芬
		丙酸类	苯丙酸类	布洛芬
			萘丙酸类	萘普生
	烯酸类		苯并噻唑类	吡罗昔康、美洛昔康
其他				尼美舒利

NSAID 虽然化学结构不同，但解热、镇痛、抗炎作用有共同作用机制——抑制花生四烯酸

代谢过程中的 COX 活性，抑制 PG 合成（图 18-3 和表 18-2）。20 世纪 90 年代，在传统 NSAID 确切疗效的基础上，为克服 NSAID 抑制 COX-1 引起的胃肠道不良反应，高选择性 COX-2 抑制剂的研发受到重视。目前，选择性 COX-2 抑制剂已经用于临床，并可依据 NSAID 对 COX-2 的选择性进行药物分类（表 18-2）。阿司匹林、布洛芬、吲哚美辛、吡罗昔康和舒林酸对 COX-1 有一定的选择性。选择性 COX-2 抑制剂保留了与传统 NSAID 相同的疗效（解热、镇痛和抗炎），同时明显降低了药物的胃肠道不良反应（溃疡、出血等）。

表 18-2 NSAID 对 COX-1 与 COX-2 的 IC_{50}（μmol/L）

NSAID	COX-1	COX-2	COX-2/COX-1
COX 非选择性抑制药			
萘普生	9.5000	1.100	0.5800
氟比洛芬	0.0820	0.1020	1.2500
双氯芬酸	1.5700	1.1000	0.7000
萘丁美酮	7.0000	1.0000	1.4300
COX-1 低选择性抑制药			
布洛芬	4.8000	72.8000	15.1600
对乙酰氨基酚	0.1000	0.7500	7.5000
COX-1 高选择性抑制药			
阿司匹林	1.6000	277	173
吲哚美辛	0.0280	1.6800	60
舒林酸	0.0121	1.2100	100
托美丁	0.0100	1.7500	175
吡罗昔康	0.0015	0.9060	600
COX-2 选择性抑制药			
塞来昔布	15	0.0400	0.0027
尼美舒利	>10	0.0700	<0.0700
美洛昔康	0.2140	0.1710	0.8000

近年来发现，阿司匹林是血小板 COX 的不可逆抑制剂，而多数非选择性 NSAID 是可逆性抑制剂；选择性 COX-2 抑制剂在常用剂量下对血小板 COX 无抑制作用。COX-2 对于血管内皮细胞合成 PGI_2 及保护肾脏具有重要意义，给予 COX-2 高选择性抑制剂可能增加水肿和高血压的发病率。临床研究亦证明，服用选择性 COX-2 抑制剂罗非昔布 18 个月后，患者发生确定性心血管事件（如心肌梗死、脑卒中）相对风险增加，默沙东公司于 2004 年 10 月宣布主动从全球市场撤回万络（罗非昔布），伐地昔布也于 2005 年 4 月退出美国市场。在儿童发热用药的选择上需慎用尼美舒利，该药对中枢神经和肝脏造成损伤的案例时有出现。美国 FDA 发布警示，心血管风险可能也是 NSAID 的共有问题，并要求 NSAID 的药品说明书中应提示这类风险。

【药理作用】

（1）解热作用：人体体温调节中枢位于下丘脑，调控产热和散热过程，使体温维持在 37℃左右。在病理条件下，病原微生物、非微生物抗原、炎症灶渗出物、致热性类固醇等刺激血液单核细胞和组织巨噬细胞，使其产生并释放内生性致热原（IL-1β、IL-6 等）。内生性致热原在下丘脑引起 PGE_2 合成和释放增加，PGE_2 作为中枢性发热介质作用于体温调节中枢，使体温调定点升高，引起发热。NSAID 仅对内生性致热原所致发热有效，而对脑室内直接注射微量 PGE_2 所致发热无效，说明其解热作用机制是抑制了下丘脑 COX，阻断 PGE_2 合成，使体温调节中枢的体温调定点恢复正常。NSAID 只能使发热者的体温恢复正常，但不能使其降至正常体温以下，对正常人的体温无影响。有学者证明，PGE_2 并非唯一的发热介质，NSAID 可能还有其他的解热作用机制。

（2）镇痛作用：主要用于组织损伤或炎症引起的疼痛，如关节痛、肌肉痛、头痛、痛经和癌性疼痛等，这些病理过程均涉及致痛物质缓激肽、PG 的产生和释放增多。此外 PGI_2 和 PGE_2 亦可提高痛觉感受器对致痛物质的敏感性，加重疼痛。NSAID 通过抑制外周病变部位的 COX，使 PG 合成减少而减轻疼痛。NSAID 是治疗偏头痛的一线药物，也可与选择性地激动 5-$HT_{1B/1D}$ 受体的曲坦类二线药物合用。该类药物具有中等程度的镇痛作用，对慢性钝痛有效；对急性锐痛、严重创伤的剧痛、平滑肌绞痛无效。长期应用不产生成瘾性。

（3）抗炎作用：尽管 NSAID 均具有解热、镇痛作用，但是它们的抗炎作用强度相差很大。多数药物具有较好的抗炎作用，而苯胺类药物几乎不具有抗炎作用。急性炎症发生时，局部产生大量 PGE_2。PGE_2 是强效血管扩张物，与炎症局部的组胺、缓激肽和白三烯等发生协同作用，加重血管渗漏、水肿等炎症反应（图 18-3）。NSAID 抑制炎症部位 COX-2，减少 PG 合成，从而抑制参与炎症反应的中性粒细胞游走、聚集、向血管内皮黏附和向内皮下间隙转移；NSAID 尚可抑制自由基、超氧化物和 IL 生成，稳定溶酶体膜并抑制溶酶体酶释放，影响 T 淋巴细胞产生淋巴因子，降低血管对缓激肽和组胺的敏感性等。

【不良反应和注意事项】 NSAID 包括选择性和非选择性 COX 抑制剂，均具有以下几种相似的不良反应。

（1）中枢神经系统：头痛、耳鸣、头晕等。

（2）心血管系统：水钠潴留性高血压、水肿，偶见充血性心力衰竭。临床长期应用选择性 COX-2 抑制剂时，发生心肌梗死、脑卒中、血栓形成等心血管事件的风险增高。

（3）胃肠道：使用非选择性 COX 抑制剂时，常见上腹痛、反酸、恶心、呕吐等不良反应，偶见上消化道溃疡或出血。

（4）血液系统：偶见血小板减少性紫癜、中性粒细胞减少症、再生障碍性贫血。

（5）肝损伤和肾损伤：所有 NSAID 均可能具有肾毒性。PG 参与了肾血流的自身调节，NSAID 的肾毒性与其干扰肾血流的自身调节作用部分相关。所有 NSAID 均可能诱发肝毒性。轻者出现肝、肾功能异常，严重者出现肝衰竭或肾衰竭。

（6）其他：哮喘、各种皮疹、瘙痒。

（7）在非选择性 NSAID 中，吲哚美辛和托美丁的不良反应多见，双水杨酯和布洛芬毒性最小。

一、水 杨 酸 类

水杨酸类药物包括阿司匹林、二氟尼柳等。

阿 司 匹 林

阿司匹林又名乙酰水杨酸，于 1897 合成，至今 122 年，仍不断发现其新的药理作用和临床用途。英国药理学家约翰·范恩（John Vane）因首次发现其抗血小板聚集及抗血栓机制获 1982 年的诺贝尔生理学或医学奖。

【体内过程】 本品口服后易从胃和小肠上部吸收。被胃肠黏膜、血浆、红细胞和肝脏的酯酶迅速水解，产生水杨酸，故阿司匹林的 $t_{1/2}$ 仅有 15min 左右。代谢产物水杨酸以盐的形式存在，具有药理活性。水杨酸与血浆蛋白结合率为 80%～90%，游离型可分布于全身组织，也能进入关节腔、脑脊液、乳汁和胎盘。体内水杨酸盐约 25%被氧化代谢，约 25%以原形由肾脏排泄，其余与甘氨酸和葡萄糖醛酸结合后随尿液排出。

阿司匹林用量直接影响血中代谢物水杨酸盐含量及其 $t_{1/2}$。阿司匹林用量少于 1g 时，代谢物水杨酸盐按一级动力学消除，$t_{1/2}$ 为 3～5h；用量大于 1g 时，血中水杨酸盐含量明显增加，机体消除能力达饱和状态，按零级动力学消除，$t_{1/2}$延长为15～30h，当血中水杨酸盐浓度下降到一定水平时，又转为一级动力学消除。水杨酸盐是弱酸性药物，过量中毒时服用碳酸氢钠以碱化尿液增加其解离，减少肾脏对水杨酸盐重吸收，加速其排泄。

【药理作用】 阿司匹林是不可逆性COX抑制剂，作用于双靶标（COX-1和COX-2）。阿司匹林与COX的结合位点在花生四烯酸发生反应所处的通道中，苯环与Tyr348发生π-π叠合作用，1位的羧基与Arg120形成离子键，2位的乙酰基与COX-1活性部分第530位丝氨酸残基（Ser530）或COX-2中第516位丝氨酸残基（Ser516）发生氢键结合，然后乙酰基转移到丝氨酸的羟基上，产生不可逆结合，乙酰化后的COX失去催化活性（图18-4）。阿司匹林为超小分子（分子量＜200），配体效率很高，较低剂量的阿司匹林能选择性抑制COX-1。

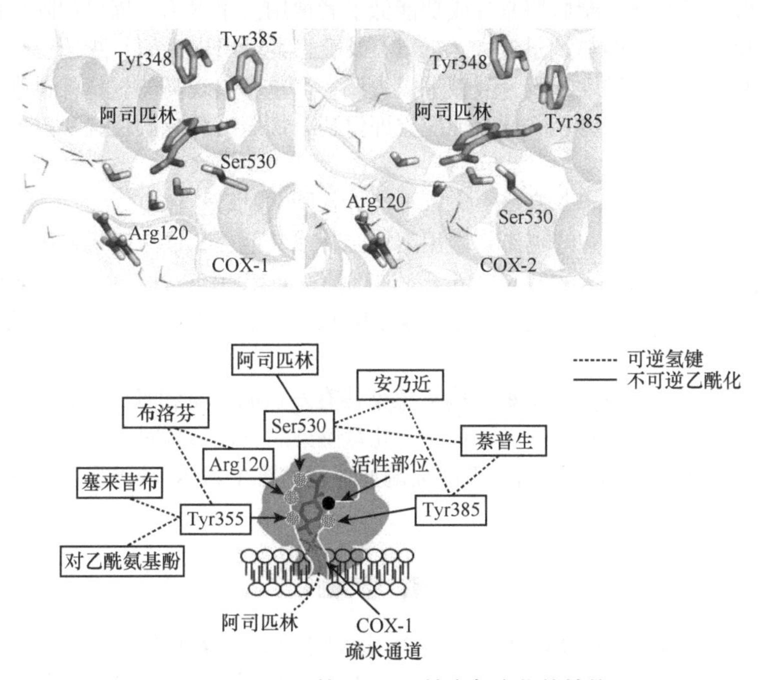

图18-4 阿司匹林-COX-1结合复合物的结构

【临床应用】

（1）解热镇痛与抗炎、抗风湿：用于各种慢性钝痛和多种发热，如感冒发热、肌肉痛、关节痛、痛经、神经痛，以及癌症患者的轻、中度疼痛，是目前治疗风湿及类风湿关节炎的首选药物，抗风湿用量比解热镇痛剂量高1～2倍，最好用至最大耐受量（每日口服3～4g）。由于新型NSAID不断上市，目前很少使用阿司匹林。

（2）抗血栓：血栓素A_2（TXA_2）是诱发血小板聚集和血栓形成的重要内源性物质。小剂量阿司匹林即能不可逆性抑制血小板的COX，由于成熟血小板不再合成新的COX，受药物影响的血小板永久性丧失了合成TXA_2的功能，机体需要新的血小板生成（需8～10日恢复至正常），此即阿司匹林抗血栓形成的机制。大剂量阿司匹林也同时抑制血管内皮细胞合成PGI_2，促进血小板聚集和血栓形成。故常采用小剂量阿司匹林（75～150mg/d）预防血栓形成，治疗缺血性心脏病和心肌梗死（使心肌梗死风险下降20%～25%），降低其病死率和再梗死率；也可用于预防心绞痛、血管或心脏瓣膜形成术、心房颤动和有脑血栓倾向的一过性脑缺血等疾病中可能发生的血管栓塞。临床研究发现，阿司匹林能显著降低高血压患者首次心血管事件（脑卒中等）发生风险，与调节血脂药他汀类联用，可降低心力衰竭的死亡率。因此，各国指南推荐阿司匹林作为急性冠脉综合征和冠心病的一线治疗用药。

（3）其他：流行病学研究结果表明，5 年规律性服用小剂量阿司匹林能降低 50%患结肠癌、直肠癌风险；阿司匹林可预防 AD 的发生，与用药量有关，能预防认知功能下降、改善抑郁症。此外，还可治疗放射性腹泻、驱除胆道蛔虫和显著减缓慢性肝病患者肝纤维化进程等。

【不良反应和注意事项】 短期服用，不良反应少；长期大量用于抗风湿治疗则不良反应增多。

（1）胃肠道反应：与抑制胃黏膜 PGI_2 和 PGE_2 合成有关，因为内源性 PGI_2 和 PGE_2 具有保护胃黏膜的作用。应餐后服用，同服抗酸药或选用阿司匹林肠溶片。

（2）出血和凝血障碍：小剂量抑制血小板聚集，造成出血时间延长。长期或大剂量使用该药还可抑制凝血酶原生成，从而导致出血时间和凝血时间延长，易引起出血；可以服用维生素 K 预防此不良反应。肝功能不全、凝血酶原合成功能低下者慎用。手术前一周停用阿司匹林。

（3）水杨酸反应：阿司匹林剂量过大（5g/d）或敏感者可出现头痛、眩晕、恶心、呕吐、耳鸣、视力及听力减退，甚至过度呼吸、酸碱平衡失调，严重者出现高热、精神错乱甚至昏迷、惊厥，上述症状总称为水杨酸反应。一旦出现应立即停药，加服或静脉滴注碳酸氢钠，碱化尿液加速药物排泄。

（4）过敏反应：偶见皮疹、荨麻疹、血管神经性水肿和过敏性休克。

（5）阿司匹林哮喘：指某些哮喘患者服用阿司匹林或其他 NSAID 后诱发的哮喘。它不是以抗原-抗体反应为基础的过敏反应，而是由于药物抑制了 COX，使 PG 合成受阻，导致通过脂加氧酶途径生成的白三烯增多，引起支气管痉挛，诱发哮喘。肾上腺素可部分对抗阿司匹林所致的支气管收缩。

（6）瑞氏综合征（Reye's syndrome）：病毒感染伴有发热的儿童和青少年服用阿司匹林后，偶致瑞氏综合征，表现为肝损害和脑病，可致死。儿童感染病毒性疾病时应慎用。

【禁忌证】 胃溃疡、严重肝损害、低凝血酶原血症、维生素 K 缺乏症、血友病、哮喘、鼻息肉、慢性荨麻疹。

二氟尼柳

二氟尼柳（diflunisal）口服吸收完全，2～3h 达峰浓度，血浆蛋白结合率达 99%，体内药物 90%以葡萄糖醛酸结合物形式排泄，$t_{1/2}$ 为 8～12h。抗炎作用强于阿司匹林，但解热作用很弱。主要用于轻、中度疼痛，如术后、骨骼肌扭伤及癌性疼痛等，该药 500mg 相当于阿司匹林 650mg 的镇痛效果。也可用于骨关节炎、类风湿关节炎，1g 相当于阿司匹林 4g 的效果。不良反应发生率为 3%～9%，可见恶心、呕吐、腹痛、头晕和皮疹等。

二、苯胺类

对乙酰氨基酚（acetaminophen）是非那西丁的活性代谢产物，二者均有较强的解热镇痛作用。但是它们的抗炎、抗风湿作用很弱，无临床实用价值。非那西丁不良反应严重，已不再单独使用，仅作为复方制剂的一种成分。

对乙酰氨基酚

当患者无须抗感染治疗时，对乙酰氨基酚是治疗轻、中度疼痛的最重要的止痛药之一。

【体内过程】 口服易吸收，0.5～1h 达峰浓度。在常用临床剂量下，经吸收进入体内后，90%对乙酰氨基酚通过葡萄糖醛酸转移酶（UGT）和磺基转移酶（SULT）代谢成为可溶性结合物从尿液排泄，$t_{1/2}$ 为 2～4h，其余 5%～10%通过肝微粒体混合功能氧化酶细胞色素 P450（CYP）

代谢，特别是 CYP2E1 代谢产生有肝毒性的 *N*-乙酰基-对苯醌亚胺（*N*-acetyl-p-benzoquinone imine，NAPQI），此毒性代谢物由谷胱甘肽解毒（图 18-5 和图 18-6）。长期用药或过量中毒导致体内谷胱甘肽（GSH）被耗竭时，NAPQI 以共价键形式与肝、肾细胞线粒体和胞质的蛋白质不可逆性结合，导致线粒体功能障碍，核 DNA 断裂和溶解，引起肝细胞、肾小管细胞坏死和凋亡。

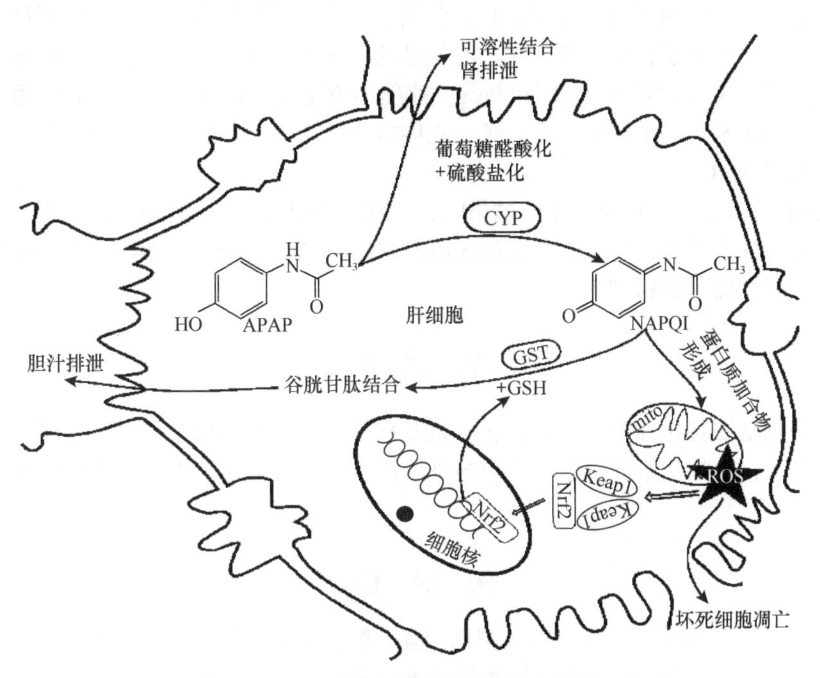

图 **18-5**　对乙酰氨基酚在肝脏内代谢

注：**APAP.** 对乙酰氨基酚；**CYP.** 细胞色素 **P450**；**GSH.** 谷胱甘肽；**mito.** 线粒体；**Keap1. Kelch** 样环氧氯丙烷相关蛋白；**NAPQI.***N*-乙酰-对苯醌亚胺；**Nrf2.** 核因子 **E2p45** 相关因子 **2**（核转录相关因子 **2**）；**GST.**谷胱甘肽 **S**-转移酶；**ROS.**活性氧簇

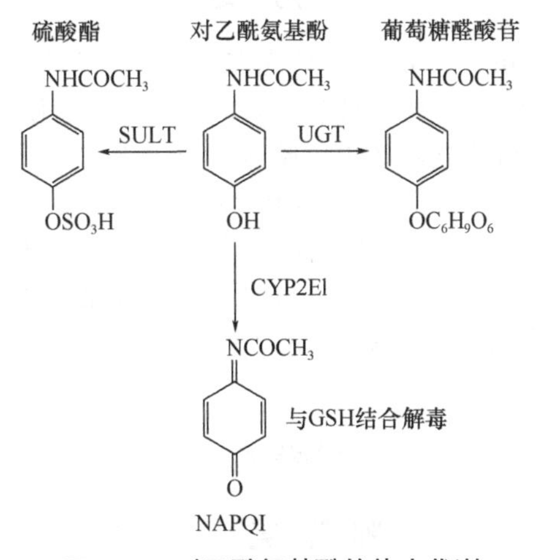

图 **18-6**　对乙酰氨基酚的体内代谢

【药理作用】　解热和镇痛作用的强度与阿司匹林相似，几乎不具有抗炎和抗风湿作用，对血小板功能、凝血时间和尿酸水平无影响。对乙酰氨基酚具有显著的中枢镇痛活性，有学者推测，中枢 COX 可能与对乙酰氨基酚有更高的亲和力，这也许是本药与一般 NSAID 的药理作用不同的原因。

【临床应用】 用于各种慢性钝痛及感冒发热，包括关节痛、头痛、神经痛和肌肉痛等。阿司匹林过敏、消化性溃疡病、阿司匹林哮喘的患者可选用对乙酰氨基酚代替阿司匹林。因其不诱发溃疡和瑞氏综合征，儿童因病毒感染引起发热、头痛，需使用 NSAID 时，应首选对乙酰氨基酚。本药不能单独用于抗炎或抗风湿治疗。

【不良反应和注意事项】 治疗量且疗程较短时，很少产生不良反应。常用剂量安全，被多数国家纳入非处方药，且应用于很多种类的复方制剂中。但应用于肝病患者或用药剂量过大时，会导致急性肝衰竭。一般来说，成人摄入对乙酰氨基酚一次不应超过 500mg，两次用药间隔时间不宜低于 6h，每日摄入最大量应不超过 2000mg，疗程不应超过 3 日；12 岁以下儿童每 24h 不超过 4 次量，疗程不超过 5 日；小儿按每次、每千克体重 10～15mg，或按体表面积每日 $1.5g/m^2$，分次服用，每次间隔 4～6h。

【中毒解救】 对乙酰氨基酚在体内过量时，一旦发现中毒，应立即催吐、洗胃，对症进行支持疗法，进行血药浓度监测，当对乙酰氨基酚血药浓度超过 150mg/L，及早给予拮抗药 *N*-乙酰半胱氨酸，给予利尿剂促进药物排泄。

三、吡 唑 酮 类

吡唑酮类药物是安替比林的衍生物，包括氨基比林、安乃近、保泰松、羟基保泰松等。由于这类药物毒性较大，治疗剂量即可引起严重粒细胞减少，一般应用较少，在临床疼痛治疗中不占重要地位。

保 泰 松

保泰松（phenylbutazone）抗炎、抗风湿作用强，解热镇痛作用弱，主要用于其他药物无效的风湿和类风湿关节炎、强直性脊柱炎。因毒性较大，不良反应多且严重，如消化性溃疡、再生障碍性贫血、抑制骨髓引起粒细胞减少等，临床已少用。

安 乃 近

安乃近（metamizole sodium）于 1912 年首先在德国上市，于 1950 年在我国研制成功，它是氨基比林和亚硫酸钠相结合的化合物，易溶于水，解热、镇痛作用快而强，解热作用为氨基比林的 3 倍。口服吸收完全，2h 内达峰浓度。临床主要用于头痛、偏头痛、肌肉痛、关节痛、痛经等；也用于发热时的解热。一般不作首选药，仅在急性高热、病情急重，又无其他有效解热药可用的情况下用于紧急退热，不宜长期使用。安乃近的胃肠道不良反应较小，但可引起粒细胞缺乏症，发生率约 1.1%，严重时可致死。也可诱发自身免疫性溶血性贫血、血小板减少性紫癜、再生障碍性贫血等，偶见过敏性休克。由于该药存在引起粒细胞缺乏的较高风险，美国 FDA 已于 1977 年禁用。

四、吲哚乙酸类

吲 哚 美 辛

【体内过程】 吲哚美辛（indomethacin）口服吸收迅速完全，2h 达峰浓度。吸收后约 90%与血浆蛋白结合，主要经肝脏去甲基代谢，代谢物从尿、胆汁、粪便排泄，10%～20%以原形由尿排泄，$t_{1/2}$ 为 2～3h。丙磺舒可通过抑制本药由肾脏和胆汁排泄而延长其 $t_{1/2}$。

【药理作用】　是最强的 COX 抑制剂之一，其解热、缓解炎性疼痛作用明显，抗炎及镇痛作用强于阿司匹林；不仅限于抑制 COX，对体内 CYP450 及混合功能氧化酶系、蛋白激酶、磷脂酶 A 和磷脂酶 C 等也有抑制作用；还可抑制中性粒细胞迁移及 T 淋巴细胞和 B 淋巴细胞增殖。

【临床应用】　临床主要用于急性、慢性风湿及类风湿关节炎和急性痛风。对骨关节炎、强直性脊柱炎、癌症发热及其他不易控制的发热也有效。也可用于滑囊炎、腱鞘炎及关节囊炎等，对原因不明的以小血管炎为病理基础的贝赫切特综合征（Behcet’s syndrome，又称白塞综合征），退热效果好；对巴特综合征（Bartter’s syndrome）疗效较显著；用于胆绞痛、输尿管结石引起的绞痛。

【不良反应和注意事项】　多见，发生率为 35%～50%，20%的患者须停用。

（1）胃肠道反应：恶心、呕吐、腹泻，诱发或加重溃疡，严重者发生出血或穿孔。宜饭后服用以减少胃肠道不良反应。

（2）中枢神经系统症状：15%～25%患者可发生头痛、眩晕；偶见精神异常等。若头痛持续未见减轻，应停药。

（3）肝功能损害：出现黄疸、肝脏氨基转移酶升高等。

（4）抑制造血系统：引起粒细胞减少、血小板减少、再生障碍性贫血等。

（5）过敏反应：常见皮疹，严重者发生哮喘。与阿司匹林有交叉过敏的患者，阿司匹林哮喘患者禁用。

五、邻氨基苯甲酸类

双氯芬酸和醋氯酚酸属邻氨基苯甲酸衍生物，均能抑制 COX，具有解热、镇痛和抗炎作用。

双 氯 芬 酸

【体内过程】　双氯芬酸（diclofenac）口服吸收迅速且完全，1.2h 可达血药浓度峰值，但首过效应显著，生物利用度为 50%。当使用肠溶片时，尤其与食物同服时，吸收减慢。双氯芬酸的 $t_{1/2}$ 短，仅 1.33h，1.2～2h 排泄完。在治疗浓度时，蛋白结合率高于 99%。由于药物可渗进关节腔滑膜液中蓄积，临床作用时间显著长于药物的 $t_{1/2}$。主要在肝脏代谢，羟双氯芬酸为主要代谢产物，代谢产物与葡萄糖醛酸和硫酸结合随尿液（65%）和胆汁（35%）排泄。双氯芬酸局部滴眼具有很好的眼内通透性，且在房水中药物滞留时间较长，约为氟比洛芬的 3 倍，可能角膜对双氯芬酸具有一定的蓄积作用。

【药理作用】　双氯芬酸是一种新型的强效消炎镇痛药，也是欧洲最常用的非选择性 NSAID，COX-2 选择性抑制剂芦米考昔是其衍生物。其镇痛、消炎及解热作用比吲哚美辛强 2～2.5 倍，比阿司匹林强 26～50 倍，该药还具有降低中性粒细胞内游离花生四烯酸水平的作用。双氯芬酸抑制 COX-2 的活性强于吲哚美辛和萘普生，对 COX-2 的选择性与塞来昔布相近，临床研究发现二者的胃肠道不良反应发生率相近，因此该药的心血管风险也受到关注。

【临床应用】　用于风湿和类风湿关节炎、骨关节炎、粘连性或强直性脊柱炎的长期对症治疗；也可短期用于肌肉骨骼疼痛、术后痛、各种神经痛、癌性疼痛、创伤后疼痛和痛经，以及各种炎症所致发热等。

【不良反应和注意事项】　发生率为 20%，其中 2%的患者需要停药。

（1）胃肠道反应，如腹泻、恶心及腹痛等。其他有胃灼热感、厌食、气胀、呕吐、便秘、口腔炎及胃溃疡，故不宜作为首选药。应用本药与米索前列醇或奥美拉唑联合的复方制剂，可降低药物的胃肠道不良反应发生率。

（2）大剂量或长期使用时偶见溶血性贫血，骨髓抑制和暂时性肝、肾功能异常。用药的前 8 周须密切观察肝功能变化，氨基转移酶升高的概率大于其他 NSAID；同类药物溴芬那酸因严重的肝毒性而撤市。

（3）与阿司匹林及其他 NSAID 间可能存在交叉过敏，故对这些药物引起的支气管痉挛、过敏性鼻炎或荨麻疹的患者不宜使用。

（4）孕妇、哺乳期妇女及儿童不宜使用。

醋氯芬酸

醋氯芬酸（aceclofenac）临床适应证同双氯芬酸。与双氯芬酸相比，醋氯芬酸具有起效快、临床疗效更好、不良反应发生率低的特点。其胃肠道不良反应的发生率低于萘普生、双氯芬酸和吲哚美辛，服用醋氯芬酸患者的消化道溃疡发生率分别为上述 3 种药物的 1/2、1/4 和 1/7。

六、芳基烷酸类

布洛芬

布洛芬（ibuprofen）又名异丁苯丙酸。

【体内过程】 布洛芬属于苯丙酸的衍生物，口服吸收快且完全，1～2h 达峰浓度，$t_{1/2}$为 2h，血浆蛋白结合率大于 99%，可缓慢进入关节腔滑液，服药后 5h 关节液浓度与血药浓度相等，以后的 12h 内关节液浓度高于血浆浓度；与食物同服时，吸收减慢，但吸收量不减少。主要经肝脏代谢，主要代谢物是羟化和羧化产物，60%～90%由尿液排泄。

【药理作用】 该药解热、镇痛和抗炎作用强，2.4g 布洛芬的抗炎效果与 4g 阿司匹林相当。其主要特点是疗效与阿司匹林、保泰松相似，比对乙酰氨基酚效果好，而严重不良反应发生率明显低于阿司匹林、吲哚美辛等。本品在患者不能耐受阿司匹林、保泰松等时使用。

【临床应用】 主要用于风湿及类风湿关节炎，也可用于急性轻度、中度发热和疼痛。因消化道不良反应而无法耐受 NSAID 的患者可服用布洛芬。布洛芬本身不能降低患者的心血管风险。

【不良反应和注意事项】 消化道反应为最常见的不良反应，大剂量时易发生骨髓抑制和肝功能损害。少数患者出现过敏、血小板减少和视物模糊的症状，一旦出现视力障碍应立即停药。对阿司匹林或其他 NSAID 有交叉过敏反应；与阿司匹林合用时，布洛芬可拮抗阿司匹林对血小板的作用，从而干扰阿司匹林的心血管保护效应，禁止合用。孕妇及哺乳期妇女禁用。

萘普生

萘普生（naproxen）又名甲氧萘丙酸。

【体内过程】 萘普生口服吸收迅速且完全。食物、氢氧化铝或氧化镁可减少其吸收，碳酸氢钠促进其吸收。血浆蛋白结合率大于 99%，$t_{1/2}$为 14h。主要通过 CYP2C9 代谢，原形及代谢产物自尿中排出。国外研究发现，女性血浆游离型药物浓度高于男性约 41%，但是药物的 $t_{1/2}$ 无性别差异。

【药理作用】 该药为 COX 非选择性抑制药，可抑制 PG 的合成而发挥抗炎镇痛作用，其解热和镇痛活性分别是阿司匹林的 22 倍和 7 倍。该药还可抑制血小板聚集，使患者的心肌梗死风险下降 10%。

【临床应用】 主要用于风湿和类风湿关节炎、骨关节炎、强直性脊柱炎、各种类型的风湿性肌腱炎、痛风、运动系统（如关节、肌肉及肌腱）的慢性变性疾病。对各种疾病引起的轻、中度疼痛和发热也有良好缓解作用。对于风湿性关节炎及骨关节炎的疗效，类似阿司匹林。对因贫血、胃肠系统疾病或其他原因不能耐受阿司匹林、吲哚美辛等消炎镇痛药的患者，用该药常可获满意效果。

【不良反应和注意事项】 其显著特点是毒性低，胃肠道和神经系统的不良反应明显少于阿司匹林和吲哚美辛，但仍多于布洛芬。长期服用可能增加心血管病风险。对阿司匹林过敏者禁用。

七、烯醇酸类

本类药物包括吡罗昔康（piroxicam）、美洛昔康（meloxicam）、氯诺昔康（lornoxicam）、替诺昔康（tenoxieam）等，其中，吡罗昔康是烯醇酸类NSAID最早问世的药物，美洛昔康对COX-2具有一定的选择性。烯醇酸NSAID的化学结构不同于其他NSAID，抗炎作用强于吲哚美辛、保泰松、布洛芬和阿司匹林，其作用时间较长，可每日给药1次，临床上主要用于治疗风湿和类风湿关节炎。烯醇酸类NSAID的皮肤反应风险较高，易引起史-约综合征（Stevens-Johnson syndrome）和毒性表皮坏死溶解这两种皮肤病。

吡罗昔康

吡罗昔康是美国辉瑞（Pfizer）公司首先开发和上市的昔康类NSAID，属非选择性COX抑制剂。

【体内过程】 口服吸收迅速且完全，服药后2～4h达峰浓度。血浆蛋白结合率99%，$t_{1/2}$长约50h，每日给药1次即可。与锂盐合用时可抑制锂盐由肾脏排泄。

【药理作用】 具有良好的抗炎作用，并能抑制中性粒细胞激活；后一作用与药物抑制COX无关。吡罗昔康可抑制中性粒细胞迁移，降低氧自由基产生，并能抑制淋巴细胞。给药后7～12日，血药浓度与关节腔滑液中的浓度相近。

【临床应用】 仅用于多种关节炎如骨关节炎、风湿和类风湿关节炎、强直性脊椎炎、非关节炎性软组织风湿病变及急性痛风的对症治疗。疗效与阿司匹林、吲哚美辛及萘普生相同。因该药起效缓慢，达稳态血药浓度的时间较长，一般不用于急性疼痛。

【不良反应和注意事项】 不宜长期大量使用，禁用于消化道溃疡患者和妊娠期妇女，凝血机制障碍、哮喘、心功能不全、高血压、肝肾功能不全、感染性疾病和老年患者均应慎用。吡罗昔康的严重皮肤反应的风险高于其他昔康类NSAID。

（1）胃肠道反应：恶心、呕吐、腹痛、便秘、胀气、腹泻，诱发或加重溃疡，严重者发生胃肠道出血或穿孔。每日剂量超过20mg时，引起消化道溃疡和出血的风险高于其他NSAID 9.5倍。

（2）中枢神经系统反应：头晕、头痛、耳鸣、嗜睡、疲乏及出汗。

（3）皮肤反应：皮疹、荨麻疹、血管炎、毒性表皮坏死溶解、史-约综合征等。在治疗过程的早期，患者的风险较高，在大多数病例中发生于治疗第1周。在首次出现皮疹、黏膜病变或其他高敏反应时，应停药。

替诺昔康

替诺昔康是瑞士罗氏（Roche）开发的新型NSAID，1987年上市。本药口服吸收迅速完全，给药后30min起效，$t_{1/2}$为70～90h，血浆蛋白结合率为99.4%，生物利用度几乎为100%。临床上主要用于骨关节炎、类风湿关节炎和强直性脊椎炎的治疗，其抗炎作用比双氯芬酸、阿司匹林和萘普生强；也可用于慢性腰痛、妇产科、口腔拔牙、矫形手术及外科术后急性疼痛，外伤引起的中重度疼痛，急性坐骨神经痛和腰痛，晚期癌痛。本品对老年患者无蓄积作用，对不同年龄患者呈现良好的耐受性，口服该药的不良反应发生率低于其他 NSAID（吲哚美辛、双氯芬酸、布洛芬和萘普生）。

氯 诺 昔 康

氯诺昔康是替诺昔康的氯化物，又称氯替诺昔康，或罗诺昔康，其作用与吡罗昔康相似，具有镇痛、抗炎和解热作用。氯诺昔康属非选择性 COX 抑制剂，可减少 IL-6 生成，产生抗炎和镇痛作用，解热作用较弱。氯诺昔康在治疗剂量可刺激软骨组织中蛋白多糖合成，进而促进软骨生成，防止类风湿关节炎对骨和关节的侵蚀。最常见的不良反应是头晕、头痛、恶心、呕吐、胃痛、腹泻。

【体内过程】 口服吸收迅速、完全，2.5h 内达峰浓度，$t_{1/2}$ 为 3～5h，血浆蛋白结合率为 99%。起效迅速、$t_{1/2}$ 较短是其特点。口服溶液的达峰时间为 0.5h，口服控释制剂的达峰时间为 1.6～3h，口服制剂治疗骨关节炎、类风湿关节炎时，7～14 日达 E_{max}。肌内注射的生物利用度为 87%，血浆蛋白结合率为 99.7%，主要分布于滑膜液中，分布容积为 0.1～0.2L/kg；经肝脏代谢，主要以羟基化代谢为无活性的 5-羟基氯诺昔康，其他代谢途径尚不清楚。约 42%经肾排泄，50%经粪便排泄，5-羟基氯诺昔康的 $t_{1/2}$ 为 11h。

【药理作用】 氯诺昔康抑制 COX 活性从而抑制 PG 合成，但并不抑制 5-脂氧酶的活性，因此不抑制白三烯的合成，也不将花生四烯酸向 5-脂氧酶途径分流，对 5-脂氧酶途径的作用较弱。其抑制 COX 作用比替诺昔康、吲哚美辛、双氯芬酸强 100 倍，镇痛作用较强，抑制炎症疼痛的作用比替诺昔康强 10 倍；该药尚可激活阿片神经肽系统，发挥中枢镇痛作用。

【临床应用】 用于轻中度疼痛、手术中或手术后疼痛，以及风湿和类风湿关节炎、增生性骨关节病，也用于神经痛、急性痛风等。

【不良反应和注意事项】 不良反应较轻微，耐受性较好。可引起胃痛、恶心、呕吐、眩晕、嗜睡、头痛、皮肤潮红等，发生率为 1%～10%。尚可出现胃肠胀气、躁动、消化不良、腹泻、血压升高、心悸、寒战、多汗、味觉障碍、口干、白细胞减少、血小板减少、排尿障碍等，但发生率低于 1%。

【禁忌证】 禁用于对氯诺昔康和其他 NSAID 过敏者，有出血倾向及凝血障碍者，急性胃肠道出血或胃、肠溃疡患者，中重度肾或心、肝功能不全者，脑出血或疑有脑出血者，大量失血或脱水者，妊娠和哺乳期妇女等禁用。

美 洛 昔 康

美洛昔康对 COX-2 具有一定的选择性，约为 COX-1 的 10 倍。口服吸收较慢，$t_{1/2}$ 约 20h，每日给药 1 次。美洛昔康 7.5～15mg/d 治疗骨关节炎，15mg/d 治疗类风湿关节炎。胃肠道不良反应发生率低于吡罗昔康、双氯芬酸和萘普生。虽然该药抑制 TXA_2 合成，然而即使患者的用药剂量超过常用量也不抑制体内血小板的功能，机制不详。其他不良反应与一般 NSAID 相似。

八、选择性 COX-2 抑制剂

塞来昔布（celecoxib）、帕瑞昔布（parecoxib）和尼美舒利（nimesulide）属高选择性 COX-2 抑制剂，其中帕瑞昔布属第二代选择性 COX-2 抑制剂。应该注意，与传统的 NSAID 相比，选择性 COX-2 抑制剂对患者依然具有肾毒性，且心血管不良反应的风险增大。

塞 来 昔 布

【体内过程】 口服吸收良好，吸收受食物影响。血浆蛋白结合率约为 97%，主要经肝脏

CYP2C9代谢，代谢物由粪便排泄，$t_{1/2}$为10～12h。尽管该药不是CYP2D6的底物，但可抑制该酶的活性。因此，合用某些经CYP2C9和CYP2D6代谢或影响这两个酶活性的药物时，应注意药物在代谢方面的相互作用。

【药理作用】 对COX-2的选择性比COX-1高约20倍，治疗剂量下对COX-1无明显影响。其主要特点是消化性溃疡发生率显著低于传统的NSAID。与非选择性NSAID相同，塞来昔布也抑制肾脏PG合成，可诱发高血压和水肿。塞来昔布对血小板TXA_2合成无影响，因此有心血管或脑血管疾病倾向的患者，应避免使用选择性COX-2抑制剂，以免诱发血栓、高血压等心血管疾病。

【临床应用】 用于骨关节炎、风湿和类风湿关节炎、强直性脊柱炎、急性剧痛和原发性痛经。使用昔布类药物时，应遵循给予MED和最短疗程的原则，一般不推荐作为NSAID的首选药。

【不良反应和注意事项】 常见有上腹疼痛、腹泻与消化不良。塞来昔布在用药期间的任何时间，可使严重胃肠道不良反应的风险增加，包括胃或肠道的出血、溃疡和穿孔，尤其老年患者发生不良反应的风险更大；另外，其可使严重心血管血栓、心肌梗死和脑卒中的风险增加，并随药物使用时间的延长而增加，禁用于冠状动脉搭桥术围手术期的疼痛治疗。对其他NSAID及磺胺类药物过敏者禁用。

帕 瑞 昔 布

帕瑞昔布是伐地考昔（valdecoxib）的水溶性非活性前体药物，是目前唯一可供注射的选择性COX-2抑制剂，临床用于无法口服给药或需快速起效的患者，如术后镇痛等。肌内或静脉注射后，帕瑞昔布在肝脏迅速转变成活性代谢物伐地考昔，因此其药动学和药效学特性与伐地考昔相同。伐地考昔被肝脏CYP2C9和CYP3A4代谢，$t_{1/2}$约8h。帕瑞昔布临床主要用于手术后中度或重度急性疼痛的短期治疗。用药期间一旦发现皮疹应立即停药，以免致命性皮肤过敏反应发生。伐地考昔因心血管不良反应而撤市，帕瑞昔布的使用亦应警惕相关不良反应。一旦发生药物过量，应予对症处理及支持治疗。由于伐地昔布的高血浆蛋白结合率，血液透析无法从体内清除，利尿与碱化尿液的方法也无助于药物排除。

尼 美 舒 利

尼美舒利口服生物利用度大于90%，且不受食物影响。绝大部分药物经肝脏代谢，$t_{1/2}$为2～4.7h。尼美舒利具有很强的解热、镇痛和抗炎作用，对COX-2的选择性与塞来昔布相似，起效快、疗效好。其作用机制还包括抑制中性粒细胞激活，减少细胞因子生成，可激活糖皮质激素受体。尼美舒利口服给药的解热作用比对乙酰氨基酚强200倍，镇痛作用比阿司匹林强24倍。临床用于类风湿关节炎和慢性骨关节炎的疼痛、术后或急性创伤后的疼痛、原发性痛经，以及上呼吸道感染引起的发热等的治疗。

尼美舒利的胃肠道不良反应发生率低，不会诱发阿司匹林哮喘。但可致急性肝炎、重症肝炎、重症肝损害和中枢神经损伤，避免用药过量或长期用药，用药不应超过15日，对阿司匹林及其他NSAID过敏者禁用。2011年5月20日，国家食品药品监督管理局发布通知修改尼美舒利说明书，并禁止尼美舒利口服制剂用于儿科发热或流感样症状及小于12岁儿童。临床作为抗炎镇痛的二线用药，仅在至少一种其他NSAID治疗失败的情况下使用，也不作为呼吸道感染的一线退热药物。

九、NSAID复方制剂

NSAID复方制剂是全球使用最多的药物类别之一，主要用于常见多发病——感冒，能有效地缓解感冒所引起的各种不适。

常用的 NSAID 复方制剂配方很多，其组成成分有以下五类。①NSAID：阿司匹林、非那西丁、对乙酰氨基酚等。应注意，非那西丁久用可致肾乳头坏死、肾盂癌等，氨基比林和安替比林可诱发粒细胞减少，这三种药物已不再单独使用，仅作为复方的一种成分。②镇咳及中枢兴奋药：右美沙芬为中枢性镇咳药；咖啡因可解除患者的疲乏感和嗜睡。③抗组胺药：氯苯那敏、苯海拉明和特非那定等，可减轻感冒患者的头痛、鼻塞等。④收缩血管药：伪麻黄碱、苯丙醇胺等。⑤抗病毒及其他：金刚烷胺、吗啉胍、大青叶、苯巴比妥和巴比妥等，与小剂量 NSAID 合用呈现协同作用。

NSAID 复方制剂为家庭常备的非处方药（over the counter，OTC），因此，其使用量相当大，并呈逐年上升趋势。在选择用药时，必须认真了解其组分，合理应用，避免连续服用不同商品名但含相同成分的 NSAID 类抗感冒药，以免超量服用，发生中毒和药源性疾病。

十、NSAID 用药原则

NSAID 的疗效和不良反应呈现明显的个体差异性。目前尚无充分证据证明某一种 NSAID 的综合临床疗效优于其他 NSAID，当患者对一种 NSAID 反应不佳时可试用其他 NSAID。为减少 NSAID 的不良反应，使用 NSAID 时应该给予 MED 和最短有效疗程。尽量避免两种 NSAID 联合应用，尽量避免糖皮质激素与阿司匹林联合应用。

NSAID 属于对症治疗，并不能解除疾病的致病原因，也不能防止疾病的发展和预防并发症发生，因此不宜长期服用。阿司匹林、吲哚美辛等宜餐后服用，以避免对胃肠道刺激。

高选择性的 COX-2 抑制剂（昔布类）所致心血管事件和胃出血的不良反应大于其他 NSAID，因此，在抗炎、镇痛、抗风湿治疗过程中，对于有胃肠道高风险的患者，建议使用非选择性 NSAID 加用质子泵抑制剂（PPI）。伴有心脏病史者，烯醇酸类 NSAID 应慎用并严密观察，防止并发症。对于有心血管高风险的患者，建议使用萘普生，如需合用阿司匹林时可加用 PPI。对于心血管风险高于胃肠道风险的患者，建议使用萘普生加 PPI；胃肠道风险更高者，应使用小剂量塞来昔布加 PPI。肾功能受损者应避免服用 NSAID。避免非选择性 NSAID 与华法林、肝素或其他抗凝剂合用，合用时可能增加出血危险。胃炎、消化性溃疡及其他出血性疾病可选用对乙酰氨基酚。妊娠期妇女应慎用 NSAID，必须用时最好选用对乙酰氨基酚。

第三节 抗风湿药

在类风湿关节炎的药物治疗方面，NSAID 中的多数药物具有抗炎作用，适于治疗急性或慢性炎症，能有效缓解疼痛和局部症状。糖皮质激素具有很强的抗炎作用，低剂量糖皮质激素对类风湿关节炎的组织病理损伤也具有直接的治疗作用。然而，长期使用糖皮质激素引发的毒性作用限制了其临床应用。尽管如此，糖皮质激素在类风湿关节炎的治疗方案中，至今仍然具有重要地位。此外，还有一类“缓解病情的抗风湿药物”（disease-modifying antirheumatic drug，DMARD），简称抗风湿药。DMARD 不仅能够抑制炎症反应，改善症状，尚能减缓骨组织损伤。与糖皮质激素和 NSAID 相比，DMARD 属于针对病因的治疗药物，毒性更大。

类风湿关节炎是一种病因不明的自身免疫性疾病，以对称性、侵蚀性滑膜炎为特征。类风湿关节炎的治疗药物包括 NSAID、糖皮质激素和 DMARD 三类。NSAID 是治疗类风湿关节炎的初始药物。口服小剂量糖皮质激素能延缓关节破坏的发展，对活动性类风湿关节炎患者缓解症状非常有效，然而必须权衡全身使用糖皮质激素的利弊。对于已经确诊为类风湿关节炎的患者，如果患者出现进行性关节疼痛，晨僵明显，红细胞沉降率和 C 反应蛋白水平持续升高或影像学证实有骨关节破坏时，无论应用 NSAID 是否充分缓解症状，都应在确诊后 3 个月之内开始 DMARD 治疗。总之，NSAID 和激素主要“治标”，而 DMARD 则是“治本”的药物。

1991 年 WHO 和国际抗风湿联盟对 DMARD 的统一定义：DMARD 是一组起效慢、疗程长、缓解症状、延缓进展、改善和维持关节功能、改变病程的抗风湿药物，并需有如下 1 项或 2 项特点：改善炎性滑膜炎，并有持续效应；防止或明显降低关节结构破坏进展速度。以上变化必须持续至少 1 年。

生物制药技术的发展对 DMARD 的研发产生了巨大的影响，DMARD 目前可以分为生物药和非生物药两大类别。甲氨蝶呤（MTX）、氯喹或羟氯喹（HCQ/CQ）、柳氮磺吡啶（SSZ）、硫唑嘌呤、环磷酰胺、来氟米特、吗替麦考酚酯、青霉胺（D-Pen）和环孢素（CsA）等是临床应用较久的 DMARD，这些药物治疗风湿病时，往往需要 6 周至 6 个月才能获得显著疗效。来氟米特（LEF）、TNF-α 抑制药（依那西普、英夫利昔单抗）和 IL-1 受体阻断药阿那白滞素（anakinra）属于新研制开发的 DMARD。生物类 DMARD 中，一些药物治疗 2 周内即可获得良好效果。本章仅介绍来氟米特和生物类 DMARD。

一、非生物类 DMARD

来氟米特

来氟米特（leflunomide）为具有抗增殖活性的异噁唑类衍生物，口服吸收完全，在肠道和血液中迅速转变为活性代谢物 A77-1726。来氟米特及其代谢物 A77-1726 的 $t_{1/2}$ 可达 19 日左右。A77-1726 抑制二氢乳清酸脱氢酶的活性，导致核苷酸合成降低，活化的增殖细胞停滞在 G_1 期，从而抑制活化 T 细胞的增殖，阻断活化 B 细胞产生抗体。继发性效应包括干扰 IL-8 受体和 IL-10 受体的表达水平，以及抑制 TNF-α 诱导的 NF-κB 的激活。临床用于类风湿关节炎，与其他药物联合用于银屑病、狼疮性肾炎、原发性肾病综合征、大疱性类天疱疮、结缔组织病、韦氏肉芽肿病等自身免疫性疾病及器官移植。来氟米特主要不良反应包括瘙痒、剂量依赖性皮炎、可逆性脱发和胃肠道不良反应，可诱发间质性肺炎、肺纤维化、肝损害或肝衰竭，应定期检查肝损害情况。警告患者节育，因该药与出生缺陷有关。

二、生物类 DMARD

（一）TNF-α 抑制剂

依那西普、英利西单抗（infliximab）和阿达木单抗（adalimumab）是目前最常用的三种 TNF-α 抑制剂。赛妥珠单抗（certolizumab）和戈利木单抗（golimumab）上市时间较短。

依那西普

依那西普（etanercept）是人 IgG_1 抗 TNF-α 的单克隆抗体，是由 TNF-α p75 受体与 IgG_1 Fc 段结合而成的融合蛋白。依那西普与可溶性 TNF-α 竞争性结合，阻断其与细胞表面 TNF-α 受体结合，从而抑制后续的炎症反应。依那西普和英利西单抗临床治疗中度、重度类风湿关节炎已有 10 余年的历史，与甲氨蝶呤联合用药对甲氨蝶呤单药治疗无效的类风湿关节炎有良好的疗效和安全性。使用依那西普进行治疗的患者发生严重感染的风险增高，可能导致住院或死亡，而绝大多数与同时合用免疫抑制剂有关，如甲氨蝶呤或皮质激素。一旦患者发生严重感染或脓毒血症应停用依那西普。

戈利木单抗

戈利木单抗（simponi）是全人源化抗 TNF-α 单克隆抗体，是中国首个获批的每月皮下注射一次的抗风湿生物制剂。戈利木单抗治疗类风湿关节炎的适用人群较广，可用于治疗活动性强直性脊柱炎、中重度类风湿关节炎、活动性银屑病性关节炎成年患者，包括甲氨蝶呤初治的成人，曾经至少使用过一种 TNF-α 抑制剂的成人，以及联合甲氨蝶呤（MTX）治疗甲氨蝶呤单用抗风湿疗效不佳的中到重度活动性类风湿关节炎成年患者。

赛妥珠单抗

赛妥珠单抗（cimzia）是第一个以聚乙二醇修饰的 TNF-α 抑制剂，可用于治疗炎症性 TNF 介导的疾病，如类风湿关节炎、银屑病性关节炎、强直性脊柱炎和克罗恩病（Crohn's disease，CD）。临床研究表明，其对幼年特发性关节炎有良好的效果，也适用于英利西单抗治疗无效的类风湿关节炎。

诺华苏金单抗

诺华苏金单抗（cosentyx）于 2015 年 1 月经美国 FDA 和欧盟批准上市用于治疗接受全身治疗或光疗的成人患者中、重度斑块型银屑病，是获批的首个在几种疾病中对驱动人体免疫应答起重要作用的全人源单克隆抗体，欧盟在 2015 年 11 月又批准诺华苏金单抗用于治疗银屑病性关节炎。2016 年，FDA 批准该药用于治疗强直性脊柱炎和银屑病性关节炎。瑞士诺华医药研制的诺华苏金单抗是近几年来治疗银屑病效果显著的药物之一。

（二）T 细胞调节剂

阿 巴 西 普

阿巴西普（abatacept）是一种通过重组脱氧核糖核酸（DNA）技术产生的融合蛋白。CD28 在多数 T 淋巴细胞表面均有表达，并与抗原递呈细胞表面的 B7 分子（CD80/CD86）相互作用，导致 T 淋巴细胞最大限度地被活化。细胞毒性 T 淋巴细胞相关抗原 4（CTLA-4）表达于 T 淋巴细胞，T 淋巴细胞活化后该分子表达增加。阿巴西普是 CTLA-4 和人 IgG_1 Fc 段的融合蛋白，可选择性地阻断 CD28 与 B7 的信号转导通路，导致 T 细胞免疫失能。临床用于病情较重或 TNF-α 抑制剂疗效不佳的类风湿关节炎及中、重度活动性多关节性幼年特发性关节炎儿科患者。

（三）抗 B 淋巴细胞单抗

利妥昔单抗

利妥昔单抗（rituximab）是重组人-鼠嵌合抗 CD20 单克隆抗体，特异性结合 B 淋巴细胞表面 CD20，通过细胞介导的细胞毒作用及补体介导的细胞毒作用，促使 B 淋巴细胞凋亡，抑制炎性反应。临床主要用于复发或耐药的滤泡性中央型淋巴瘤、血液肿瘤、对 TNF-α 抑制剂反应欠佳的活动性类风湿关节炎和某些类型的血管炎。

（四）IL-6 受体抗体

托 珠 单 抗

类风湿关节炎除涉及 TNF-α 外，还与其他前炎症性细胞因子 IL-1 和 IL-6 直接相关；其中 IL-6 在调控免疫应答和炎症反应过程中发挥重要作用。托珠单抗（tocilizumab）是人 IL-6 受体的单克隆抗体，是迄今为止唯一经临床试验证实单药治疗疗效优于甲氨蝶呤的药物。临床主要用于中、重度类风湿关节炎，幼年特发性关节炎，对 TNF-α 拮抗药疗效不佳的患者可能有效。

案例 18-1

1. 案例摘要　患者，男，27 岁，体重 125kg，因高热 7 日，伴腹泻 5 日在母亲的陪同下到呼吸科就诊，自诉入院前服用多种感冒药退热，因体重大加倍了用药剂量，血常规报告显示异常。门诊医生建议患者立即入院检查和治疗，而患者本人和母亲不以为然。晚上患者病情加重，体温升至 41℃，急诊入院，此时患者已出现呼吸衰竭、休克症状，心电监护显示：高流量吸氧无法缓解缺氧及呼吸衰竭，心动过速伴室性期前收缩，血压下降；血液学检查提示，全身出现肌肉溶解、肾和肝衰竭、严重凝血功能障碍；床旁超声检查提示患者有极重度的脂肪肝。后转重症监护病房（ICU），经抢救治疗 7 日，无效死亡。

2. 案例问题　引起患者感冒致死的主要原因是什么？

3. 案例分析　提示：对乙酰氨基酚是苯胺类的 NSAID，治疗量时不良反应较少见，但大剂量应用可导致肝衰竭、急性肾损伤，甚至死亡，长期应用可导致药物依赖和慢性肾衰竭。在此案例中，患者患有极重度的脂肪肝，同时服用好几种感冒药，且加倍剂量，由此导致了急性暴发性的肝损伤，多脏器功能衰竭。

2011 年和 2014 年美国 FDA 两次发布信息，对乙酰氨基酚超剂量使用，能导致严重肝损伤、肝衰竭甚至死亡，并建议停止处方和销售含对乙酰氨基酚超过 325mg 的处方药，当其单位剂量超过 325mg 时肝损伤的风险大于疗效获益。对于那些患有病毒性肝炎、肝硬化、酒精肝、原发性胆汁性肝硬化等肝病的患者，贸然服用对乙酰氨基酚是十分危险的。应尽量避免同时服用两种以上抗感冒药，如果同时服用中西抗感冒药，一定要看清说明书，弄清药的成分是否一样，遵从医嘱服用药物。

案例 18-2

1. 案例摘要　患者，男，32 岁，因劳累受凉感冒，出现咽喉痛、肌肉酸痛，中午和晚上自行服用对乙酰氨基酚和银翘解毒片，后参加同学聚会喝了 56°白酒 3 杯，约 150ml，次日自觉肝区疼痛，经医院检查诊断为急性肝损伤。

2. 案例问题　引发患者急性肝损伤的主要原因是什么？

3. 案例分析　提示：对乙酰氨基酚主要通过肝微粒体 CYP450 代谢，乙醇是肝药酶的诱导剂，能使 CYP450 氧化酶活性增强，使对乙酰氨基酚代谢成更多肝毒性的 NAPQI 产物，使肝内 GSH 被迅速耗竭，肝脏的解毒能力下降，NAPQI 不被清除，导致肝细胞坏死和凋亡，出现急性肝衰竭。另外，乙醇可使血清胃泌素大量分泌，对乙酰氨基酚也可使血清胃泌素分泌增加，胃酸大量分泌，破坏胃黏膜屏障，引起胃出血。因此，服用对乙酰氨基酚时饮酒，比没有饮酒的毒性大很多倍。

用药禁忌：对乙酰氨基酚禁止与酒或含有乙醇的饮料同服，二者需间隔 3～4h 以上。过量饮酒出现头疼，不可服用含对乙酰氨基酚的药物止痛。

（熊　平）

第四篇　作用于心血管系统的药物

第十九章　抗心律失常药

心律失常（arhythmia）主要是心动频率和节律的异常。心律正常时心脏协调而有规律地收缩、舒张，顺利地完成泵血功能。心律失常时心脏泵血功能发生障碍，影响血流动力学，严重者危及生命。治疗心律失常的方式有药物治疗和非药物治疗（心导管消融、外科手术、心脏起搏器、心脏电转复律术）两种。临床上将心律失常分为两类：缓慢型心律失常及快速型心律失常，缓慢型心律失常可用阿托品或拟肾上腺素类药物治疗，快速型心律失常比较复杂，它包括房性期前收缩、房性心动过速、心房颤动、心房扑动、阵发性室上性心动过速、室性期前收缩、室性心动过速及心室颤动等。本章主要讨论治疗快速型心律失常的药物。

第一节　心律失常的电生理学基础

心脏具有兴奋性、传导性、自律性和收缩性四种生理特性。心肌细胞分为无自律细胞和自律细胞。无自律细胞如心房肌、心室肌细胞，具有明显的收缩性功能，又有兴奋性、传导性，一般不具有自律性；自律细胞是心脏中的一类特殊细胞，如窦房结、希氏束、房室结及浦肯野纤维等，组成了心脏的传导系统，具有自动产生自律性、兴奋性和传导性的能力，但无收缩性功能。心脏的节律性跳动的冲动起自窦房结，经房室结和希氏束到达浦肯野纤维，然后到心房和心室肌细胞。当这个过程出现任何障碍时，就表现为心律失常。

一、正常心肌电生理

（一）正常心肌细胞膜电位

心肌细胞膜电位分为静息电位和动作电位。静息电位是指心肌细胞在静息期，细胞膜两侧处于内负外正的极化状态。这与细胞膜两侧的离子分布及对离子的通透性有关。在静息状态下心肌细胞膜对 K^+的通透性显著高于 Na^+，这时 K^+有向细胞膜外扩散的趋势，最终达到平衡，膜两侧的电化学势差为零，这时 K^+的平衡电位就是静息电位。心肌细胞兴奋时，发生除极化和复极化，形成动作电位。按其发生顺序，动作电位分为以下五期（图 19-1）。

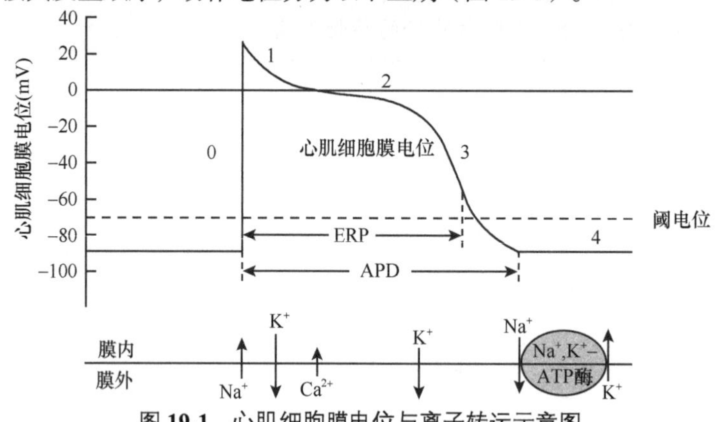

图 19-1　心肌细胞膜电位与离子转运示意图

0 期（除极期），是钠通道激活，Na^+快速内流所致；0 相上升最大速度和幅度与兴奋传导速度相关。

1 期（快速复极初期），由 K^+短暂外流所致。

2 期（缓慢复极期），由 Ca^{2+}缓慢内流与 K^+外流所致，此期的复极缓慢，图形较平坦，又称平台期。

3 期（快速复极末期），由 K^+快速外流所致。动作电位从 0 期到 3 期末完成了除极和复极，这段时间称为动作电位时程（action potential duration，APD）。

4 期（静息期），无自律细胞中膜电位维持在静息水平，在自律细胞中由于 K^+外流逐渐减少，而 Na^+或 Ca^{2+}持续内流，形成一个 4 相坡度，产生自发性舒张除极，当除极达到阈电位就重新激发动作电位。4 相坡度曲线越大，自律性越高。

（二）快反应和慢反应电活动

根据动作电位的特征，可将心肌细胞分为快反应细胞（如工作肌及传导系统的细胞）和慢反应细胞（如窦房结和房室结细胞）。快反应细胞电活动特点为膜电位大（负值较大），除极速率快，传导速度也快，呈快反应电活动，其除极由 Na^+内流所促成；慢反应细胞电活动特点是膜电位小（负值较小），除极慢，传导也慢，呈慢反应电活动，除极由 Ca^{2+}内流促成，没有 1 相快速复极，也无平台期，心肌病变时，由于缺氧缺血使膜电位减小，快反应细胞也表现出慢反应电活动。

（三）自律性

自律细胞自发地发生节律性兴奋的特性称为自律性。自律细胞在复极达到最大舒张电位（maximum diastolic potential，MDP，相当于非自律细胞的 4 期）后，立即开始自动缓慢除极，当达到阈电位时，即引起又一次动作电位的发生。快反应细胞的自动除极主要由 Na^+内流引起，慢反应细胞则由 Ca^{2+}内流引起。影响自律性的因素主要是自动除极的速率。自动除极的速率快，达到阈电位的时间短，单位时间内发生兴奋的次数多，自律性就高；反之则自律性低。影响自律性的因素还有 MDP 水平和阈电位水平。

（四）膜反应性和传导速度

膜反应性是指膜电位水平与其所激发的 0 相最大上升速率之间的关系。在一定范围内，膜电位的绝对值越大，0 相上升速率就越快，动作电位振幅越大，传导速度越快；反之，则传导减慢。膜反应性是决定传导速度的重要因素，反映的是钠通道或钙通道的开放情况。

（五）ERP

复极过程中膜电位恢复到–60～–50mV 时，细胞才对刺激发生可扩布的动作电位。从除极开始到这以前的一段时间即为 ERP，它反映钠通道恢复有效开放所需的最短时间。其时间长短一般与 APD 的长短变化相应，但程度可有不同。一个 APD 中，ERP 数值大，就意味着心肌不起反应的时间延长，不易发生快速型心律失常。

二、心律失常的发生的电生理机制

心律失常的发生机制与心肌细胞电活动的异常有密切关系，主要是由冲动形成障碍和冲动传导障碍或二者兼有所引起。

（一）冲动形成障碍

冲动形成障碍常由单一心肌细胞或某一群体细胞跨膜离子流发生局部改变造成，它又分自律性异常和触发活动两类。

1. 自律性异常 自律性心肌细胞如窦房结、房室结、浦肯野纤维，其自律性源于4相自动除极，当4相除极加快、最大舒张电位减小，则自律性升高，引起心律失常。交感神经过度兴奋、低血钾、心肌细胞受到机械牵张等都会导致4相斜率增加，自律性增高。非自律性心肌细胞如心室肌细胞，在某些病理情况下，如心肌缺血缺氧等也会产生异常自律性。

2. 触发活动（jiggered activity） 触发活动由后除极引发异常冲动形成，与自律性不同，它不是舒张期自动除极化引起。后除极是在一个动作电位除极后引发的频率快、振幅小的振荡电位，膜电位不稳定，呈振荡性波动。这种振荡电位容易达到阈电位，引起新动作电位及期前兴奋即所谓触发活动。后除极分为早期后除极与延迟后除极（图19-2）。前者常发生在完全复极之前的2相和3相中，主要由于Ca^{2+}内流增多所引起；后者发生在完全复极之后的4相中，可能由于细胞内Ca^{2+}过多诱发Na^{+}短暂内流所引起。

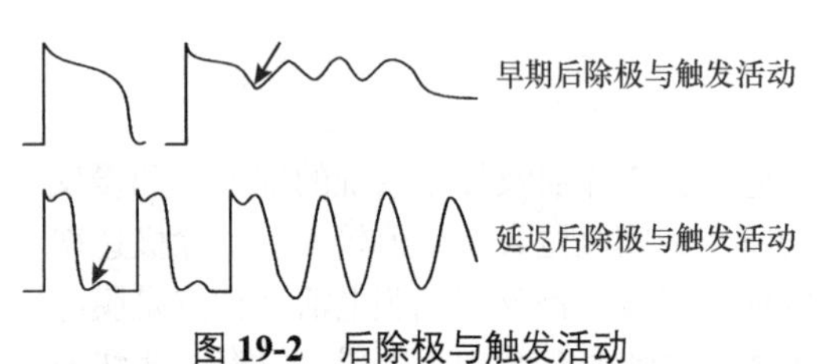

图19-2 后除极与触发活动

（二）冲动传导障碍

1. 单纯性传导障碍 包括传导减慢、传导阻滞、单向传导阻滞等。当最大舒张电位增大或电位上移时，心肌细胞兴奋性降低，传导减慢，0相上升速度减慢，振幅减小。

2. 折返激动 指冲动经传导通路折回原处而反复运行的现象（reentry）。如图19-3所示，正常时浦肯野纤维A与B两支同时传导冲动到达心室肌，激发除极与收缩，而后冲动在心室内各自消失在对方的不应期中。在病变条件下，如B支发生单向传导阻滞，冲动不能下传，只能沿A支经心室肌而逆行至B支，在此得以逆行通过单向阻滞区而折回至A支，然后冲动继续沿上述通路运行，形成折返。单次折返可引起期前收缩，连续折返则引起阵发性心动过速、心房扑动或心房颤动。

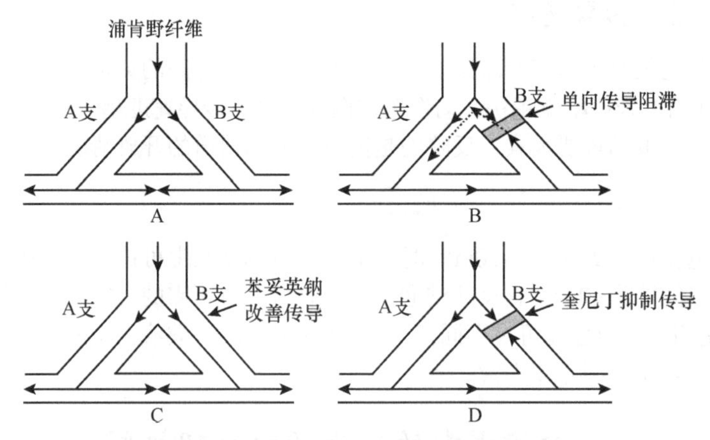

图19-3 折返形成和抗心律失常药作用机制

A. 正常；B. 单向传导阻滞；C. 消除单向传导阻滞；D. 单向传导阻滞变为双向传导阻滞

第二节　抗心律失常药的作用机制和分类

一、抗心律失常药物的作用机制

抗心律失常药物主要通过影响心肌细胞膜的离子通道，改变离子流而改变细胞电生理特性达到治疗目的，其作用机制概括如下几点。

（一）降低自律性

药物抑制快反应细胞 4 相 Na^+内流或抑制慢反应细胞 4 相 Ca^{2+}内流就能降低自律性。药物促进 K^+外流而增大最大舒张电位，使其远离阈电位，也将降低自律性。

（二）减少后除极与触发活动

早期后除极的发生与 Ca^{2+}内流增多有关，因此钙通道阻滞药对之有效。延迟后除极所致的触发活动与细胞内 Ca^{2+}过多和短暂 Na^+内流有关，因此钙通道阻滞药和钠通道阻滞药对之有效。

（三）改变膜反应性而改变传导性

增强膜反应性而改善传导或减弱膜反应性而减慢传导都能取消折返激动，前者因改善传导而取消单向传导阻滞，因此停止折返激动，某些促 K^+外流加大最大舒张电位的药如苯妥英钠有此作用；后者因减慢传导而使单向传导阻滞发展成双向传导阻滞，从而停止折返激动，某些抑制 Na^+内流的药如奎尼丁有此作用。

（四）改变 ERP 及 APD 而减少折返

药物对此有以下三种可能的影响。

（1）延长 APD、ERP，但延长 ERP 更为显著，奎尼丁类药物能抑制钠通道，使其恢复重新开放的时间延长，即延长 ERP，这称绝对延长 ERP。一般认为 ERP/APD 值在抗心律失常作用中有一定意义，比值较正常为大，即说明在一个 APD 中 ERP 占时增多，冲动将有更多机会落入 ERP 中，折返易被取消。

（2）缩短 APD、ERP，但缩短 APD 更较显著，利多卡因类药物有此作用。因缩短 APD 更明显，所以 ERP/APD 值仍较正常为大，这称相对延长 ERP，同样能取消折返。

（3）促使邻近细胞 ERP 的不均一（长短不一）趋向均一也可防止折返的发生。一般延长 ERP 的药物，使 ERP 较长的细胞延长较少，ERP 较短者延长较多，从而使长短不一的 ERP 较为接近。反之亦然，缩短 ERP 的药物，使 ERP 短者，缩短少些；ERP 长者，缩短多些。所以在不同条件下，这些药物都能发挥促使 ERP 均一的效应。

二、抗心律失常药物的分类

根据药物的主要作用和电生理特性，可将抗心律失常药分为四类（表 19-1）。

表 19-1　抗心律失常药物分类

	分类	代表药物
Ⅰ类	钠通道阻滞药	
	$Ⅰ_A$类 适度阻滞钠通道	奎尼丁、普鲁卡因胺
	$Ⅰ_B$类 轻度阻滞钠通道	利多卡因、苯妥英钠

续表

分类		代表药物
	I_C类 明显阻滞钠通道	氟卡尼、普罗帕酮
Ⅱ类	β受体阻断药	普萘洛尔、美托洛尔
Ⅲ类	延长 APD 药	胺碘酮、索他洛尔
Ⅳ类	钙通道阻滞药	维拉帕米

第三节 常用抗心律失常药

一、Ⅰ类药——钠通道阻滞药

（一）I_A类药物

I_A类药物主要电生理作用是适度阻滞钠通道，使 0 期上升的速率减慢，不同程度抑制心肌细胞膜 K^+、Ca^{2+}通透性，延长复极过程，且以延长 ERP 更为显著。

奎 尼 丁

奎尼丁（quinidine）是茜草科植物金鸡纳树 *Cinchona ledgeriana* 树皮所含的一种生物碱，是奎宁的右旋体。

【体内过程】 口服吸收好，生物利用度为 70%～80%，1～2h 血药浓度达峰，血浆蛋白结合率为 80%左右，心肌中的药物浓度是血中浓度的 10 倍以上。口服后 30min 起效，作用持续 6h，$t_{1/2}$为 5～7h。主要经肝脏羟基化代谢，代谢产物仍有生物活性，20%以药物原形经肾脏排出。

【药理作用】

1. 降低自律性 通过阻滞钠通道，适度抑制 Na^+内流，4 期自动除极速率减慢，心房肌、心室肌和浦肯野纤维的自律性降低，其中对心房肌的作用更强。在治疗剂量下对正常窦房结的自律性影响较小，但在窦房结功能低下时，则可产生明显的抑制。

2. 减慢传导速度 奎尼丁能降低心房、心室、浦肯野纤维等的 0 相上升最大速率和膜反应性，因而减慢传导速度。这种作用可使病理情况下的单向传导阻滞变为双向传导阻滞，从而取消折返。

3. 延长 ERP 减慢 2 期 Ca^{2+}内流和 3 期 K^+外流，延长 APD 和 ERP。对 ERP 的延长作用更明显，使 ERP/APD 值加大，因此可使异位冲动或折返激动落入 ERP 中而被消除。此外，可使邻近细胞的 ERP 趋于一致，减少折返的发生。

4. 其他 竞争性地阻滞 M 受体，有抗胆碱作用，此作用可使心率加快、房室结传导加快；还可阻滞 α 受体，扩张血管，使血压降低。此外，对 Ca^{2+}内流的抑制会对心肌产生负性肌力作用。

【临床应用】 奎尼丁为广谱抗心律失常药，可用于心房颤动、心房扑动、室上性及室性期前收缩和心动过速的治疗。在治疗心房颤动、心房扑动时，应先用强心苷或钙通道阻滞药抑制房室传导，控制心室率后再用奎尼丁治疗。可用于预激综合征的预防。

【不良反应和注意事项】 安全范围小，约 1/3 患者出现不良反应，主要有以下几个方面。

（1）胃肠道反应：用药早期常有恶心、呕吐、腹泻等。

（2）心血管反应

1）低血压：抑制心肌收缩力和扩张血管可引起低血压，静脉给药及患者有心力衰竭时更易发生。

2）致心律失常作用：可引起多种心律失常，如房室和心室内传导阻滞、尖端扭转型室性心动过速，并可出现奎尼丁晕厥，甚至心室颤动而致猝死。当窦房结功能低下时，可引起心动过缓或停搏。因此，服药期间应进行心电和血压监护，若心率低于60次/分，收缩压低于90mmHg，Q-T间期延长超过30%时，应停止用药。

（3）金鸡纳反应：长期用药可引起。轻者出现耳鸣、头痛、视物模糊，重者出现谵妄、精神失常。

（4）过敏反应：偶见血小板、粒细胞减少等。

（5）严重心肌损害、心力衰竭、重度房室传导阻滞、低血压、强心苷中毒及对奎尼丁过敏者禁用。肝、肾功能不全者慎用。

【药物相互作用】

（1）与肝药酶诱导剂（如苯巴比妥、苯妥英钠）合用，可加速奎尼丁的代谢。

（2）与地高辛合用，可使地高辛肾清除率降低，血药浓度升高，应减少其用量。

（3）与抗凝血药（双香豆素、华法林）合用，可竞争性与血浆蛋白结合，使后者抗凝作用增强，应注意调整剂量。

（4）奎尼丁减慢三环类抗抑郁药、可待因在肝脏的代谢；西咪替丁、钙通道阻滞药减慢奎尼丁在肝脏的代谢。

普鲁卡因胺

普鲁卡因胺（procainamide）是普鲁卡因的衍生物，对血浆酯酶的耐受性较强，作用较持久。

【体内过程】　口服吸收快，服后约45min血药浓度达峰值；肌内注射后30min血药浓度达峰值。$t_{1/2}$为3～6h。在肝脏代谢为*N*-乙酰普鲁卡因胺（NAPA），30%～60%以原形经肾排泄。

【药理作用】　作用与奎尼丁相似但较弱，降低心肌自律性，减慢房室传导，延长大部分心脏组织的APD和ERP，消除折返。其抑制心肌收缩力作用弱于奎尼丁，无明显的α受体阻断及抗胆碱作用。

【临床应用】　对室上性和室性心律失常均有效，静脉注射或滴注用于抢救危急病例。常用于治疗室性心动过速，但不作首选。

【不良反应和注意事项】

（1）常见厌食、恶心、呕吐。

（2）大剂量有心脏抑制作用，静脉注射可出现低血压。

（3）长期应用可引起红斑狼疮样综合征及白细胞减少。

（二）I_B类

I_B类主要电生理作用是轻度阻滞钠通道，使0期上升的速率轻度减慢，降低自律性，缩短APD，使ERP/APD值加大，相对延长ERP。

利 多 卡 因

利多卡因（lidocaine）属窄谱抗心律失常药，也是一种局部麻醉药。

【体内过程】　首过效应明显，只能非肠道用药，血浆蛋白结合率为70%。分布广泛，主要在肝脏代谢，5%～10%以原形经肾脏排出，$t_{1/2}$为2h。

【药理作用】

1. 降低自律性　抑制4期Na^+内流，促进K^+外流，从而降低浦肯野纤维的自律性，提高心室肌的阈电位水平，提高其致颤阈。治疗剂量对心房肌和窦房结无明显影响。

2. 改变传导速度　治疗量对浦肯野纤维传导速度的影响与血K^+浓度有关。①当细胞外液K^+浓度升高时（如心肌缺血），可抑制Na^+内流，减慢传导，使单向传导阻滞变为双向传导阻滞而消除折返。②当细胞外液 K^+浓度降低时（如低血钾）或心肌部分除极时，可促进 K^+外流，加快传导，消除单向传导阻滞而中止折返。

3. 相对延长 ERP 促进 K^+外流，缩短心室肌和浦肯野纤维的 APD 和 ERP，但缩短 APD 更显著，使 ERP/APD 值加大，相对延长 ERP，有利于消除折返。

【临床应用】 利多卡因是一种窄谱抗心律失常药，仅用于治疗室性心律失常，特别适用于危急病例，是治疗急性心肌梗死引起的室性心律失常的首选药，对强心苷中毒所致者也有效。

【不良反应和注意事项】 对心血管抑制轻，比较安全，不良反应发生率较低，多在静脉注射剂量过大或过快时出现。

1. 中枢神经系统反应 嗜睡、头痛、视物模糊，过量可引起惊厥甚至呼吸抑制。

2. 心血管反应 窦性心动过缓、窦性停搏、房室传导阻滞、血压下降，多见于用药剂量过大时。

3. 禁用于严重室内和房室传导阻滞者

【药物相互作用】

（1）与肝药酶抑制剂（西咪替丁）合用，利多卡因经肝脏代谢减慢，血药浓度升高，不良反应加重；与肝药酶诱导剂（苯巴比妥、苯妥英钠、利福平等）合用，利多卡因的代谢加快，血药浓度降低。

（2）与普萘洛尔合用可致窦房结停搏。

苯妥英钠

苯妥英钠（phenytoin sodium）既是一个良好的抗癫痫药，又是一个有效的抗心律失常药。其药理作用及临床应用都与利多卡因类似，该药除能阻滞钠通道降低浦肯野纤维的自律性外，还能与强心苷竞争 Na^+，K^+-ATP 酶，抑制强心苷中毒所致的延迟后除极，对强心苷中毒所致的室性心律失常是首选药，对其他原因引起的室性心律失常疗效不如利多卡因。静脉注射剂量过大或过快时可出现心血管抑制的毒性反应。其他不良反应见抗癫痫药。

（三）I_C类药物

I_C类药物主要电生理作用是重度阻滞钠通道，明显抑制 Na^+内流，降低自律性，抑制传导作用较强，对复极过程影响小。

普罗帕酮

【体内过程】 普罗帕酮（propafenone）口服吸收完全，首过效应明显，生物利用度低于 20%。口服后 30min 起效，2～3h 浓度达峰值，作用可持续 11h。主要经肝脏代谢，99%以代谢物形式经肾脏排出，$t_{1/2}$ 为 2.4～11.8h。

【药理作用】 该药抑制 0 期及 4 期 Na^+内流的作用强于奎尼丁，还有较弱的 β 受体阻断作用和钙通道阻滞作用。

1. 降低自律性 明显抑制 Na^+内流，降低浦肯野纤维和心室肌细胞的自律性。

2. 明显减慢传导速度 可使心房、心室和浦肯野纤维的传导速度明显减慢。

3. 轻度延长 ERP 和 APD 但对复极过程的影响较奎尼丁弱。

4. 轻度抑制心肌收缩力

【临床应用】 适用于室性、室上性心律失常及预激综合征伴心动过速者，是广谱抗心律失常药。近年来的应用表明，该药疗效确切，起效迅速，作用时间持久。

【不良反应和注意事项】 常见的不良反应有恶心、呕吐、味觉改变、头晕等。心血管反应有心律失常、房室传导阻滞、心功能不全、低血压等。窦房结功能低下、严重房室传导阻滞、心源性休克者禁用。低血压，肝、肾功能不全者慎用。

【药物相互作用】

（1）与其他抗心律失常药合用时，因对心脏的抑制作用加强，可加重心脏不良反应。

（2）可使地高辛、华法林的清除率降低，血药浓度升高，作用增强，合用时应注意调整剂量。

其他 I_C 类药物有氟卡尼（flecainide）、英卡尼（encainide）、劳卡尼（lorainide）等，其药理作用与普罗帕酮相似。因这些药物致心律失常作用明显，所以现已少用。

二、Ⅱ类药——β受体阻断药

这类药物主要阻断β受体而影响心脏电生理，高浓度时还有膜稳定的作用。药理作用表现为减慢窦房结、房室结的4相除极而降低自律性；也能减慢0相上升最大速率而减慢传导速度；延长或相对延长ERP。常用的β受体阻断药有普萘洛尔（propranolol）、阿替洛尔和美托洛尔等。

普萘洛尔

【体内过程】　普萘洛尔口服吸收完全。首过效应明显，生物利用度为30%。口服后2h达血药浓度峰值，但个体差异大。血浆蛋白结合率达93%。该药主要在肝脏代谢，$t_{1/2}$为2～3h，肝功能受损时明显延长。90%以上经肾排泄，尿中原形仅占不到1%。

【药理作用】　交感神经兴奋或儿茶酚胺释放增多时，心肌自律性增高，传导速度增快，不应期缩短，心率加快，易引起快速性心律失常。普萘洛尔则能阻止这些反应。

1. 降低自律性　对窦房结、心房传导纤维及浦肯野纤维都能降低其自律性。在运动及情绪激动时作用明显。也能降低儿茶酚胺所致的延迟后除极幅度而防止触发活动。

2. 传导速度　阻断β受体的浓度并不影响传导速度。血药浓度达100ng/mg以上具有膜稳定作用，能明显减慢房室结及浦肯野纤维的传导速度，对某些必须大量应用才能见效的病例，这种膜稳定作用是参与治疗的作用机制之一。

3. 动作电位和ERP　治疗浓度缩短浦肯野纤维APD和ERP，高浓度则延长。对房室结ERP有明显的延长作用，这和减慢传导作用一起，是普萘洛尔抗室上性心律失常作用的药理学基础。

【临床应用】　适用于治疗与交感神经兴奋有关的各种心律失常。

1. 治疗室上性心律失常　如心房颤动、心房扑动及阵发性室上性心动过速等，也用于治疗因焦虑、甲亢等引起的窦性心动过速。

2. 治疗室性心律失常　特别是对由运动和情绪激动引起的室性心律失常疗效显著。对急性心肌梗死患者，长期使用可减少心律失常的发生及再梗死率，从而降低病死率。

【不良反应和注意事项】　可致窦性心动过缓、房室传导阻滞，并可能诱发心力衰竭和哮喘。长期应用影响脂质代谢和糖代谢，高脂血症和糖尿病患者慎用。突然停药会产生反跳现象。

【药物相互作用】

（1）西咪替丁可使普萘洛尔的清除率降低，易产生毒性反应。

（2）可影响血糖水平，故与降糖药同用时，须调整后者的剂量。

三、Ⅲ类药——延长APD的药物

该类药物又称钾通道阻滞药，减少K^+外流，明显抑制心肌的复极过程，延长APD和ERP，但对动作电位幅度和去极化速率影响小，包括胺碘酮（amiodarone）、索他洛尔等。

胺　碘　酮

【体内过程】 胺碘酮又名乙胺碘呋酮，口服吸收缓慢且不完全，生物利用度约为 40%，血浆蛋白结合率为 95%，在体内分布广泛，尤以脂肪组织和血流量较高的器官为多，$t_{1/2}$平均长达数周。主要经肝脏代谢，经胆汁和粪便排泄，经肾排泄者仅 1%，故肾功能减退者不需减量应用。

【药理作用】 阻滞心肌细胞膜钾通道，还可阻滞钠通道和钙通道，并可轻度非竞争性地阻断 α 受体和 β 受体。

1. 延长 ERP 抑制 K^+外流，抑制复极过程，明显延长 APD 和 ERP。胺碘酮延长 APD 的作用不依赖于心率的快慢，无翻转使用依赖性（reverse use-dependence，指心率快时，药物延长 APD 的作用不明显，心率慢时，APD 明显延长。此作用易诱发尖端扭转型室性心动过速）。

2. 降低自律性 阻滞钠通道、钙通道，阻断 β 受体，降低窦房结和浦肯野纤维的自律性。

3. 减慢传导 阻滞钠通道、钙通道，减慢房室结和旁路及浦肯野纤维的传导速度。

4. 扩张血管 扩张外周血管，降低心脏做功，减少心肌耗氧量。

【临床应用】 为广谱抗心律失常药，可用于各种室上性和室性心律失常，对心房扑动、心房颤动和室上性心动过速疗效好，对合并预激综合征者有效率达 90%以上。因可减少心肌耗氧量，所以适用于冠心病并发的心律失常。

【不良反应和注意事项】

（1）心血管反应：窦性心动过缓、房室传导阻滞及 Q-T 间期延长（发生率高，须定期查心电图），偶致尖端扭转型室性心动过速。静脉注射过快可引起血压下降、心力衰竭。

（2）心血管外反应：因含碘，长期服用可引起甲亢或低下；因少量经泪腺排出，可在角膜形成棕黄色药物颗粒沉着，一般不影响视力，停药后可消退；偶致肺间质纤维化；还可引起胃肠道反应及皮肤光过敏症等。长期服用者应定期进行肺部 X 线检查，肝功能检查，监测血清 T_3、T_4 等。

（3）心动过缓、房室传导阻滞、Q-T 间期延长综合征、甲状腺功能障碍及对碘过敏者禁用。

【药物相互作用】

（1）胺碘酮可抑制肝脏代谢酶，增加地高辛、华法林等的血药浓度；西咪替丁可增加胺碘酮血药浓度；利福平可以降低胺碘酮血药浓度。

（2）避免与其他延长 Q-T 间期的药物合用，因其有诱发尖端扭转型室性心动过速的危险。

（3）避免与 β 受体阻断药、钙通道阻滞药（硝苯地平除外）合用，以防止加重心动过缓或房室传导阻滞。

索 他 洛 尔

索他洛尔（sotalol）原为 β 受体阻断药，后因明显延长 APD 而用作Ⅲ类抗心律失常药。它能降低自律性，是其阻断 β 受体的作用所致。其可减慢房室结传导，明显延长 ERP，使折返激动停止，也延长 APD，是阻滞钾通道所致。

【体内过程】 口服吸收快，无首过消除，生物利用度达 90%～100%，该药与血浆蛋白结合少，在心、肝、肾浓度高，体内不被代谢，几乎全部以原形经肾排出。$t_{1/2}$为 12～15h，肾功能不全者宜减量应用。

【药理作用】

（1）阻断 β 受体，降低自律性，减慢房室结传导。

（2）阻滞钾通道，延长心房肌、心室肌和浦肯野纤维 APD 和 ERP，延长心房肌和心室肌复极时间。对浦肯野纤维的作用强于心室肌。

【临床应用】 临床用于各种严重程度的室性心律失常，也治疗阵发性室上性心动过速及心房颤动。

【不良反应和注意事项】　不良反应较少，但有因出现心力衰竭（1%）、心律失常（2.5%）、心动过缓（3%）而停药者。少数Q-T间期延长者偶可出现尖端扭转型室性心动过速，还可出现心力衰竭、疲乏、头晕、恶心、呼吸困难等非特异性症状。无起搏器保护的心动过缓、病态窦房结综合征、低血压、休克、Q-T间期延长者及过敏者禁用。

【药物相互作用】

（1）与钙通道阻滞药合用，可加重传导障碍。

（2）与I_C类、Ⅱ类抗心律失常药合用有协同作用；与氢氯噻嗪合用可协同降压。

四、Ⅳ类药——钙通道阻滞药

该类药物主要用于高血压、心绞痛等的治疗。用于抗心律失常的钙通道阻滞药主要是维拉帕米（verapamil）、地尔硫䓬。

维拉帕米

【体内过程】　维拉帕米口服吸收迅速，由于首过效应，生物利用度仅为10%～35%。服后0.5～1h起效，作用维持6h左右。静脉注射剂量仅为口服量的1/10，注射后立即起效，但仅维持20min左右。血浆蛋白结合率约90%，大部分在肝脏代谢，$t_{1/2}$为4～10h，肝功能不全者消除减慢，$t_{1/2}$延长。

【药理作用】　维拉帕米阻滞心肌细胞膜的钙通道，抑制Ca^{2+}内流，具有以下几方面作用。

1. 降低自律性　减慢4期自动除极化速率而降低慢反应细胞的自律性，也可减少延迟后除极所引起的触发活动。

2. 减慢传导速度　使慢反应细胞0期除极上升速率减慢、振幅减小而使冲动传导减慢，可变单向传导阻滞为双向传导阻滞，从而消除折返。这一作用可终止房室结的折返激动，还可减慢心房颤动、心房扑动时的心室率。

3. 延长APD和ERP　对房室结的作用明显，高浓度时也延长浦肯野纤维的APD 和ERP。

4. 抑制心肌收缩力、扩张冠脉、扩张外周血管

【临床应用】　静脉注射适用于治疗阵发性室上性心动过速，是首选药物之一，对冠心病、高血压伴发心律失常者尤其适用；对强心苷中毒引起的室性期前收缩（延迟后除极）也有效。

【不良反应和注意事项】　口服安全，可出现恶心、呕吐、便秘、头痛、眩晕、面部潮红等。静脉注射过快可引起心动过缓、房室传导阻滞甚至心脏停搏，也可引起血压下降，诱发心力衰竭。病态窦房结综合征，心力衰竭及Ⅱ度、Ⅲ度房室传导阻滞，心源性休克及低血压患者禁用；老年人、肾功能低下者慎用。

【药物相互作用】

（1）与地高辛合用，可使后者清除减少，血药浓度升高，若必须合用，应减少两药各自用量或减少地高辛剂量35%～50%。

（2）与β受体阻断药合用，可增加心脏毒性。

五、其他抗心律失常药物

腺　苷

腺苷（adenosine）是细胞代谢的中间产物，是一种内源性的嘌呤核苷酸。腺苷通过与特异性G蛋白结合，作用于腺受体、激活ACh敏感钾通道，缩短心房肌的APD，使膜电位超极化。腺苷抑制窦房结传导，降低正常自律性，还可抑制房室传导，延长房室结不应期。此外，其还有扩血管作用。临床上用于迅速终止折返性室上性心律失常。常见的不良反应是短暂的心动过缓和低血压。面红、头痛、出汗和眩晕也常见。

案例 19-1　　阵发性室上性心动过速的临床表现和药物治疗

1. 案例摘要　患者，男，45 岁，工人。4 年前无明显诱因下出现心慌、胸闷，伴有头晕，全身麻木、乏力，持续时间 10～20min，休息可缓解，未进行特殊治疗，此后上述症状偶有发作，无明显诱因，持续时间较前加重，性质同前。2 个月前患者再次出现心慌、胸闷症状，伴有头晕，摔倒并意识丧失，急诊入院治疗，心电图诊断：阵发性室上性心动过速。治疗：给予压迫颈动脉窦和压迫眼球等刺激迷走神经无效，静脉给予维拉帕米，数分钟内终止发作，恢复窦性心律。

2. 案例问题

（1）阵发性室上性心动过速有哪些临床表现？主要治疗药物有哪些？

（2）为什么静脉注射给予维拉帕米，数分钟就好转，恢复窦性心律？

3. 案例分析

（1）提示：阵发性室上性心动过速是指起源于心房或房室交界区的心动过速，大多数是由于折返激动所致，少数由自律性增加和触发活动引起。其临床表现心率快，多在 160～220 次/分；心悸或胸内有强烈的心跳感；头昏、呼吸困难；突然发作又突然停止，偶有发生晕厥。目前治疗方法有通过提高迷走神经兴奋性，包括颈动脉窦刺激试验、眼球按摩、吞咽反射、潜水反射和直肠刺激等物理疗法；主要治疗药物有维拉帕米、洋地黄类、胺碘酮、腺苷等；也可采用射频消融术。

（2）维拉帕米由于抑制钙内流可降低心脏舒张期自动除极化速率，降低自律性，减慢传导，延长 APD 和 ERP，消除折返，是治疗阵发性室上性心动过速的首选药。

（齐敏友）

第二十章　利尿药及脱水药

利尿药分为高效、中效、低效三类，从不同部位直接作用于肾脏，影响尿液生成过程，促进电解质和水的排出，消除水肿，也可用于高血压等某些非水肿性疾病的治疗。甘露醇等脱水药能提高血浆渗透压而使组织脱水，产生渗透性利尿作用，用于降低颅内压和眼压及预防急性肾衰竭。

第一节　尿液形成的生理学基础

尿的生成过程包括肾小球滤过、肾小管及集合管的重吸收和分泌。

一、肾小球的滤过

血液流经肾小球，除蛋白质和血细胞外，其他成分均可经肾小球滤过而形成原尿。正常人每日生成的原尿可达 180L 左右，但绝大部分被重吸收。影响原尿量的主要因素是肾血流量和有效滤过压。有些药物（如强心苷、氨茶碱）能通过扩张肾血管，增加肾血流量和肾小球滤过率，使原尿量增多，但由于存在球-管平衡的调节机制，终尿量增加并不多，只能产生较弱的利尿作用。

二、肾小管及集合管的重吸收和分泌

正常人每日排出终尿仅 1～2L，约占原尿量的 1%，而 99%的水、钠被肾小管重吸收。如果药物能使肾小管重吸收减少 1%，则终尿量可增加 1 倍。由此可见，肾小管是利尿药作用的重要部位。利尿药的作用强度主要以其对肾小管作用部位的不同而有所区别。根据各段肾小管对 Na^+、Cl^-和水等重吸收的特点将肾小管分为以下几个不同部位（图 20-1）。

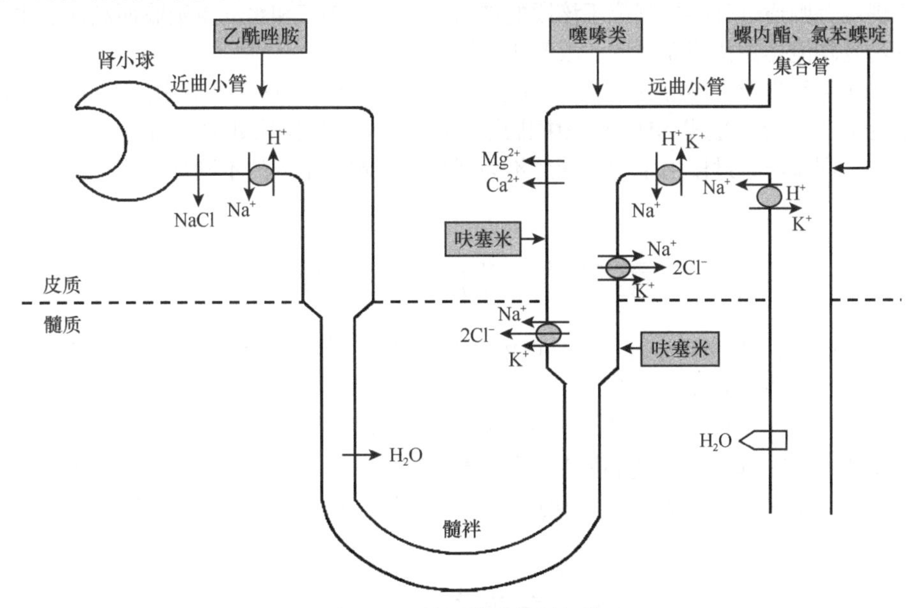

图 20-1　利尿药的作用部位

1. 近曲小管　原尿中 85%的 $NaHCO_3$、40%的 NaCl、葡萄糖、氨基酸和全部可滤过的有机溶

质在此段被重吸收。该段 Na^+主要通过钠泵和 H^+-Na^+交换的方式被重吸收。近曲小管上皮细胞内的 H^+来自 H_2CO_3，而 H_2CO_3 由碳酸酐酶催化 CO_2 和 H_2O 生成。低效利尿药乙酰唑胺可通过抑制碳酸酐酶，减少 H^+的生成，抑制 H^+-Na^+交换，促进 Na^+排出产生利尿作用。但由于受近曲小管以下各段肾小管代偿性重吸收增加的影响，乙酰唑胺的利尿作用较弱，而且易致代谢性酸中毒，现已少作利尿药使用。

2. 髓袢升支粗段 此段重吸收原尿中 30%～35%的 Na^+，且不伴有水的重吸收。在该段管腔膜上存在着 Na^+，K^+-$2Cl^-$共同转运载体（co-transporter），将 Na^+、K^+、Cl^-重吸收进入细胞内。高效利尿药能选择性地阻断该转运体，因而也称为髓袢利尿药（loop diuretics）。重吸收进入肾小管壁细胞内的 Na^+可通过基侧膜的 Na^+，K^+-ATP 酶主动转运至组织间液，细胞内的 Cl^-可通过基侧膜的氯通道进入组织间液。细胞内的 K^+经管腔膜上的钾通道再循环返回管腔，由于 K^+反流至管腔，造成管腔内正电位上升，进而驱动 Mg^{2+}和 Ca^{2+}的重吸收。因此，髓袢利尿药不仅增加 NaCl 的排出，也增加 Mg^{2+}和 Ca^{2+}的排出。由于此段 Na^+重吸收的同时几乎不伴有水的重吸收，所以管腔内的原尿随着 Na^+、Cl^-的重吸收而被逐渐稀释，这就是尿液的稀释过程。同时，被转运到髓质间液的 Na^+、Cl^-与尿素一起，形成此段髓质间液的高渗。当低渗尿流经处于髓质高渗区的集合管时，在血管升压素（antidiuretic hormone，ADH）的影响下，大量的水被重吸收，形成高渗尿，这就是尿液的浓缩过程。髓袢类高效利尿药通过抑制 Na^+，K^+-$2Cl^-$共同转运载体，抑制了尿液的稀释过程，并且由于抑制了 Na^+、Cl^-的重吸收，使髓质的高渗无法维持，抑制了肾对尿液的浓缩过程，从而排出大量低渗尿，所以利尿作用强大。

3. 远曲小管和集合管 这段重吸收原尿中约 10%的 Na^+。

（1）远曲小管近段对 Na^+重吸收主要通过 Na^+-Cl^-共同转运载体，但转运速率比髓袢升支粗段慢。中效利尿药噻嗪类主要抑制远曲小管的 Na^+-Cl^-共同转运载体，影响尿液的稀释过程，产生中等强度的利尿作用。

（2）远曲小管远段和集合管腔膜存在着钠通道和钾通道，管腔液中的 Na^+经钠通道进入细胞内，而细胞内的 K^+则经钾通道排入管腔液，形成 K^+-Na^+交换。这一过程主要受醛固酮的调节，低效利尿药螺内酯通过拮抗醛固酮，间接抑制 K^+-Na^+交换，排 Na^+留 K^+而产生利尿作用。低效利尿药氨苯蝶啶等则通过直接抑制位于该段的钠通道，减少 Na^+和水的重吸收而利尿。由于作用于该部位的药物均能排钠留钾而利尿，故又称为留钾利尿药。

（3）远曲小管和集合管还可分泌 H^+，并进行 H^+- Na^+交换，进入管腔中的 H^+可与肾小管上皮细胞产生的 NH_3 结合，生成 NH_4^+从尿中排出，阿米洛利可抑制该处 H^+-Na^+交换。

综上所述，利尿药通过作用于肾小管的不同部位，影响尿生成的不同环节而产生强弱不等的利尿作用。

第二节 利 尿 药

利尿药（diuretics）是作用于肾，增加电解质及水排泄、使尿量增多的药物。临床应用很广。常用的利尿药按它们的效能分类如下。

1. 高效能利尿药 有呋塞米、依他尼酸及布美他尼等。

2. 中效能利尿药 包括噻嗪类利尿药及氯噻酮等。

3. 低效能利尿药 包括留钾利尿药如螺内酯、氨苯蝶啶、阿米洛利、碳酸酐酶抑制剂乙酰唑胺。

一、高效能利尿药

本类药物主要作用于髓袢升支粗段，又称为髓袢利尿药，由于利尿作用强大，属于高效能利尿药。常用药物有呋塞米、依他尼酸、布美他尼、托拉塞米等。

呋　塞　米

【体内过程】 呋塞米（furosemide）口服吸收迅速，生物利用度约为60%，约30min起效，1～2h血药浓度达峰值，持续6～8h。静脉注射5～10min起效，30min达高峰，$t_{1/2}$约1h，维持4～6h，血浆蛋白结合率约98%。大部分以原形经近曲小管有机酸分泌系统分泌或肾小球滤过，随尿排出。

【药理作用】

1. 利尿 作用强大、迅速而短暂。能使肾小管对Na^+的重吸收由原来的99.4%下降为70%～80%。利尿机制主要为抑制髓袢升支粗段Na^+，K^+-$2Cl^-$共同转运载体，使Na^+、Cl^-重吸收减少，肾脏稀释功能降低，NaCl排出量增多，同时使肾髓质间液渗透压降低，影响肾脏浓缩功能及减少集合管对水的重吸收，从而产生强大的利尿作用。由于排Na^+较多，促进了K^+-Na^+交换和H^+-Na^+交换，尿中H^+和K^+排出也增多，易引起低血钾、低盐综合征。由于Cl^-的排出大于Na^+的排出，易出现低氯性碱中毒。呋塞米还促进Ca^{2+}、Mg^{2+}排出，长期使用可使某些患者产生低镁血症。由于Ca^{2+}在远曲小管可被主动重吸收，所以一般不引起低钙血症。呋塞米可使尿酸排出减少。

2. 扩张血管 能扩张肾血管，降低肾血管阻力，增加肾血流量，改变肾皮质内血流分布；还能扩张全身小静脉，降低左室充盈压，减轻肺水肿。扩张血管机制尚不完全了解，可能与该药促进PGE合成，抑制其分解有关。

【临床应用】

1. 严重水肿 对各类水肿均有效，主要用于其他利尿药无效的顽固性水肿和严重水肿。

2. 急性肺水肿和脑水肿 静脉注射呋塞米能迅速扩张血管，减少回心血量，降低LVEDP，从而减轻左心负荷。治疗脑水肿是由于利尿后血液浓缩，血浆渗透压增高，利于脑水肿的消除。

3. 急慢性肾衰竭 尿量和K^+排出的增加及强大的利尿作用可冲洗肾小管，防止其萎缩和坏死，可用于急性肾衰竭的早期防治。大剂量可治疗慢性肾衰竭，使尿量增加。但禁用于无尿患者。

4. 加速毒物排出 配合输液使尿量在1日内达到5L以上，可加速毒物排泄，主要用于经肾排泄的药物中毒抢救，如苯巴比妥、水杨酸类、溴化物等急性中毒。

5. 高钾血症和高钙血症 可增加K^+排出，抑制Ca^{2+}重吸收，降低血钾和血钙。

【不良反应和注意事项】

1. 水和电解质紊乱 长期用药，利尿过度可引起低血容量、低血钠、低血钾、低血镁及低氯性碱中毒。以低血钾最为常见，应注意及时补钾，加服留钾利尿药有一定预防作用。当同时存在低血镁时，如不纠正低血镁，即使补充K^+，也不易纠正低血钾。

2. 耳毒性 表现为眩晕、耳鸣、听力下降、暂时性耳聋。在患者肾功能减退或大剂量静脉注射时易发生，应避免与氨基糖苷类抗生素等有耳毒性的药物合用。耳毒性发生的机制可能与内耳淋巴液电解质成分改变有关。

3. 胃肠道反应 可致恶心、呕吐、上腹不适及腹泻，大剂量可致胃肠道出血。口服或静脉注射给药时均可发生。

4. 高尿酸血症 该药和尿酸均通过肾脏有机酸转运系统排泄，产生竞争性抑制，长期用药可减少尿酸排泄而致高尿酸血症。

5. 其他 可引起高血糖、脂代谢异常、过敏，表现为皮疹、嗜酸性细胞增多、间质性肾炎等，偶致骨髓抑制。严重肝肾功能不全、糖尿病、痛风患者及小儿慎用。

【药物相互作用】

（1）与氨基糖苷类、第一代头孢菌素、第二代头孢菌素、两性霉素等抗生素合用，肾毒性和耳毒性增加，尤其是原有肾损害时。

（2）肾上腺糖、盐皮质激素，促肾上腺皮质激素及雌激素能降低本药的利尿作用，并增加电解质紊乱尤其是低钾血症的发生机会。

（3）NSAID 能降低本药的利尿作用，肾损害风险也增加，这与前者抑制 PG 合成，减少肾血流量有关。

（4）与拟交感神经药物及抗惊厥药物合用，利尿作用减弱。

（5）与 DA 合用，利尿作用加强。

依他尼酸

依他尼酸（ethacrynic acid）药动学、作用机制、用途、不良反应、禁忌证均同呋塞米。但不良反应较多，偶致永久性耳聋，毒性较大，现已少用。

布美他尼

布美他尼（bumetanide），又名丁氧苯酸，其利尿作用起效快、作用强、毒性低、用量小、脂溶性大、口服吸收快而完全，0.5～1h 显效，1～2h 血药浓度达峰值，$t_{1/2}$ 为 1～1.5h，作用维持 4h。该药作用机制、用途和不良反应同呋塞米，排钾作用小于呋塞米，耳毒性的发生率稍低，但仍应避免与有耳毒性的药物同用。布美他尼还能扩张血管，增加肾血流量，降低肺和全身的动脉阻力，降低右心房压力和 LVEDP，改善肺循环。

二、中效能利尿药

噻嗪类（thiazides）是临床广泛应用的一类口服利尿药和抗高血压药，该类药物的基本结构为杂环苯并噻二嗪与一个磺酰胺基（—SO_2NH_2），在 2、3、6 位代入不同基团可得到一系列的衍生物。因化学结构上的微小差异，使此类药物在效价强度和作用时间等方面产生差异。代表药物是氢氯噻嗪（hydrochlorothiazide），其他还有氯噻酮（chlortalidone）、苄氟噻嗪（bendroflumethiazide）、环戊噻嗪（cyclopenthiazide）、美托拉宗（metolazone）等。该类药物的作用部位及作用机制相同，药理作用相似，E_{max} 基本一致，毒性小，安全范围较大，仅所用剂量不同，但均能达到相似效果，故在本节一并介绍。

【体内过程】 该类药物脂溶性较高，口服吸收迅速而完全，一般口服后 1～2h 起效，4～6h 血药浓度达峰值。所有噻嗪类药物均以有机酸的形式从肾小管分泌，因而与尿酸的分泌产生竞争，使尿酸的分泌速率降低。氢氯噻嗪口服生物利用度为 71%±15%。口服后 1h 显效，2～4h 血药浓度达峰值，可持续 12～18h。可通过胎盘进入胎儿体内。血浆蛋白结合率为 64%，主要以原形从近曲小管分泌，自尿排出。$t_{1/2}$ 为（2.5±0.2）h。尿毒症患者对氢氯噻嗪的清除率下降，$t_{1/2}$ 延长。

【药理作用】

1. 利尿 作用温和而持久。其机制是抑制远曲小管近段的 Na^+-Cl^- 共同转运载体，减少 Na^+、Cl^- 的重吸收，影响肾脏的稀释功能而产生利尿作用。因该类药物对尿液的浓缩过程没有影响，所以利尿 E_{max} 中等。由于转运至远曲小管的 Na^+ 增加，促进了 Na^+-K^+ 交换，K^+ 的排出也增加，长期服用可引起低血钾。噻嗪类长期或大量用药还可引起低镁血症。此外，能增强远曲小管对 Ca^{2+} 的重吸收，使 Ca^{2+} 从肾排出减少。

2. 抗利尿 噻嗪类药物使尿崩症患者尿量明显减少，口渴症状减轻。因其排出 Na^+、Cl^-，使血浆渗透压下降，可减轻患者的口渴感。其抗利尿确切机制还不清楚。

3. 降压　用药初期通过利尿作用减少血容量而降压，后期因排钠较多，降低血管平滑肌对儿茶酚胺等加压物质的敏感性而降压（见第二十一章）。

【临床应用】

1. 轻度、中度水肿　是治疗各类轻度、中度水肿的首选药。对肾性水肿的疗效与肾功能有关，肾功能不全者疗效差；对肝性水肿与螺内酯合用疗效增加，可避免血钾过低诱发肝昏迷。但由于该药可抑制碳酸酐酶，减少 H^+分泌，使 NH_3 排出减少，血氨升高，有加重肝昏迷的危险，应慎用。

2. 高血压　轻度、中度高血压可单用或与其他降压药合用。

3. 尿崩症　用于肾性尿崩症及加压素无效的垂体性尿崩症。轻症效果好，重症疗效差。

【不良反应和注意事项】

（1）电解质紊乱：长期用药可引起低钾血症、低镁血症、低氯性碱中毒及低钠血症。低钾血症较多见，表现为疲倦、软弱、眩晕或轻度胃肠反应，合用留钾利尿药可防治。

（2）代谢异常：①血糖升高。与剂量有关，一般在用药 2～3 个月后出现，停药后能自行恢复。可能因抑制胰岛素的分泌，以及组织利用葡萄糖减少，使血糖升高，糖尿病患者应慎用。②高脂血症。三酰甘油（triacylglycerol，TG）及低密度脂蛋白（low density lipoproteins，LDL）增加，高密度脂蛋白（high density lipoproteins，HDL）减少，高脂血症患者不宜使用。③高尿酸血症。竞争性抑制尿酸从肾小管分泌，增加近曲小管对尿酸的重吸收，痛风患者慎用。

（3）过敏：偶有过敏性皮疹、皮炎、粒细胞减少、血小板减少、溶血性贫血等过敏反应。

（4）对其他磺胺衍生物过敏者、肝昏迷、严重的肾功能损害、顽固的低钾血症、高钙血症者禁用。

【药物相互作用】

（1）氢氯噻嗪和 DA、降压药合用，利尿降压作用均加强。

（2）降低降糖药的作用。

（3）与胺碘酮和洋地黄药物合用时，应慎防因低钾血症引起的不良反应。

（4）肾上腺皮质激素、促肾上腺皮质激素、雌激素、两性霉素 B（静脉用药）能降低本药的利尿作用，增加发生电解质紊乱的机会，尤其是低钾血症。

三、低效能利尿药

螺　内　酯

螺内酯（spironolactone）是人工合成的抗醛固酮药。

【体内过程】　本品口服吸收好，生物利用度大于 90%，服药后 1 日起效，2～4 日达 E_{max}，主要由肝脏灭活。其利尿作用与体内醛固酮的浓度有关，仅在体内有醛固酮存在时才发挥作用，对切除肾上腺的动物则无利尿作用。

【药理作用】　螺内酯及其代谢产物的结构均与醛固酮相似，可与醛固酮竞争远曲小管远段和集合管细胞质内的醛固酮受体，拮抗醛固酮的排钾保钠作用，促进 Na^+和水的排出。其作用特点如下所示。①作用弱，起效慢，维持时间长。口服后 1 日起效，2～3 日血药浓度达峰值，停药后作用可持续 2～3 日。②作用的发挥依赖于体内醛固酮的存在，对伴有醛固酮升高的顽固性水肿，如肝硬化腹水，利尿作用较明显；对切除肾上腺的动物无效。

【临床应用】

（1）与醛固酮升高有关的顽固性水肿，因利尿作用弱，较少单用，常与噻嗪类利尿药合用。

（2）充血性心力衰竭。

（3）低钾血症的预防，常与噻嗪类利尿药合用，增强利尿效应和预防低钾血症。

【不良反应和注意事项】 不良反应较少，久用可致高血钾；少数患者可出现消化道反应及头痛、困倦、精神错乱；还有性激素样副作用，如男性乳房发育，女性多毛、月经不调等，停药后可消失。无尿、肝功能不全、低钠血症、孕妇和酸中毒者慎用，肾功能不全及血钾过高者禁用。

【药物相互作用】

（1）与氢氯利尿药合用，二者取长补短，使不良反应减少。

（2）DA 可增加螺内酯的利尿作用。

（3）与其他留钾利尿药、含钾药物、血管紧张素转换酶抑制药（angiotensin converting enzyme inhibitor，ACEI）及环孢素合用时，可增加高钾血症的机会。

（4）雌激素、肾上腺皮质激素可减弱螺内酯的利尿作用。

（5）拟交感神经药物可降低螺内酯的降压作用。

氨 苯 蝶 啶

氨苯蝶啶（triamterene）作用部位和螺内酯相同。本品不是抗醛固酮药，用药后不必补充钾盐。

【体内过程】 口服吸收迅速，口服后 1h 起效，4～6h 血药浓度达峰值，$t_{1/2}$ 为 1.5～2h，生物利用度为 30%～50%。氨苯蝶啶在肝代谢，原形和代谢物主要从肾脏排泄，少部分从胆道排出。

【药理作用】 主要作用于远曲小管远段和集合管，通过阻滞管腔膜上的钠通道，减少 Na^+ 的重吸收，同时抑制 K^+ 的分泌，从而产生排钠留钾利尿作用。氨苯蝶啶并非竞争性抗醛固酮，它对肾上腺切除的动物仍有留钾利尿作用。

【临床应用】 用于治疗各种水肿，常与排钾利尿药合用治疗顽固性水肿。

【不良反应和注意事项】 不良反应较少。长期服用可致高钾血症，血糖升高。偶见嗜睡、恶心、呕吐、腹泻等消化道症状。严重肝、肾功能不全者，有高钾血症倾向者禁用。

【药物相互作用】

（1）DA 可增加氨苯蝶啶的利尿作用。

（2）拟交感神经药物可降低氨苯蝶啶的降压作用。

（3）氨苯蝶啶可减弱洋地黄的作用。

（4）雄激素、肾上腺皮质激素及促肾上腺皮质激素能减弱本品的利尿作用。

（5）本品可使血糖升高，与降糖药合用时，后者剂量应适当加大。

（6）与噻嗪类和髓袢利尿药合用时可使血尿酸升高，故可适当应用治疗痛风的药物。

（7）与吲哚美辛合用可引起急性肾衰竭。

（8）与含钾药物、ACEI 及环孢素合用时，可增加发生高钾血症的机会。

阿 米 洛 利

阿米洛利（amiloride），又名氨氯吡咪，其作用部位与氨苯蝶啶相似，在远曲小管远段和集合管抑制 Na^+-K^+交换，还阻滞 Na^+-H^+反向转运体（antiporter），抑制 Na^+-H^+交换，促进 Na^+的排出，使 H^+分泌减少，也有留钾作用。该药利尿作用比氨苯蝶啶强，单次口服起效时间为 2h，6～8h 血药浓度达峰值，作用持续 24h 左右，$t_{1/2}$ 为 6～9h。该药临床适应证同氨苯蝶啶，常与噻嗪类合用，单独使用可致高血钾。偶尔引起低血钠、轻度代谢性酸中毒和胃肠道反应。无尿、肾功能损害、糖尿病、酸中毒和低血钠患者慎用。

第三节 脱 水 药

脱水药（dehydrant agents）又称渗透性利尿药（osmotic diuretics），能提高血浆渗透压而使组织脱水。一般而言，脱水药应具备以下特点：①静脉注射后不易透过毛细血管进入组织，迅速提高血浆渗透压；②易经肾小球滤过，但不易被肾小管重吸收，可在肾小管形成高渗透压而具有渗透利尿作用；③在体内不易被代谢。该类药物包括甘露醇、山梨醇、高渗葡萄糖等。

甘　露　醇

甘露醇（mannitol）是一种己六醇结构，分子量为 180，可溶于水，临床上用其 20%的高渗水溶液。

【体内过程】　甘露醇口服吸收很少，静脉注射后迅速经肾脏代谢。$t_{1/2}$为 100min，当急性肾衰竭时 $t_{1/2}$ 可延长到 6h。本品静脉注射 15min 内可使眼压和颅内压下降，30～60min 血药浓度可达峰值，持续时间是 3～8h。静脉注射 0.5～1h 后出现利尿作用，可维持 3h。

【药理作用】

1. 脱水　口服甘露醇不吸收，只发挥泻下作用。静脉注射不易从毛细血管渗入组织，能迅速提高血浆渗透压，使组织间液水分向血浆转移，产生组织脱水作用。静脉滴注后 20min，颅内压和眼压显著下降，2～3h 作用达高峰，持续 6～8h。

2. 利尿　静脉注射后产生的脱水作用，可使循环血量增加，并提高肾小球滤过率。甘露醇在肾小管内几乎不被吸收，使原尿渗透压升高，肾小管对水的重吸收减少。更为重要的是该药还可间接抑制 Na^+，K^+-$2Cl^-$共同转运载体，使 Na^+、Cl^-等重吸收减少而增加尿量。

【临床应用】

1. 脑水肿及青光眼　降低颅内压安全有效，为首选药，也用于青光眼急性发作和患者术前应用，降低眼压。

2. 预防急性肾衰竭　少尿时，通过脱水作用可减轻肾间质水肿，同时维持足够尿量，使肾小管内有害物质稀释，防止肾小管萎缩坏死。此外，可改善肾血流，预防急性肾衰竭。

【不良反应和注意事项】

（1）水和电解质紊乱最为常见。

（2）静脉注射太快可引起一过性头痛、眩晕、视物模糊及注射部位疼痛。

（3）持续大剂量应用甘露醇可引起高渗性肾病，可出现水肿、高渗性昏迷等。

【药物相互作用】

（1）甘露醇可增加利尿药及碳酸抑制药的利尿和降眼压作用，联用时应调整剂量。

（2）甘露醇与洋地黄联用可增加洋地黄毒性作用。

（3）甘露醇与卡那霉素同用，可增加对第Ⅷ对脑神经的破坏而引起耳聋。

山　梨　醇

山梨醇（sorbitol）是甘露醇的同分异构体，作用与临床应用同甘露醇，进入体内大部分在肝内转化为果糖，所以作用较弱。易溶于水，价廉，一般用其 25%的高渗液。

高渗葡萄糖

50%的高渗葡萄糖（hypertonic glucose）也有脱水和渗透性利尿作用，但可部分地从血管弥散进入组织中并被代谢，所以作用弱且不持久。主要用于脑水肿和急性肺水肿，一般与甘露醇合用。

案例 20-1　　水肿发生的原因和药物治疗

1. 案例摘要　患者，女，53 岁，因“腹胀半年，乏力，伴双下肢水肿 1 个月”来医院治疗。该患者半年前不明原因出现食欲减退，伴恶心、呕吐，腹胀，近 1 个月双下肢水肿到当地某医院就诊，经检查诊断为乙型病毒性肝炎并肝硬化腹水。治疗：医生给予呋塞米和螺内酯联合用药治疗。

2. 案例问题

（1）水肿发生的原因有哪些?

（2）请分析该治疗方案是否合理？为什么?

3. 案例分析

（1）提示：水肿是组织间隙或体腔内过量的体液潴留，如腹水、胸腔积液、心包积液、脑积水等。水肿按其原因分为心源性水肿、肾源性水肿、肝性水肿、营养性水肿、过敏性水肿、静脉阻塞性水肿等。治疗药物主要有三类：①利尿药，如呋塞米、氢氯噻嗪、螺内酯；②脱水药，如甘露醇、山梨醇；③高渗葡萄糖血浆制品和白蛋白。

（2）提示：该治疗方案合理。呋塞米利尿作用强大，可用于治疗心脏、肝、肾等病变引起的严重水肿。因过度利尿，又会导致低血容量、低血钾、低血钠、低碱血症等不良反应，其中低钾血症最为常见。螺内酯为醛固酮拮抗药，具有留钾利尿作用，两药合用，既增强了利尿作用，又避免了低钾血症。

案例 20-2　　颅内高压的临床表现及药物治疗

1. 案例摘要　患者，男，28岁，以头部外伤、头痛、呕吐、昏迷2h入院，经检查诊断为颅脑外伤并脑血肿，颅内高压。治疗：行颅内血肿清除手术，并给予20%甘露醇250ml静脉输液治疗。

2. 案例问题

（1）颅内高压的临床表现有哪些?

（2）给予甘露醇治疗的主要目的是什么？其作用机制是什么?

3. 案例分析

（1）提示：颅脑损伤引起颅内压增高的原因，主要是颅内血肿，脑水肿、肿胀，脑脊液循环受阻及静脉窦回流障碍等几个方面的因素。其主要临床表现为头痛、呕吐、视盘水肿、意识障碍及生命体征变化。治疗的原则主要是迅速解除引起颅内高压的病因和有效控制颅内压力。

（2）提示：静脉注射20%甘露醇后，该药不易从毛细血管渗入组织，能迅速提高血浆渗透压，使组织间水分向血浆转移而产生组织脱水作用，降低颅内压。甘露醇是治疗多种原因引起脑水肿的首选药。

（齐敏友）

第二十一章　抗高血压药

高血压是临床上一种常见疾病，指在静息状态下，收缩压≥140mmHg 和（或）舒张压≥90mmHg。自中华人民共和国成立以来我国高血压发病率呈明显上升趋势，估计目前全国高血压患者约有 2.6 亿。高血压是引发心脑血管疾病的高危因素，可引起心脏、脑、肾、血管等靶器官的损害，导致心肌梗死、心功能不全、脑血管意外等各种并发症的发生。抗高血压药（antihypertensive drug）是能降低动脉血压，用于治疗高血压的药物，又称降压药（hypotensive drug）。目前临床上常用的一线抗高血压药主要有利尿药、β 受体阻断药、二氢吡啶类钙通道阻滞药和血管紧张素转换酶抑制药（angiotensin converting enzyme inhibitor，ACEI）。高血压药物治疗应遵循小剂量开始、优先选择长效制剂、平稳降压、联合用药及个体化治疗的原则。若能配合综合治疗，如合理的饮食、控制体重、规律的作息、适当的体育锻炼及良好的心态，可提高药物疗效，降低心脑血管疾病的发病率。

第一节　高血压的病理生理学基础及药物分类

动脉压一般简称血压，指心脏把血液搏入到血管内并推动血液在血管内流动时对血管壁所造成的一种压力，分为收缩压和舒张压。正常人的血压应低于 140/90mmHg，高于上述标准，即为高血压。高血压患者中 90%～95%发病原因不十分清楚，称为原发性高血压，亦称高血压。5%～10%为继发性高血压，病因明确，往往是某些疾病的临床表现，又称症状性高血压。心脏和血管是高血压病理生理作用的主要靶器官，早期可无明显病理改变。长期高血压可引起左心室肥厚和扩张，这是血流动力学因素（长期压力负荷增高加重心脏负担）和神经体液因素（如儿茶酚胺、Ang Ⅱ等可刺激心肌细胞肥大和间质纤维化）综合作用的结果。高血压发生发展的病理生理过程涉及如下多种因素。①交感神经系统功能亢进，血浆儿茶酚胺浓度升高。目前认为，内在和（或）外在因素导致的交感神经系统过度激活是引起原发性高血压和靶器官损害的主要原因之一。②肾素-血管紧张素-醛固酮系统（renin-angiotensin-aldosterone system，RAAS）激活，Ang Ⅱ是 RAAS 的主要效应物质，不仅能收缩血管，还能引起心肌和血管壁重构，在高血压发病中处于中心环节。③血管内皮功能紊乱，表现为内皮 NO 水平或活性下调及类花生四烯酸物质代谢异常等。④肾性水钠潴留。⑤胰岛素抵抗。由于上述因素的存在，高血压对血管的影响主要表现在可引起动脉痉挛、动脉硬化、动脉血管狭窄，甚至堵塞，从而影响人体重要器官心脏、脑、肾及眼底的功能，严重时可发生心肌梗死、心力衰竭、肾功能不全、脑血管意外及眼底出血。高血压患者如不经合理治疗，平均寿命较正常人群缩短 10～20 年。

原发性高血压的病因复杂，发病机制尚未完全阐明，但已知体内很多因素和系统与血压的形成及调节有关。血压形成的基本因素是心排血量和外周血管阻力。前者受心脏功能、回心血量和血容量的影响，后者主要受小动脉紧张度的影响。交感神经系统和 RAAS 在血压的短期与长期调节中，以及在高血压发病中起重要作用，因此常通过寻找影响神经-体液因素变化的药物来寻找抗高血压药。此外，多种舒缩血管的生物活性多肽及局部活性物质也参与血压的调节，如 PG、缓激肽、组胺、NO 及内皮素等。

根据药物在血压形成和调节系统中主要影响和作用的部位将抗高血压药分为下列几类。

1. 利尿药　氢氯噻嗪等。

2. 交感神经抑制药

（1）中枢性抗高血压药：可乐定、利美尼定等。

（2）神经节阻断药：樟磺咪芬等（美加明）。

（3）NA 能神经末梢阻滞药：利血平、胍乙啶。

（4）肾上腺素受体阻断药

1）α_1受体阻断药：哌唑嗪。

2）β 受体阻断药：普萘洛尔、美托洛尔等。

3）α、β 受体阻断药：拉贝洛尔、卡维地洛等。

3. RAS 抑制药

（1）ACEI：卡托普利等。

（2）血管紧张素Ⅱ受体阻断药（angiotensin receptor blockers，ARB）：氯沙坦等。

（3）肾素抑制药：雷米克林等。

4. 钙通道阻滞药 硝苯地平、氨氯地平等。

5. 血管扩张药

（1）直接扩张血管平滑肌药：肼屈嗪、硝普钠等。

（2）钾通道开放药：二氮嗪、米诺地尔等。

抗高血压药中利尿药、β 受体阻断药、ACEI、钙通道阻滞药这四大类药物在临床应用广泛，称为第一线抗高血压药。ARB 临床应用时间相对较短，但因这类药物具有许多优点，临床应用越来越多，也属于常用抗高血压药。其他抗高血压药如中枢性抗高血压药和血管扩张药等较少单独应用。

第二节 常用抗高血压药

一、利 尿 药

动物试验、流行病学调查与临床研究显示，高盐饮食与高血压发病密切相关。限制钠盐摄入是高血压防治的重要措施之一。利尿药通过排钠利尿，改变体内 Na^+平衡而发挥降压作用。此类药物主要包括噻嗪类利尿药、袢利尿药、留钾利尿药等。临床治疗高血压以噻嗪类利尿药为主，其中氢氯噻嗪最为常用。

【药理作用】 噻嗪类利尿药降压作用温和、持久，多数患者在用药后 2～4 周达最大疗效，长期用药无明显耐受性。对正常人无降压作用，对严重高血压患者也常不能达到满意的降压效果，但与其他抗高血压药合用，能产生协同作用，增加降压效果，且能克服扩血管药、某些交感神经抑制药所致的水钠潴留。大规模临床试验表明，噻嗪类利尿药可降低高血压患者心脑血管并发症的发生率和病死率。

噻嗪类利尿药降低血压的确切机制尚不十分明确。目前认为，用药初期通过排钠利尿，减少细胞外液和血容量，使心排血量减少而产生降压作用。长期给药后，虽然细胞外液和血容量仍有一定程度的减少，但心排血量已逐渐恢复至给药前水平而降压作用仍能维持，说明此时产生的降压作用主要是由于外周血管阻力降低所致。现在认为利尿药长期使用降低外周血管阻力并非其直接作用，因为利尿药在体外对血管平滑肌无作用，在肾切除的患者及动物使用利尿药也不能发挥降压作用。利尿药降低血管阻力最可能的机制是通过排钠利尿，持续地降低体内 Na^+浓度，小动脉血管平滑肌细胞内低钠，通过 Na^+-Ca^{2+}交换机制使细胞内 Ca^{2+}含量减少，从而使血管平滑肌对 NA 等缩血管物质的反应性降低。摄入大量食盐能拮抗利尿药的降压作用，限制钠盐的摄入能增强其降压作用，这也说明体内低钠是利尿药降压的主要作用机制。此外，也可诱导动脉壁产生扩血管物质，如缓激肽、PG。

【临床应用】 利尿药是临床治疗高血压的常用基础药物，单独使用噻嗪类作降压治疗时，剂量应尽量小，如氢氯噻嗪或氯酞酮单用利尿降压时的剂量不宜超过 25mg，若 25mg 仍不能有效地控制血压，则应合用或换用其他类型抗高血压药。因为超过 25mg 降压作用不一定增强，不良反应反而可能增加。单用噻嗪类抗高血压药治疗，尤其是长期应用应合并使用留钾利尿药或合用 ACEI，可减少 K^+的排出。

高效能利尿药易引起水和电解质紊乱，不作为轻度、中度高血压的一线药。因其增加肾血流量，并有较强的排钠利尿作用，可用于高血压危象及伴有慢性肾功能不全的高血压患者。

吲哒帕胺（indapamide）属非噻嗪类利尿药，具有轻度利尿和钙拮抗作用。降压作用温和，疗效确切，对血糖、血脂无明显影响，故伴有高脂血症的高血压患者可选用吲哒帕胺代替噻嗪类利尿药。

【不良反应和注意事项】 小剂量噻嗪类利尿剂对代谢的影响较小，但长期大剂量应用噻嗪类利尿药常致电解质、糖代谢、脂质代谢改变，可引起低血钾、低血镁、高血糖，血浆总胆固醇（total cholesterol，TC）和 LDL 增高。长期应用噻嗪类利尿药还能激活 RAAS，使血浆肾素活性增高和醛固酮分泌增加，这可能是血容量减少所继发的，并能部分拮抗噻嗪类利尿药的降压作用，因此噻嗪类利尿药与 ACEI，或与能降低血浆肾素活性的药物联合应用，能增加降压效果。

二、β 受体阻断药

β 受体阻断药除用于治疗心绞痛和心律失常外，也用于治疗高血压，是临床常用的抗高血压药。β 受体阻断药品种很多，有非选择性 β 受体阻断药，如普萘洛尔、索他洛尔等；选择性 β_1 受体阻断药，如美托洛尔、阿替洛尔等；兼有 α 受体阻断作用的 β 受体阻断药，如卡维地洛、拉贝洛尔等。该类药物虽在脂溶性、β_1 受体的选择性、内在拟交感活性及膜稳定性等方面差异很大，但均能有效地降低血压，其降压作用和阻断 β 受体密切相关。

【药理作用】 交感神经过度激活是高血压重要的发病机制之一。β 受体阻断药可降低交感神经张力、减少心排血量、降低外周血管阻力；抑制 RAS，具有良好的降低血压作用；同时还可预防儿茶酚胺对心脏的毒性作用，保护心血管系统，如减轻心脏负荷、改善心肌重构和改善左心室功能、逆转左心室肥厚、延缓动脉粥样硬化进展、减少心律失常和预防猝死等。该类药物起效较缓慢，连续用药数周后才出现显著疗效。长期应用一般不引起水钠潴留，亦无明显耐受性。无内在拟交感活性的 β 受体阻断药可增加血浆三酰甘油浓度，降低高密度脂蛋白胆固醇（HDL-Ch），而有内在拟交感活性的药物对血脂影响很小或无影响。糖代谢主要涉及 β_2 受体，应用选择性 β_1 受体阻断药可减少或避免对糖代谢的不利影响。

β 受体阻断药的降压作用可能与下述机制有关。①阻断心脏 β_1 受体，减慢心率，使心排血量减少而降低血压。但给药后这一作用出现较迅速，而降压作用出现较缓慢，心排血量的降低与降压作用的时程及程度并无相应关系。例如，口服和静脉给予普萘洛尔均可减慢心率，降低心排血量，但仅口服给药才能降低血压。有内在拟交感活性的药物对心率和心排血量影响较小。②阻断肾小球旁器 β_1 受体，抑制肾素分泌，降低血浆 AngⅡ水平，从而抑制 RAS 活性。③阻断交感神经末梢突触前膜 β_2 受体，抑制正反馈作用，减少 NA 的释放。④β 受体阻断药能通过血脑屏障进入中枢，阻断中枢 β 受体，使外周交感神经活性降低。⑤增加前列环素（PGI_2）的合成。

【临床应用】 β 受体阻断药临床用于高血压治疗，长期应用不仅降压安全、有效，而且还能降低心、脑血管并发症的发生率和病死率。然而，近 10 年来，随着临床研究的不断深入，β 受体阻断药的降压地位受到挑战，《2014 年美国成人高血压治疗指南》（JNC8）和 2014 年日本高血压学会发布的《2014 日本高血压管理指南》已不再推荐其为首选抗高血压药。目前，我国 β 受体阻断药临床应用非常广泛，《中国高血压防治指南》（2018 年修订版）中 β 受体阻断药仍是成年高血压患者的一线药物，尤其适用于伴快速性心律失常、冠心病、慢性心力衰竭、交感神经活性增高及高动力状态的高血压患者。

【不良反应和注意事项】 普萘洛尔等非选择性 β 受体阻断药可升高三酰甘油水平，降低HDL-Ch，其机制尚不十分清楚。非选择性 β 受体阻断药能延缓使用胰岛素后血糖水平的恢复，而且 β 受体的阻断作用使心率减慢，易掩盖早期的低血糖症状（如心悸），因此糖尿病患者使用 β 受体阻断药应十分慎重。糖、脂代谢异常时一般不首选 β 受体阻断药，必要时也可慎重选用选择性 $β_1$ 受体阻断药。本类药物禁用于严重左心衰竭、窦性心动过缓、房室传导阻滞及支气管哮喘患者。长期应用该类药物后突然停药，可出现反跳现象，停药前 10～14 日宜逐步减量。

普萘洛尔

普萘洛尔（propranolol）为脂溶性非选择性 β 受体阻断药，对 $β_1$ 受体和 $β_2$ 受体具有相同的亲和力，无内在拟交感活性。口服吸收完全，肝首过效应显著，生物利用度约为 25%，且个体差异较大，口服后血药浓度差异可达 20 倍，$t_{1/2}$ 为 3～5h。降压作用起效缓慢，通常口服 2～3 周后才出现降压作用，但不引起直立性低血压，长期应用不产生耐受性。单独应用可治疗轻度、中度高血压，与噻嗪类利尿药合用可加强降压作用。对伴有心排血量和肾素活性偏高者，以及伴有心动过速、心绞痛、心律失常、脑血管病的高血压疗效较好。不作为老年性高血压患者首选。

美托洛尔

美托洛尔（metoprolol）为脂溶性选择性 $β_1$ 受体阻断药，无内在拟交感活性。口服吸收完全，生物利用度为 40%～50%，服药后 1～2h 作用达高峰，$t_{1/2}$ 为 3～4h。主要在肝脏代谢，10%以原形经肾排出。美托洛尔的缓释片吸收缓慢而均匀，一次给药后降压作用可维持 24h，是抗高血压和其他心血管疾病最常用的缓释片之一。

阿替洛尔

阿替洛尔（atenolol）为水溶性选择性 $β_1$ 受体阻断药，对心脏的 $β_1$ 受体有较大的选择性，对血管及支气管的 $β_2$ 受体的影响较小。但较大剂量时对血管及支气管平滑肌的 $β_2$ 受体也有作用。无膜稳定作用，无内在拟交感活性。口服吸收快，生物利用度为 50%，$t_{1/2}$ 为 8～9h。与其他降压药物比较，阿替洛尔在降血压的同时，患者的心血管事件发生率和病死率并未降低，故其不应再作为 β 受体阻断药的代表药物。

拉贝洛尔

拉贝洛尔（labetalol）为非选择性 β 受体阻断药，兼有阻断 α 受体作用。其中阻断 $β_1$ 受体和 $β_2$ 受体的作用强度相似，对 $α_1$ 受体作用较弱，对 $α_2$ 受体则无作用。该药降压作用温和，对心排血量与心率影响较小，适用于各型高血压治疗。本药静脉注射可治疗高血压危象，大剂量使用容易发生直立性低血压。

卡维地洛

卡维地洛（carvedilol）能选择性阻断 $α_1$ 受体和非选择性阻断 β 受体，高浓度时对钙通道也有阻断作用。长期应用，能舒张血管，尤其对冠状动脉及肾血管也有舒张作用，可降低体循环和肺循环阻力，有效地控制血压。此外，还可降低空腹血糖，增加胰岛素敏感性。用于治疗轻度及中度高血压或伴有肾功能不全、糖尿病的高血压患者。可单独用药，也可和其他抗高血压药合用，尤其是噻嗪类利尿剂。还可用于治疗心功能不全，一般与洋地黄类药物、利尿剂和 ACEI 合用。

三、RAS 抑制药

RAS 或 RAAS 是人体内重要的体液调节系统，在心血管活动和水电解质平衡中起着重要的调节作用。不仅在循环系统中存在 RAS，在血管壁、心脏、中枢、肾脏和肾上腺等局部组织中也存在着肾素、血管紧张素原的 mRNA，局部有相关基因表达，故科学家提出在组织中存在独立的 RAS，该系统以旁分泌及自分泌方式对心血管及神经系统的功能甚至结构起调节作用。循环系统及局部组织中 RAS 活性变化与高血压、充血性心力衰竭等心血管疾病的发病密切相关。

RAS 主要由肾素、血管紧张素及其受体构成。血管紧张素原在肾素（蛋白水解酶）的作用下转变为十肽的血管紧张素Ⅰ（angiotensinⅠ，AngⅠ），后者在血管紧张素转换酶（angiotensin converting enzyme，ACE）的作用下切去两个氨基酸转变为八肽的 AngⅡ。ACE 对底物的选择性不高，不仅可以降解 AngⅠ为 AngⅡ，也能降解缓激肽、P 物质与内啡肽，使之失活。另外，AngⅡ生成除了 ACE 途径外，还可通过糜酶途径生成，在局部组织中，AngⅡ生成以糜酶途径为主。AngⅡ是 RAS 的主要效应物质，其受体有两种亚型，即 AT_1 受体和 AT_2 受体。AT_1 受体被激活时，对心脏产生正性肌力作用，使血管收缩，血压升高。AT_1 受体长期激活还具有生长激素样作用，促进心肌肥大与纤维化，引起心肌、血管平滑肌增生和重构。AT_1 受体激活升高血压机制有以下几点。①兴奋血管平滑肌的 AT_1 受体，直接收缩血管；②兴奋肾上腺髓质的 AT_1 受体，促进儿茶酚胺的释放；③激活肾上腺皮质的 AT_1 受体，促进醛固酮的合成和分泌，增加水钠潴留与血容量；④兴奋交感神经末梢突触前膜 AT_1 受体，促进 NA 释放。AngⅡ的心血管作用主要由 AT_1 受体介导，AT_2 受体在胚胎组织中表达量较高，但在出生后明显下降，最终局限并低表达于心脏、脑、肾脏等器官。目前，AT_2 受体的功能尚未完全阐明，它可能激活缓激肽 B_2 受体与 NO 合酶，促进 NO 合成、舒张血管、降低血压，也可能对抗 AT_1 受体的促心血管增殖与重构作用。其病理学意义尚无定论。

作用于 RAS 的抗高血压药有 ACEI、AT_1 受体阻断药和肾素抑制药（图 21-1），其中 ACEI 和 AT_1 受体阻断药是常用药物。

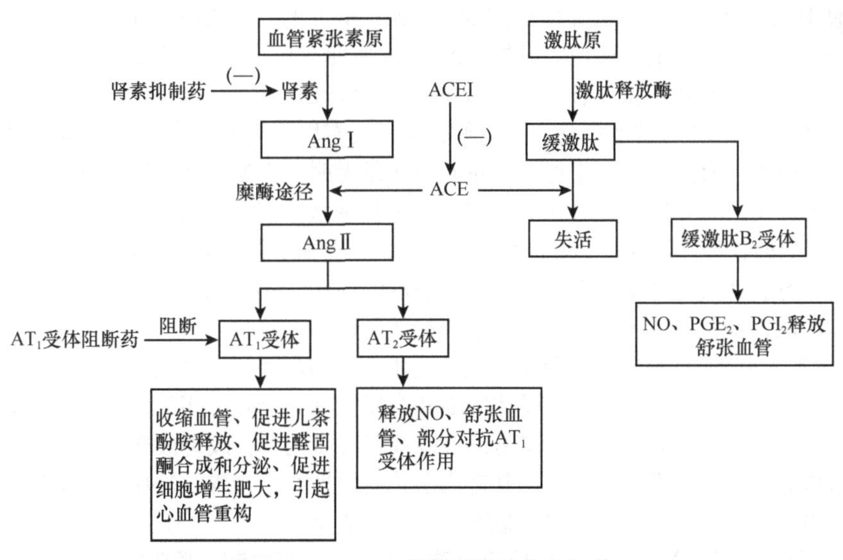

图 21-1 RAS 及其抑制药的作用环节

（一）ACEI

卡托普利（captoril）为第一个口服有效的 ACEI，随后研究开发了一系列高效、长效、不良反应少的 ACEI，根据化学结构分为三类（表 21-1）。目前临床应用的 ACEI 有二十余种，因为其确切的降压效果和显著的靶器官保护作用而在临床上广泛应用。

表 21-1 ACEI 的分类

分类（根据与 Zn^{2+} 结合的集团分类）	代表药
含有巯基（—SH）	卡托普利、阿拉普利
含有羟基（—COOH）	依那普利、雷米普利、培哚普利、赖诺普利等
含有磷酸基（POO—）	福辛普利

【体内过程】 由于化学结构不同，不同 ACEI 体内过程存在较大差异（表 21-2）。大多数 ACEI 如依那普利、喹那普利、培哚普利等为前体药，需在体内转化后才能发挥作用。除福辛普利和司派普利通过肝、肾清除外，ACEI 主要通过肾脏清除，肾功能显著降低时，应注意减少药物用量。卡托普利能被食物影响其吸收，宜在餐前 1h 服用。

表 21-2 ACEI 体内过程

药物	前体药	血药浓度达峰时间（h）	$t_{1/2}$（h）	作用持续时间（h）	排泄器官	蛋白结合率（%）	绝对生物利用度（%）
卡托普利	非	1	2.3	6～12	肾	30	70
依那普利	是	1	11	12～24	肾	50	40
赖诺普利	非	2～4	12～24	24～36	原形排出	少	25
雷米普利	是	1	9～18	>24	肾	36	50～60
培哚普利	是	1	24	40	肾	30	65～70
喹那普利	是	2	1	24	肾	97	10～12
福辛普利	是	1	11.5	>24	肝、肾	95	36
贝那普利	是	1.2	10～11	24	肾	96	30

【药理作用】 ACE 是一种大分子含锌酸性糖蛋白。ACEI 与 AngⅠ或缓激肽竞争 ACE，与 ACE 结合后使其失去活性，使 AngⅡ生成减少，抑制 AngⅡ的升压效应，并能抑制 AngⅡ促细胞生长和促心脏、血管病理性重构作用。另外，ACE 选择性不高，还能水解缓激肽，ACEI 能使缓激肽降解减少，增加缓激肽扩张血管，降低血压作用。ACEI 还能减少醛固酮分泌，促进水钠排泄，减轻水钠潴留。ACEI 与其他抗高血压药物相比，具有以下优点。①ACEI 可降低外周交感神经活性，故降压时不伴有反射性心率加快，对心排血量无明显影响。②对脂质和糖代谢无不良影响，可降低胆固醇及三酰甘油，增加 HDL。对于合并糖尿病患者，能改善胰岛素抵抗，延缓病情进展，降低糖尿病的各种并发症。③增加肾血流量，保护肾脏，能预防或逆转肾小球基膜的糖化，可降低糖尿病、肾病和其他肾实质性损害患者肾小球的损伤。④可预防和逆转心脏和血管重构，恢复其结构和功能，是目前逆转左心室肥厚较为有效的药物。

【临床应用】 ACEI 具有较强的降压效应，适用于各型高血压。轻度、中度高血压患者单用 ACEI 常可以控制血压，与利尿药或 β 受体阻断药合用能增强疗效，用于治疗重度或顽固性高血压。ACEI 对缺血心肌及肾脏具有保护作用，且能减轻心肌肥厚，改善或逆转心血管重构，还可增加胰岛素抵抗患者的胰岛素敏感性，尤其适用于伴有慢性心力衰竭、缺血性心脏病、糖尿病、肾病的高血压患者，可延缓病情的发展，显著改善生活质量。

【不良反应和注意事项】 主要不良反应有首剂低血压、高血钾、肾功能损伤、咳嗽、血管神经性水肿等。

（1）RAS 高度激活的患者，可能出现首剂现象而致低血压，宜从小剂量开始使用，并密切监测。

（2）ACEI 能抑制 AngⅡ生成，使依赖 AngⅡ的醛固酮分泌减少，可引起高血钾，在肾功能受损情况下或与留钾利尿药、β 受体阻断药合用易致高血钾。

（3）正常人应用 ACEI 可使肾灌注压降低，肾血流量增加，对肾小球滤过率一般无明显影响；在肾动脉狭窄、硬化或肾异体移植时，ACEI 能加重肾功能损伤，其原因是 AngⅡ通过收缩出球小动脉维持肾灌注压，ACEI 舒张出球小动脉，降低肾灌注压，导致肾小球滤过率与肾功能降低，停药后常可恢复。

（4）无痰刺激性干咳是 ACEI 较常见的不良反应，多见于用药开始几周内，也是患者不能耐受而被迫停药的主要原因。偶尔有支气管痉挛性呼吸困难，可不伴有咳嗽。咳嗽与支气管痉挛的原因可能是这类药物能抑制缓激肽和 P 物质代谢，导致这些物质在肺内蓄积的结果。依那普利与赖诺普利诱发咳嗽的发生率比卡托普利高，而福辛普利则较低。

（5）血管神经性水肿发生率低，但可危及生命，一旦发生应立即停药。血管神经性水肿发生的机制与缓激肽或其代谢产物有关。

（6）卡托普利可出现青霉胺样反应，如味觉障碍、皮疹与白细胞缺乏等，可能与含—SH 有关。

（7）在妊娠早期，ACEI 无致畸作用，但在妊娠中期、后期长期应用可引起胎儿畸形、胎儿发育不良甚至死胎，故孕妇禁用。亲脂性强的 ACEI 如雷米普利与福辛普利从乳汁中分泌，故哺乳期妇女忌用。

卡托普利

卡托普利（captopril），又名巯甲丙脯酸，为第一个用于临床的 ACEI。卡托普利具有轻至中等强度的降压作用，可降低外周阻力，增加肾血流量，不伴反射性心率加快。其降压机制：①抑制 ACE，使 AngⅡ生成减少，从而产生血管舒张作用；②减少醛固酮分泌，以利于排钠，减少循环血容量；③特异性肾血管扩张，亦加强排钠作用；④由于抑制缓激肽的水解，减少缓激肽的灭活，增加缓激肽扩张血管作用；⑤可抑制交感神经系统活性。

卡托普利适用于各型高血压，目前为抗高血压治疗的一线药物之一。卡托普利能逆转高血压所致的左心室肥厚，能防止或延缓高血压并发糖尿病性肾病的进展，尤其适用于合并有糖尿病及胰岛素抵抗、左心室肥厚、心力衰竭、急性心肌梗死的高血压患者，可明显改善生活质量且无耐受性，连续用药一年以上疗效不会下降，而且停药不反跳。卡托普利与利尿药合用于重型或顽固性高血压，疗效较好。本药部分在肝脏代谢，主要从尿排出，40%～50%为原形，其余为代谢产物。少量通过乳汁分泌，不通过血脑屏障。食物可影响吸收，宜在餐前 1h 服用。

依那普利

依那普利（enalapril）为不含—SH 的长效、高效 ACEI，降压作用强而持久。依那普利为前体药，在体内被肝脏酯酶水解转化为生物活性更强的依那普利拉（enalaprilat），后者能与 ACE 持久结合而发挥抑制作用。降压机制与卡托普利相似，但抑制 ACE 的作用较卡托普利强 10 倍。能降低总外周血管阻力，增加肾血流量。口服后最大降压作用出现在服药后 6～8h，作用持续时间较长，可每日给药 1 次，饮食不影响吸收。用于治疗高血压，可单独应用或与其他抗高血压药如利尿药合用。不良反应与卡托普利相似。因为其不含—SH，故无典型的青霉胺样反应（皮疹、嗜酸性粒细胞增多等）。因作用强，高血压合并有心力衰竭的患者应用依那普利时易引起低血压，应适当控制剂量。

其他 ACEI 还有赖诺普利（lisinopril）、贝那普利（benazepril）、福辛普利（fosinopril）、喹那普利（quinapril）、雷米普利（ramipril）、培哚普利（perindopril）和西拉普利（cilazapril）等。它们的共同特点是长效，每日只需服用 1 次。除了赖诺普利外，其余均为前体药，作用及临床应用同依那普利。

（二）ARB

AngⅡ作用于AngⅡ受体产生效应，目前应用于临床的ARB为AT_1受体阻断药。与ACEI相比，AT_1受体阻断药在受体水平抑制RAS，其对AngⅡ拮抗更完全，对ACE途径及糜酶途径产生的AngⅡ均有作用。此外，与ACEI不同，AT_1受体阻断药不影响缓激肽系统，无咳嗽、血管神经性水肿等不良反应。

常用的AT_1受体阻断药有氯沙坦（losartan）、缬沙坦（valsartan）、厄贝沙坦（irbesartan）、坎替沙坦（candesartan）、替米沙坦（telmisartan）等，具有受体亲和力高、选择性强、口服有效、作用时间长等优点。

【体内过程】 氯沙坦口服吸收迅速，首过效应明显，生物利用度为33%，$t_{1/2}$约2h，血浆蛋白结合率>98%。在肝脏由CYP2C9与CYP3A4代谢为活性更强的5-羧酸代谢物EXP3174，EXP3174 $t_{1/2}$为6～9h。氯沙坦及EXP3174均不易透过血脑屏障。大部分经肝脏代谢随胆汁排泄，仅有少量以原形随尿排出，每日服药1次，降压作用可维持24h。不同AT_1受体阻断药的体内过程存在一定差异（表21-3）。

表21-3 AT_1受体阻断药的体内过程

	氯沙坦	缬沙坦	替米沙坦	坎替沙坦	厄贝沙坦
生物利用度（%）	33	25	42～57	42	60～80
起效时间（h）	1	2	1	2～4	2
达峰时间（h）	6	4～6	3～9	6～8	3～6
作用持续时间（h）	24	24	≥24	≥24	24
蛋白结合率（%）	>98	96	99.5	99.6	96
分布容积（L）	34	17	53～96	10	500
$t_{1/2}$（h）	2	6～8	18～24	9～13	11～15
排泄（尿/粪）（%）	35/60	13/83	1/97	33/67	20/80

【药理作用】 AngⅡ受体阻断药能选择性阻断AT_1受体，使AngⅡ收缩血管、增强交感神经活性与刺激肾上腺皮质释放醛固酮的作用受到抑制，导致血压降低。这类药物也能拮抗AngⅡ的促细胞生长作用，有效逆转心血管的重构。

此外，当AT_1受体被阻断后，可反馈性地增加血浆肾素活性，引起血浆AngⅡ浓度升高。由于AT_1受体已被阻断，血浆中升高的AngⅡ通过激活AT_2受体，激活缓激肽-NO途径，产生舒张血管、降低血压、抗细胞增殖及抑制心血管重构等作用，有益于高血压与心力衰竭的治疗。

虽然ACEI和AT_1受体阻断药治疗初期可降低血浆醛固酮水平，但长期治疗时则可发生醛固酮回弹或称为“逃逸”，醛固酮也有促生长作用，能引起心肌和大血管的重构。因此，选择性醛固酮受体阻断药对于降低高血压患者的靶器官损害具有重要意义。

【临床应用】 AT_1受体阻断药降压效应呈剂量依赖性，但不良反应并不随剂量增加而增加，适用于不同年龄轻度、中度、重度的高血压患者，对伴有心力衰竭、糖尿病和慢性肾病患者有良好疗效。与利尿剂或钙通道阻滞药合用，可增加降压疗效。

【不良反应和注意事项】 不良反应较ACEI少，不引起咳嗽和血管神经性水肿，可引起低血压，在肝功能不全或循环血量不足时，应减少初始剂量。因AT_1受体阻断药扩张肾小球出球小动脉作用>扩张肾小球入球小动脉作用，导致肾小球滤过率（GFR）下降，肌酐水平升高，血钾升高。高血钾或双侧肾动脉狭窄患者禁用AT_1受体阻断药。本品可致畸，禁止用于妊娠高血压患者。

氯 沙 坦

氯沙坦（losartan）为第一个用于临床的AT_1受体阻断药，其对AT_1受体的亲和力比对AT_2受体的亲和力高 20 000～30 000 倍。在体内约 14%的氯沙坦转化为活性产物 EXP3174，后者与 AT_1 受体结合更牢固，拮抗 AT_1 受体的作用比氯沙坦强 10～40 倍。氯沙坦及其代谢产物 EXP3174 阻断 AT_1 受体，拮抗 AngⅡ的升压作用；取消 AngⅡ的促心血管细胞增殖肥大作用，长期用药能逆转左心室肥厚和心血管重构，氯沙坦能增加尿酸排泄，降低血浆尿酸水平，对肾脏也有保护作用，可降低糖尿病或肾病患者的蛋白尿及微量蛋白尿。氯沙坦用于治疗各型高血压，降压作用温和且平稳，长期用药能逆转左心室肥厚和心血管重构，尤其适用高血压伴有左心室肥厚、心力衰竭、糖尿病、肾病的患者及不能耐受 ACEI 的患者。

氯沙坦不良反应的发生率较 ACEI 少，少数患者用药后可出现眩晕、低血压、肾功能障碍、高血钾、胃肠道不适、乏力等。极少发生干咳和血管神经性水肿。对低血压、肝功能不全及严重肾功能不全患者，应减少初始剂量。妊娠期及哺乳期妇女应停用该药。

缬沙坦

缬沙坦（valsartan）作用与氯沙坦相似，对 AT_1 受体的亲和力比对 AT_2 受体的亲和力强 24 000 倍。口服降压效果好，降压作用可持续 24h。长期用药也能逆转左心室肥厚和心血管重构，可单独使用或与其他抗高血压药合用治疗高血压。

缬沙坦不良反应发生率较低，主要有头痛、头晕、疲乏等。低钠或血容量不足、肾动脉狭窄、严重肾功能不全、胆汁性肝硬化或胆道梗阻患者，服用缬沙坦有引起低血压的危险。用药期应慎用留钾利尿药与补钾药。钠和血容量不足、肾动脉狭窄、肾功能不全、肝功能不全的患者慎用。孕妇、哺乳妇女禁用。

厄贝沙坦

厄贝沙坦（irbesartan）是强效、长效的 AT_1 受体阻断药，通过选择性地阻断 AngⅡ与 AT_1 受体的结合，抑制血管收缩和醛固酮的释放，产生降压作用。其对 AT_1 受体的选择性比 AT_2 受体高 850～1000 倍，比氯沙坦对 AT_1 受体的亲和力强约 10 倍。原发性高血压患者口服厄贝沙坦 150mg 后，达峰时间为 3～6h，降压作用可持续 24h，$t_{1/2}$ 为 11～15h。

厄贝沙坦可单独使用或与其他抗高血压药合用治疗高血压。长期用药也能逆转左心室肥厚和心血管重构。对高血压合并糖尿病肾病患者，能减轻肾损害。临床研究证明，厄贝沙坦使高血压合并 2 型糖尿病患者的肾脏受益。

坎地沙坦

坎地沙坦（candesartan）是坎地沙坦酯（candesartan cilexetil）的活性代谢物。坎地沙坦酯口服后在体内迅速水解为坎地沙坦，口服生物利用度为 42%，食物不影响其吸收。坎地沙坦为 AT_1 受体选择性拮抗药，对 AT_1 受体的亲和力比氯沙坦高 50～80 倍。坎地沙坦通过与血管平滑肌 AT_1 受体结合而拮抗 AngⅡ的血管收缩作用，从而降低血管阻力，也可通过抑制肾上腺皮质分泌醛固酮而发挥一定的降压作用。

坎地沙坦可用于高血压的治疗。长期应用能减轻左心室肥厚，对肾脏也有保护作用。不良反应较少，禁忌证同其他 AT_1 受体阻断药。

四、钙通道阻滞药

钙通道阻滞药（calcium channel blocker，CCB）能选择性阻滞 Ca^{2+}经细胞膜上电压依赖性钙通道进入细胞内，减少胞内 Ca^{2+}浓度，临床用于治疗高血压、心律失常、心绞痛、慢性心功能不全等疾病。钙通道阻滞药根据其化学结构和药理作用分为二氢吡啶类和非二氢吡啶类，这两类钙通道阻滞药对心脏和血管的选择性不同。二氢吡啶类钙通道阻滞药扩张血管作用强，对窦房结和房室结作用弱，是临床上常用的一类抗高血压药，包括硝苯地平、尼群地平、拉西地平、氨氯地平等；非二氢吡啶类钙通道阻滞药对心脏的钙通道具有选择性，其扩张血管作用弱于二氢吡啶类钙通道阻滞药，但是对心脏的负性频率、负性传导作用强，可用于治疗轻度及中度高血压，如维拉帕米、地尔硫䓬等。

硝苯地平

【体内过程】 硝苯地平（nifedipine）口服易吸收，经肝脏代谢后45%～68%进入体循环，血药浓度达峰时间个体差异较大，$t_{1/2}$为3～4h，主要在肝脏代谢，少量以原形经肾脏排出。

【药理作用】 硝苯地平对各型高血压均有降压作用，降压作用快而强，但对血压正常者影响不明显。降压时能反射性引起心率加快，使心排血量增加，血浆肾素活性增高，但较直接扩血管药作用弱，加用β受体阻断药可避免这些作用并增强降压效应。对糖、脂质代谢无不良影响。

【临床应用】 用于治疗轻度、中度、重度高血压，亦适用于合并心绞痛、肾脏疾病、糖尿病、哮喘、高脂血症及恶性高血压患者。可单用或与利尿药、β受体阻断药、ACEI合用。目前多推荐使用缓释与控释剂型，可减轻硝苯地平迅速降压引起的交感神经反射性活动增强，适应于高血压长期治疗。

【不良反应和注意事项】 常见不良反应有头痛、颜面潮红、眩晕、心悸、踝部水肿等。踝部水肿为小动脉血管扩张而非水钠潴留所致。能引起交感神经反射性兴奋，故伴有缺血性心脏病患者慎用，以免加剧缺血症状。

尼群地平

尼群地平（nitrendipine）药理作用与硝苯地平相似，但舒张血管作用较硝苯地平强，降压作用温和而持久，反射性心率加快等不良反应较少。适用于各型高血压。每日口服1～2次。不良反应与硝苯地平相似，肝功能不全者慎用或减量。与地高辛合用可增加地高辛血药浓度。

拉西地平

拉西地平（lacidipine）对血管的选择性高，降压作用起效缓慢，维持时间较长，不易引起反射性心率加快和心排血量增加，用于轻度、中度高血压。每日口服1次。不良反应有心悸、头痛、面红、水肿等。

氨氯地平

氨氯地平（amlodipine）作用与硝苯地平相似，其选择性舒张血管平滑肌，对心率、房室结传导、心肌收缩力均无明显影响。降压作用较硝苯地平温和，$t_{1/2}$长达40～50h，作用维持时间长，不易引起交感神经反射性兴奋。每日口服1次。不良反应同硝苯地平。

第三节 其他抗高血压药

一、中枢性抗高血压药

中枢性抗高血压药包括可乐定、莫索尼定、利美尼定等。可乐定最早应用于临床，是一种咪唑类化合物，它和甲基多巴为第一代中枢抗高血压药，其中α-甲基多巴不良反应较重，现已少用。莫索尼定、利美尼定为第二代中枢抗高血压药，主要作用于中枢I_1-咪唑啉受体，不良反应较第一代明显减轻。

可　乐　定

【体内过程】　可乐定（clonidine）口服易吸收，口服 30min 后起效，1.5～3h 血药浓度达峰值，持续 6～8h。口服生物利用度约 75%，$t_{1/2}$为 7～13h。脂溶性高，易透过血脑屏障，也可经皮肤吸收。约 50%在肝脏代谢，原形和代谢产物主要经肾排泄。

【药理作用】　可乐定为经典的中枢性抗高血压药，麻醉动物静脉给药，出现短暂的血压升高，随后产生持久的血压下降；口服给药，只有降压作用，作用中等偏强。降压时伴有心率减慢、心排血量减少，但不减少肾血流量和肾小球滤过率。可乐定可抑制胃肠分泌和运动，对中枢神经系统有明显的抑制作用。

动物实验证明，可乐定降压作用部位在延髓。可乐定的降压作用可被中枢给药的 α_2 受体阻断药育亨宾所取消，而不被 α_1 受体阻断药哌唑嗪所影响。说明可乐定可选择性地激动中枢 α_2 受体，研究表明，可乐定不是激动中枢突触前膜上的 α_2 受体，而是激动突触后膜上的 α_2 受体。

颈动脉窦和主动脉弓压力感受器为血管外膜下的感觉神经末梢，可以感受血压的变化，通过传入神经把血压变化的信息传到延髓孤束核（nucleus tractus solitarii，NTS），NTS 是压力感受器、化学感受器等传入纤维的接替站，并对多种心血管活动的传入信号进行整合。NTS 神经元兴奋时，迷走神经活动增强，而交感神经活动则被抑制。延髓嘴端腹外侧区（rostral ventrolateral medulla，RVLM）是产生和维持心交感神经和交感缩血管神经紧张性活动的重要部位，它可接受 NTS 等重要心血管核团和脑区的调控信息，也接受来自外周心血管活动的传入信息。RVLM 神经元兴奋时可引起交感神经活动加强和血压升高。

20 世纪 80 年代初，Bousquet 等研究可乐定的降压机制，发现在麻醉猫 RVLM 内注射咪唑啉类化合物可以产生降压效果，而儿茶酚胺类化合物却不能产生类似的心血管作用，意外地发现了一类新的受体——咪唑啉受体。现认为可乐定的降压机制除激动 NTS α_2 受体外，还可激动 RVLM 的 I_1-咪唑啉受体，减少血管运动中枢交感冲动，使外周交感神经活性降低，从而产生降压作用。这两种核团的两种受体之间有协同作用，可乐定的降压效应是作用于两种受体的共同结果（图 21-2）。可乐定引起的嗜睡、口干等副作用主要由 α_2 受体介导。另外，可乐定能促进内源性阿片肽的释放，扩张血管，也有助于降低血压，且具有镇痛作用。大剂量可乐定可激活外周血管平滑肌上的 α_2 受体，收缩血管，使降压作用减弱。

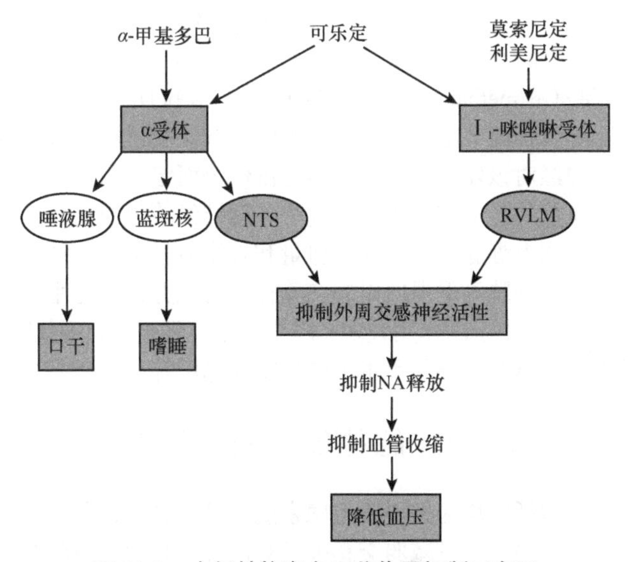

图 **21-2**　中枢性抗高血压药作用机制示意图

【临床应用】 适用于中度高血压，常用于其他药物无效时。本药不影响肾血流量和肾小球滤过率，能抑制胃肠道腺体分泌和平滑肌运动，故适用于肾性高血压或兼患消化性溃疡的高血压患者。可乐定与利尿药合用有协同作用，可用于重度高血压。口服也可用于预防偏头痛或作为治疗吗啡类镇痛药成瘾者的戒毒药。其溶液剂滴眼用于治疗开角型青光眼。

【不良反应和注意事项】 该药激动蓝斑核和外周唾液腺 α_2 受体可引起嗜睡、口干等副作用，发生率约为 50%，用药数周可消失。因抑制胃肠分泌和运动，可引起便秘。久用可引起水钠潴留，与利尿药合用可避免。其他不良反应有性功能障碍（阳痿）、恶心、眩晕、腮腺肿痛、食欲缺乏等。长期应用后突然停药，可引起交感神经功能亢进现象，如心悸、出汗、血压突然升高等。停药反应的发生可能与长期服用可乐定后，突触前膜 α_2 受体的敏感性下降、负反馈作用减弱，突然停药引起 NA 大量释放，导致血压升高。逐渐减量可以避免血压反跳。出现停药反应时可恢复应用可乐定或用 α 受体阻断药酚妥拉明治疗。可乐定不宜用于高空作业或驾驶机动车辆的人员，以免因注意力不集中、嗜睡而导致事故发生。

莫索尼定与利美尼定

可乐定、甲基多巴等为第一代中枢性抗高血压药，由于常出现口干、嗜睡、阳痿、停药后交感神经过度激活等不良反应，因此一直寻找不良反应少的中枢性抗高血压药。此后发现莫索尼定与利美尼定，它们主要作用于 RVLM 的 I_1-咪唑啉受体，对 I_1-咪唑啉受体的选择性比可乐定高，对 α_2 受体作用较弱。虽然降压作用略低于可乐定，但不良反应也明显减少。

莫索尼定（moxonidine）通过激动 RVLM 的 I_1-咪唑啉受体，使外周交感神经活性降低，血管扩张，从而降低血压。其对 I_1-咪唑啉受体的亲和力高于可乐定，对 α_2 受体的亲和力只有对 I_1-咪唑啉受体亲和力的 1/200～1/10。因此，降压时不减慢心率，也无明显中枢镇静作用。适用于轻度、中度高血压，长期用药也有良好的降压效果，并可逆转高血压所致的左心室肥厚。该药口服吸收较快，0.3～1h 血药浓度达峰值，$t_{1/2}$ 为 2～3h，生物利用度约为 88%，60%的药物以原形经肾排泄。口干、嗜睡、头晕等不良反应较可乐定少见，亦无停药反跳现象。

利美尼定（rilmenidine）降压作用及机制与莫索尼定相似。长期应用能减轻左心室肥厚和改善动脉顺应性，与利尿药合用可增强降压作用。不良反应有口干、嗜睡、便秘，无停药反应。

二、神经节阻断药

本类药物有樟磺咪芬（trimethaphan camsylate）、美卡拉明（mecamylamine）、六甲溴铵（hexametanium bromide）等。神经节阻断药对交感神经节和副交感神经节均有阻断作用，它对效应器的具体效应则视两类神经对该器官的支配以何者占优势而定。由于大部分血管平滑肌仅受交感神经的支配，因此，对血管的影响交感神经占优势。用神经节阻断药后，则使血管特别是小动脉扩张，总外周阻力下降，加上静脉扩张，回心血量和心排血量减少，结果使血压显著下降。又因心脏、眼、腺体、胃肠道及膀胱等平滑肌以副交感神经占优势，因此用药后常出现心率加快、扩瞳、口干、便秘、尿潴留等。由于副作用较多，降压作用过强过快，现仅限用于一些特殊情况，如高血压危象、主动脉夹层动脉瘤、外科手术中的控制性降压等。

三、NA 能神经末梢阻滞药

绝大部分交感神经的节后纤维均为去甲肾上腺素能神经，其末梢释放的递质为 NA，凡是影响 NA 合成、储存及释放的药物，都可减弱交感神经对血管的影响，引起血压下降，如利血平及胍乙啶。

利 血 平

利血平（reserpine）是从印度产蛇根萝芙木中提取出的一种生物碱，1952 年提取成功，1954 年用于治疗高血压，现已化学合成。国产萝芙木所含总生物碱制剂称“降压灵”。

利血平与去甲肾上腺素能神经末梢囊泡膜上的胺泵结合，抑制 NA 的再摄取和阻止 DA 进入囊泡内，逐渐耗竭囊泡中的递质而发挥作用。利血平口服降压作用温和、缓慢而持久，因可引起抑郁症，使胃酸分泌增加，目前已不单独应用。可与其他药物组成复方制剂治疗轻度、中度高血压。例如，含利血平的复方制剂有复方降压片，制剂中含利血平、肼屈嗪、氢氯噻嗪、异丙嗪、氯化钾、泛酸镁等。

胍 乙 啶

胍乙啶（guanethidine）主要能增加膜稳定性，阻止去甲肾上腺素能神经末梢释放递质。降压作用强而持久，临床上往往与其他抗高血压药合用治疗重度或顽固性高血压。胍乙啶较易引起肾、脑血流量减少及水钠潴留，不良反应较多，常见的有直立性或运动性低血压、水钠潴留、心动过缓、腹泻及射精困难等。

四、α_1 受体阻断药

绝大多数高血压患者外周交感神经活性增强，血管阻力增高，α 受体阻断药能阻断儿茶酚胺类物质对血管平滑肌的收缩作用，产生降压效应。但非选择性 α 受体阻断药如酚妥拉明扩张血管作用强、起效快，可反射性地激活交感神经和 RAS，不良反应多，长期应用降压效果较差，不作为高血压尤其是原发性高血压的治疗药物。选择性 α_1 受体阻断药对 α_2 受体阻断作用较弱，因而降低血压时不易引起反射性心率加快与血浆肾素活性增高。α_1 受体阻断药能选择性阻断血管平滑肌 α_1 受体，舒张小动脉和小静脉，引起血压下降。现用于临床的 α_1 受体阻断药有哌唑嗪、特拉唑嗪、多沙唑嗪等。

哌 唑 嗪

【体内过程】 哌唑嗪（prazosin）口服吸收完全，生物利用度 50%～85%，血浆蛋白结合率达 90%以上。$t_{1/2}$ 为 2～3h，降压作用可持续 10h。主要在肝脏代谢，代谢物随胆汁与粪便排泄，约 10%以原形经肾排出。

【药理作用】 哌唑嗪是选择性较强的 α_1 受体阻断药，对 α_1 受体的亲和力比对 α_2 受体的亲和力高 1000 倍。可舒张小动脉和静脉，降低外周阻力和回心血量，使血压下降。阻断突触前膜 α_2 受体的作用弱，故降压时不易引起心率加快。对肾血流量和肾小球滤过率无明显影响，不损害肾功能，长期应用不增加血浆肾素活性。长期应用能改善脂质代谢，降低 TC、三酰甘油、LDL，升高 HDL，使 HDL 与 TC 的比值增高，有利于减轻冠状动脉病变。在膀胱颈、前列腺包膜和腺体、尿道均有 α 受体，实验证明前列腺 α 受体属 α_{1A} 型，由于哌唑嗪阻断 α_1 受体而使膀胱及尿道平滑肌松弛，可减轻前列腺增生患者排尿困难的症状。

【临床应用】 适用于各型高血压，单用治疗轻度、中度高血压，尤其适用伴有肾功能不全的高血压患者。对糖耐量无影响，因而可用于伴有糖尿病的高血压患者。与 β 受体阻断药或利尿药合用，可增强降压作用。

【不良反应和注意事项】 首次用药时可出现“首剂现象”，表现直立性低血压、晕厥、心悸、意识丧失等，发生率高达 50%。原因可能是阻断交感神经的收缩血管效应，扩张静脉，减少回心

血量所致。若将首剂药量改为 0.5mg 临睡前服用，可减轻或避免这种不良反应。长期用药可致水钠潴留。特拉唑嗪首次应用时晕厥很少见。严重心脏病和精神病患者慎用。

五、血管扩张药

血管扩张药包括直接舒张血管平滑肌药和钾通道开放药。根据对动脉、静脉选择性不同，分为主要扩张小动脉药和对动脉、静脉均有舒张作用的药物，前者如肼屈嗪、米诺地尔、二氮嗪，后者如硝普钠。

本类药物通过松弛血管平滑肌，降低外周血管阻力，产生降压作用。血压下降，反射性交感神经兴奋，出现心率加快、心肌收缩力加强，心排血量增加，从而部分对抗了其降压效应，且易引起心悸、诱发心绞痛等不良反应；并伴有肾素分泌增加，使循环中血管紧张素浓度升高，肾上腺皮质醛固酮分泌增加，导致外周阻力增加和水钠潴留。因此，不宜单独应用，常与利尿药、β受体阻断药合用，以提高疗效、减少不良反应及水钠潴留。

（一）直接舒张血管药

肼　屈　嗪

【体内过程】　肼屈嗪（hydralazine）又称肼苯哒嗪。口服吸收好，但生物利用度低（16%～35%），有明显的个体差异。主要在肝脏代谢，生成无活性的乙酰化代谢产物。$t_{1/2}$ 为 1～2h，作用维持 6～12h。

【药理作用】　肼屈嗪通过直接松弛小动脉平滑肌，降低外周阻力而降压，降压作用快而强。对静脉影响较弱，一般不引起直立性低血压。降压时能反射性兴奋交感神经，增加血浆肾素活性及水钠潴留。

肼屈嗪松弛血管平滑肌的分子机制尚未完全阐明，可能通过血管内皮细胞释放血管内皮舒张因子（EDRF），即 NO，使血管平滑肌松弛，也能使血管平滑肌细胞膜超极化而干扰 Ca^{2+}内流，使血管平滑肌松弛。

【临床应用】　适用于中度、重度高血压，常与利尿药、β受体阻断药等其他抗高血压药合用。老年人或伴有冠心病的高血压患者慎用，以免诱发或加重心绞痛。

【不良反应和注意事项】　常见有头痛、眩晕、恶心、呕吐、颜面潮红、心悸等，与扩血管作用有关。长期大剂量应用可引起红斑狼疮样综合征，女性及慢乙酰化型患者较易发生。老年高血压、冠心病患者用药后易诱发心绞痛，应慎用。

硝　普　钠

硝普钠（sodium nitroprusside）即亚硝基铁氰化钠，化学性质不稳定，遇光、热等或长时间储存易分解产生有毒的氰化物，属硝基扩张血管药，也称 NO 供体药。

【体内过程】　口服不吸收，静脉滴注给药后 30s 内起效，2min 内可获最大降压效应，停药后 2～10min 血压回升至给药前水平，故可通过调整滴注速度或剂量使血压控制在所需水平。在体内迅速被代谢，最终代谢物是硫氰酸盐，主要经肾排泄。

【药理作用】　硝普钠对小动脉和小静脉都有扩张作用，降压作用快速、强大而短暂。降低心脏前后负荷，降低心肌耗氧量，改善心功能。作用机制与有机硝酸酯类相似，通过释放 NO，激活血管平滑肌细胞鸟苷酸环化酶，增加血管平滑肌细胞内 cGMP 水平，进而导致血管平滑肌舒张。

【临床应用】　主要用于静脉滴注抢救高血压危象、高血压脑病和恶性高血压，也适用于伴有心力衰竭的高血压患者，可用于外科手术麻醉时的控制性降压及难治性心力衰竭。使用时注意新鲜配制，避光使用。

【不良反应和注意事项】　静脉滴注时可出现头痛、心悸、恶心、呕吐、出汗等，减慢滴速或停药后可减轻或消失。长期或过量给药可因血中的硫氰酸盐过高而发生蓄积中毒，易引起甲状腺功能减退。用药时须严密监测血浆氰化物浓度。肾功能不全者禁用。

（二）钾通道开放药

钾通道开放药也称钾外流促进药，有米诺地尔、二氮嗪、尼可地尔、吡那地尔等。这类药物可使钾通道开放，使钾外流增多，导致细胞膜超极化，细胞膜上电压依赖性钙通道难以激活，因而阻止了细胞外 Ca^{2+}内流，引起血管舒张，血压下降。

吡 那 地 尔

吡那地尔（pinacidil）为强效血管扩张药，降低外周血管阻力，使收缩压和舒张压均下降，但有反射性心率加快作用。临床口服用于治疗轻度、中度高血压，常与利尿药、β 受体阻断药合用，可减轻水肿和心率加快等副作用，并提高抗高血压的疗效。

米 诺 地 尔

米诺地尔（minoxidil）为较强的小动脉扩张药，对静脉无作用。降压同时可加快心率和增加心排血量，可能与血管舒张后反射性交感神经兴奋有关。口服吸收在肝脏代谢活化后才能发挥作用。临床主要用于治疗顽固性高血压，不宜单独使用，与利尿药和 β 受体阻断药合用，可避免水钠潴留和交感神经的反射性兴奋。米诺地尔不良反应有水钠潴留、心悸及多毛症等。

二　氮　嗪

二氮嗪（diazoxide）为强效、速效抗高血压药。该药静脉注射降压作用强而快，30s 内起效，3～5min 降压达峰值，主要用于高血压危象、高血压脑病等。常见不良反应有心动过速、头痛、眩晕、恶心、面部发红等。久用可致肾素分泌增加、水钠潴留、高血糖和高尿酸血症。由于不良反应较多，常用硝普钠替代。

第四节　抗高血压药应用原则

原发性高血压的病因和发病机制尚未完全阐明，无法根治，需要长期甚至终身用药。而抗高血压药种类繁多、各有特点，疗效存在很大个体差异，因此在用药过程中应遵循一定的用药原则，才能长期有效地控制血压在正常范围内，又不引起或少引起不良反应，以此最大限度地降低心脑血管疾病并发症和延长患者的生命。

一、小剂量开始

采用较小的有效剂量有助于观察治疗效果和减少不良反应。如果药物反应好，但血压未达标可逐步增加剂量，达到目标血压水平后尽可能用相对较小而有效的维持量以减少副作用。老年人随着年龄增长，肝、肾功能出现生理性减退，药物代谢及排泄缓慢，对药物的敏感性可能高于年轻人，更加应该从小剂量开始，逐渐加量，以避免不良反应。对 2 级高血压及以上的患者，开始可以用常规剂量。

二、尽量用长效药物，平稳降压

国内外的研究证明，血压不稳定可导致器官损伤。在血压水平相当的高血压患者中，24h内血压波动大的患者靶器官损伤严重。为减少人为因素造成的血压不稳定，宜选用长效制剂。使用短效的抗高血压药常使血压波动增大，而24h有效的长效制剂可以有效控制全天血压与晨峰血压，更有效地保护靶器官。高血压治疗需长期系统用药，不宜中途随意停药。更换药物时亦应逐步替代。

三、联合用药

在降压过程中，如何做到降压作用最大化与不良反应最小化，一直是临床所探讨的问题。而联合用药能够在一定程度上增加药物的降压效果，同时降低药物可能带来的不良反应。联合用药的原则是将作用机制不同的药物联合应用，这样可使两种药物的用量均减少，副作用得以减轻，而且，有些药物的联用可以互相抵消某些副作用。联合用药一般采用二联用药，在目前常用的抗高血压药中如利尿药、β受体阻断药、二氢吡啶类钙通道阻滞药和RAS抑制药中，推荐的优化治疗方案：二氢吡啶类钙通道阻滞药＋RAS抑制药（或β受体阻断药、或利尿药）、RAS抑制药＋利尿药。二联用药降压效果不好，可考虑三联或四联用药。其中二氢吡啶类钙通道阻滞药＋RAS抑制药＋噻嗪类利尿药组成的联合方案在三联用药中最为常用。四联用药的方案主要适用于难治性高血压患者，可以在上述三联用药基础上加用第四种药物如β受体阻断药、醛固酮受体拮抗药、氨苯蝶啶、可乐定或α受体阻断药等。

四、个体化治疗

由于患者的年龄、性别、疾病程度和是否伴有并发症等存在很多差异，或者药物作用靶点（受体或酶）受遗传因素影响存在多态性，使得个体对药物的反应千差万别。因此，在治疗过程中，不能机械地套用或照搬对他人有效的药物治疗方案。应根据患者的具体情况选用更适合该患者的抗高血压药，同时，也应做到剂量个体化，根据“最好疗效、最少不良反应”的原则，对每位患者选择最适宜剂量。

案例 21-1　　高血压的临床表现和诊断及其药物治疗

1. 案例摘要　患者，男，65岁，工人，多年前体检时发现血压增高，但无自觉症状，未用药治疗。近一年来经常出现头痛、头晕、失眠等症状，因此来医院就诊。就诊时血压180/115mmHg，心率63次/分。心电图显示窦性心律，左心室肥厚。空腹血糖6.0mmol/L(正常值3.9～6.1mmol/l)，尿常规蛋白（＋），尿酸400μmol/L（正常值149～416μmol/L），LDL 3.1mmol/L（正常值＜3.12mmol/L）。该患者吸烟，体重指数（BMI）29.6kg/m^2（正常值18.5～23.9kg/m^2）。

诊断：原发性高血压伴左心室肥厚。

治疗方案：美托洛尔25mg/次，2次/日，口服；氢氯噻嗪25mg/次，2次/日，口服。一周后查空腹血糖6.8mmol/L，尿酸450mmol/L，LDL 3.40mmol/L，血压在150/95mmHg左右。

2. 案例问题

（1）高血压的治疗原则是什么？

（2）该病例的治疗方案是否合理？为什么？

（3）请给该患者提供一个合理的用药方案，并说明理由。

3. 案例分析

（1）提示：高血压患者用药应严格遵守用药原则，了解患者的靶器官损伤程度，明确是否有与高血压相关的疾病，个体化原则是用药选择的根本。

（2）提示：该患者存在与高血压相关的危险因素如为老年患者、吸烟、比较肥胖，生化检测指标如空腹血糖、尿酸、LDL 都接近正常值的上限。β 受体阻断药美托洛尔与利尿药氢氯噻嗪均能影响糖、脂代谢，联用后易引起血糖、血脂升高，氢氯噻嗪大剂量还可诱发高尿酸血症。β 受体阻断药若无强制性适应证，不应作为 60 岁以上高血压患者的首选药物。

（3）提示：该患者宜选用对靶器官具有良好保护作用的 ACEI 或 AT_1 受体阻断药，从小剂量开始，长期应用可预防和逆转左心室肥厚，同时还能增加肾血流量，保护肾脏、减少蛋白尿。噻嗪类利尿药可以大幅降低老年高血压患者心血管事件发生率与死亡率，但应严格掌握剂量，氢氯噻嗪可改用小剂量 12.5mg/d，对糖、脂代谢不影响，与 ACEI 或 AT_1 受体阻断药合用有协同作用，增加降压效果。该患者还可合用二氢吡啶类钙通道阻滞药如拉西地平 2mg/次，1 次/日，口服。三药联合应用，所用剂量比单用时都小，副作用减轻，可根据病情适当调整剂量，控制血压不高于 138/83mmHg。

（付　惠）

第二十二章 治疗心力衰竭药物

心力衰竭（heart failure，HF）简称心衰，是一种多原因多表现的“超负荷心肌病”，也是心功能异常状态下的病理生理反应。患者心脏结构或功能性疾病导致心室充盈和（或）射血功能受损，动脉系统供血不足，心排血量不能满足机体组织代谢需要。患者通常伴有体循环和（或）肺循环的被动性充血，故心力衰竭又称充血性心力衰竭（congestive heart failure，CHF）。临床上“心功能不全”（cardiac dysfunction）理论上是一个更广泛的概念，常用以表示心脏收缩或舒张功能出现异常，但尚未出现临床症状；伴有临床症状的心功能不全称为心力衰竭。心力衰竭常是各种病因所致心脏病的终末阶段，其预后较差。

第一节 心力衰竭的病理生理学基础

一、概 述

（一）病因

1. 基本病因

（1）原发性心肌损害：冠心病所导致心肌损害如心肌缺血、心肌梗死，是引起心力衰竭最常见的原因之一。各种心肌炎及心肌病均可导致心力衰竭，以病毒性心肌炎及原发性扩张型心肌病最为常见。

（2）心脏负荷过重：包括后负荷（压力负荷）和前负荷（容量负荷）过重。

1）后负荷过重：心脏后负荷是指心肌开始收缩之后所遇到的阻力或负荷，又称压力负荷。动脉血压是决定后负荷的主要因素，左心室后负荷主要影响因素是主动脉压；临床上常以外周血管阻力作为左心室后负荷的指标。高血压可造成左心室收缩期心排血阻力增加，心脏后负荷增加，心室肌会出现代偿性增生，心肌出现肥厚以保证心排血量。长期负荷过重，心肌必然会失代偿，心排血量出现下降。高血压也是引起心力衰竭最常见的原因之一。

2）前负荷过重：心脏前负荷是指心肌收缩之前遇到的阻力或负荷，即心室舒张期末容积或心室舒张期末室壁张力，又称容量负荷。通常用左心室舒张期末容积（left ventricular end-diastolic volume，LVEDV）或 LVEDP 作为左心室前负荷的指标。心脏瓣膜关闭不全，血液反流可加重前负荷，也可引起心力衰竭。

2. 诱因 心力衰竭症状的出现或加重通常由某些因素所诱发，称为诱因。呼吸道感染是最常见、最重要的诱因；心房颤动是诱发心力衰竭的重要因素，其他类型心律失常也可诱发心力衰竭；使用药物治疗不当，如不恰当停用降血压药等也可诱发心力衰竭。

（二）类型

1. 左心衰竭、右心衰竭和全心衰竭 根据发生的部位分为左心衰竭、右心衰竭和全心衰竭。临床上左心衰竭最为常见。左心衰竭特征是肺循环淤血。右心衰竭以体循环淤血为主要表现。

2. 急性心力衰竭和慢性心力衰竭 根据进展速度分为急性心力衰竭和慢性心力衰竭。

（1）急性心力衰竭：系因急性的严重心肌损害或突然心脏负荷加重等原因，使心脏在短时间内发生衰竭或使慢性心力衰竭急剧恶化。临床上以急性左心衰竭常见，表现为心源性休克或急性肺水肿。

（2）慢性心力衰竭：是一个缓慢的发展过程，患者持续存在心力衰竭症状。慢性心力衰竭是各种病因所致心脏疾病的终末阶段。患者一般均有代偿性心脏扩大或肥厚及其他代偿机制参与，常伴有静脉压增高导致的组织充血性病理改变。

（三）分级

心力衰竭严重程度通常采用美国纽约心脏病协会（New York Heart Association，NYHA）分级方法。

Ⅰ级：心脏病患者日常活动量不受限制，一般活动不引起乏力、呼吸困难等心力衰竭症状。

Ⅱ级：心脏病患者体力活动轻度受限，休息时无自觉症状，一般活动下可出现心力衰竭症状。

Ⅲ级：心脏病患者体力活动明显受限，低于平时一般活动即引起心力衰竭症状。

Ⅳ级：心脏病患者不能从事任何体力活动，休息状态下也存在心力衰竭症状，活动后加重。

二、心力衰竭的病理生理学基础及治疗药物分类

（一）心力衰竭的病理生理学基础

近年发现心力衰竭时既有心脏调节机制的变化，又有心脏β受体信号转导系统的变化。

1. 交感神经系统激活　心力衰竭患者心肌收缩力减弱，心排血量减少，反射性兴奋交感神经。在心力衰竭发病早期，患者交感神经活性增高，血中NA浓度升高，从而使心肌收缩力增加，心率加快，血管收缩以维持血压，起到一定代偿作用。但长期交感神经激活可使后负荷和耗氧量增加，促使心室和血管重构，诱发心律失常甚至猝死。此外，高浓度的NA可直接导致心肌细胞凋亡、坏死，使病情恶化。

心室重构（ventricular remodeling）是指心力衰竭发病过程中，心肌处在长期超负荷状态，患者出现心肌肥厚，心室腔扩大，心肌组织纤维化，心脏的收缩和舒张功能出现障碍。产生原因是心肌缺血、缺氧，能量生成障碍，心肌细胞出现肥大、凋亡，细胞外基质（extracellular matrix，ECM）堆积，胶原含量增加，心肌组织出现纤维化。

2. RAAS激活　这一系统在心力衰竭发生发展过程中起着重要作用。当心排血量减少和交感神经系统活性增高时，肾小球旁器细胞合成和释放肾素增加，促进AngⅡ、醛固酮生成，进一步激活交感神经系统，引起血管收缩，造成水钠潴留，导致心脏前、后负荷增加，出现心室重构，加重心力衰竭。醛固酮除通过保钠保水造成水钠潴留，增加心脏前负荷外，高浓度的醛固酮尚有明显的促生长作用，促进成纤维细胞增殖、刺激蛋白质和胶原蛋白的合成，引起心室和血管重构，加速心力衰竭恶化。

3. 精氨酸加压素（arginine vasopressin，AVP）**分泌增加**　心力衰竭时，患者血中精氨酸加压素释放增加，血液浓度升高，能促使外周血管收缩，并且发挥抗利尿、增加血容量作用，这在心力衰竭早期有一定代偿意义，但持续释放可使心力衰竭进行性恶化。

4. 血液及心肌组织中内皮素（endothelin，ET）**增多**　心力衰竭时，多种刺激因素如缺氧、氧自由基、AngⅡ促使心内膜下心肌细胞产生内皮素。内皮素是一种极强的血管收缩肽，除具有强烈的收缩血管作用外，还对心脏有正性肌力和正性频率作用，此外还有明显的促生长作用引起心室重构，在心力衰竭初期起到一定代偿作用，后期会促使心力衰竭恶化。

5. 心房钠尿肽（atrial natriuretic peptide，ANP）**和脑钠肽**（brain natriuretic peptide，BNP）**分泌增多**　ANP和BNP主要分别由心房和心室肌细胞分泌，心力衰竭时，ANP和BNP分泌增加，ANP和BNP有排钠利尿、扩张血管、拮抗RAAS活性等作用，对改善心力衰竭症状有一定的积极作用。心力衰竭患者血浆ANP和BNP增高的程度与心力衰竭的严重程度呈正相关。因此，血浆ANP和BNP水平可作为评定心力衰竭的进程和判断预后的指标。

6. 心肌细胞β受体信号转导变化

（1）β_1受体密度下降：心力衰竭时交感神经系统的长期激活，会使循环中的儿茶酚胺反应性

升高，通过下调 β 受体，使心肌细胞对儿茶酚胺的敏感性下降。β_1 受体密度下降，数目减少，敏感性降低，即 β_1 受体下调；β_1 受体下调可以减轻 NA 对心肌的损害。

（2）兴奋性 G 蛋白（Gs）脱偶联或减敏：心力衰竭时 β_1 受体与 G 蛋白脱偶联，Gs 量减少，抑制性 G 蛋白（G_i）量增多，同时腺苷酸环化酶活性下降，细胞内 cAMP 含量减少，细胞内钙减少，心肌收缩功能出现障碍。

（二）心力衰竭治疗药物的演变与分类

20 世纪 20 年代为“心脏模式”，治疗药物主要是强心苷类，主要是利用强心苷类药物的正性肌力作用，增强心肌收缩力，增加对组织的供血供氧，缓解或消除淤血症状；20 世纪 50 年代为“心肾模式”，开始重视水肿和体液调节障碍，通过使用利尿药减轻水肿，改善淤血症状；即在强心苷基础上加用利尿药，主要使用洋地黄和利尿药治疗。“心肾模式”疗法可有效地缓解临床症状，但并不能提高患者的长期生存率。

20 世纪 60～70 年代认为心力衰竭源于心脏泵功能障碍，导致血流动力学异常，因此将血管扩张药也作为心力衰竭的主要治疗手段，主要使用强心药、利尿药及扩张血管药治疗，称为“心循环模式”，主要的治疗目的是强心、消除水肿、减轻心脏负担；在此基础上，20 世纪 70 年代末又发展了兼有外周血管扩张作用的非苷类正性肌力药物，包括 β 受体激动药和磷酸二酯酶抑制剂，然而治疗结果却表明这类药物虽在短期内可产生即刻的血流动力学效应，但长期治疗时却增加心力衰竭患病率和病死率，某些药物还导致心律失常和猝死增加。

20 世纪 90 年代后逐渐明确了心室重构是心力衰竭发生发展的基本机制，治疗方式有了重大的转变，从采用“强心、利尿、扩血管”药物转变为“神经内分泌综合调控模式”。心力衰竭的治疗目标不仅是改善症状、提高生活质量，更重要的是针对心室重构的机制，防止和逆转心室重构的发展，从而降低心力衰竭患者的住院率和死亡率。主张使用 ACEI 或 ARB、利尿药和 β 受体阻断药治疗，采用“神经内分泌综合调控模式”。如症状尚未完全控制，强心苷类药物如地高辛是后期第四个联用的药物，尤其对伴有心室率快的心房颤动患者更为适用。

根据药物的作用及作用机制，治疗心力衰竭的药物分为以下几类。

1. RAAS 抑制药

（1）ACEI：卡托普利等。

（2）AngⅡ受体阻断药：氯沙坦等。

（3）醛固酮受体阻断药：螺内酯、依普利酮等。

2. 强心苷类药 地高辛等。

3. 利尿药 氢氯噻嗪、呋塞米等。

4. β 受体阻断药 美托洛尔、卡维地洛等。

5. 扩血管药 硝普钠、硝酸甘油、氨氯地平等。

6. 非苷类正性肌力药 米力农、多巴酚丁胺、DA、左西孟旦等。

第二节 常用的治疗心力衰竭药物

一、RAAS 抑制药

ACEI 和 ARB 是用于治疗心功能不全最重要的药物之一。RAAS 抑制药能防止和逆转心室重构，不仅能缓解心力衰竭症状，提高生活质量，而且能够显著降低心力衰竭患者的病死率，延长患者寿命。ACEI 是被证实能降低心力衰竭患者病死率的首类药物，也是循证医学证据积累最多的药物，是公认的治疗心力衰竭的首选药物。

（一）ACEI

ACEI 在近十几年来已成为心力衰竭治疗中的奠基石。临床常用于治疗心力衰竭的 ACEI 药物有卡托普利（captopril）、依那普利（enalapril）、培哚普利（perindopril）、雷米普利（ramipril）及福辛普利（fosinopril）等。大部分 ACEI 为前药，如依那普利和福辛普利需经代谢，分别转化为依那普利酸和福辛普利酸而发挥作用。

【药理作用及作用机制】

1. 抑制 RAAS，降低心脏前后负荷　ACEI 抑制 ACE，降低血液及组织中 AngⅡ含量，从而发挥扩张血管作用；ACEI 还能抑制缓激肽的降解，促使 PGI_2 和 NO 等释放增加。二者协同使外周血管扩张，心脏后负荷减轻。ACEI 并且抑制醛固酮分泌，减轻水钠潴留，降低血容量，降低心脏前负荷。

2. 改善血流动力学　ACEI 抑制 AngⅡ合成，减弱了 AngⅡ的收缩血管作用，降低全身血管阻力，增加心排血量，并能降低左室充盈压、LVEDP，降低室壁张力，改善心脏的舒张功能，降低肾血管阻力，增加肾血流量。用药后患者症状缓解，运动耐力增加。

3. 抑制心肌及血管重构　AngⅡ通过促进原癌基因 *c-myc*、*c-fos* 等转录和表达，促进细胞生长、增殖，心肌及血管胶原含量增加、心肌间质纤维化，导致心肌及血管重构。醛固酮也可促进心肌和血管的纤维化，损伤心肌和血管。ACEI 可减少 AngⅡ及醛固酮的形成，防止和逆转心肌与血管重构，改善心功能。

4. 降低交感神经活性　AngⅡ通过作用于交感神经突触前膜血管紧张素受体（AT_1 受体）促进 NA 释放。ACEI 能够通过抑制 AngⅡ生成，减少 NA 的释放，降低心血管交感神经张力，降低血液中儿茶酚胺水平，恢复下调的 β 受体，改善心功能。

5. 改善血管内皮功能　ACEI 有保护血管内皮细胞的作用，能逆转由高血压、心力衰竭和动脉粥样硬化等引起的内皮细胞功能损伤，恢复内皮细胞依赖性的血管舒张作用。

6. 抗心肌缺血与心肌保护　ACEI 具有对抗心肌缺血与梗死作用，能减轻心肌缺血再灌注损伤，保护心肌对抗自由基造成的损害。

【临床应用】　ACEI 可用于各期有症状的心力衰竭患者。可改善血流动力学，提高运动耐量，预防和逆转心室肥厚，降低病死率。ACEI 还能延缓尚未出现症状的早期心功能不全患者进展，延缓心力衰竭的发生。故现已作为治疗心力衰竭一线药物广泛用于临床，特别是对舒张性心力衰竭患者疗效明显优于传统药物地高辛。

【不良反应及注意事项】　详见第二十一章。

（二）ARB

ARB 对经 ACE 途径或非 ACE（如糜酶 chymase）途径产生的 AngⅡ都有完全阻断的作用，可预防和逆转心血管重构。此外，由于 ACEI 导致缓激肽含量增多而产生干咳等不良反应，限制了这类药物的使用；而 ARB 不影响缓激肽代谢，不易引起咳嗽、血管神经性水肿等不良反应。因此，使用 ARB 通过阻断 AngⅡ受体来治疗心力衰竭具有广阔的应用前景。

这类药物主要有氯沙坦（losartan）、缬沙坦（valsartan）、坎地沙坦（candesartan）等。现有的 ARB 主要拮抗 AT_1 受体。ARB 对心力衰竭的作用与 ACEI 相似，不良反应较少。ARB 常作为不能耐受 ACEI 的替代治疗措施。

（三）醛固酮受体阻断药

心力衰竭患者血中醛固酮浓度明显升高，且与心力衰竭严重程度成正相关。虽然短期使用 ACEI 或 ARB 均可以降低循环中醛固酮水平，但长期应用，患者常出现“醛固酮逃逸现象”

（aldescape），即血中醛固酮水平不能持续稳定降低，不利于心力衰竭的治疗。

醛固酮除了保钠排钾外，尚有明显的促生长作用，促进心肌和血管的纤维化，损伤心肌和血管，加速心力衰竭恶化。螺内酯可拮抗醛固酮受体，阻断醛固酮引起的心力衰竭恶化，有助于心力衰竭的治疗。单用螺内酯（spironolactone）仅能发挥较弱的作用，与ACEI或ARB合用疗效更佳，可纠正单用ACEI或ARB伴发的"醛固酮逃逸现象"，阻止心力衰竭的恶化，二者联合进一步降低慢性心力衰竭患者的病死率，但须严密监测血钾水平，因为两类药物都可以造成高钾血症，合用更易造成高血钾；通常与排钾利尿剂合用以避免发生高钾血症。

依普利酮是一种更具选择性的醛固酮受体阻断药，拮抗醛固酮受体的活性约为螺内酯的两倍，可以拮抗心肌纤维化和神经内分泌恶化，而且克服了螺内酯的性激素样副作用。

二、强 心 苷

强心苷（cardiac glycosides）是一类有强心作用的苷类化合物，它能选择性地作用于心肌，有增强心肌收缩力及影响心肌电生理的作用。临床上用于治疗心力衰竭及某些心律失常。强心苷来源于植物如紫花洋地黄和毛花洋地黄，所以又称洋地黄类（digitalis）药物。

临床可供药物有地高辛（digoxin）、洋地黄毒苷（digitoxin）、毛花苷丙（cedilanid，西地兰）、毒毛花苷K（strophanthin K）等。临床常用地高辛来治疗心力衰竭。

强心苷由糖和苷元结合而成（图22-1）。强心作用的有效部位是苷元，苷元由甾核与不饱和内酯环构成。甾核上C_3、C_{14}、C_{17}位都有重要取代基，C_3和C_{14}位有β构型羟基，缺少β构型羟基则苷元失去加强心肌收缩性的作用；C_{17}位上有β构型的不饱和内酯环，此环若是饱和或被打开，就会减弱或取消苷元作用。糖的部分除葡萄糖外，都是稀有的糖，如洋地黄毒糖等，虽无药理作用，但可增加苷元水溶性，增强对心肌的亲和力，增加强心作用，并延长其作用时间。

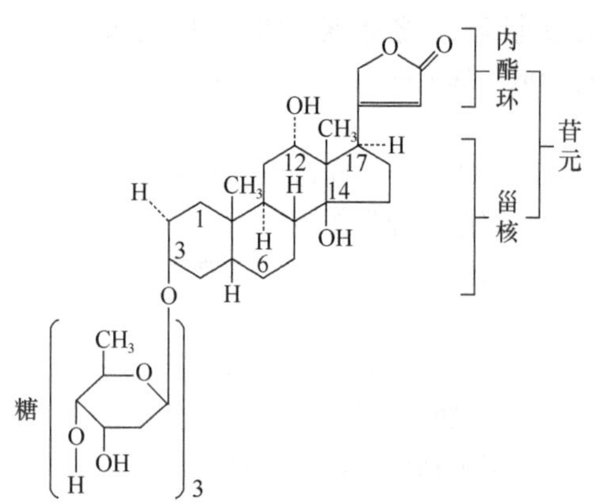

图22-1 强心苷的化学结构

【体内过程】 强心苷类药物化学结构相似，作用性质相同，但由于侧链的不同，导致它们药动学上的差异。洋地黄毒苷极性低而脂溶性高，口服吸收好，大多经肝代谢，大部分代谢产物经肾排出；洋地黄毒苷原形经肾排泄较少，相当一部分经胆汁排泄而形成肝肠循环，$t_{1/2}$长达5～7日，故作用维持时间较长，属长效强心苷类。

中效类的地高辛口服生物利用度个体差异大，不同厂家、不同批号的相同制剂也可有较大差异。地高辛极性较大，所以口服吸收率略差，原形经肾排泄较多。临床应用时应注意调整剂量。人群中大约10%的人肠道菌群可灭活地高辛，当应用抗生素时可能引起其血药浓度的升高，而增加毒性反应。口服吸收的地高辛分布广泛，能通过血脑屏障；60%～90%的地高辛以原形经肾脏排出，$t_{1/2}$为33～36h，肾功能不全者应适当减量。

毛花苷丙吸收不多，毒毛花苷K口服基本不吸收，需静脉用药，绝大部分以原形经肾脏排出，显效快，作用维持时间短，属短效强心苷类，主要用于急性心力衰竭或者慢性心力衰竭急性发作的解救（表22-1）。

表22-1 常用强心苷体内过程比较

类别	药物	口服吸收（%）	肝代谢	原形肾排泄（%）	$t_{1/2}$	给药途径
长效	洋地黄毒苷	90～100	主要	10	5～7日	口服

续表

类别	药物	口服吸收（%）	肝代谢	原形肾排泄（%）	$t_{1/2}$	给药途径
中效	地高辛	62～85	少量	60～90	33～36h	口服
短效	毛花苷丙	20～30	少量	90～100	23h	静脉给药
	毒毛花苷K	2～5	0	100	19h	静脉给药

【药理作用】

1. 正性肌力作用（positive inotropic action） 即加强心肌收缩力。在治疗剂量下，能选择性作用于心脏，增强正常心肌和衰竭心肌的收缩力。这是强心苷对心肌细胞的直接作用，强心苷对没有神经支配的体外乳头肌和体外培养的心肌均有加强收缩力的作用。

强心苷的正性肌力作用有以下特点。①正性肌力作用表现为心肌收缩最高张力和最大缩短速率的提高，使心肌收缩有力而敏捷，收缩期缩短，而舒张期相对延长，有利于静脉回流，增加每搏量。②强心苷对心力衰竭患者和正常人心脏都有正性肌力作用，但它只增加患者心脏的每搏量而不增加正常每搏量。因为强心苷有收缩血管作用，提高了正常人的外周阻力，由此限制了每搏量的增加。然而在心力衰竭患者中，由于心肌收缩力减弱，心排血量减少，能反射性地升高交感神经活性，使血管收缩，外周阻力增加；当使用强心苷后，能加强心肌收缩力，改善心脏泵血功能，并且反射性降低交感神经活性，使外周阻力降低，心排血量增加。③强心苷对心肌耗氧量的影响也随心功能状态不同而异。对正常心脏因加强收缩力而增加氧耗量；对于心力衰竭患者，衰竭心脏存在心室重构，而且心室舒张期末容积增大，心室壁张力增加；加之交感神经兴奋致心率加快，外周阻力增加，故心肌耗氧量明显增加。强心苷的正性肌力作用增强心肌收缩力，使心排血量增加，使得心腔内残存血量减少，室壁张力降低，加之减慢心率，从而使得氧耗降低，降低部分超过收缩性增加所致的氧耗增加部分，因此，总的氧耗有所降低。

心肌收缩过程涉及调节蛋白和收缩蛋白，调节蛋白包括向宁蛋白（troponin）和向肌球蛋白（tropomyosin）；收缩蛋白包括肌动蛋白（actin）和肌球蛋白（myosin）。当心肌兴奋时，Ca^{2+}流入细胞内，细胞内 Ca^{2+}增多，Ca^{2+}与调节蛋白向宁蛋白结合，导致另一调节蛋白向肌球蛋白构型改变，失去位阻作用，收缩蛋白肌球蛋白和肌动蛋白通过横桥相结合，激活 ATP 酶，分解 ATP 释放能量，使肌球蛋白牵引肌动蛋白向肌节中央滑行，使肌节缩短，从而产生心肌收缩。

强心苷能特异地与细胞膜上 Na^+, K^+-ATP 酶相结合并选择性地抑制其活性。在体内条件下，治疗量强心苷抑制 Na^+，K^+-ATP 酶活性约 20%，使钠泵失灵，结果是细胞内 Na^+量增多，K^+量减少。胞内 Na^+量增多后，再通过 Na^+-Ca^{2+}双向交换机制，或使 Na^+内流减少，Ca^{2+}外流减少，或使 Na^+外流增加，Ca^{2+}内流增加。最终导致细胞内 Ca^{2+}增加，进而 Ca^{2+}又可促进肌质网摄取 Ca^{2+}，使下一次兴奋时可供释放的 Ca^{2+}增多。这样，在强心苷作用下，心肌细胞内可利用的 Ca^{2+}量增加，使收缩加强。

中毒量强心苷严重抑制 Na^+，K^+-ATP 酶，使细胞内 Ca^{2+}大量增加，细胞内 Ca^{2+}超负荷，可诱导产生由 Ca^{2+}携带的内向电流，引起延迟后除极；也使细胞内 K^+量明显减少，最大舒张电位减小（负值减少），心肌细胞自律性增高，容易引起心律失常。

2. 减慢心率作用（negative chronotropic action，又称负性频率作用） 即减慢心跳频率作用，治疗量的强心苷对正常心率影响小，但对心率加快及伴有心房颤动的心功能不全患者可显著减慢心率。这一作用主要是由强心苷增强迷走神经活性引起的。

心力衰竭患者每搏量减少，通过窦弓压力感受器反射性提高交感神经活性，引起心率加快。强心苷能增强心肌收缩力，增加心排血量，反射性地兴奋迷走神经，抑制窦房结，从而减慢心率。此外，强心苷抑制 Na^+，K^+-ATP 酶，增敏窦弓压力感受器，以及增强窦房结对 ACh 的敏感性等也有利于减慢心率。心率减慢可以延长舒张期，增加静脉回流，搏出更多血液，提高运动耐力，改善心功能；另外，心率减慢后，心力衰竭患者心脏有更好休息，降低耗氧量，同时舒张期延长使心脏可获得更多的血液供应。

3. 对电生理特性的影响　强心苷对心脏电生理特性影响比较复杂，可直接作用于心肌细胞，也可以间接通过迷走神经等发挥作用，并且随剂量高低、不同心肌组织及病变情况而有所不同，兹将其主要电生理作用的总效应列表如下（表 22-2）。

表 22-2　强心苷对心肌电生理特性的影响

电生理特性	窦房结	心房	房室结	浦肯野纤维
自律性	↓			↑
ERP		↓		↓
传导性		↑	↓	

治疗量强心苷能降低窦房结自律性，减慢心率，主要是通过强心苷加强迷走神经活性，通过迷走神经间接抑制作用造成的，因迷走神经加速 K^+外流，能增加最大舒张电位（负值更大），与阈电位距离加大，从而降低窦房结自律性。与此相反，强心苷能提高浦肯野纤维的自律性，迷走神经对浦肯野纤维影响很小，强心苷通过直接抑制 Na^+，K^+-ATP 酶，造成细胞内失 K^+，最大舒张电位减弱（负值减少），缩小与阈电位距离而提高自律性。

强心苷兴奋迷走神经，促进心房肌细胞 K^+外流，从而缩短心房 ERP。缩短浦肯野纤维 ERP 是强心苷抑制 Na^+，K^+-ATP 酶，使细胞内失 K^+，最大舒张电位减弱，除极发生在较小膜电位的结果。

强心苷兴奋迷走神经，促进 K^+外流，使心房肌细胞（快反应细胞）静息电位加大（负值更大），加快心房传导性。强心苷减慢房室结传导性是加强迷走神经活性，减慢 Ca^{2+}内流的结果，因房室结是慢反应心肌细胞，0 相除极是 Ca^{2+}内流所介导的。阿托品能够取消强心苷减慢房室结传导作用。

4. 对心电图的影响　治疗量强心苷最早引起 T 波变化，其幅度减小，波形压低甚至倒置，S-T 段降低呈鱼钩状；随着剂量增加，PR 间期延长，反映房室传导减慢；Q-T 间期缩短，反映浦肯野纤维和心室肌 ERP 和 APD 缩短。中毒量强心苷会引起各种心律失常，心电图也会出现相应的变化。

5. 对神经-内分泌系统的影响　治疗量强心苷能增强迷走神经活性，减弱交感神经张力，降低血浆肾素活性，减少 AngⅡ的分泌，进而降低外周血管阻力和醛固酮分泌，其有利于降低心脏负荷。强心苷中毒量可兴奋延脑极后区 CTZ 而引起呕吐。严重中毒时可引起中枢神经兴奋症状，如精神失常、谵妄甚至惊厥。中毒量强心苷还明显增强交感神经的活性，有中枢和外周两方面影响，也参与了中毒量所致心律失常的发病过程。

6. 利尿作用　心力衰竭患者用强心苷后利尿明显，是正性肌力作用使肾血流量增加所继发的。对正常人或非心源性水肿患者也有轻度利尿作用，是抑制肾小管细胞 Na^+，K^+-ATP 酶，减少肾小管对 Na^+的再吸收的结果。

7. 对血管的作用　强心苷能引起血管平滑肌收缩，使得外周阻力上升，此作用与交感神经及心排血量的变化无关，说明是直接收缩血管平滑肌所致。虽然强心苷对正常人心脏有正性肌力作用，但正常人用药后血管阻力升高约 23%，因此强心苷并不增加正常人每搏量。心力衰竭患者用药后，因交感神经活性降低，其影响超过直接收缩血管的效应，因此血管阻力下降，心排血量及组织灌流量增加，动脉压不变或略升。

【临床应用】　强心苷主要用于治疗心力衰竭和某些心律失常。

1. 心力衰竭　强心苷药物能缓解或消除淤血症状，改善血流动力学变化，提高运动耐力，但未能降低病死率。强心苷多用于以收缩功能障碍为主的心力衰竭；对利尿药、ACEI、β受体阻断药疗效欠佳者有一定疗效。强心苷的主要缺点是没有正性松弛作用，不能纠正舒张功能障碍。而且强心苷毒性大，安全范围窄，临床应用受到一定限制。根据《2018 中国心力衰竭诊断和治疗指南》，地高辛适用于慢性心力衰竭患者已应用 ACEI（或 ARB）、β 受体阻断药、利尿剂和醛固酮受体阻断药但疗效欠佳，仍持续有症状的患者。

强心苷对不同原因引起的心力衰竭疗效差异很大。①对有心房颤动伴有心室率快患者效果最好。对瓣膜病、冠心病、高血压、先天性心脏病等所引起者疗效良好。②对继发于严重贫血、甲亢及维生素 B_1 缺乏症的心力衰竭则疗效较差，因为在这些情况下，心肌能量代谢存在障碍，而强心苷又不能改善能量代谢，故疗效较差。③对肺源性心脏病、严重心肌损伤或活动性心肌炎如风湿活动期的心力衰竭，强心苷疗效也差，因为此时心肌缺氧，既有能量产生障碍，又易发生强心苷中毒，使用药量也受到限制，难以发挥疗效。④对机械性阻塞因素引起的心力衰竭，包括严重二尖瓣狭窄及缩窄性心包炎，强心苷疗效更差甚至无效，因为此时左心室舒张充盈受限，心排血量受限，难以缓解症状。对扩张型心肌病、心肌肥厚、舒张性心力衰竭患者不应选用强心苷，而应首选β受体阻断药和 ACEI。

2. 某些心律失常　强心苷常用于治疗心房颤动、心房扑动及阵发性室上性心动过速。

（1）心房颤动：频率可达每分钟 400～600 次，心房的过多冲动可能下传到达心室，引起心室频率过快，妨碍心脏排血，导致严重循环障碍，心房颤动是诱发心力衰竭极重要的因素。强心苷是主要治疗药物,用药目的不在于停止心房颤动而在于保护心室免受来自心房的过多冲动的影响，减慢心室频率。用药后多数患者的心房颤动并未停止，而循环障碍得以纠正。这是强心苷抑制房室传导的结果，使较多冲动不能穿透房室结下达心室而隐匿在房室结中。

（2）心房扑动：频率一般 250～300 次/分，源于心房的冲动与心房颤动相比虽然较少，但冲动较强而规则，更易于传入心室，使心室频率过快而难以控制。强心苷能不均一地缩短心房不应期，引起折返激动，使心房扑动转为心房颤动，然后再发挥治疗心房颤动的作用。某些患者在转为心房颤动后，停用强心苷，有可能恢复窦性节律。因为停用强心苷就是取消它的缩短心房不应期的作用，相对地延长不应期，可使折返激动落入较长的不应期而停止折返，于是窦性节律得以恢复。

（3）阵发性室上性心动过速：强心苷通过兴奋迷走神经功能，降低心房的兴奋性而终止阵发性室上性心动过速的发作。对室性心动过速不宜使用强心苷，因可引起心室颤动。

【不良反应和注意事项】　强心苷治疗安全范围小，一般治疗量已接近中毒剂量的 60%。而且对强心苷敏感性的个体差异较大，故易发生不同程度的毒性反应。心力衰竭患者常伴有缺氧、心肌缺血和肾功能不全等病理因素，且治疗时常配伍使用噻嗪类利尿药，常导致低血钾、低血镁和高血钙，更易诱发强心苷中毒。应注意避免诱发中毒的各种因素，根据患者年龄、体重、肾功能状态及临床并发症制订个体化的给药方案，严密观察临床疗效，并须进行血药浓度监测。毒性反应主要见于较大剂量应用时，常出现在血清地高辛浓度＞2ng/ml 时；血清地高辛的浓度为 0.5～1.0ng/ml 是相对安全的，因为中毒症状也可见于地高辛水平较低时，尤其是老年患者和低血钾、低血镁、甲状腺功能减退患者。

1. 强心苷的毒性反应

（1）胃肠道反应：是最常见的早期中毒症状，主要表现为厌食、恶心、呕吐及腹泻等。应注意与心力衰竭未得到有效控制引起的胃肠道症状相鉴别。强心苷所致剧烈呕吐可导致失钾而加重强心苷中毒，所以应注意补钾并减量或考虑停药。

（2）中枢神经系统反应：主要表现有眩晕、头痛、失眠、疲倦和谵妄等症状及视觉障碍，如黄视症、绿视症及视物模糊等。视觉异常通常是强心苷严重中毒的先兆，可作为停药的指征。

（3）心脏反应：是强心苷最严重的毒性反应，约有半数的病例发生各种类型心律失常。

1）快速型心律失常：强心苷中毒最多见和最早见的是室性期前收缩，约占心脏毒性发生率的 33%；患者可发生二联律、三联律及心动过速，甚至发生心室颤动。如患者出现一定次数的室性期前收缩，应该及时减量或停用强心苷药物，防止室性期前收缩发展为室性心动过速甚至心室颤动。

强心苷引起快速型心律失常的机制之一是 Na^+，K^+-ATP 酶被高度抑制，使细胞内 K^+量明显减少，最大舒张电位减小（负值减少），心肌细胞自律性增高；机制之二是 Na^+，K^+-ATP 酶被高度抑制后，引起细胞内 Na^+明显增加，通过钠钙交换机制，使细胞内钙超负荷，造成延迟后除极。

2）缓慢型心律失常：强心苷可造成房室传导阻滞，原因是强心苷提高迷走神经兴奋性，抑制房室传导。另外可因强心苷抑制窦房结、降低其自律性而发生窦性心动过缓。

2. 中毒防治

（1）预防：一是去除诱因，电解质紊乱如低血钾、低血镁和高血钙，心肌缺血、缺氧及肾功能低下等更易诱发强心苷中毒，应注意避免诱发中毒的各种因素，制订个体化的合理给药方案，严密观察疗效，并须进行血药浓度监测。二是警惕中毒先兆，当出现一定次数的室性期前收缩、窦性心动过缓（＜60 次/分）及视觉异常，都应及时减量或停用强心苷和排钾利尿药。

（2）中毒解救：一旦出现强心苷中毒，应立刻停药，并根据中毒类型和严重程度，及时采取措施。氯化钾是治疗由强心苷中毒所致的快速型心律失常的有效药物。轻者可口服氯化钾，情况较严重者可缓慢静脉滴注氯化钾。K^+能与强心苷竞争心肌细胞膜上的 Na^+，K^+-ATP 酶，减少强心苷与 Na^+，K^+-ATP 酶的结合，从而减轻或阻止毒性的发生与发展。K^+与心肌的结合比强心苷与心肌的结合疏松，强心苷中毒后补钾只能阻止强心苷继续与心肌细胞的结合，而不能将已与心肌细胞结合的强心苷置换出来，故防止低血钾比治疗补钾更重要。补钾不可过量，同时还要注意患者的肾功能，以防止高血钾的发生，对并发传导阻滞的强心苷中毒不能补钾，否则可致心脏停搏。肾功能不全、高血钾和严重房室传导阻滞患者不宜补钾。

对快速型心律失常严重者还应使用苯妥英钠。苯妥英钠不仅有抗心律失常作用，还能与强心苷竞争 Na^+，K^+-ATP 酶，使强心苷从 Na^+，K^+-ATP 酶复合物中解离，恢复该酶的活性，因而有解毒效应，是治疗强心苷中毒所致室性期前收缩和室性心动过速的首选用药。利多卡因也可用于治疗强心苷中毒所引起的室性心动过速和心室颤动。

对强心苷中毒所引起的房室传导阻滞和心动过缓等缓慢型心律失常，不宜补钾，可用 M 受体阻断药阿托品治疗。

严重危及生命的地高辛中毒可采用地高辛特异抗体 Fab 片段静脉注射抢救，显效快，作用强，对严重中毒有明显疗效。

【药物相互作用】 由于强心苷具有安全范围窄、治疗指数低的特点，易发生中毒。因此即使强心苷血浆药物浓度轻微的变化，也会产生严重后果。

奎尼丁、维拉帕米、螺内酯、胺碘酮、四环素、红霉素等能升高地高辛的血药浓度；奎尼丁可自组织中置换出地高辛，能使地高辛的血药浓度增加一倍，两药合用时，应减少地高辛用量的 30%～50%，否则容易发生中毒。维拉帕米可抑制地高辛的转运蛋白，导致地高辛的肾和非肾清除率降低，血清地高辛浓度增加 70%，引起缓慢型心律失常，因此当两药合用时，宜减少地高辛用量的 50%。螺内酯与地高辛合用可使后者的血浆药物浓度增加 25%以上，可能也与降低地高辛的肾和非肾清除率有关，因此，合用时须降低地高辛用量。

拟肾上腺素药可提高心肌兴奋性，使心肌对强心苷的敏感性增高，可导致强心苷中毒。

由于排钾利尿药（袢利尿剂和噻嗪类）可以引起低钾血症和低镁血症，会增加强心苷类药物中毒的危险，所以强心苷与排钾利尿药合用时，应监测并及时纠正电解质紊乱，适量补钾补镁。

三、利　尿　药

利尿药在心力衰竭的治疗中起着重要的作用，目前仍作为一线药物广泛用于各种心力衰竭的治疗，有液体潴留症状的所有心力衰竭患者均应给予利尿剂。

心力衰竭时体内水钠潴留，使心肌前负荷增高，是加重心功能不全的重要因素，利尿药排钠利尿，减少血容量和回心血量，可降低心脏舒张期末容积和 LVEDP，减轻心脏前负荷，改善心功能；利尿药可降低静脉压，消除或缓解静脉淤血及其所引发的肺水肿和外周水肿。所以利尿药对心力衰竭伴有水肿或有明显淤血者尤为适用。利尿药还可通过排钠，降低血管壁平滑肌细胞中的 Na^+浓度，进而通过钠钙交换机制，使胞内 Ca^{2+}减少，舒张小动脉，降低外周阻力从而降低后负荷，有利于改善心室泵血功能，减轻心力衰竭的症状。

对轻度心力衰竭，单独应用噻嗪类利尿药多能收到良好疗效；对中度、重度心力衰竭或单用噻嗪类疗效不佳者，可用强效袢利尿药或噻嗪类与留钾利尿药合用。根据《2018 中国心力衰竭诊断及治疗指南》，有明显液体潴留的患者，首选袢利尿剂，最常用呋塞米，呋塞米的剂量与效应呈线性关系。噻嗪类利尿剂仅适用于有轻度液体潴留、伴有高血压且肾功能正常的心力衰竭患者。对严重心力衰竭、慢性心力衰竭急性发作、急性肺水肿或全身水肿者，噻嗪类药物常无效，宜静脉注射呋塞米。留钾利尿药作用较弱，多与其他利尿药如袢利尿药等合用，能有效拮抗 RAAS 激活所致的醛固酮水平的升高，增强利尿效果及防止失钾，还可以抑制心肌细胞胶原增生和防止纤维化。

强效利尿药或长期大剂量使用中效利尿药可减少有效循环血量，进而降低心排血量，故大量的利尿药常可加重心力衰竭。利尿作用过强尚可因减少血容量而导致反射性交感神经兴奋，减少肾血流量，加重组织器官灌流不足，加重肝肾功能障碍，导致心力衰竭恶化。利尿药引起的电解质平衡紊乱，尤其是排钾利尿药（袢利尿剂和中效利尿药）引起的低钾血症和低镁血症，是心力衰竭时诱发心律失常的常见原因之一，特别是与强心苷类合用时更易发生。应注意补充钾盐或与留钾利尿药合用。

四、β 受体阻断药

自 20 世纪 80 年代中期以来，β 受体阻断药开始用于慢性心力衰竭的治疗。β 受体阻断药曾被列为慢性心力衰竭的禁忌药物。当时认为心力衰竭时应用 β 受体阻断药有抑制心肌收缩力、加重心功能障碍的可能，但 1975 年，沃格斯泰因（Waagstein）等首次报道用 β 受体阻断药治疗心力衰竭有效后，经大规模临床试验证明，比索洛尔（bisoprolol）、美托洛尔（metoprolol）和卡维地洛（carvedilol）等药物长期应用可以改善心力衰竭症状，提高射血分数，改善患者的生活质量，降低死亡率。β 受体阻断药目前已被医学界确认为治疗慢性心力衰竭的基本药物之一。β 受体阻断药与 ACEI 合用尚能进一步增加疗效。

【药理作用】

1. 拮抗交感神经活性，上调 β 受体信号转导通路　心力衰竭患者，交感神经系统活性增强，儿茶酚胺释放过多；β 受体阻断药阻断心脏 β 受体，拮抗过量的儿茶酚胺对心脏的毒性作用，防止过多释放的儿茶酚胺导致的 Ca^{2+}内流，降低心肌的能量消耗，改善心室重构现象。过高浓度的 NA 能使心肌 β_1受体下调，造成心力衰竭时正性肌力反应减弱。β 受体阻断药可通过生理反馈调节使心肌表面受体密度明显增加，逆转 β 受体减敏现象，上调 β_1受体，提高敏感性，心肌对儿茶酚胺反应性随之增加，心肌收缩力增强。

2. 降低 RAAS 活性 心力衰竭患者心排血量减少，交感神经系统活性增高，肾小球旁器细胞合成和释放肾素增加，促进 AngⅡ和醛固酮生成，AngⅡ可进一步激活交感神经系统，引起血管收缩，造成水钠潴留，导致心脏前后负荷增加，出现心室重构，加重心力衰竭。因此，交感神经和 RAAS 激活是心力衰竭时最重要的神经体液变化。β 受体阻断药能够阻断肾脏肾小球旁器细胞 β 受体，减少肾素的释放，抑制 RAAS 活性，降低 AngⅡ和醛固酮水平，防止过高浓度的 AngⅡ和醛固酮对机体的损害。

3. 抗心律失常和抗心肌缺血 β 受体阻断药具有抗心律失常和抗心肌缺血作用，对降低心力衰竭患者病死率和猝死率有重要的意义。β 受体阻断药具有明显的抗心律失常作用，包括提高致颤阈，阻止折返激动，降低心室颤动发生率等。临床研究表明，美托洛尔等 β 受体阻断药能显著降低心力衰竭猝死率，这表明抗心律失常作用是 β 受体阻断药降低心力衰竭病死率的重要机制。

卡维地洛兼有阻断 α_1 受体、β 受体作用。通过阻断 β 受体对抗 RAAS，抑制并逆转心肌重构；阻滞 α_1 受体扩张小动脉，引起外周血管阻力降低和平均动脉压下降，降低心脏负荷；具有抗氧化活性，可减轻缺血或缺血-再灌注引起心肌损伤；卡维地洛具有抗心律失常作用，对提高心力衰竭的存活率有重要的临床意义。

【临床应用】 主要用于扩张型心肌病或缺血性心肌病导致的心力衰竭，适用于心功能较稳定的 NYHAⅡ～Ⅲ级的心力衰竭患者，其中对扩张型心肌病心力衰竭的疗效较好。β 受体阻断药应从小剂量开始，在严密观察下逐渐增加剂量。用药初期可能引起病情加重，但随着用药时间的延长，心功能改善明显。一般心功能改善的平均奏效时间为 3 个月。

【注意事项】

1. 疗程 应早期、长期用药，一旦开始使用 β 受体阻断药，禁止突然停药。突然撤除 β 受体阻断药的危险很大，尤其在高危患者，可能会使慢性心力衰竭的病情恶化并增加急性心肌梗死和猝死的危险。因为长期使用 β 受体阻断药，β 受体数目增加，敏感性升高，存在 β 受体向上调节的情况。如果突然停药，β 受体对肾上腺素的敏感性增高，有诱发严重心律失常和心肌梗死的危险性。因此，如需停用 β 受体阻断药应逐步撤药。

2. 剂量 应从小剂量开始，然后逐渐增加至患者能耐受而又不加重病情的剂量，否则因本类药物有抑制心肌收缩力作用，可加重心功能障碍。

3. 联合用药 不宜单独使用，应合并应用利尿药和 ACEI 等药物，在治疗过程中不宜撤除合用的药物。如应用 β 受体阻断药时撤除原有的治疗用药，或这些药物治疗强度不够，均可导致 β 受体阻断药的治疗失败。

4. 禁忌 对严重心动过缓、严重左心室功能减退、二度及以上房室传导阻滞和支气管哮喘患者禁用。

五、血管扩张药

治疗心绞痛和高血压的一些血管扩张药，自 20 世纪 70 年代以来也用于治疗心力衰竭而收到效果。血管扩张药能改善血流动力学变化，提高运动耐力，缓解症状。药物舒张静脉，可减少静脉回心血量、降低前负荷，进而降低 LVEDP、肺楔压，缓解肺充血症状。药物舒张小动脉，可降低外周阻力，降低后负荷，进而改善心功能。

（一）主要舒张静脉的血管扩张药

硝酸酯类药物

硝酸酯类药物硝酸甘油（nitroglycerin）和硝酸异山梨酯（isosorbide dinitrate）在体内可转化为 NO，NO 又可激活鸟苷酸环化酶，使 cGMP 产生增多，使血管平滑肌松弛而达到扩张血管的作用。这类药物能对静脉产生较强的扩张作用，对肺小动脉及周围小动脉也可产生扩张作用，能够明显降低前负荷，也有一定降低后负荷作用，有利于缓解肺淤血及呼吸困难；另外，还能扩张冠状动脉，增加冠心病患者的冠脉流量，增强心脏的收缩和舒张功能，解除心力衰竭症状，提高患者的运动耐力。

（二）主要舒张小动脉的血管扩张药

肼屈嗪

肼屈嗪（hydralazine）能扩张小动脉，降低外周阻力，从而降低心脏后负荷而使每搏量和心排血量均增加，也可明显增加肾血流量。但肼屈嗪扩张血管，降低血压，可反射性兴奋交感神经和 RAAS，可加重心力衰竭症状，长期使用疗效不佳。肼屈嗪主要用于肾功能不全或对 ACEI 不能耐受心力衰竭患者。

钙通道阻滞药

钙通道阻滞药有较强的扩张外周动脉作用，可降低外周阻力，减轻心脏的后负荷，改善心力衰竭患者的血流动力学障碍；钙通道阻滞药可改善舒张期功能障碍，缓解 Ca^{2+}超载，改善心肌的松弛性和僵硬度，可用于舒张功能障碍的心力衰竭。钙通道阻滞药可以扩张小动脉降低血压，并且能够扩张冠状动脉，对抗心肌缺血。

非二氢吡啶类钙通道阻滞药如维拉帕米和地尔硫䓬不适用于心力衰竭治疗，因其有负性肌力作用；短效二氢吡啶类硝苯地平也不宜使用，因可反射性激活神经内分泌系统，这两类药物都可使心力衰竭症状恶化，增加患者病死率。用于心力衰竭治疗的主要是长效二氢吡啶类，如氨氯地平、非洛地平等。

心力衰竭患者如伴有严重的高血压或心绞痛及舒张功能障碍的心力衰竭，是钙通道阻滞药的最佳适应证，尤其是其他药物不能控制的病例；氨氯地平、非洛地平长期使用安全性较好，对预后无不利影响。

（三）舒张动脉和静脉的血管扩张药

硝普钠

硝普钠（sodium nitroprusside）体内代谢后释放出 NO，扩张动脉和静脉，降低前、后负荷，增加心排血量，改善心功能。硝普钠对急性心肌梗死与高血压所致的严重充血性心力衰竭疗效较好。

哌唑嗪

哌唑嗪（prazosin）是 α_1 受体阻断药，能扩张动、静脉，同时减轻前后负荷，降低左室充盈压，增加心排血量、心脏指数，但不增加心率，因而心肌耗氧量减少，有利于心功能的改善。

（四）药物选用

众多的血管扩张药治疗心力衰竭，应根据患者血流动力学的变化分别选用。例如，对以前负荷升高为主，肺淤血症状明显者，宜用舒张静脉的硝酸酯类。对以后负荷升高为主、心排血量明显减少者，宜用舒张小动脉的肼屈嗪。患者如前、后负荷都有不同程度增高，则宜兼顾。

六、非苷类正性肌力药

非苷类正性肌力药包括儿茶酚胺类（DA 类药物和 β 受体激动药）、磷酸二酯酶抑制剂、钙增敏剂。此类药物可能增加心力衰竭患者的病死率，不宜作为常规治疗药物。

（一）儿茶酚胺类

DA 类药物和 β 受体激动药与心肌细胞膜 β 受体结合，通过 G 蛋白偶联，激活腺苷酸环化酶（AC），催化 ATP 生成 cAMP，升高心肌细胞 cAMP，促使 Ca^{2+}内流，从而增强心肌收缩力，发挥正性肌力作用。心力衰竭患者交感神经长期处于激活状态，β_1受体向下调节，对儿茶酚胺类药物敏感性下降，在后期更是病情恶化的主要因素之一，而且易引起心律失常，因此该类药物主要用于强心苷反应不佳或禁忌者，更适用于伴心率减慢或传导阻滞患者。

多 巴 胺

DA 小剂量能兴奋 D_1受体和 D_2受体，扩张肾、肠系膜及冠状血管；稍大剂量能激动 β_1受体，加强心肌收缩力，增加心排血量。大剂量能激动 α 受体，致血管收缩，心脏后负荷增高。故 DA 多用于急性心力衰竭，作静脉滴注。

多巴酚丁胺

多巴酚丁胺（dobutamine）以兴奋 β_1受体为主，增强心肌收缩力，增加心排血量。对血管 β_2受体有一定激动作用，能扩张血管，降低血管阻力，减轻心脏后负荷。主要用于对强心苷反应不佳的严重左心室功能不全和心肌梗死后心力衰竭患者，但血压明显下降者不宜使用。

扎 莫 特 罗

扎莫特罗（xamoterol）为 β_1受体部分激动药，有双向作用：在轻度心力衰竭或静息时，交感神经活性较低，扎莫特罗发挥正性肌力作用；而在交感神经张力升高时，如重症心力衰竭患者，扎莫特罗则有负性作用。临床主要用于轻度慢性心力衰竭患者。

（二）磷酸二酯酶抑制药

磷酸二酯酶Ⅲ（PDE-Ⅲ）是 cAMP 降解酶，抑制此酶活性将增加细胞内 cAMP 的含量，发挥正性肌力作用和血管舒张作用，PDE-Ⅲ抑制药（phosphodiesterase inhibitors，PDEI）能增加心排血量，减轻心脏负荷，降低心肌氧耗量，缓解心力衰竭症状。近期疗效肯定，但远期疗效并不优于安慰剂对照组，有引起室性心律失常、增加死亡率的缺点，长期用药对患者不利。主要用于短时间心力衰竭支持疗法。尤其是对强心苷、利尿药及血管扩张药反应不佳患者。代表药有氨力农（amrinone）、米力农（milrinone）、维司力农（vesnarinone）。

米力农和氨力农为双吡啶类衍生物，米力农抑酶作用较氨力农强 20 倍。氨力农不良反应较严重，长期使用时出现血小板减少，心律失常发生率也较高，此外还有肝毒性。米力农为氨力农替代品，不良反应较氨力农少见，对血小板和肝功能的影响不大，但仍有室性心律失常等不良反应，会增加患者病死率，现仅供短期静脉给药治疗急性心力衰竭。

维司力农除抑制 PDE-Ⅲ，增加心肌细胞内 cAMP，促进 Ca^{2+}内流，增加心肌收缩力外，还能抑制钾通道，延长 APD，并有中等程度的扩血管作用，可明显的改善心力衰竭患者的运动耐量，缓解心力衰竭患者症状。

（三）钙增敏药

钙增敏药（calcium sensitizer）是新一代用于治疗心力衰竭的药物，能增加肌钙蛋白 C（troponin C，TnC）对 Ca^{2+}敏感性，可在不增加细胞内 Ca^{2+}浓度的情况下，增强心肌收缩力，避免内钙过高造成的损伤。该类药物还兼有抑制心肌磷酸二酯酶作用，用药后，患者心肌收缩力增强，心排血量增加，外周血管阻力下降，可增加心力衰竭患者的运动耐力，改善心力衰竭症状。

该类代表药物有左西孟旦（levosimendan）、匹莫苯达（pimobendan）等。该类药缺乏心肌舒张期的松弛作用，使舒张期缩短，心肌张力增加。该类药物会降低患者生存率。

案例 22-1　　心力衰竭的临床表现和诊断及其药物治疗

1. 案例摘要　患者，男，65 岁，高血压病史 20 年，平时采用硝苯地平和美托洛尔缓释片治疗，时断时续，治疗不规律。近半年出现食欲缺乏、恶心、腹胀，常有心悸、心慌、胸闷，呼吸困难。一月前症状加重，夜间时有憋醒，不能平卧，须端坐呼吸，小便量减少，伴有下肢凹陷性水肿入院就诊。查体发现肝脏增生伴压痛，颈静脉充盈，肝颈静脉反流征阳性，影像学及超声检查提示左心室肥厚，左心增大伴功能减退，诊断为心力衰竭。医嘱：停用硝苯地平，继续使用美托洛尔缓释片，另外加用口服“呋塞米 20mg 每日 1 次＋培哚普利 4mg 每日 1 次＋地高辛 0.25mg 每日 1 次”治疗，连续服用 2 周后患者出现恶心、呕吐、绿视症、视物模糊，心电图显示：频发室性期前收缩，二联律，ST 段呈鱼钩状。

2. 案例问题

（1）该病例采用何种治疗模式？患者入院联合用药 2 周后出现恶心、呕吐等上述症状的原因是什么？

（2）强心苷的毒性反应有哪些？简述其中毒机制。

（3）强心苷中毒如何进行防治？

3. 案例分析

（1）提示：心力衰竭的治疗目标不仅仅是改善症状，更重要的防止和逆转心室重构，降低死亡率。本病例采用“神经内分泌综合调控模式”，使用 ACEI、利尿药和 β 受体阻断药治疗心力衰竭，并且联合使用了地高辛。患者用药后出现恶心、呕吐等，首先应考虑是否为地高辛引起的不良反应。应注意与心力衰竭未得到有效控制引起的胃肠道症状相鉴别。而绿视症、黄视症和视物模糊则是强心苷严重中毒的先兆，建议暂停使用地高辛，密切监测心电图。

（2）提示：地高辛安全范围小，长期使用易引起毒性反应，包括胃肠道、中枢神经系统和心脏毒性；低血钾、低血镁、高血钙及老年人等是强心苷中毒的诱因。本病例中呋塞米降低血钾、降低血镁，可造成电解质紊乱，患者又出现呕吐反应，可加重低血钾，诱发地高辛中毒，两药合用必须注意补钾。

（3）提示：该患者出现了室性心律失常，建议停用地高辛，补钾并联合使用苯妥英钠进行治疗。

（龚晓健）

第二十三章 调节血脂药物

血脂是指血浆或血清中所含的脂类，以胆固醇酯（cholesteryl ester，CE）、三酰甘油为核心，外包胆固醇和磷脂形成的球形颗粒。血脂需和不同的载脂蛋白（apolipoprotein，Apo）结合后才成为亲水性脂蛋白（lipoprotein，Lp），溶于血浆进行转运和代谢。脂蛋白为大分子复合物，根据所含脂类和蛋白质的不同分为乳糜微粒（chylomicrons，CM）、极低密度脂蛋白（very low density lipoproteins，VLDL）、中间密度脂蛋白（intermediate-density lipoproteins，IDL）、低密度脂蛋白（low-density lipoproteins，LDL）和 HDL。血浆中各种脂蛋白的比例失调会引起脂代谢失常，是发生动脉粥样硬化的危险因素之一。目前，常用的抗动脉粥样硬化的药物有调血脂药、抗氧化剂、多烯脂肪酸及黏多糖类，本章主要介绍调血脂药物。

第一节 血脂异常的病理生理学基础

一、脂蛋白的正常代谢

血浆脂蛋白的代谢有外源性和内源性两种代谢途径。

（一）外源性途径

饮食中摄入的胆固醇和三酰甘油，在小肠内形成了三酰甘油为核心，外包磷脂、游离胆固醇及新合成的 ApoB-48、ApoA-Ⅰ和 ApoA-Ⅱ的 CM。CM 合成后经乳糜管和胸导管进入血液，转运到肌肉和脂肪组织，80%～90%的三酰甘油和磷脂被组织表面结合的脂蛋白脂肪酶（lipoprotein lipase，LPL）水解为游离脂肪酸、甘油和溶血卵磷脂，供组织细胞利用，余下的部分为 CM 残粒，运载胆固醇酯进入肝脏，与肝细胞上的脂蛋白受体结合，内吞进入肝细胞。胆固醇在肝脏被氧化为胆汁酸，或以原形分泌进入胆汁，或参与到 VLDL 的合成进入到内源性途径。

（二）内源性途径

胆固醇和新合成的三酰甘油以 VLDL 的形式转运到肌肉和脂肪组织。这些组织内的 LPL 将三酰甘油水解为脂肪酸后被组织吸收。随着三酰甘油的减少和 ApoB 相对增加，同时接受来自 HDL 的 CE 和 ApoC，脂蛋白颗粒变小，密度增加，转变为 IDL。随着三酰甘油的进一步减少和 CE 的逐渐增加，最终转变为 LDL。外周大多数组织细胞表面均有 LDL 受体，LDL 通过 ApoB 与 LDL 受体结合后进入细胞内。CE 被组织细胞内的溶酶体水解成胆固醇，供细胞利用。

HDL 有多种亚型，以 HDL2a、HDL2b 和 HDL3 为主，其中 HDL3 胆固醇含量少，是新合成的 HDL。HDL3 由肝脏和小肠合成，含较多的载脂蛋白 ApoA，也含少量 ApoC 和 ApoE。在循环中，从周围组织细胞接触而获得胆固醇，并在血浆中卵磷脂胆固醇酰基转移酶作用下将胆固醇转化为 CE，再将之加入颗粒。当获得较多的脂质后，便生成 HDL2a，然后再生成 HDL2b。HDL2b 携带脂质到达肝脏和合成类固醇的组织，脱掉胆固醇酯，再转化成为 HDL3 被释放进入血内。因此，HDL 参与胆固醇的反向转运，促进胆固醇从外周返回肝脏。肝脏内胆固醇排泄入胆汁，或生成胆汁酸。这是高 HDL 水平者不易发生冠心病的原因。脂蛋白的分类、组成和功能详见表 23-1。

表 23-1 血浆脂蛋白的分类、组成及功能

分类	直径（nm）	组成（%）			Apo 类型	功能
		Apo	CE	TG		
CM	75～1200	1	3	88	B-48、C-Ⅱ、C-Ⅲ、E	将食物中的胆固醇、三酰甘油转运到体循环、脂肪组织和肝脏
VLDL	30～80	10	15	56	B-100、C-Ⅱ、C-Ⅲ、E	三酰甘油载运体
IDL	25～30	10	34	29	B-100	介于 VLDL 和 LDL 之间
LDL	18～25	～20	48	13	B-100	胆固醇转运体
HDL	5～12	～50	30	13	A-Ⅰ、A-Ⅱ、C-Ⅱ、C-Ⅲ、E	将组织中胆固醇转运至肝脏

（三）脂蛋白（a）

脂蛋白（a）[lipoprotein（a），Lp（a）] 为 LDL 的变异体，以 LDL 的部分为核心与纤维蛋白溶酶原相似的大糖蛋白分子结合而成。Lp（a）与纤维蛋白溶酶原结构相似，但不能被组织纤维蛋白溶酶原激活物激活，因此与纤维蛋白溶酶原竞争结合内皮细胞，从而产生抑制血栓溶解的作用，引起冠状动脉疾病。人体血清内 Lp（a）浓度范围为 1～1000mg/L，主要由遗传决定。动脉粥样硬化斑块中可见 Lp（a）脂蛋白复合物。

二、血脂异常

各种脂蛋白在血浆中浓度基本稳定，如果比例失调则会引起脂蛋白代谢失常。血浆中三酰甘油、胆固醇、VLDL、IDL、LDL 等浓度高出正常水平则称为高脂血症或高脂蛋白血症。脂蛋白代谢失调引起的高脂蛋白血症分为原发性（遗传性）和继发性两类。原发性高脂蛋白血症病因尚不清楚，属于遗传性脂代谢紊乱疾病。继发性高脂蛋白血症由其他疾病引起，包括糖尿病、肾病综合征、慢性肾衰竭、酒精中毒、甲状腺功能低下、肝病等。如果原发疾病能够获得有效治疗，继发性高脂蛋白血症一般可得到控制。此外，药物因素如应用β受体阻断药、噻嗪类利尿药也可引起高脂血症。

目前，公认为 TC（包括胆固醇酯和游离胆固醇）和 LDL 的升高、HDL 的降低是冠心病发病的主要危险因素，同时也被认为是冠心病患者冠状血管意外的促发因素。其原因是 LDL 的升高和（或）HDL 的降低会导致冠脉内形成动脉粥样硬化，进而使大动脉发生进行性阻塞，产生特异性器官损害。其中，血浆 LDL 升高是导致动脉粥样硬化的主要因素。血管内皮细胞受到高脂血症、脂质过氧化物、高血压等有害因素的直接损伤，增加了血管壁的通透性，有利于血浆中过多的脂蛋白 LDL 进入并沉积在血管内膜下。经过氧化修饰的 LDL（ox-LDL）结合 ApoB 分子，发生电荷改变，导致 LDL 受体无法识别，而易被细胞表面的清道夫受体（scavenger receptor）识别。沉积的 ox-LDL 不仅加剧血管内皮细胞损害，还能刺激内皮细胞和血小板分泌、释放生长因子，刺激平滑肌细胞由中膜向内膜迁移并增殖。ox-LDL 对单核细胞和巨噬细胞具有趋化作用，能吸引更多的单核细胞进入血管内皮活化为巨噬细胞。这些巨噬细胞与迁移至内膜下的平滑肌细胞都富含清道夫受体，摄入过多的 LDL 转变为泡沫细胞，这是动脉粥样硬化发生发展的重要环节。LDL 由 VLDL 代谢生成。因此，VLDL 及其重要组成三酰甘油的含量增加也会促发动脉粥样硬化的发生。VLDL 所含的三酰甘油可和 HDL 的 CE 进行交换，当 VLDL 浓度升高时，可供交换的三酰甘油增多，故 HDL 浓度降低。可见，HDL 的降低也是产生动脉粥样硬化的重要因素。

高脂血症患者中各类脂蛋白的含量个体差异大，根据各种脂蛋白含量的变化，1970 年 WHO 将高脂血症的分为五型六类（表 23-2），虽不尽完善，但目前仍被广为接受和应用。

表 23-2 高脂血症的分类及其主要特征

分类		血脂改变	脂蛋白改变	发病率
Ⅰ	家族性高乳糜微粒血症	CM+	TG+++/TC+	较低
$Ⅱ_a$	家族性高胆固醇血症	LDL+	TC+	较高
$Ⅱ_b$	复合性高胆固醇血症	VLDL+/LDL+	TG++/TC++	较高
Ⅲ	家族性高脂血症	LDL+	TG++/TC++	较高
Ⅳ	家族性高三酰甘油血症	VLDL+	TG++	高
Ⅴ	混合性高三酰甘油血症	CM+/VLDL+	TG+/TC++	较低

注：+：升高

近年来，Lp（a）在心血管疾病发生发展中的作用逐渐受到关注。血浆中过多的 Lp（a）和动脉粥样硬化及冠状血管疾病有关，可能是通过与纤溶酶原竞争内皮细胞的结合并产生促凝血酶的作用，有待进一步的研究。

第二节 常用的调节血脂药

对于高脂血症患者，首先应通过饮食控制并避免和纠正其他心血管危险因素。如血脂水平仍不能恢复到正常水平或已出现动脉粥样硬化的症状，则可采用调血脂药来纠正脂质代谢紊乱。目前，常用的调血脂药有他汀类（HMG-CoA 还原酶抑制剂）、苯氧酸类、胆汁酸结合树脂、烟酸及其衍生物和胆固醇吸收抑制剂。特别是他汀类药物，能够有效地治疗饮食调整所不能控制的高脂血症。

一、他 汀 类

β-羟基-*β*-甲戊二酰辅酶 A（HMA-CoA）还原酶由肝细胞合成，是催化 HMA-CoA 生成甲羟戊酸的限速酶，而甲羟戊酸的生成是内源性胆固醇合成的关键步骤。高脂血症中异常升高的胆固醇与 HMA-CoA 还原酶密切相关。他汀类药物作为该酶活性的抑制剂，抑制内源性胆固醇的合成从而改善血脂异常。常用的他汀类药物有辛伐他汀（simvastatin）、洛伐他汀（lovastatin）、普伐他汀（pravastatin）、氟伐他汀（fluvastatin）等。

【体内过程】 他汀类药物口服后吸收完全，但首过效应很高，因而生物利用度只有 5%～30%。辛伐他汀和洛伐他汀为前体药，必须经机体代谢生成具有活性的代谢产物才能发挥药效，而普伐他汀和氟伐他汀经体内代谢成无活性或活性很低的代谢产物。他汀类药物经肝脏代谢后由肾脏、肠道排泄。

【药理作用】 他汀类药物可以通过多种途径调节血脂。①竞争性抑制 HMG-CoA 还原酶活性，阻断肝脏内胆固醇合成，这是主要作用机制。②促进 LDL 受体的转录，使肝脏内 LDL 受体合成增多，促进血液内 LDL 向肝内的转移，导致血浆中 LDL 及 ApoB 降低。值得注意的是，因为 LDL 受体、HMG-CoA 还原酶和 HMG-CoA 合成酶的启动子区均具有类固醇反应元件（sterol-response elements，SRE），所以这些基因的转录在某种类固醇蓄积时会被抑制，而由他汀类引起的类固醇量的减少可解除这种抑制，导致 HMG-CoA 还原酶和 LDL 受体数量的增加，故长期使用他汀类药物会引起 HMG-CoA 还原酶合成量的增加，但总的效应是降低 LDL 水平并维持在一个稳定状态。③由于肝内胆固醇减少，使得 VLDL 生成减少。④改善血管内皮功能，抗炎和稳定动脉粥样硬化斑块作用。

【临床应用】 他汀类主要适用于杂合子家族性高胆固醇血症和其他原发性高胆固醇血症（如

多基因高胆固醇血症），Ⅲ型高脂血症及糖尿病性和肾性高脂血症。洛伐他汀的治疗与剂量有关，每日给药10mg或20mg可使LDL分别降低20%或40%。辛伐他汀和普伐他汀可产生相似的E_{max}，但氟伐他汀则较弱。儿童使用应限制在还有少许受体活性的纯合子和杂合子家族性高胆固醇血症者。由于胆固醇合成的昼夜特点，本类药物如需每日给药一次，则应在睡前服用。

【不良反应和注意事项】　他汀类药物副作用很少，仅有约10%的患者出现胃肠道不适、头痛、眩晕和皮疹。也有患者发生血清氨基转移酶、肌酸磷酸激酶、碱性磷酸酶升高。洛伐他汀可引起约10%的患者肌酐升高。本类药物可能引起肝功能异常，肝病患者应慎用，用药前和用药后应定期检查肝脏功能。如出现全身性肌肉疼痛、僵硬、乏力时，应警惕横纹肌溶解症的发生。由于HMG-CoA还原酶在胎儿发育过程中具有重要作用，孕妇及哺乳期妇女也不宜使用他汀类药物。

【药物相互作用】　与胆汁酸结合树脂类药物合用时可增强其降脂效果，但同时会降低药物利用度。与香豆素类抗凝血药合用时，可使部分患者凝血酶原时间延长。与烟酸类、红霉素、环孢素、吉非贝齐合用时会增加横纹肌溶解的危险性。

二、苯氧酸类

苯氧酸类又称贝特类降脂药。20世纪60年代第一个苯氧酸类药物——氯贝丁酯（clofibrate，氯苯丁酯）问世，由于其不良反应多且不能降低心血管事件的发生率，目前很少应用。随后吉非贝齐（gemfibrozil，二甲苯氧戊酸、吉非罗齐）、苯扎贝特（bezafibrate，必苯扎贝特脂）、非诺贝特（fenofibrate，苯酰降脂丙酯、普鲁脂芬）、环丙贝特（ciprofibrate）和利贝特（lifibrate）等同类药物陆续进入临床应用。

【体内过程】　苯氧酸类药物吸收快而完全，2～4h血浆药物浓度达到高峰，血浆蛋白结合率达95%以上。本类药物在体内经肝微粒体CYP3A氧化。最终主要以葡萄糖醛酸结合产物形式通过尿液排泄，少量经消化道排泄。肾功能不全时血浆药物浓度升高可导致不良反应发生。这类药物分布广泛，肝脏、肾脏和小肠细胞的浓度高于血浆浓度。

【药理作用】　苯氧酸类能促进VLDL的分解和VLDL中的三酰甘油水解，从而降低血浆中三酰甘油、VLDL含量，并伴有LDL水平的中度降低和HDL水平升高。

【作用机制】　苯氧酸类药物作用机制尚不完全清楚，可能与它们激活脂蛋白酯酶活性有关，从而使CM和VLDL中的三酰甘油水解增加，同时该类药物还可以抑制肝脏合成和分泌VLDL。近年来的研究显示，苯氧酸类可以作用于过氧化物酶体增殖激活受体（peroxisome proliferation activated receptor，PPAR）而发挥治疗作用。该受体家族属于激素受体超家族的配体激活转录因子，已鉴定出α、β、γ三种亚型。苯氧酸类是PPARα的配体，通过激动PPARα而增加脂肪酸氧化和脂蛋白酯酶、ApoA-Ⅰ、ApoA-Ⅱ的合成，提高HDL水平；肝脏ApoC-Ⅲ的产生减少，可以增加VLDL的清除，降低三酰甘油水平。

【临床应用】　适用于高三酰甘油血症，三酰甘油升高的$Ⅱ_b$型、Ⅳ型、Ⅴ型高脂血症，HDL降低的轻度高胆固醇血症也适用。

【不良反应和注意事项】　苯氧酸类药物不良反应发生率为5%～10%，通常能被患者耐受而无须停药。消化道不良反应有恶心、呕吐、腹泻和腹痛。其他不良反应有皮疹、荨麻疹、脱发、肌痛、疲倦、头痛、阳痿、贫血等。本类药物可能促进胆道结石的发生，氯贝丁酯可使胆石症发生率提高2～4倍。

【药物相互作用】　本类药物和其他与白蛋白结合率高的药物，或主要经CYP3A4代谢的药物可发生药物相互作用。与口服抗凝血药（华法林）合用会增强其抗凝血的作用，应调整抗凝血药的剂量，也可增强口服降糖药（包括二甲双胍、甲苯磺丁脲、格列本脲）的降血糖作用，合用时应调整降糖药剂量。

三、胆汁酸结合树脂

本类药物包括考来烯胺（cholestyramine）和考来替泊（colestipol）。

【体内过程】 本类药物为非水溶性大分子碱性阴离子交换树脂，不被消化酶水解，也不被胃肠道吸收，在肠道内与胆汁酸结合后一起随粪便排出。

【药理作用】 胆汁酸是胆固醇在肝脏的主要代谢产物。胆汁酸在空肠和回肠约有 95%被重吸收，形成胆汁酸的肝肠循环。胆汁酸结合树脂在肠道内和胆汁酸结合，阻止胆汁酸重吸收，使其排泄率提高了 10 倍。胆汁酸的清除率增高可促进胆固醇在肝脏内经 7α-羟化酶代谢生成胆汁酸。肠道吸收胆固醇需要胆汁酸的参与，该类药物与胆汁酸结合从而影响胆固醇的吸收。胆固醇水平的降低，导致代偿性的 LDL 受体增多和 HMG-CoA 还原酶活性增高，使 LDL 从血浆内清除加快而致 LDL 浓度降低。

【临床应用】 胆汁酸结合树脂主要用于 LDL 和 TC 升高为主的高胆固醇血症及Ⅱa 型高脂血症。该类药物对肝细胞缺乏 LDL 受体功能的纯合子家族性高脂血症患者无效。

【不良反应和注意事项】 胃肠道反应如恶心、腹胀、消化不良、便秘为胆汁酸结合树脂的常见副作用，多在用药 2 周后自行消失。便秘持久出现，则应停药，避免引起肠梗阻。长期或大剂量用药会影响肠道吸收功能，引起脂溶性维生素缺乏和骨质疏松。叶酸和金属元素如镁、铁、锌、钙的吸收减少会导致出血倾向的增加。

用药应从小剂量开始，逐步增加，以达到最理想的血脂调节作用并避免胃肠道不良反应。考来烯胺和考来替泊可从每日 20g 开始，逐步增加到每日 30～32g，分 3～4 次以果汁冲服。

【药物相互作用】 胆汁酸结合树脂不影响 HDL，和他汀类药物合用，作用显著增强。胆汁酸结合树脂系碱性阴离子大分子，和酸性化合物有很高的亲和力，故可和酸性药物结合而阻滞其吸收，如华法林、氯噻嗪、保泰松、巴比妥类、甲状腺素、强心苷、四环素、万古霉素、甲状腺素、铁盐、普伐他汀、氟伐他汀、叶酸、保泰松、维生素 C 等。如与这些药物合用，应在胆汁酸结合树脂前 1h 或其后 2h 使用。

四、烟酸及其衍生物

烟酸（nicotinic acid）又称维生素 B_3，大剂量（克级浓度）应用时则表现出调节血脂的作用，适用于多种高脂血症。

【体内过程】 烟酸属水溶性维生素，口服吸收迅速。口服 1g 剂量，30～60min 血浆药物浓度达高峰，$t_{1/2}$很短，仅 20～45min。低剂量时被肝脏摄取并代谢，大剂量应用时多以原形和主要代谢产物烟酰甘氨酸经肾脏排泄。

【药理作用】 烟酸通过多种机制发挥降脂作用：抑制脂肪组织水解，减少游离脂肪酸向肝内转移，从而减少肝合成三酰甘油的原料；影响肝内脂肪酸的酯化、增加 ApoB 的降解从而减少三酰甘油合成，三酰甘油合成减少使得 VLDL 的产生和分泌降低，进而降低血浆内 IDL 和 LDL 水平；通过脂蛋白酯酶途径增加 VLDL 的清除率，降低三酰甘油；减少 HDL 分解代谢，血浆内 HDL 和 ApoA-Ⅰ升高。

【临床应用】 烟酸可用于Ⅱ型、Ⅲ型、Ⅳ型、Ⅴ型高脂血症。与胆汁酸结合树脂、苯氧酸类药物合用，可提高疗效。

【不良反应和注意事项】 烟酸刺激性大，口服时可引起恶心、呕吐、腹泻等消化道反应。多数患者存在血管扩张，导致皮肤潮红、瘙痒、头痛、低血压等，这可能与 PG 释放有关，服用阿司匹林可缓解。偶见肝功能障碍、高血糖、葡萄糖耐受异常。

口服给药，最好和食物同服。根据患者的反应和耐受程度调整剂量。治疗中应定期检查血脂水平。有胆囊疾病或有黄疸、肝脏疾病、糖尿病、痛风、消化性溃疡和对药物过敏等病史者应慎用。伴有动脉出血、长期低血压、肝脏疾病和活动性消化性溃疡患者禁用。

【药物相互作用】　与抗高血压药合用会加重直立性低血压；与阿司匹林、吲哚美辛合用时，可能减少该药的代谢；与胆汁酸结合树脂类药物合用时疗效增加，但用药时间应间隔4～6h。

阿昔莫司（acipimox，吡莫酸、氧甲吡嗪）为烟酸的衍生物，药理作用与烟酸相似，但作用较烟酸强且作用时间更长。不良反应和烟酸相似。

五、胆固醇吸收抑制剂

依折麦布

依折麦布（ezetimibe）是选择性胆固醇吸收抑制剂。口服后被小肠上皮细胞吸收，通过阻断小肠上皮刷状缘上的NPC1L1（niemann-pick C1-like 1 protein）受体而特异性抑制外源性胆固醇的吸收，但不影响脂溶性维生素、三酰甘油、胆汁酸的吸收。依折麦布用药剂量远小于胆汁酸结合树脂且耐受性较好，不良反应较少，可作为后者的代替品。该药可通过乳汁分泌，孕妇、哺乳期妇女禁用。

案例 23-1

1. 案例摘要　患者，男，发现血压升高5年，血脂增高1月余。入院时查体：血压142/78mmHg，体型肥胖。心脏听诊偶发期前收缩，其余检查均正常。辅助检查：TC 8.25mmol/L，三酰甘油3.0mmol/L，LDL-Ch 4.53mmol/L，HDL-Ch 0.92mmol/L；诊断为高脂血症。

2. 案例问题

（1）该患者在生活中应注意什么？

（2）应选哪类药物进行治疗？用药时需要注意什么？

3. 案例分析

（1）提示：对于高脂血症患者，饮食不宜过量，多以清淡食物为主，并注意避免和纠正其他心血管危险因素。

（2）提示：如经以上调整血脂水平仍不能恢复到正常水平或已出现动脉粥样硬化的症状，可给予辛伐他汀、考来烯胺联合药物治疗。用药前和用药后应定期检查肝脏功能；用药过程中如出现全身性肌肉疼痛、僵硬、乏力时，应警惕横纹肌溶解症的发生。

（王文辉　何朝勇）

第二十四章　抗心绞痛药物

心绞痛（angina pectoris）是冠状动脉粥样硬化性心脏病（冠心病）的主要症状，是冠状动脉供血不足导致的心肌急性、暂时性缺血缺氧综合征。其主要临床表现为胸骨后或左心前区的阵发性绞痛或闷痛，常放射至左上肢、颈部或下颌部。疼痛是由缺血缺氧心肌内乳酸、组胺、K^+等代谢产物蓄积并刺激感觉神经引起。临床上心绞痛分为三型：①稳定型心绞痛，最常见，多在劳累和情绪激动时发病，多由动脉粥样硬化斑块导致的冠脉管腔狭窄引起；②变异型心绞痛，常在安静时发作，由冠脉痉挛所引起；③不稳定型心绞痛，不定时发作，与冠状动脉粥样硬化斑块破溃、血小板凝集及血栓形成有关，可发展成为心肌梗死，也可恢复为稳定型心绞痛。目前，心绞痛的治疗原则是降低心肌的耗氧量和改善冠状动脉血供。临床上治疗心绞痛的药物有硝酸酯类、β 受体阻断药和钙通道阻滞药等。这三类药物均可降低心肌耗氧量，其中硝酸酯类及钙通道阻滞药还能解除冠脉痉挛而增加心肌的供氧。

第一节　心绞痛的病理生理学基础

心绞痛的主要病理生理学机制是冠状动脉供血不足，导致心肌氧的供需失衡。心肌耗氧量、冠脉血流量与心绞痛的发生密切相关。

一、影响心肌耗氧量的因素

心肌耗氧量取决于心脏的功能状态，主要影响因素有心室壁张力、心率和心肌收缩力。其中心室壁张力与心室内压、心室容积成正比，与心室壁厚度成反比。因此，心率加快、心肌收缩力增强、心室内压或心室容积增高都会提高心肌耗氧量。这些血流动力学改变通常发生在运动和交感兴奋时，但如果发生在阻塞性冠状动脉疾病的患者，则可能诱发心绞痛。心肌耗氧量的次要影响因素有活动时的能量消耗和静息状态时的代谢。正常生理情况下，人静息状态时的基础代谢和运动状态时的能量消耗对总的心肌耗氧量影响不显著，但在病理状态时，这些决定心肌耗氧量的次要因素就变得重要了。临床上常用“二项乘积”，即“心率×收缩压”来粗略估计心肌耗氧量。

二、影响心肌供氧量的因素

心肌供氧量的多少取决于动静脉氧分压差和冠脉血流量。通常情况下，主要由冠脉血流量决定。影响冠脉血流量的因素主要有冠脉灌注压、冠脉口径、侧支循环、心肌舒张时间及冠状动脉阻力。冠脉血流量与冠脉灌注压、冠脉口径及心肌舒张时间成正比，其中冠脉口径是冠脉血流量的决定性因素。冠脉口径一方面受冠脉平滑肌舒缩的调节：收缩期时，冠脉口径小，阻力大，血流量少；舒张期时，冠脉口径大，阻力小，血流量多。另一方面，由于冠脉循环具有其独特的解剖学特点，冠脉口径还受血管外心肌收缩的挤压作用。心外膜冠状动脉逐渐分支为小动脉、微动脉，并呈直角垂直穿入心肌层，在心内膜下吻合成网，供应心肌和心内膜下的血液。冠脉血管的这种分支方式易受心肌收缩的挤压，导致心内膜下区域易于发生缺血、缺氧。当心室内压增加，特别是 LVEDP 增加时，加剧缺氧。

此外，心室壁张力还受到动脉、静脉血管张力的影响。动脉张力直接控制外周血管阻力，进而影响动脉血压。心肌收缩时，心室内压必须超过动脉压才能射血。静脉张力决定静脉循环的血容量，进而影响回心血量和舒张期的心室壁张力。

第二节　常用抗心绞痛药物

心绞痛的治疗原则是降低心肌的耗氧量和改善冠状动脉血供。目前，临床上心绞痛的治疗仍然主要是药物治疗。硝酸酯类、β受体阻断药和钙通道阻滞药是用于心绞痛治疗的主要药物。这三类药物均可降低心肌耗氧量，其中硝酸酯类及钙通道阻滞药还能解除冠脉痉挛而增加心肌的供氧。

一、硝酸酯类

本类药物具有硝酸多元酯结构，脂溶性高，其结构中的 O—NO_2 是发挥疗效的关键。临床用于心绞痛治疗的硝酸酯类药物有硝酸甘油（nitroglycerin）、硝酸异山梨酯（isosorbide dinitrate）、单硝酸异山梨酯（isosorbide mononitrate）、戊四硝酯（pentaerythrityl tetranitrate）。本类药物作用相似，只是显效快慢和维持时间有所不同。其中硝酸甘油最常用，是硝酸酯类的代表药物。

硝酸甘油

硝酸甘油（nitroglycerin）用于治疗心绞痛已有百余年历史，因其具有使用方便、显效快、疗效明确、经济实惠的优点，目前仍是防治心绞痛最有效最常用的药物。其结构式如图 24-1 所示。

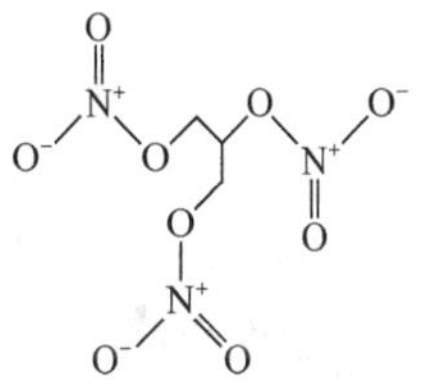

图 24-1　硝酸甘油结构式

【体内过程】　硝酸酯类在体内经有机硝酸酯还原酶代谢。此代谢酶在人体肝脏内活性很高，因此，口服的硝酸甘油生物利用度低于 10%～20%。舌下含服可避免肝脏的首过效应，生物利用度达到 80%。硝酸甘油含服起效快，能在数分钟达到有效血浆药物浓度，作用时间持续 20～30min。硝酸甘油其他给药途径有经皮吸收和经颊吸收。此外，硝酸甘油气雾剂、口服缓释剂等在临床上也有应用。硝酸甘油的代谢产物（两个二硝基甘油代谢产物和两个一硝基代谢产物）中的二硝基代谢产物有显著的扩血管作用，可能在口服硝酸甘油时起主要的治疗作用。硝酸甘油经肝脏代谢后主要以去硝酸代谢产物的葡萄糖醛酸结合物的形式经肾脏排泄。

【药理作用】　基本作用是松弛平滑肌，特别是松弛血管平滑肌，包括动脉、静脉和冠脉血管。硝酸酯类药物的血管舒张作用涉及 NO 的形成，硝酸酯类药物也被称为 NO 供体。NO 在血管平滑肌细胞内激活鸟苷酸环化酶，促使细胞内 cGMP 的合成。cGMP 依赖性蛋白激酶被激活后导致平滑肌内一系列蛋白磷酸化反应，最终引起肌球蛋白轻链脱磷酸化，平滑肌松弛。

1. 降低心肌耗氧量　硝酸甘油对心脏的肌力和频率没有直接作用，通过扩张静脉血管，增加静脉容积，减少静脉血液的回流，减少心室舒张末期容量和前负荷，降低心室壁张力，从而降低了心肌耗氧。硝酸甘油还可降低外周小动脉阻力，减少后负荷，从而降低心脏做功和心肌耗氧。虽然硝酸甘油降压作用可引起反射性心率加快和心肌收缩力增加，但总的效应是降低心肌的耗氧量。

2. 增加冠状动脉血流量，改善缺血区的血流供应　缺血是冠状血管扩张的有效刺激因素，通过自身调节机制改变小阻力血管张力而对局部血流量进行调整。在动脉粥样硬化性冠状动脉阻塞时，阻塞远段的血管因缺血而扩张，在阻塞较严重时，这种扩张能力达到最大，只能用于维持代偿部位静息状态时的供血。如果耗氧量增加（在运动或情绪激动情况下），血管则无法进一步扩张。此时，硝酸甘油虽不能直接引起已处于高度扩张状态的阻塞区冠状动脉进一步扩张，但因它能使较大的心外膜冠状血管和侧支血管扩张，有利于血液从阻力较大的非缺血区流向扩张后阻力较小的缺血区，从而改善缺血区的血流供应。

对冠状动脉痉挛引起的心绞痛，硝酸酯类可扩张心外膜冠状动脉，尤其是痉挛部分的冠状动脉，是解除这类心绞痛的主要机制。

3. 降低左室充盈压，增加心内膜供血 心外膜冠状动脉分支为小动脉、微动脉，并呈直角垂直穿入心肌层，在心内膜下吻合成网，供应心肌和心内膜下的血液。因此，心内膜下的血流易受到心室壁张力和心室内压力的影响。心绞痛发作时，心肌组织缺血、缺氧，LVEDP 增高，降低了心外膜血流与心内膜血流的压力差，加剧心肌缺血。硝酸甘油扩张动静脉血管，降低心室内压力和心室壁张力，增加心外膜向心内膜的灌注压，有利于血液流向心内膜缺血区域。

4. 保护缺血的心肌细胞，减轻缺血性损伤 硝酸甘油释放 NO，促进内源性的前列环素（prostacyclin）、降钙素基因相关肽（calcitonin gene-related peptide，CGRP）等生成和释放，这些活性物质对于心肌细胞具有直接保护作用，有助于缩小心肌梗死面积，减少缺血心肌细胞内酶如肌酸激酶的释放。

【临床应用】

1. 各型心绞痛 硝酸甘油舌下含服可快速缓解各种类型的心绞痛，也可用于预防心绞痛发生。

（1）稳定型心绞痛：硝酸酯类降低静脉回心血量，从而减少心内容积。动脉压降低，心室内压和左心室容积减少使室壁张力和心肌耗氧量降低。在极少情况时，由于过度的反射性心率加快和收缩力增强，心肌耗氧量增加。

（2）变异型心绞痛：硝酸酯类通过松弛心外膜冠状动脉和解除冠状动脉痉挛而治疗变异型心绞痛。

（3）不稳定型心绞痛：硝酸酯类同样可用于治疗不稳定型心绞痛。可能是通过扩张心外膜冠状动脉和同时减少心肌耗氧而发挥治疗作用。此外，硝酸甘油的抗血小板聚集作用对不稳定型心绞痛也有一定的治疗价值。

2. 急性心肌梗死 硝酸甘油多静脉给药，降低心肌耗氧量，增加缺血区的供血，从而减少心肌梗死的范围；降低左室充盈压，有利于减轻肺充血。

3. 充血性心力衰竭 由于硝酸甘油可以降低心脏前后负荷，也可用于心力衰竭，尤其是充血性心力衰竭的治疗。

此外，硝酸甘油还可舒张肺血管，降低肺血管阻力，改善肺通气，用于急性呼吸衰竭和肺动脉高压的治疗。

【不良反应和注意事项】

1. 急性不良反应 多数不良反应与血管舒张作用有关。头面、颈部血管扩张可见暂时性头面部皮肤潮红；脑血管扩张引起搏动性头痛；眼内血管扩张引起眼压增高。大剂量使用会引起直立性低血压或晕厥。剂量过大导致血压过度下降，冠状动脉灌注压过低，刺激交感神经兴奋，增加心率，加强心肌收缩力，增加耗氧加剧心绞痛。

2. 耐受性 硝酸酯类药物易产生耐受性，一般连续用药 2～3 周即可出现，且同类药物具有交叉耐药性。随着硝酸酯类大剂量口服、透皮给药制剂、静脉给药制剂及缓释制剂的普遍应用，耐受现象更为常见。耐受性的大小与用药剂量和频率直接相关。停药 1～2 周后耐受性会消失。在维持治疗中缓释硝酸甘油的临床效应受到耐受性的限制，在给药间隙若有一个 8h 的无硝酸甘油期，则可减少或防止耐受性发生。耐受性产生的机制尚不明确，可能与血容积扩张、神经体液性代偿、细胞内巯基耗竭等多种因素有关。

个体对硝酸酯类的敏感性变异较大，可从小剂量开始应用此类药物，以避免和减轻不良反应。硝酸酯类可导致眼压和颅内压升高，故青光眼和颅内高压患者禁用。长期用药突然停止可能诱发心绞痛、心肌梗死，应逐步停药。

【药物相互作用】　硝酸酯类和抗高血压药、血管扩张药合用，可增强降压作用，易发生直立性低血压，合用时宜减量。阿司匹林因降低硝酸甘油在肝脏内的清除，合用时可引起硝酸甘油血药浓度升高。静脉使用硝酸甘油可减弱肝素的抗凝作用。因硝酸酯类耐受性的产生与巯基消耗有关，而乙酰半胱氨酸为巯基供体，故合用可减少硝酸酯类的耐受性而提高其疗效。

硝酸异山梨酯

硝酸异山梨酯（isosorbide dinitrate）是长效抗心绞痛药。其结构式如图 24-2 所示。硝酸异山梨酯药理学机制与硝酸甘油相似，作用较硝酸甘油弱但持久。硝酸异山梨酯舌下含服时吸收很好，2～3min 显效，维持 2～3h，可用于缓解心绞痛急性发作。口服也易吸收但首过效应明显，15～30min 显效，吸收率高，维持 2～5h。硝酸异山梨酯在肝内代谢为 2-单硝酸异山梨酯和 5-单硝酸异山梨酯。其中后者具有药理学活性，被认为是硝酸异山梨酯后期作用的主要原因，适用于各型心绞痛。

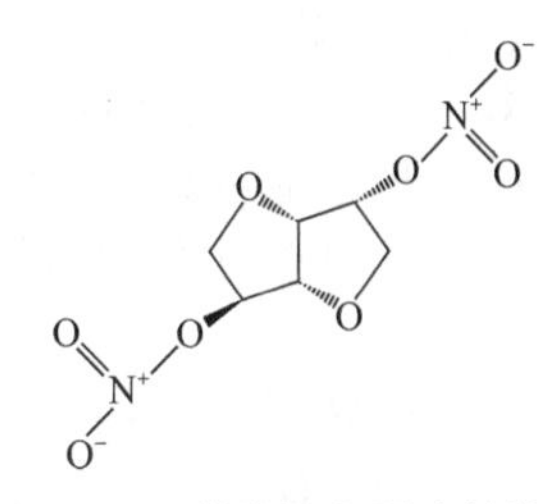

图 24-2　硝酸异山梨酯结构式

二、β受体阻断药

非选择性 β 受体阻断药如普萘洛尔和选择性 β_1 受体阻断药如美托洛尔、阿替洛尔等，除具有抗高血压、抗心律失常作用外，还有良好的抗心绞痛作用。鉴于这类药物抗心绞痛的作用机制基本相同，现以普萘洛尔为代表药物介绍。

普萘洛尔（propranolol）是最早应用于临床的 β 受体阻断药。

【体内过程】　普萘洛尔因其脂溶性高而在胃肠道被迅速完全吸收，吸收后在肝脏内的首过效应高，故到达全身循环的药物量较少，生物利用度低于 30%。普萘洛尔在肝脏内的代谢呈饱和动力学特征，因此加大剂量可能导致血药浓度不成比例地升高。普萘洛尔在肝脏内氧化后生成活性代谢产物 4-羟普萘洛尔，其 $t_{1/2}$ 较普萘洛尔短。普萘洛尔血浆蛋白结合率高，$t_{1/2}$ 为 3～5h，但因活性代谢产物的作用，普萘洛尔的作用维持时间比 $t_{1/2}$ 长。关于普萘洛尔等几种较常用的 β 受体阻断药的药动学特征见表 24-1。

表 24-1　常用 β 受体阻断药物药动学特征

	普萘洛尔	阿替洛尔	美托洛尔
脂溶性	高	低	中
吸收率（%）	>90	～50	>95
生物利用度（%）	～30	～40	～50
血药浓度个体差异倍数	20	4	10
阻断β受体的血药浓度（ng/ml）	50～100	200～500	50～100
血浆蛋白结合率（%）	93	<5	12
$t_{1/2}$（h）	3～5	6～9	3～4
消除主要途径	肝代谢	肾排泄（主要为原药）	肝代谢
活性代谢产物	有	无	无

【药理作用】

1. 降低心肌耗氧量　心绞痛发作时交感神经兴奋，血液和心肌局部儿茶酚胺含量增加，激动 β 受体，使心率加快，心肌收缩力增加，从而增加心肌耗氧量，加剧心肌缺血。普萘洛尔可阻断 β 受体，减慢心率，减弱心肌收缩力，从而降低心肌耗氧量。虽然普萘洛尔抑制心肌收缩力可增加心室前负荷，延长心室射血时间，导致心肌耗氧量增加，但最终效应是降低心肌耗氧量而缓解心绞痛。

2. 增加心肌缺血区供血供氧量　普萘洛尔减少心肌耗氧量，导致非缺血区血管阻力相对提高，促使血液流向缺血区已舒张的血管，增加供血；此外普萘洛尔阻断心脏β受体，减慢心率、使舒张期延长，利于冠状动脉灌注，利于血流由心外膜流向心内膜缺血区。

3. 改善心肌代谢，保护心肌细胞　一方面，β受体阻断药可抑制脂肪分解酶活性，减少心肌游离脂肪酸的含量；另一方面，普萘洛尔可以改善心肌缺血区对葡萄糖的摄取和利用，保护线粒体的结构和功能，维持缺血区细胞的能量供应，增加组织供氧，从而改善心肌代谢。

【临床应用】

1. 心绞痛　本类药物对不同类型的心绞痛具有不同的作用。

（1）稳定型心绞痛：疗效明确，伴有心率快和高血压的心绞痛患者尤为适用。选择性和非选择性β受体阻断药的疗效没有明显差异。与硝酸酯类药物合用可减少后者的用量，减少耐受性的发生。

（2）变异型心绞痛：不宜应用β受体阻断药，特别是非选择性的β受体阻断药。本类药物阻断β受体后，使α受体作用占优势，易致冠状动脉痉挛，加剧心肌缺血症状。

（3）不稳定型心绞痛：该类药可减少不稳定型心绞痛的发作频率，降低急性心肌梗死发生的危险。患者若有冠状动脉痉挛，则不应单独适用β受体阻断药。

2. 心肌梗死　无内在拟交感活性的β受体阻断药如普萘洛尔、美托洛尔、噻吗洛尔等可降低心肌梗死的死亡率，延长患者的存活时间，故心肌梗死的患者应及早使用β受体阻断药，且需继续使用2～3年。

β受体阻断药和硝酸酯类药物合用治疗心绞痛具有协同作用。两类药物都可以降低心肌耗氧量。β受体阻断药能对抗硝酸酯类药物引起的代偿性心率加快，而后者可抵消β受体阻断药所致的心室容积增大和心室射血时间延长。两类药物都可降压，如血压下降过多，冠状动脉血流量下降，反而对心绞痛治疗不利。因此合用时应减少用药剂量，以减少不良反应的发生。

【不良反应和注意事项】　β受体阻断药的不良反应大多是因为β受体被阻断所引起的，与β受体阻断无关的严重不良反应很少。因为β受体分布广泛，故不良反应较多，较严重的有心动过速、充血性心力衰竭、房室传导阻滞、支气管痉挛、低血糖（特别是应用胰岛素的患者）、外周血管病恶化（因内源性 NA 兴奋α受体，引起血管收缩的作用增强）。突然停用β受体阻断药可引起严重的心律失常或心绞痛发作。在应用β受体阻断药治疗心绞痛时，伴随心率减慢和射血时间延长而发生的舒张期末容积增加、心肌耗氧增加和左室舒张容积扩大部分抵消了它的治疗效应，合用硝酸酯类可抵消β受体阻断药的此副作用，产生协同作用，发挥良好疗效。

有哮喘和心力衰竭的患者不宜使用β受体阻断药，前者可用钙通道阻滞药如维拉帕米取代，后者一般应用硝酸酯类。由冠状动脉痉挛引起的心绞痛也不能使用β受体阻断药，而应采用钙通道阻滞药和硝酸酯类治疗。长期应用β受体阻断药如果突然停药，可引起反跳性心绞痛，甚至心肌梗死，故须停药时，应逐步减量。

【药物相互作用】　西咪替丁抑制普萘洛尔、美托洛尔、拉贝洛尔的肝脏首过代谢，故可提高这些β受体阻断药的生物利用度。维拉帕米对普萘洛尔和其他β受体阻断药对房室结的抑制有协同作用，并使它们的负性肌力作用增强。地高辛也有类似的作用。吲哚美辛和水杨酸盐因抑制具有扩张血管作用的 PG 的合成，从而降低β受体阻断药的降压作用。非选择性β受体阻断药可增强和延长胰岛素的降血糖作用。

三、钙通道阻滞药

钙通道阻滞药自 20 世纪 70 年代以来被用来防治缺血性心肌疾病。常用于心绞痛治疗的钙通道阻滞药有硝苯地平（nifedipine，硝苯吡啶）、维拉帕米（verapamil）和地尔硫䓬（diltiazem，硫氮䓬酮）。

【体内过程】 钙通道阻滞药口服吸收完全，但因首过效应高，生物利用度低。钙通道阻滞药口服后一般 30～60min 即有明显疗效。钙通道阻滞药的血浆蛋白结合率高，为 70%～98%。$t_{1/2}$ 差异很大，为 1.3～64h。多次口服给药时，$t_{1/2}$ 可因肝脏代谢饱和而延长。地尔硫䓬的主要代谢产物为去乙酰基地尔硫䓬，在扩张血管作用方面，其作用为地尔硫䓬的一半。维拉帕米的代谢产物去甲基维拉帕米虽有生物学活性，但作用明显不如维拉帕米。硝苯地平的代谢产物无药理活性或具有低药理活性。肝硬化患者使用钙通道阻滞药时，因药物 $t_{1/2}$ 延长，生物利用度增高，剂量应相应降低。

【药理作用】 细胞内 Ca^{2+} 浓度升高可引起心脏和血管平滑肌收缩增强。细胞内 Ca^{2+} 储存部位可释放 Ca^{2+} 参与血管平滑肌的收缩，而细胞外 Ca^{2+} 内流是引起心肌收缩的重要因素，且细胞外 Ca^{2+} 进入细胞可促使细胞内 Ca^{2+} 的释放。影响胞质 Ca^{2+} 浓度增加的因素很多，如一些激素和神经递质可通过受体调控的 Ca^{2+} 通道（receptor-operated channels）增加 Ca^{2+} 内流；细胞外高 K^{+} 浓度和去极化电刺激则通过电压调控的（voltage-sensitive channels 或 potential-operated）通道使 Ca^{2+} 内流增加。钙通道阻滞药可与这两类钙通道的特异性受体或位点结合，阻滞 Ca^{2+} 的内流，减弱血管平滑肌和心肌收缩。

电压调控的钙通道除了通道的主要亚单位（α_1）外，还含有其他亚单位（α_2、β、γ、δ）。根据传导性和对电压的灵敏性，电压调控的钙通道至少有 3 种亚型，迄今认识最清楚的是 L 亚型、N 亚型和 T 亚型，而又以 L 亚型为主，钙通道阻滞药通过阻滞 L 亚型钙通道，抑制 Ca^{2+} 内流。

1. 降低心肌的耗氧量 一方面，钙通道阻滞药抑制 Ca^{2+} 内流，减慢心率，降低心肌的收缩力；另一方面，钙通道阻滞药抑制 Ca^{2+} 进入平滑肌细胞，降低小动脉张力和全身血管阻力，降低了心室后负荷，从而降低了心肌的耗氧量。

2. 扩张冠状动脉、开放侧支循环，增加缺血区血供 冠状动脉血管平滑肌对钙通道阻滞药最为敏感，钙通道阻滞药可使冠状动脉血管扩张，解除冠脉痉挛，促进侧支循环形成和开放，使冠状动脉阻力下降，改善冠状动脉血流和供氧。

3. 保护缺血心肌 心肌组织缺血缺氧时，细胞内 Ca^{2+} 超载，线粒体内 Ca^{2+} 过多，使 ATP 生产减少，诱导细胞死亡。钙通道阻滞药可降低细胞内和线粒体内 Ca^{2+} 含量，延缓 ATP 分解，提高缺血组织内细胞的活力，起到保护作用。

4. 抑制血小板凝集 钙通道阻滞药抑制 Ca^{2+} 内流，降低血小板内 Ca^{2+} 浓度，抑制血小板聚集，对因血小板黏附、聚集引起的冠状动脉血流减少诱发的不稳定型心绞痛具有防治效果。大多数急性心肌梗死是由动脉粥样硬化斑块破裂部位血栓形成并突然阻塞冠状动脉所致，钙通道阻滞药也有助于急性心肌梗死的防治。

【临床应用】 钙通道阻滞药能治疗各种类型心绞痛。临床应用钙通道阻滞药时，要根据各药对心脏和血管作用选择性用药。

1. 硝苯地平 对血管平滑肌的舒张作用较明显，能扩张冠状动脉缓解冠状动脉痉挛，因此对于变异型心绞痛疗效较好，对合并高血压的心绞痛患者尤为适用。对于稳定型心绞痛，单用硝苯地平因降压作用会反射性加快心率，使心肌收缩力增加，从而增加了心肌的耗氧量而加剧心绞痛症状和增加发生心肌梗死的危险，宜与 β 受体阻断药合用。硝苯地平不降低房室传导，因而对有房室传导阻滞的患者较安全。

2. 维拉帕米 对心脏的抑制作用明显，但扩张冠状动脉作用较弱，较少引起低血压，抗心律失常作用明显，特别适用伴有心律失常的心绞痛患者。与 β 受体阻断药合用可显著抑制心肌收缩力和传导速度，应慎用。

3. 地尔硫䓬 作用强度介于硝苯地平和维拉帕米之间，选择性扩张冠状动脉，对外周血管作用较弱，且可减慢心率，可运用于变异型、稳定型和不稳定型心绞痛。

利用钙通道阻滞药治疗心绞痛时，还应考虑不同钙通道阻滞药的心血管效应差异，如对窦房结和房室结的作用以维拉帕米最强，地尔硫䓬次之，而硝苯地平最弱。因此，维拉帕米和地尔硫䓬可用于治疗室上性心动过速，以及降低心房颤动和扑动时心室的反应性。硝苯地平不影响房室传导。地尔硫䓬具有明显的非特异性抗交感作用，而维拉帕米作用很弱，硝苯地平则无此作用。硝苯地平扩张血管作用较强，血压降低可反射性加快心率，增加心肌耗氧量，若与β受体阻断药合用则会提高疗效，减少不良反应。

【不良反应和注意事项】 钙通道阻滞药的主要不良反应多与其强烈舒张血管作用、抑制心肌收缩力及对窦房结和房室结的抑制作用有关。轻微的不良反应有脸红、水肿、头晕、恶心、便秘，但无须停药。对钙内流的过多抑制可引起严重的心脏抑制，导致心脏停搏、心动过缓、房室传导阻滞和充血性心力衰竭。近有报道，速释硝苯地平可增加心肌梗死的发生率，可能原因是血压降低过快而引起交感神经兴奋，在使用速释硝苯地平时，应警惕这一严重不良反应的发生。

钙通道阻滞药可扩张外周血管，故在开始用药时和长期应用中应监测血压，特别是同时使用抗高血压药治疗的患者。维拉帕米、地尔硫䓬与β受体阻断药合用时，因二者对心肌收缩力和传导系统都有抑制作用，故应注意观察心脏的反应。心力衰竭、窦房结功能低下、房室传导阻滞的心绞痛患者禁用维拉帕米。

【药物相互作用】 维拉帕米和硝苯地平能降低地高辛的清除率，使地高辛血药浓度升高约70%，中毒发生率提高，二者合用时，地高辛剂量应减半或根据血药浓度调整剂量。地尔硫䓬也可使地高辛血药浓度增加 20%～30%，合用时也应减少地高辛剂量。维拉帕米、地尔硫䓬可抑制肝微粒体药物代谢酶（硝苯地平无此作用）：地尔硫䓬和维拉帕米降低卡马西平的代谢；西咪替丁降低钙通道阻滞药的代谢，合用时应减少钙通道阻滞药剂量；尼卡地平、地尔硫䓬和维拉帕米可降低环孢素的代谢；利福平则促进钙通道阻滞药的代谢。常用抗心绞痛药作用比较见表 24-2。

表 24-2 常用抗心绞痛药物作用比较

药物	心率	心室壁张力	心肌收缩力	侧支血流	血压
硝酸酯类药	增加	下降	增加	增加	下降
β 受体阻断药	下降	增加	下降	增加	下降
钙通道阻滞药		下降	下降	增加	下降

案例 24-1

1. 案例摘要 患者，女，49 岁，晨练时突发心前区剧烈疼痛，症状持续不缓解。紧急入院，查体：血压 135/89mmHg，心率 80 次/分。心电图示：V_1～V_4 ST 段弓背向上抬高。急查血示：血清 TC 5.0mmol/L，三酰甘油 3.5mmol/L，LDL-Ch 2.5mmol/L，HDL-Ch 0.6mmol/L。肌酸激酶同工酶（CK-MB）、肌钙蛋白（TnI）明显升高。

2. 案例问题

（1）该患者的诊断是什么？

（2）应该给予哪些药物治疗？

3. 案例分析

（1）提示：该患者诊断为心绞痛伴有高脂血症。

（2）提示：治疗方面给予硝酸甘油舌下含服，同时给予非诺贝特、烟酸药物联合治疗。

（王文辉　何朝勇）

第五篇 作用于其他系统的药物

第二十五章 作用于呼吸系统的药物

机体与外界环境之间的气体交换过程称为呼吸。呼吸是维持生命活动所必需的生理过程之一，通过呼吸，将外界环境中的 O_2 摄入到体内供新陈代谢所需，并将体内产生的 CO_2 排出体外。因此呼吸系统发生疾病，会影响健康甚至威胁生命。

呼吸系统疾病是临床常见病和多发病，如呼吸道感染、支气管炎、气管炎、肺炎、支气管哮喘、慢性阻塞性肺病、肺心病、肺癌、肺纤维化等，虽然病变部位和发病原因不同，但咳嗽、咳痰和喘息是常见的主要症状。呼吸系统疾病药物治疗包括两类：其一是针对病因的治疗，主要是一些化学治疗药物；其二是缓解或消除疾病症状的治疗，包括平喘药（anti-asthmatic）、镇咳药（antitussive）和祛痰药（expectorant）。

第一节 平喘药

平喘药是具有缓解喘息症状作用的药物，因其发挥缓解或解除支气管痉挛、扩张支气管作用，临床主要用于支气管哮喘的治疗。哮喘的发病机制非常复杂，为由各种炎症细胞、炎症介质、气管固有组织和细胞之间相互作用引起的病变，常表现为支气管收缩、气道反应性增高，呼吸道黏膜水肿、黏液分泌增加，导致反复发作的喘息、气促、胸闷和（或）咳嗽等症状。针对临床症状特点，平喘药可分为抗炎性平喘药、抗过敏平喘药及支气管扩张药。

一、抗炎性平喘药

（一）糖皮质激素类药物

糖皮质激素类药物很多，在临床应用广泛，但是带来的不良反应也很多。糖皮质激素类药物均为人工合成品，均具有共同的作用机制、药理作用及不良反应，其有强大的抗炎作用，是呼吸系统疾病治疗过程中一类重要的药物。吸入给药（局部给药）是长期治疗持续性哮喘的首要方法，常用药物有倍氯米松、布地奈德、丙酸氟替卡松。在急性期哮喘、抢救危重哮喘发作、哮喘持续状态、顽固性哮喘时，若其他平喘药无效时，需使用吸入给药方式发挥疗效，常用的口服或静脉药物有氢化可的松、泼尼松、泼尼松龙或甲泼尼龙、地塞米松等。

二丙酸倍氯米松

二丙酸倍氯米松（beclomethasone）为地塞米松的衍生物，为一种前体药，主要活性代谢物是17-丙酸倍氯米松，其活性比母体强。局部抗炎作用较地塞米松强数百倍，无明显吸收作用。

【体内过程】 本品通过皮肤给药时，吸收很少。当采用吸入给药时，因本品亲脂性高，20%～25%的药物被吸收。部分剂量被吞咽并经粪便排泄。吸收进入循环中的部分药物经肝脏途径代谢为单丙酸盐和乙醇倍氯米松，然后以非活性代谢产物的形式经胆汁和尿液排泄。

【药理作用】 二丙酸倍氯米松为强效外用糖皮质激素类药。糖皮质激素类药物进入炎症细胞和结构细胞（如肺与气管上皮细胞）后，与糖皮质激素受体结合形成复合物，进入细胞核内与 DNA 结合，通过基因效应发挥药理作用。

糖皮质激素不仅对炎症的整个过程的很多环节有作用，而且对各种原因引起的炎症也都有效。抗炎作用表现在以下几个方面。

1. 抑制炎症细胞、炎症因子及炎症介质的生成 糖皮质激素类药物可促进脂皮素的合成，抑制磷脂酶 A_2 合成，减少 PG 生成，还可直接抑制 iNOS 和 COX-2 的表达。糖皮质激素类药物可影响细胞因子的表达，一方面，能抑制促炎因子 IL1～6、IL11～13、TNF-α 的生成；另一方面，可促进抑炎因子 IL-10 的合成。这类药物可减少肥大细胞、嗜酸性粒细胞、T 淋巴细胞、巨噬细胞及中性粒细胞的数量及作用。通过对靶基因转录的影响，糖皮质激素类药物能有效抑制气道的炎症反应。

2. 减少气道内毛细血管渗出，抑制气道黏液腺分泌 糖皮质激素类药物可收缩气道黏膜下血管，减少分泌活动性因子，抑制蛋白水解酶的分泌。

3. 增强 β_2 受体的数量，降低气道高反应性 糖皮质激素类药物的基因转录作用，可使 β_2 受体生成增加。

【临床应用】

（1）气雾剂治疗哮喘，具有良好的疗效，适用于轻、中度哮喘。用于慢性哮喘，不用于哮喘的急性发作。

（2）外用乳膏或软膏，可用于治疗各种炎症皮肤病，如湿疹、过敏性皮炎、神经性皮炎、接触性皮炎、牛皮癣、瘙痒等。

（3）预防和治疗过敏性鼻炎。

【不良反应和注意事项】 吸入给药，因吸入装置及药物剂量，少数患者可发生鹅口疮与声音嘶哑。每次用药后应漱口，减少药物在咽喉部的残留，可明显降低其发生率。当长期大量口服或静脉给药时，则产生抑制下丘脑-垂体-肾上腺皮质功能的不良反应。

【药物相互作用】 本品可能对人甲状腺对碘的摄取、清除和转化率有影响。胰岛素能与本品产生拮抗作用，糖尿病患者应注意调整用药剂量。

布地奈德（丁地去米松）在肝内代谢较快，故全身反应较少，对下丘脑-垂体-肾上腺轴的抑制作用小；局部抗炎作用、应用及不良反应与倍氯米松相似；用于控制或预防哮喘发作。

氟尼缩松（flunisolide）作用与倍氯米松相似，但作用时间较长，一日用药 2 次。

（二）抗白三烯药

肥大细胞和嗜酸性粒细胞等多种细胞释放的半胱氨酰白三烯（LTC_4、LTD_4、LTE_4）是强效的炎症介质。这些重要的哮喘前介质与半胱氨酰白三烯（CysLT）受体结合。1 型半胱氨酰白三烯（CysLT1）受体分布于人体的气道（包括气道平滑肌细胞和气道巨噬细胞）和其他的前炎症细胞（包括嗜酸性粒细胞和某些骨髓干细胞）。CysLT 与哮喘和过敏性鼻炎的病理生理过程相关。

抗白三烯药物分为白三烯受体阻断药和 5-脂氧酶抑制剂，前者包括扎鲁司特、孟鲁司特，后者则有齐留通。抗白三烯药抗炎作用弱于糖皮质激素类药物，主要用于哮喘治疗。

孟鲁司特钠

孟鲁司特钠（montelukast sodium）是一种能显著改善哮喘炎症指标的强效口服制剂。

【体内过程】 孟鲁司特钠口服吸收迅速而完全，平均生物利用度为 64%，血浆蛋白结合率为 99%以上，V_d 为 8～11L，主要经肝脏代谢，其与代谢产物几乎全经由胆汁排泄。

【药理作用】 孟鲁司特钠对 CysLT1 受体有高度的亲和性和选择性，能有效地抑制 LTC_4、LTD_4 和 LTE_4 与 CysLT1 受体结合所产生的生理效应。孟鲁司特钠舒张支气管，减少黏液分泌，降低血管通透性及嗜酸性粒细胞聚集，从而达到改善气道炎症，有效控制哮喘症状。

【临床应用】 适用于预防和长期治疗成人及儿童哮喘，还可用于阿司匹林哮喘的治疗及预防运动性支气管收缩。

【不良反应和注意事项】 本品不良反应轻微。不用于治疗急性哮喘发作，不能替代吸入或口服糖皮质激素。

【药物相互作用】 本品可与其他一些常规用于哮喘预防和长期治疗及治疗季节性过敏性鼻炎的药物合用。治疗量下不影响茶碱、泼尼松、泼尼松龙、口服避孕药、特非那定、地高辛和华法林的作用。与苯巴比妥合用，孟鲁司特的血浆浓度-时间曲线下面积（AUC）减少大约 4%。但是不推荐调整本品的使用剂量。体外试验表明孟鲁司特是 CYP28 的抑制剂。孟鲁司特钠会抑制主要通过 CYP28 进行代谢的药物的代谢（如紫杉醇、罗格列酮、瑞格列奈），然而，目前尚未进行体内的药物相互作用试验。

齐 留 通

齐留通为不可逆的 5-脂氧酶抑制剂。通过抑制 5-脂氧酶，减少白三烯类物质的生成，降低白三烯的作用。用于预防和治疗成人哮喘。常见的副作用有头痛、腹痛及其他部位疼痛，食欲下降及恶心，疲劳感和无力等。

二、抗过敏平喘药

抗过敏平喘药主要减弱炎症细胞的作用，防止炎症细胞释放炎症介质。这类药物起效慢，作用弱，所以临床上主要用于预防哮喘或过敏性鼻炎，并不用于哮喘急性发作的治疗。根据作用机制，本类药物分为两类，一类是稳定肥大细胞膜药；另一类是抗组胺药。

（一）稳定肥大细胞膜药

色 甘 酸 钠

色甘酸钠（disodium cromoglycate）也称为色甘酸二钠，临床所用制剂均发挥局部作用，常用的有滴液、鼻喷剂等。

【体内过程】 色甘酸钠极性很高，口服不宜被肠道吸收。本品脂溶性很小，不易扩散入细胞，不易通过血脑屏障。

【药理作用】 色甘酸钠无扩张支气管和抗组胺作用，也无拟糖皮质激素作用，其药理作用有以下几方面。

1. 稳定肥大细胞膜 色甘酸钠与肥大细胞膜靶蛋白结合后，促进钙通道的关闭，抑制 Ca^{2+} 内流，阻止肥大细胞脱颗粒，还可抑制蛋白激酶 C（PKC）产生膜稳定性作用。

2. 直接抑制支气管收缩 色甘酸钠能抑制二氧化硫、冷空气等刺激引起的支气管痉挛，并能抑制运动性哮喘。

3. 降低支气管高反应性

4. 抑制炎症 色甘酸钠具有抑制缓激肽的作用，抑制炎性细胞的趋化作用。

【临床应用】 本品为哮喘预防药物，对各种类型的哮喘均有预防作用，对急性发作哮喘无效。也可与糖皮质激素类药物联合应用于轻度、中度哮喘的辅助治疗。

【不良反应和注意事项】 不良反应少见。

奈多罗米（nedocromil）为吡喃喹啉二羧酸衍生物，作用与色甘酸钠相似，但具有较强的抗炎作用。本品具有肥大细胞膜稳定性，可抑制炎症细胞及其功能，还可抑制气道神经系统。临床用于支气管哮喘预防性治疗，哮喘早期的维持治疗。

（二）抗组胺药

酮 替 芬

本品为 H_1 受体阻断药，具有色甘酸钠的阻释过敏介质的作用，同时还具有抗组胺作用，且能抑制白细胞释放介质。酮替芬是哮喘预防药，对多种哮喘预防效果良好，尤其对儿童哮喘预防效果最好。酮替芬与肾上腺素受体激动药或茶碱合用，可增强疗效。不良反应有镇静、疲倦、嗜睡、头晕、口干等。驾驶人员、精密操作职业者慎用。

三、支气管扩张药

支气管平滑肌的生理功能受交感神经和副交感神经调节，当交感神经兴奋时，支气管上的 β_2 受体被递质激动后，引起支气管舒张；当副交感神经兴奋时，支气管上的 M 受体被 ACh 激动后，引起支气管收缩。缓解哮喘伴有的支气管收缩或痉挛的药物有三类，分别为肾上腺素受体激动药、磷酸二酯酶抑制药及 M 受体阻断药。

（一）肾上腺素受体激动药

根据药物的选择性，用于哮喘的肾上腺素受体激动药有 β_2 受体激动药和非选择性肾上腺素受体激动药。

沙 丁 胺 醇

沙丁胺醇（salbutamol）为短效的选择性 β_2 受体激动药。

【体内过程】　本品可口服、气雾吸入或静脉给药。沙丁胺醇口服，较其他儿茶酚胺类药物，不易被消化酶及 MAO、COMT 破坏，起效快，可维持 4～6h，经肝脏代谢，原形及代谢产物通过肾脏排泄。

【药理作用】　沙丁胺醇对呼吸道 β_2 受体选择性高，几乎无 β_1 受体激动作用，无激动 α 受体作用。平喘作用与异丙肾上腺素相似，较特布他林强。

1. 扩张支气管　沙丁胺醇激动支气管平滑肌上的 β_2 受体后，可激活细胞内腺苷酸环化酶，使 cAMP 含量增加，细胞内 Ca^{2+} 水平下降，引起支气管平滑肌舒张，缓解或消除哮喘引起的支气管收缩或痉挛。

2. 抗过敏反应　当肥大细胞上的 β_2 受体被激动后，肥大细胞脱颗粒减少，减少组胺、5-HT 等炎症介质的释放。

【临床应用】　气雾吸入给药可迅速缓解哮喘急性发作症状，口服可用于预防和控制急慢性哮喘。

【不良反应和注意事项】　常见不良反应为肌肉震颤，基本无其他反应。因其容易出现耐受性，甚至导致较重病情，故本品不宜长期连续使用。

【药物相互作用】

1. 与其他肾上腺素受体激动药合用，其作用可增加，不良反应也可能加重；与茶碱类药合用时，可增加松弛支气管平滑肌的作用，也可能增加不良反应。

2. 本品的支气管扩张作用能被 β 受体阻断药普萘洛尔所拮抗，因而不宜与普萘洛尔同用。

特布他林（terbutaline，brethine，bristurin，bronchodil）对 β_2 受体作用选择性高，作用比沙丁胺醇弱。

班布特罗（bambuterol）是特布他林的前体，在体内水解释放出特布他林发挥平喘作用，持续时间 24h 以上，为口服型长效 β_2 受体激动药。因起效慢，不宜作为症状缓解治疗药，主要用于轻度、中度、重度哮喘的维持治疗。

福莫特罗（formoterol）为苯乙醇胺衍生物，吸入型长效 β_2 受体激动药，起效快，作用强而持久。本品除具有扩张支气管平滑肌作用外，还有明显的抗炎作用。主要用于控制哮喘夜间发作和慢性哮喘与慢性阻塞性肺病治疗。

克仑特罗（clenbuterol）为强效选择性 β_2 受体激动药，特点为有效剂量小而作用时间持久，扩张支气管平滑肌作用约为沙丁胺醇的 100 倍，用于支气管哮喘、哮喘样支气管炎、肺气肿等呼吸系统疾病所致的支气管痉挛。

肾上腺素为 α 受体、β 受体激动药。皮下或肌内注射，起效快，作用时间短。用于急性哮喘发作的治疗。本品除激动支气管平滑肌和肥大细胞膜 β_2 受体，扩张支气管，减少过敏介质的释放外，还可激动呼吸道黏膜下血管 α 受体，降低血管通透性，减少气道黏膜充血和水肿。肾上腺素易引起心血管系统不良反应，因此不作为常用平喘药，只用于控制哮喘急性发作。

异丙肾上腺素属于 β 受体激动药。其松弛支气管平滑肌作用强于肾上腺素，吸入给药 1min 起效，可维持 1～2h，主要用于支气管哮喘急性发作。

麻黄碱为传统中药麻黄中的活性成分。其作用与肾上腺素相似但较弱，口服有效，起效慢、维持时间长，可用于轻症哮喘和预防哮喘发作。

（二）磷酸二酯酶抑制药

氨　茶　碱

氨茶碱（aminophylline）是茶碱与二乙胺形成的复盐，含茶碱 77%～85%。水溶性为茶碱的 20 倍，可制成溶液制剂利于静脉给药。

【体内过程】　口服本品、由直肠或胃肠道外给药均能迅速被吸收。在体内氨茶碱释放出茶碱，后者的蛋白结合率为 60%，V_d 约为 0.5L/kg，$t_{1/2}$ 为 3～9h，在 30min 内静脉注射 6mg/kg 氨茶碱，其血药浓度可达 10mg/L，经肝脏代谢，本品及其代谢产物通过肾排出。

【药理作用】

1. 扩张支气管和改善呼吸功能　氨茶碱为非选择性磷酸二酯酶（PDE）抑制剂，抑制支气管平滑肌细胞内 PDE 后，其水解 cAMP 减少，使细胞内 cAMP 水平升高，cAMP 通过激活蛋白激酶 A（PKA）而舒张支气管平滑肌。本品干扰 Ca^{2+}转运、促进内源性儿茶酚胺类活性物质释放等作用也利于扩张气道。氨茶碱能增加膈肌收缩力，减轻膈肌疲劳，有利于改善呼吸功能。

2. 抗炎和免疫调节作用　氨茶碱也是腺苷受体阻断药，可减少肥大细胞释放组胺等过敏性物质及对抗腺苷诱发的支气管收缩。

3. 改善心功能　本品可增强心肌收缩力，改善心脏的前后负荷，改善呼吸困难，可用于心源性哮喘。

4. 促进纤毛运动　茶碱能促进中、小气道纤毛消除功能，加速气道内黏液和异物的排出。

【临床应用】

（1）适用于支气管哮喘、喘息型支气管炎、阻塞性肺气肿等缓解喘息症状。

（2）治疗急性心功能不全和心力衰竭的哮喘（心源性哮喘）。

【不良反应和注意事项】　氨茶碱安全范围窄、个体差异大等都易导致不良反应，当茶碱有效血浆浓度为 10～20μg/ml 时，早期多见的不良反应有恶心、呕吐、易激动、失眠等，血清浓度超过 20μg/ml，可出现心动过速、心律失常，血清中茶碱超过 40μg/ml，可发生发热、失水、惊厥等症状，严重的甚至呼吸、心搏停止致死。因此应定期进行血药浓度监测。

【药物相互作用】

（1）地尔硫䓬、维拉帕米可干扰茶碱在肝内的代谢，与本品合用，增加本品血药浓度和毒性。

（2）美西律、西咪替丁、红霉素、依诺沙星可降低氨茶碱的清除率，合用时适当减量。

（3）苯巴比妥、苯妥英钠、利福平可诱导肝药酶，加快茶碱的肝清除率；茶碱也干扰苯妥英钠的吸收，二者血浆中浓度均下降，合用时应调整剂量。

（4）与咖啡因或其他黄嘌呤类药并用，可增加其作用和毒性。

茶碱（theophylline）是甲基黄嘌呤的衍生物，为支气管扩张药，能直接松弛气道平滑肌。茶碱起效较慢，作用不及β_2受体激动药。在急性哮喘发作时如吸入β_2受体激动药疗效不显著可静脉注射茶碱，两类药的效应有相加作用。

胆茶碱（choline theophylline）是胆碱与茶碱的复盐，含茶碱 60%～64%，水溶性大，口服易吸收。口服后对胃黏膜刺激性小，患者易接受，对心脏和中枢神经系统作用不明显，一般用于不能耐受氨茶碱的病例。

（三）M受体阻断药

异丙溴托铵为阿托品的异丙基衍生物，可拮抗 M_1、M_2、M_3等胆碱受体亚型，尤其对呼吸道平滑肌组织选择性高，不良反应比阿托品少。本品雾化吸入可在局部发挥松弛气管平滑肌作用，不影响痰液分泌，主要用于防治支气管哮喘和喘息性慢性支气管炎，对β_2受体激动药耐受患者有效。

第二节 镇 咳 药

咳嗽是机体保护机制之一，通过咳嗽反射将呼吸道痰液或异物排出，保持呼吸道的清洁和通畅，避免感染发生。很多因素可引起咳嗽，轻度的而不频繁的咳嗽，无须用药，但剧烈而持久的咳嗽，不仅给患者带来不适或痛苦，而且会影响健康，甚至促进疾病恶化，此时应适当应用镇咳药。按药物作用部位和机制不同，镇咳药包括中枢性镇咳药和外周性镇咳药。

一、中枢性镇咳药

中枢性镇咳药分为依赖性和非依赖性两类，依赖性镇咳药主要是阿片类药物，如吗啡、可待因等，而非依赖性镇咳药右美沙芬、喷托维林等。

（一）依赖性镇咳药

可 待 因

可待因又称甲基吗啡，可从阿片中提取分离得到，也可通过将吗啡甲基化获得。

【体内过程】 口服吸收快而完全，其生物利用度为 40%～70%。一次口服后，约 1h 血药浓度达峰值，$t_{1/2}$为 3～4h。易于透过血脑屏障及胎盘，主要在肝脏与葡萄糖醛酸结合，约 15%经脱甲基变为吗啡。其代谢产物主要经尿排泄。

【药理作用】 可待因可激动阿片受体，作用与吗啡相似。镇咳作用强度约为吗啡的 1/4。镇痛作用为吗啡的 1/12～1/7，但强于一般 NSAID。其镇痛、呼吸抑制、便秘、耐受性及成瘾性等作用均较吗啡弱。由于其直接抑制延脑的咳嗽中枢，镇咳作用迅速而强大，疗效可靠，且不良反应比吗啡少而轻，尤其成瘾性比吗啡弱很多，所以可用于镇咳。

【临床应用】

（1）各种原因引起的剧烈干咳和刺激性咳嗽，尤适用于伴有胸痛的剧烈干咳。

（2）可用于中度疼痛的镇痛。

（3）局部麻醉或全身麻醉时的辅助用药，具有镇静作用。

【不良反应和注意事项】 治疗量时不良反应少见，偶有恶心、呕吐、便秘及眩晕；大剂量的不良反应同吗啡，长期大剂量使用，也具有成瘾性。由于本品无祛痰作用，故对有痰液的剧烈咳嗽，应与祛痰药合用。

【药物相互作用】

（1）本品与抗胆碱药合用时，可加重便秘或尿潴留；与西咪替丁合用，可诱发精神错乱、定向力障碍及呼吸急促；与肌肉松弛药合用时，呼吸抑制更为显著；与美沙酮或其他吗啡类中枢抑制药合用时，可加重中枢性呼吸抑制作用。

（2）与甲喹酮合用，可增强本品的镇咳和镇痛作用；本品可增强巴比妥类、NSAID 的中枢抑制作用。

（3）本品抑制齐多夫定代谢，避免二者合用。

吗啡是中枢镇咳作用最强的药物，但其易成瘾且不利于咳痰，现临床少用，只用于支气管癌、主动脉瘤、急性肺梗死或急性左心衰竭所致的剧烈咳嗽。

（二）非依赖性镇咳药

右美沙芬

右美沙芬（dextromethorphan）是吗啡类左吗喃甲基醚的右旋异构体，为中枢性镇咳药，强度与可待因相似或略强；无镇痛、镇静作用，无呼吸抑制作用，长期应用无耐受性和成瘾性。主要用于干咳，除了单独应用外，还常用于多种复方制剂治疗感冒咳嗽。不良反应少见，偶有头晕、轻度嗜睡、口干、便秘、恶心、呕吐等；青光眼患者、妊娠 3 个月内妇女及有精神病史者禁用。

喷托维林

喷托维林（pentoxiverine）为人工合成品。镇咳作用约为可待因的 1/3。本品选择性抑制咳嗽中枢而具有中枢镇咳作用，同时兼有部分外周镇咳作用。喷托维林产生阿托品样作用，抑制呼吸道感受器及传入神经末梢，可扩张支气管。适用于上呼吸道感染引起的干咳、阵咳，对小儿百日咳效果好；偶见轻度头痛、头晕、口干、恶心、腹胀、便秘等不良反应；青光眼患者禁用。

临床应用的还有其他非依赖性镇咳药。氯哌斯汀（cloperastine）为苯海拉明的衍生物，主要抑制咳嗽中枢，具有 H_1 受体阻断作用。通过缓解支气管痉挛和充血水肿，松弛支气管平滑肌，有助于止咳。普罗吗酯（promolate）有松弛支气管平滑肌和镇静作用，镇咳作用比可待因弱。福米诺苯（fominoben）具有镇咳和呼吸中枢兴奋作用，可用于慢性咳嗽和呼吸困难患者。齐培丙醇有局部麻醉、松弛气管平滑肌及溶痰作用，还具有抗组胺、抗胆碱作用。用于各种原因引起的咳嗽。

二、外周性镇咳药

苯佐那酯和苯丙哌林

苯佐那酯（benzonatate）为局部麻醉药丁卡因的衍生物，有较强的局部麻醉作用，对局部感受器和神经末梢有麻醉作用；抑制咳嗽冲动的传导而产生镇咳作用。镇咳强度略弱于可待因，不抑制呼吸反能增加每分通气量。临床用于干咳、阵咳，也用于预防咳嗽。

苯丙哌林（benproperine）为一较好的镇咳药，镇咳作用比可待因强。能抑制牵张感受器引起的肺-迷走神经反射，对咳嗽中枢也有一定的直接抑制作用，松弛平滑肌，无成瘾性和耐受性，无抑制呼吸作用，不引起便秘，适用于刺激性干咳。

第三节 祛 痰 药

痰液主要来源于气管、支气管腺体和杯状细胞的分泌物。在正常情况下，呼吸道的腺体不断分泌少量分泌物，形成薄的黏液层，维持呼吸道的湿润，并能吸附吸入的尘埃、细菌等，借助柱状上皮纤毛的摆动，将其排向喉头，随咳嗽咳出，或被咽下。所以一般不感觉有痰。当呼吸道反复感染或被异物、过热过冷的空气、刺激性气体、烟熏、过敏因素刺激时，支气管会分泌大量痰液。能使痰液变稀，黏稠度降低而易于排出的药物称祛痰药。祛痰药常可加速黏膜纤毛运动，促进积痰排出，减少痰液刺激呼吸道黏膜，有助于镇咳、平喘和控制继发感染。祛痰药可分为黏液分泌促进药和黏痰溶解药。

一、黏液分泌促进药

氯 化 铵

氯化铵（ammonium chloride）为黏液分泌促进药，口服刺激胃黏膜，反射性兴奋迷走神经末梢，增加呼吸道腺体分泌，可使痰液稀释而易于咳出。本品多配成复方制剂应用，适用于急性呼吸道炎症痰黏稠难咳出者；溃疡病及肝肾功能不全者慎用。

愈创甘油醚

愈创甘油醚（glyceryl guaiacolate）属于恶心性祛痰药，并有较弱的抗菌作用，单用或配成复方制剂用于慢性支气管炎、支气管扩张等，无明显的不良反应。

二、黏痰溶解药

乙酰半胱氨酸（acetylcysteine）为半胱氨酸的 *N*-乙酰化物，可通过药物分子中的巯基与黏液中黏蛋白二硫键互换作用，使黏蛋白肽链的二硫键断裂，从而降低痰液黏稠度，使其易于咳出，也能溶解脓性痰，适用于大量黏痰引起呼吸困难及咳痰困难的患者。本品常采用吸入给药，也可气管滴入给药，用于痰栓塞危急患者，但需有吸痰器以防窒息。因其具有特殊臭味，可导致支气管痉挛，故支气管哮喘患者应慎用。

溴 己 新

溴己新（bromhexine，bisolvon）可使痰液中酸性黏蛋白纤维断裂，也可促使支气管腺体黏液分泌增加，使痰的黏稠度降低而易于咳出，另外还有镇咳作用。本药用于慢性支气管炎、哮喘、支气管扩张等痰不易咳出者，溃疡病及肝功不良患者慎用。

案例 25-1

1. 案例摘要 患者，女，43 岁，因发作性咳喘 20 年，入院前 20 日患者受凉后出现胸闷、气喘、咳嗽，多以干咳为主，偶有少量白痰，常于半夜发作，20 日内以上症状频繁发作，且逐渐加重。

查体：体温 37.2℃，脉搏 80 次/分，呼吸 26 次/分，血压 120/85mmHg。意识清醒，口唇无发绀，颈静脉无充盈，胸廓饱满，两肺闻及广泛、响亮哮鸣音，心率 80 次/分，律齐、未闻及杂音，腹软，肝脾未触及，两肾区无叩痛，上下肢无水肿，神经系统正常。

血常规检查：白细胞 9.7×10^9/L，血清钾 4.5mmol/L。

初步诊断：支气管哮喘急性发作。

2. 案例问题

（1）为什么要查体和做血常规检查？

（2）治疗支气管哮喘急性发作的药物有哪些？

（3）最好选择什么剂型？为什么？

3. 案例分析

（1）提示：因为哮喘的病因复杂，受很多因素影响。由于哮喘的临床表现并非支气管哮喘特有，所以，在建立诊断的同时，需要除外其他疾病所引起的喘息、胸闷和咳嗽。查体就是为了排除心源性哮喘、支气管肺癌、气管内膜病变等病症。做血常规检查，白细胞数目可以反映是否感染，血清钾水平能反映是否发生呼吸性碱中毒。

（2）提示：治疗支气管急性发作的首选药物是支气管扩张药沙丁胺醇，还可选倍氯米松。

（3）提示：最好选择沙丁胺醇和倍氯米松的吸入制剂或雾化制剂。这些制剂的药物进入呼吸道，到达肺部，起效快，作用强，可迅速控制病情。

（张　梅）

第二十六章　作用于消化系统的药物

消化系统疾病是一类临床常见病、多发病，主要有消化性溃疡、胃食管反流病、功能性胃肠病、消化道出血、肝胆和胰腺疾病等。临床表现腹痛、腹胀、反酸、嗳气、消化不良、恶心、呕吐、便秘、腹泻、黄疸及肝脏功能异常等症状。常用的药物有抗消化性溃疡药、助消化药、止吐药、胃肠促动药、泻药、止泻药和肝胆疾病用药等。

第一节　抗消化性溃疡药

消化性溃疡（peptic ulcer，PU）主要是指发生在胃和十二指肠黏膜的慢性溃疡，是一种常见的慢性消化性疾病，具有发病率较高、可自然缓解和容易反复等特点。研究显示，该病的感染率为 5%～10%，男性与女性的发病比率为（2～5）：1，十二指肠溃疡发病率约是胃溃疡发病率的 3 倍。消化性溃疡的发生取决于黏膜的防御因子与攻击因子的平衡状态。损伤黏膜的攻击因子主要有胃酸、胃蛋白酶、幽门螺杆菌、胆盐、胰酶及药物等；防御因子包括黏膜屏障、黏液-HCO_3^-屏障、PG、细胞更新、黏膜血流量及表皮生长因子等。当攻击因子作用强于防御因子作用时才会引发消化性溃疡。

常用抗消化性溃疡药（antiulcer drug）包括胃酸分泌抑制药（gastric acid secretion inhibitor）、抗酸药（antacid）、黏膜保护药（mucosal protective agent）及抗幽门螺杆菌药（anti-helicobacter pylori drug）四类。

一、胃酸分泌抑制药

胃酸（gastric acid）是由壁细胞分泌的胃液中的盐酸，是引起消化性溃疡的关键因子。泌酸所需的 H^+来源于壁细胞质内的水解离产生 H^+和 OH^-，H^+在 H^+，K^+-ATP 酶（位于壁细胞顶端膜下陷所形成的分泌小管膜上）的作用下，与 K^+进行交换主动转运到小管腔内；壁细胞内 CO_2 与 H_2O 在碳酸酐酶的作用下生成 H_2CO_3，随即解离成 H^+和 HCO_3^-，HCO_3^-与血浆中 Cl^-交换进入壁细胞内，通过分泌小管膜上特异性的氯通道进入小管腔，与 H^+形成 HCl。空腹时，胃液的分泌量较少，进食后分泌量增加。影响胃液分泌的内源性物质主要有 ACh、促胃液素（gastrin，胃泌素）及组胺（histamine）等。大部分支配胃的副交感神经节后纤维末梢可释放 ACh，直接作用于壁细胞膜上 M 受体，引起盐酸分泌；同时刺激肠嗜铬样细胞（enterochromaffin-like cell，ECL 细胞）和 G 细胞，引起组胺和促胃液素的释放，间接引起盐酸的分泌；促使主细胞分泌胃蛋白酶原和黏液细胞分泌黏液。促胃液素主要由胃窦、十二指肠和空肠上段黏膜内 G 细胞分泌，可直接作用于壁细胞促胃液素受体（存在于胃壁细胞基膜上的胆囊收缩素 2 受体，CCK_2受体），促进盐酸分泌；还可作用于 ECL 细胞引起组胺的释放。ACh 和促胃液素促进胃酸分泌是通过中介受体升高壁细胞内 Ca^{2+}浓度，激活蛋白激酶，进而活化 H^+，K^+-ATP 酶来实现的。组胺（histamine）是由胃的泌酸区黏膜中 ECL 细胞分泌，作用于壁细胞膜上 H_2受体，活化腺苷酸环化酶，提高细胞内 cAMP 水平，激活 H^+，K^+-ATP 酶，刺激胃酸分泌（图 26-1）。因此，临床上常用的胃酸分泌抑制药包括 H_2受体阻断药、质子泵抑制药（proton pump inhibitor，PPI）、M 受体阻断药和促胃液素受体阻断药等。

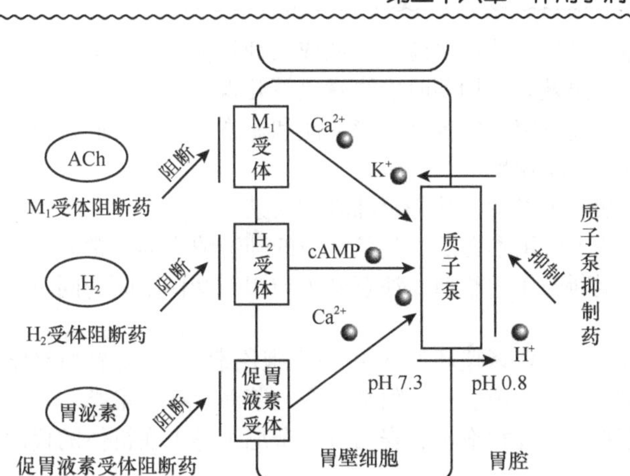

图 26-1　胃酸分泌及胃酸分泌抑制药作用机制

（一）H_2受体阻断药

H_2受体阻断药主要通过与组胺或组胺受体激动药竞争，阻断其与胃壁细胞基膜上 H_2受体结合，抑制胃酸的分泌；同时对促胃液素、M 受体激动药和迷走神经刺激所引起的胃酸分泌也有一定的抑制作用。代表药物有西咪替丁（cimetidine）、雷尼替丁（ranitidine）、法莫替丁（famotidine）和尼扎替丁（nizatidine）等。

西 咪 替 丁

西咪替丁（cimetidine），又名甲氰咪胍，为第一代 H_2受体阻断药。

【体内过程】　口服吸收迅速而完全，生物利用度为 58%～89%，$t_{1/2}$为 2.9h 左右，单次用药有效血药浓度维持 3～4h；血浆蛋白结合率为 15%～20%，组织分布广泛，可透过血脑屏障和胎盘屏障，能进入乳汁；小部分药物被肝脏代谢，其代谢产物及原形经肾脏排泄。

【药理作用】

1. 抑制胃酸分泌　可特异竞争性地阻断组胺与 H_2受体结合，抑制由组胺、五肽促胃液素、M 受体激动药、胰岛素及进食等因素引起的胃酸分泌，对基础胃酸和夜间胃酸分泌抑制作用较强。

2. 保护胃黏膜，促进溃疡愈合　可促进胃、十二指肠黏膜合成 PG，增加胃黏膜的血流量。

3. 调节免疫抑制作用　能阻断 T 淋巴细胞上 H_2受体，减少组胺诱导的抑制因子（histamine induced suppresser factor，HSF）的产生，调节组胺引起的免疫抑制作用，并提高免疫球蛋白和补体水平。

4. 抗雄激素作用　与雄激素受体结合，竞争性抑制二氢睾酮对雄激素受体的激动作用，增加血液中雌二醇浓度，引起男性乳房发育、性欲减退、阳痿，并抑制皮脂腺的分泌，可诱发皮脂缺乏性皮炎。

【临床应用】

（1）消化性溃疡：能够减轻疼痛、促进溃疡愈合，用于胃和十二指肠溃疡。

（2）卓-艾综合征（促胃液素瘤）、反流性食管炎及急性上消化道出血。

（3）作为免疫调节剂，治疗病毒性感染和各种原因引起的免疫功能低下。

（4）治疗脂溢性脱发、痤疮、妇女多毛症及慢性荨麻疹等疾病。

【不良反应和注意事项】　该药不良反应发生率为 1%左右。临床表现为口干、恶心、呕吐、腹泻、腹胀、便秘、头晕、头痛、乏力、嗜睡、肌肉痛、皮肤干燥及皮疹等症状；少见焦虑、谵安、意识混乱、定向障碍等神经系统反应。长期或大剂量使用偶见男性轻度乳房发育、精子数目减少、性功能减退，女性溢乳等。用药时应注意以下几点。

（1）用药前及用药期间应定期检查肝、肾功能和血常规，尤其肝、肾疾病患者。

（2）突然停药后有“反跳现象”。

（3）不宜用于急性胰腺炎患者，孕妇及哺乳妇女禁用。

（4）严重肝功能不全者服用本药后，其脑脊液的药物浓度为正常人的 2 倍，易引起中毒，神经毒性症状与胆碱受体阻断药作用相似，注意避免与胆碱受体阻断药同时使用。

【药物相互作用】

（1）抑制肝药酶活性：该药咪唑环上 N 可与细胞色素 P450 亚铁血红素部分配体非选择性结合，延缓药物（如克拉霉素、阿苯达唑、阿普唑仑、茶碱、香豆素类、苯巴比妥、苯妥英钠、卡马西平、丙戊酸钠、地西泮、普萘洛尔、安乃近、奎尼丁等）在机体的代谢速度，使血药浓度升高，作用时间延长。

（2）与氢氧化铝、氧化镁或甲氧氯普胺等药物同时使用，可降低该药的血药浓度；与硫糖铝合用，可使其疗效降低。

（3）具有氨基糖苷类抗生素相似的神经肌肉接头阻滞作用，与其合用可导致呼吸抑制乃至呼吸停止。

雷 尼 替 丁

雷尼替丁（ranitidine），又名呋喃硝胺，为第二代 H_2 受体阻断药。口服生物利用度为 52%。药理作用与西咪替丁相似，抑制胃酸的作用为西咪替丁的 5～10 倍，有效血药浓度可维持 8～12h。但对促胃液素及性激素的分泌无影响，对肝药酶的抑制作用较轻。

法 莫 替 丁

法莫替丁（famotidine），又名噻唑咪胺，为高效、长效的胍基噻唑类的第三代 H_2 受体阻断药。药理作用与西咪替丁相似，其作用强度为西咪替丁的 40～50 倍，为雷尼替丁的 7～10 倍，不良反应发生率较低，不抑制肝药酶活性，不影响催乳素浓度，无抗雄性激素样作用。

（二）质子泵抑制药

质子泵抑制药（PPI）属于苯并咪唑类衍生物，能选择性和非竞争性地作用于壁细胞膜上 H^+，K^+-ATP 酶，抑制胃酸的分泌，是治疗消化性溃疡最强的药物，具有起效快、作用强而持久等特点，代表药物有奥美拉唑（omeprazole，又名洛赛克）、兰索拉唑（lansoprazole，又名达克普隆）、泮托拉唑（pantoprazole）、雷贝拉唑（rabeprazole）、埃索美拉唑（esomeprazole）及艾普拉唑（oprazole）等。

奥 美 拉 唑

奥美拉唑呈弱碱性，为脂溶性无活性的前药，是第一个上市的质子泵抑制药。

【体内过程】 口服经小肠吸收迅速，1h 内起效，0.5～7h 血药浓度达到峰值，血浆蛋白结合率为 95%左右。单次给药后生物利用度为 15%～40%，多次给药后可达到 60%，抑制胃酸分泌达 36～48h，$t_{1/2}$ 为 1～2h，可分布到肝、肾、胃、十二指肠及甲状腺等组织，不易透过血脑屏障，但易透过胎盘屏障。在肝脏氧化代谢为 5-羟基奥美拉唑、奥美拉唑砜等代谢产物，72%～80%的代谢物经肾脏随尿排泄，其余的随粪便排出。

【作用机制】 该药具有高度选择性，易浓集于酸性环境中，特异性地作用于胃黏膜壁细胞的分泌小管膜上，转化为次磺酰胺（sulfenamide），通过二硫键与 H^+，K^+-ATP 酶 α 亚基上半胱氨酸巯基结合，生成次磺酰胺-质子泵复合物，不可逆地抑制 H^+，K^+-ATP 酶的活性（图 26-2），阻断胃酸的分泌，直至合成新的 H^+，K^+-ATP 酶。由于该药作用于胃酸分泌的最后一步，口服 20mg，24h 仅合成 1/8 的 H^+，K^+-ATP 酶。因此，奥美拉唑抑制胃酸分泌作用强大而持久。

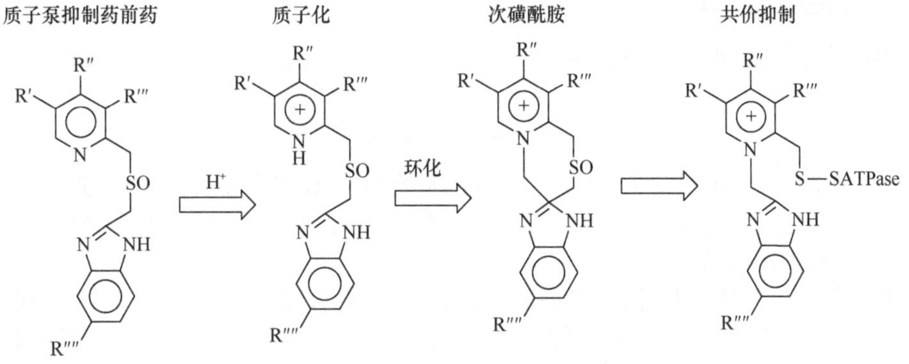

图 26-2　质子泵抑制药的活化及作用机制

【药理作用】

1. 抑制胃酸分泌　对基础胃酸及 H_2 受体阻断药不能抑制的由二丁基环腺苷酸刺激引起的胃酸分泌有很强的抑制作用；对组胺、五肽促胃液素及刺激迷走神经引起的胃酸分泌抑制作用明显。

2. 减少胃蛋白酶分泌，保护胃黏膜　可升高胃内 pH，降低酸度，减少胃蛋白酶的分泌；同时能促进胃窦 G 细胞分泌促胃液素，增加胃黏膜血流量，起到保护胃黏膜的作用。

3. 抗幽门螺杆菌作用　主要通过抑制幽门螺杆菌的 ATP 酶，干扰其代谢；另外，可穿透黏液层与幽门螺杆菌表层的尿素酶结合，抑制其活性，进而抑制和杀灭幽门螺杆菌。

【临床应用】

（1）消化性溃疡：用于胃溃疡、十二指肠溃疡。

（2）治疗反流性食管炎、卓-艾综合征。

（3）用于消化性溃疡急性出血的治疗，如急性胃黏膜病变出血。

（4）治疗幽门螺杆菌感染：与抗菌药、铋剂等联合使用，可杀灭幽门螺杆菌。

【不良反应和注意事项】

（1）消化系统反应表现口干、口臭、恶心、呕吐、胀气、腹泻或便秘等。

（2）神经系统反应表现头晕、头痛、嗜睡、失眠、乏力、肌肉关节痛及外周神经炎等。

（3）动物实验表明，该药可引起胃底部和胃体部主要内分泌细胞-肠嗜铬细胞增生乃至类癌发生。孕妇、哺乳妇女禁用。长时间大量使用可反馈性地引起促胃液素分泌增加，导致高胃泌素血症。肝肾功能不全者慎用。

【药物相互作用】

（1）抑制肝药酶，可延缓双香豆素、华法林、苯妥英钠、地西泮及硝苯地平等药物代谢。

（2）抑制胃酸分泌，首先可降低地高辛及氯吡格雷等药物活化，减弱其疗效；其次影响铁剂、氨苄西林、四环素、酮康唑及伊曲康唑等药物的吸收。

兰 索 拉 唑

兰索拉唑为第二代质子泵抑制药。亲脂性较强，单次口服 30mg，达峰时间为 1.5～2.2h，峰浓度为 0.75～1.15mg/L，$t_{1/2}$ 为 1.3～1.7h，生物利用度约为 85%，在肝内被代谢为活性代谢产物，主要经肾脏和胆汁排泄。其抑制胃酸分泌和抗幽门螺杆菌作用比奥美拉唑强。

雷 贝 拉 唑

雷贝拉唑为第三代质子泵抑制药。口服 20mg 剂量，绝对生物利用度约为 52%，血浆蛋白结合率约为 97%，$t_{1/2}$ 为 0.7～1.5h，主要代谢产物为硫醚和羧酸，90%药物主要随尿排泄，其他代谢物随粪便排出。抗幽门螺杆菌活性比奥美拉唑和兰索拉唑都强，但抑制肝药酶的作用弱。

（三）M_1 受体阻断药

M_1 受体阻断药有哌仑西平（pirenzepine）、替仑西平（telenzepine）及唑仑西平（zelenzepine）等。

哌仑西平

哌仑西平为选择性的抗胆碱能药物，对胃壁细胞的 M_1 受体有高度亲和力，能选择性阻碍 M_1 受体，抑制胃酸分泌，同时可保护胃黏膜。但对平滑肌、心肌和唾液腺等部位的 M_2 受体亲和力较低。因此，治疗剂量仅能抑制胃酸分泌。

【体内过程】 口服吸收不完全，达峰时间为 2～3h，生物利用度为 20%～30%，该药在体内分布广泛，以肝、肾浓度为最高，脾、肺次之，心脏、皮肤、肌肉和血液中浓度较低；血浆蛋白结合率约为 10%，$t_{1/2}$ 为 10～12h，难以透过血脑屏障，约 90%以药物原形通过肾脏和胆汁排泄。

【药理作用】 本品可抑制基础胃酸分泌及由外源性五肽促胃液素、胆碱能神经兴奋和胰岛素等因素所引起的胃酸分泌。但抑制胃酸分泌作用较 H_2 受体阻断药弱。

【临床应用】 本品主要治疗胃和十二指肠溃疡、反流性食管炎、急性胃黏膜出血及卓-艾综合征等疾病。

【不良反应和注意事项】 本品的不良反应表现为轻度口干、视物模糊等。偶有便秘、腹泻、头痛及精神错乱等症状。孕妇、青光眼和前列腺增生患者禁用。

【药物相互作用】

（1）乙醇和咖啡等可减弱该药作用。

（2）与 H_2 受体阻断药合用，可增强抑制胃酸分泌的作用。

（四）促胃液素受体阻断药

丙谷胺

【体内过程】 口服吸收迅速，生物利用度为 60%～70%，达峰时间为 2h，最小有效血浓度为 2μg/mL，$t_{1/2}$ 为 3.3h，主要分布于胃肠道、肝及肾等组织器官，经肾、胆汁排泄。

【药理作用】 丙谷胺（proglumide，丙谷酰胺）的化学结构与促胃液素终末端结构相似。其酰胺基能特异性和促胃液素竞争胃壁细胞和 ECL 细胞上促胃液素受体，抑制胃酸和胃蛋白酶的分泌。

1. 抑制胃酸分泌 能明显抑制促胃液素引起的胃酸和胃蛋白酶分泌，对组胺和迷走神经刺激引起的胃酸分泌作用不明显。

2. 保护胃黏膜 能增加胃黏膜氨基己糖的含量，促进糖蛋白的合成，保护胃黏膜，改善消化性溃疡的症状，促使溃疡愈合。

3. 利胆作用 首先，通过刺激胆汁酸非依赖性胆汁分泌，促进排石、冲洗和疏通胆道；其次，改变胆汁中成石因素，增加重碳酸盐浓度和排量，降低游离胆红素、胆固醇及钙离子的浓度；通过拮抗胆囊收缩素，抑制内生性胆囊收缩素的促胆囊收缩作用，使胆囊容量扩充，稀释胆囊内胆汁成分，从而预防成石。

【临床应用】 主要用于治疗消化性溃疡、慢性浅表性胃炎及十二指肠球炎等疾病。由于抑制胃酸分泌的作用较 H_2 受体阻断药弱，临床已不再单独用于治疗溃疡病。

【不良反应和注意事项】 丙谷胺无明显的副作用，偶有口干、食欲下降、消化不良、恶心、便秘、瘙痒、失眠、腹胀及下肢酸胀等不良反应；个别患者有暂时性白细胞减少和轻度氨基转移酶升高的现象。

【药物相互作用】 该药不影响其他药物的代谢，与其他抗溃疡药物如 H_2 受体阻断药同时服用，可增强抑制胃酸分泌，促进溃疡的愈合。

二、抗　酸　药

抗酸药（antacids）是一类经口服后能直接中和胃酸，提高胃内容物 pH，降低胃蛋白酶活性，缓解疼痛和促进溃疡愈合的弱碱性物质。随着胃酸分泌抑制药的发展，本类药物主要用于消化性溃疡和胃酸过多症的辅助治疗。代表药物有氢氧化镁、铝碳酸镁、氢氧化铝、三硅酸镁、氧化镁、碳酸钙及碳酸氢钠等。各种抗酸药的作用特点见表 26-1。理想的抗酸药作用迅速、抗酸作用强、持久、不吸收、不产气、对排便无影响，且对黏膜和溃疡面有收敛保护作用。目前，单一药物难以达到临床要求，为了增强疗效，减少不良反应，多制成复方制剂，如三硅酸镁复方制剂、复方氢氧化铝等。

表 26-1　常用抗酸药物的作用特点

药物	起效时间	抗酸强度	持续时间	收敛作用	保护作用	产生 CO_2	碱血症	排便影响
氢氧化镁（magnesium hydroxide）	快	强	持久	–	–	–	–	轻泻
铝碳酸镁（hydrotalcite）	快	强	持久	–	+	–	–	–
氧化镁（magnesium oxide）	慢	强	持久	–	–	–	–	轻泻
三硅酸镁（magnesium trisilicate）	慢	弱	持久	–	+	–	–	轻泻
氢氧化铝（aluminum hydroxide）	慢	中等	持久	+	+	–	–	便秘
碳酸钙（calcium carbonate）	较快	较强	较久	+	–	+	–	便秘
碳酸氢钠（sodium bicarbonate）	最快	较弱	短暂	–	–	+	+	–

注：+ 表示有该作用

三、黏膜保护药

黏膜保护药（mucosal protective agents）是指能增强胃黏膜屏障功能，保护胃黏膜，增加胃黏膜血流量，促进组织修复和溃疡愈合作用的药物。部分药物兼具有抗酸和抗幽门螺杆菌的作用。主要作用机制为：①增加胃黏膜细胞黏液和 HCO_3^-的分泌，增强胃黏膜屏障功能。②促进胃黏膜细胞 PG 的合成，增加胃黏膜血流量，抑制胃酸和胃蛋白酶的分泌。③增加胃黏膜和黏液中磷脂的含量，从而提高黏液层的疏水性。④在胃内形成冻胶样物质，保护胃黏膜。代表药物有 PG 衍生物［如米索前列醇（misoprostol，米索普特）、恩前列素、利奥前列素及阿巴前列素等］、铋剂（如枸橼酸铋钾、胶体果胶铋等）及其他药物（如硫糖铝、替普瑞酮等）。

米索前列醇

米索前列醇为 PGE_1 衍生物。

【体内过程】

口服吸收迅速，达峰时间约为 0.5h，血浆蛋白结合率为 80%～90%，生物利用度为 60%～80%，胃肠道、肝、肾组织内浓度为血药浓度的 6～7.3 倍，原形 $t_{1/2}$ 为 0.5h 左右，其代谢产物 $t_{1/2}$ 为 1.5h，主要经肾脏排泄（75%）。

【药理作用】

（1）抑制胃酸分泌：能激动胃壁细胞基底侧的 PGE 受体，抑制壁细胞内的腺苷酸环化酶，影响 cAMP 合成，降低细胞内 cAMP 浓度，抑制胃酸和胃蛋白酶的分泌。

（2）保护胃黏膜：可促进胃黏膜细胞黏液和 HCO_3^-的分泌，增强黏膜的功能；增加胃黏膜血流量，促进黏膜细胞的修复和增殖，加速溃疡愈合。

（3）软化宫颈，增强子宫张力和宫内压，提高子宫收缩频率和幅度。

【临床应用】

（1）消化性溃疡：保护胃黏膜，促进溃疡愈合，用于胃和十二指肠溃疡。

（2）治疗急性胃炎引起的消化道出血。

（3）用于早孕流产、中晚期妊娠引产及产后出血的预防与治疗。

【不良反应和注意事项】 以胃肠道反应最为常见。主要表现为轻度恶心、呕吐、消化不良、稀便或腹泻、腹痛、头痛、眩晕、乏力、寒战等。另外，能促进子宫收缩，引起流产，孕妇及对 PG 过敏者禁用。进食时服用该药，可减慢吸收，使达峰时间延长，血药峰浓度降低。

【药物相互作用】

（1）与抗酸药（尤其是含 Mg^{2+}的抗酸药）合用，可加重该药所引起的腹泻、腹痛等胃肠道反应。

（2）与保泰松等药合用，可引起头痛、眩晕、潮热、兴奋、一过性复视及共济失调等神经系统反应。

枸橼酸铋钾

【体内过程】 枸橼酸铋钾（bismuth potassium citrate）口服后在胃中形成不溶性的胶体沉淀，消化道难以吸收，仅有少量的铋进入血液，主要分布在肝、肾等器官组织，经肾脏排泄。未被吸收部分通过粪便排出体外。

【药理作用】

（1）保护胃黏膜，促进溃疡的修复和愈合：①在胃液 pH 条件下，可在溃疡面形成一层氧化铋胶体沉淀保护屏障，保护胃黏膜，促进溃疡的修复和愈合；②促进胃黏液和 HCO_3^-分泌，防止黏液糖蛋白的分解，增强胃黏膜屏障能力；③能与胃蛋白酶发生络合作用而使其失活，抑制胃蛋白酶作用；④刺激内源性 PG 分泌，间接发挥 PG 衍生物的作用。

（2）改善胃黏膜血流，杀灭幽门螺杆菌及延缓幽门螺杆菌对抗菌药耐药性的产生。

【临床应用】 主要用于消化性溃疡、慢性浅表性胃炎及糜烂性胃炎等消化系统疾病。

【不良反应和注意事项】 服用枸橼酸铋钾后，患者口中可能带有氨味，出现恶心、呕吐、食欲减退、腹泻和便秘等消化道症状。少数患者可有轻微头晕、头痛及失眠等；当血铋浓度过高（$>$ 100μg/L）时，可引起铋性脑病。

【药物相互作用】 与四环素、抗酸药等同时服用，可抑制四环素的吸收，抗酸药会干扰枸橼酸铋钾的作用。

硫 糖 铝

【体内过程】 硫糖铝（sucralfate）口服可释放出 Al^{3+}和八硫酸蔗糖复合离子，胃肠道吸收较少（5%），作用持续时间约 5h。主要经粪便排出，少量以双糖硫酸盐随尿排出。

【药理作用】

（1）保护胃黏膜，促进溃疡愈合。①在酸性环境下，离解为带负电荷的八硫酸蔗糖，与溃疡面带正电荷的渗出蛋白质结合，形成一层薄膜，保护胃黏膜，促进溃疡愈合。②能吸附胃蛋白酶，抑制其活性。治疗剂量时，胃蛋白酶活性可下降约30%。③能吸附唾液中的表皮生长因子，将其浓聚于溃疡处，促进溃疡愈合。④刺激内源性PGE的合成，刺激表面上皮细胞分泌HCO_3^-，保护胃黏膜。

（2）中和胃酸，但作用较弱。

【临床应用】　主要用于消化性溃疡。

【不良反应和注意事项】　较常见便秘。少见或偶见有口干、恶心、消化不良、腹泻、眩晕、昏睡、皮疹、瘙痒及胃痛。长期大剂量使用可引起铝中毒。不宜与多酶片合用。

【药物相互作用】

（1）该药可干扰脂溶性维生素的吸收，可降低口服抗凝血药、地高辛、喹诺酮类药、苯妥英钠、布洛芬、吲哚美辛、氨茶碱、甲状腺素、阿米替林、西咪替丁及四环素等药物的消化道吸收，合用时，使用时间应间隔2h以上。

（2）在酸性环境中起保护胃、十二指肠黏膜作用，不宜与碱性药物合用。

（3）抗胆碱药能缓解该药所引起的便秘及胃部不适等不良反应。

四、抗幽门螺杆菌药

幽门螺杆菌是一种微需氧的革兰氏阴性杆菌，螺旋形，主要分布在胃黏膜组织中，黏附素可使黏膜上皮细胞绒毛断裂，产生机械刺激；能产生蛋白分解酶，分解蛋白质，减弱黏膜屏障作用；依靠尿素酶、空泡毒素蛋白及细胞毒素相关基因蛋白等毒力因子，诱发局部炎症和免疫反应，同时幽门螺杆菌感染能增加胃泌素和胃酸的分泌，从而破坏黏膜的攻击因子与防御因子的平衡状态，引起消化性溃疡。研究报道，67%～80%的胃溃疡和95%的十二指肠溃疡是由幽门螺杆菌引起的。

目前，临床常用的抗幽门螺杆菌药（anti-helicobacter pylori drug）有阿莫西林、庆大霉素、四环素、左氧氟沙星、克拉霉素、甲硝唑、质子泵抑制药及枸橼酸铋钾等。由于大多数抗菌药在胃酸环境中活性较低且不容易穿透黏液层作用于幽门螺杆菌，单用抗菌药疗效较差。为了杀灭幽门螺杆菌，提高消化性溃疡治疗效果，一般选择3～4联疗法联合用药。即质子泵抑制药或铋剂＋两种抗菌药、质子泵抑制药＋铋剂＋两种抗菌药，如阿莫西林＋甲硝唑＋奥美拉唑、阿莫西林＋克拉霉素＋枸橼酸铋钾＋雷贝拉唑等。

第二节　消化功能调节药

消化系统功能紊乱是消化系统功能性疾病。其临床表现为上腹饱胀、嗳气、恶心、呕吐、腹痛、腹泻及便秘等。常用药物有助消化药（digestant）、止吐药（antiemetic）、促胃肠动力药（gastro-kinetic agent）、止泻药、泻药及肝胆疾病用药等。

一、助消化药

助消化药是指能促进胃肠消化的药物，大多数是消化液中的主要成分或者是能促进消化液分泌的药物。常用的助消化药有稀盐酸（dilute hydrochloric acid）、胃蛋白酶（pepsin）、胰酶（pancreatin）、乳酶生（biofermin）及干酵母（dried yeast）等（表26-2）。

表 26-2 常用助消化药

药物	药理作用	临床应用	注意事项
稀盐酸	增加胃液酸度，提高胃蛋白酶活性	用于胃酸分泌不足等消化不良	常与胃蛋白酶合用
胃蛋白酶	在酸性环境下，分解蛋白质	用于胃蛋白酶缺乏导致的消化不良	常与稀盐酸配合使用或做成合剂
胰酶	因含有胰蛋白酶、脂肪酶、淀粉酶，可促进蛋白质、脂肪和淀粉的水解	用于胰液分泌不足及肝、胆、胰腺疾病引起的消化不良	在酸性环境易破坏，多制成肠溶片吞服，与等量碳酸氢钠同服可增加疗效
乳酶生	为乳酸杆菌干燥制剂，在肠道可分解糖类产生乳酸，降低 pH，抑制肠内腐败菌的繁殖，防止蛋白质发酵，减少产气量，发挥助消化及止泻作用	用于肠道菌群失调或肠内异常发酵引起的腹胀、腹泻及消化不良，也可作为长期使用广谱抗生素所致的二重感染的辅助治疗	不宜与抗菌药、收敛药及吸附药等合用
干酵母	为麦酒酵母或葡萄汁酵母的干燥菌体，能参与体内糖、蛋白质、脂肪等的代谢过程和生物转化过程	用于食欲缺乏、消化不良及 B 族维生素缺乏症的辅助治疗	因含有丰富的对氨基苯甲酸（PABA）和酪胺，不宜与磺胺药和单胺氧化酶抑制剂合用；不宜与碱性药物合用；与乳酶生合用，可提高疗效

二、止 吐 药

恶心和呕吐是临床上最常见的消化系统症状。恶心是一种特殊的主观感觉，表现为胃部不适和胀满感，多伴有流涎与反复的吞咽动作；呕吐是一种胃的反射性强力收缩的保护性反射，通过胃、食管、口腔、膈肌和腹肌等部位的协同作用，迫使胃内容物由胃、食管经口腔快速排出体外，主要由前庭器官、胃及十二指肠和延脑 CTZ 等传入神经冲动作用于延脑呕吐中枢而引起。诱发呕吐的因素除胃肠道疾病外，还有前庭功能紊乱、药物及放疗等因素。目前，已知与呕吐反射有关的受体主要有 D_2 受体、H_1 受体、M_1 受体和 5-HT_3 受体等，阻断这些受体可抑制呕吐反射，减轻或防止呕吐的发生。临床上，常用止吐药包括 M 受体阻断药（如东莨菪碱、阿托品等）、H_1 受体阻断药（如苯海拉明、美克洛嗪等）、D_2 受体阻断药（如甲氧氯普胺、多潘立酮及氯丙嗪等）、5-HT_3 受体阻断药（如昂丹司琼、阿洛司琼等）。本部分主要介绍 D_2 受体阻断药和 5-HT_3 受体阻断药。

（一）D_2 受体阻断药

D_2 受体阻断药能够阻断中枢 CTZ 的 D_2 受体，降低呕吐中枢的神经活动，从而达到止吐作用；个别药物还能阻断外周胃肠道 DA 受体，促进胃肠的排空。常用药物有甲氧氯普胺（metoclopramide）、多潘立酮（domperidone）及氯丙嗪（chlorpromazine）等。

甲氧氯普胺

【体内过程】 甲氧氯普胺（metoclopramide）口服有首过效应，生物利用度为 70%，血浆蛋白结合率 13%～22%，容易透过血脑屏障和胎盘屏障，$t_{1/2}$ 为 4～6h，主要经肝脏代谢，其代谢产物主要经肾脏排泄，部分随乳汁排出。

【药理作用】 该药可阻断延髓 CTZ 中 D_2 受体而提高 CTZ 的阈值，起到中枢性镇吐作用；能阻断下丘脑 D_2 受体，抑制催乳素抑制因子，促进泌乳素的分泌；同时还可激动 5-HT_4 受体，但对 5-HT_3 受体有一定抑制作用。

【临床应用】 主要用于消化功能失调、肿瘤的放疗及化疗、脑外伤后遗症、急性颅脑损伤，以及药物作用所引起的恶心、呕吐反应。

【不良反应和注意事项】 较常见镇静、昏睡、倦怠无力。少见便秘、腹泻、睡眠障碍、皮疹及溢乳、男子乳房发育等。注射给药可引起直立性低血压。对晕动病所致呕吐无效；大剂量或长期应用可能因阻断DA受体，使胆碱能受体相对亢进，导致锥体外系反应。

【药物相互作用】

（1）与对乙酰氨基酚、左旋多巴、地西泮、锂化物、氨苄西林及四环素类等药物合用，可增加小肠吸收作用。

（2）与中枢抑制药合用，可增强其镇静作用。

（3）与地高辛合用，可减少胃肠道的吸收。

（4）与吩噻嗪类等可引起锥体外系反应的药物合用，该反应发生率与严重性有所增加。

多潘立酮

多潘立酮（domperidone）属于苯并咪唑衍生物，为外周性 D_2 受体阻断药。

【体内过程】 给药后吸收迅速，口服的生物利用度较低，肌内注射的生物利用度为 90%。血浆蛋白结合率为92%～93%，口服 $t_{1/2}$ 为7～8h；除中枢神经系统外，在体内分布广泛；药物浓度以胃肠道最高，主要以无活性的代谢物形式随粪便和尿排泄。

【药理作用】 该药可选择性地阻断胃肠道外周 D_2 受体，促进胃肠运动；可增强食管蠕动和食管下段括约肌的张力，防止胃食管反流；能促进上胃肠道的蠕动，使其张力恢复正常，促进胃排空，抑制恶心、呕吐，并有效地防止胆汁反流。此外，多潘立酮可升高血清催乳素水平，促进产后泌乳。

【临床应用】

（1）主要用于治疗轻度胃瘫，促进胃的排空。

（2）各种原因引起的恶心、呕吐，尤其用于慢性食后性消化不良的患者，可使餐后上腹胀、上腹痛、嗳气、早饱及恶心、呕吐等症状完全消失或明显减轻。

（3）促进产后泌乳。

【不良反应和注意事项】

（1）偶见口干、便秘、腹泻、头痛、头晕、嗜睡、倦怠、皮疹及神经过敏等。

（2）较大剂量使用，可升高血浆催乳素水平，引起溢乳，男性乳房女性化及乳痛。

【药物的相互作用】

（1）不宜与大环内酯类抗生素如红霉素、唑类抗真菌药如酮康唑、伊曲康唑、人类免疫缺陷病毒（human immunodeficiency virus，HIV）蛋白酶抑制剂类抗艾滋病药物及奈法唑酮等合用。

（2）不宜与抗胆碱能药如溴丙胺太林、山莨菪碱、颠茄片等合用。

（3）不宜与抗酸药、抑制胃酸分泌的药物等同服。

（二）5-HT_3 受体阻断药

该类药物可选择性阻断中枢及迷走神经传入纤维 5-HT_3 受体，产生止吐作用。代表药物有昂丹司琼（ondansetron）、格拉司琼（granisetron）、托烷司琼（tropisetron）和多拉司琼（dolasetron）等。

昂丹司琼

昂丹司琼，又名恩丹西酮。

【体内过程】 口服吸收迅速，分布到全身各组织，生物利用度为60%，$t_{1/2}$ 为3～4h，血浆蛋白结合率为70%～76%，主要经肝脏代谢，其药物及代谢产物大多经肾脏排泄，其次通过粪便排出体外。

【临床应用】 主要用于肿瘤患者放疗及化疗过程引起的呕吐。

【不良反应和注意事项】 不良反应较轻，表现口干、头痛、疲劳、腹胀、腹泻或便秘及皮疹等，偶见支气管哮喘或过敏反应、短暂性无症状氨基转移酶增加。

三、促胃肠动力药

胃动力是指胃部肌肉的收缩蠕动力，包括胃部肌肉收缩的力量和频率。胃动力不足时，胃内容物排空延迟，可引起许多胃肠疾病，表现为恶心、呕吐、饭后腹胀、胃灼热及消化不良等症状。胃肠蠕动受神经和体液的调节。其中 DA、ACh、5-HT 等神经递质发挥着重要作用。阻断 D_2 受体、5-HT_3 受体或激动 5-HT_4 受体，可促进 ACh 释放，激动胃肠道平滑肌的 M 受体，增强胃肠道运动。因此，胃肠促动药包括拟胆碱药、D_2 受体阻断药、5-HT_3 受体阻断药及 5-HT_4 受体激动药。本部分主要介绍 5-HT_4 受体激动药，如西沙必利（cisapride）、莫沙必利（mosapride）、扎考必利（zacopride）及伦扎必利（lurapride 等）。

西 沙 必 利

【体内过程】 口服吸收迅速，1～2h 内达血药浓度峰值，血浆蛋白结合率为 97.5%，$t_{1/2}$ 为 10h。主要通过 CYP3A4 酶经氧化脱烃基和芳香族的羟基化作用被代谢，代谢产物经粪便和尿排泄。

【药理作用】 主要通过兴奋肠肌间神经元的 5-HT_4 受体，促进肌层神经丛中 ACh 释放，刺激胃肠道平滑肌收缩和蠕动。

【临床应用】 主要用于各种原因引起的胃肠道动力障碍，如胃轻瘫、假性肠梗阻、胃食管反流病及上消化道不适等症状。

【不良反应和注意事项】 有轻度短暂头痛或头晕，可能发生瞬时性腹部痉挛、肠鸣或腹泻。偶有出现红疹、瘙痒、荨麻疹及支气管痉挛等过敏反应。

【药物相互作用】 该药主要通过 CYP3A4 酶进行代谢。若同时使用该酶抑制药，可导致血药浓度升高，增加 Q-T 间期和心律失常的危险性。

四、泻　　药

泻药（cathartics）是指能增加肠内水分，促进蠕动，软化粪便或润滑肠道，促进排便的药物。主要用于便秘、清除胃肠道内的毒物及结肠的 X 线或内镜检查等。按其作用机制可分为以下三类。

（一）容积性泻药

大多不易被肠道吸收，借助于渗透压阻止肠道吸收水分，使粪便稀软，增加肠道容积而刺激肠蠕动，产生泻下作用，包括盐类和食物性纤维素类泻药。

1. 盐类泻药 硫酸镁（magnesium sulfate）和硫酸钠（sodium sulfate）是最常见的盐类泻药。大量口服硫酸镁后，在肠道难以吸收的硫酸根和 Mg^{2+} 等形成高渗透压环境，阻止肠内水分的吸收，扩张肠道，刺激肠壁，促进肠道蠕动。此外，镁盐还能引起十二指肠分泌胆囊收缩素，刺激肠液分泌和蠕动。

2. 纤维素类泻药 常见的有乳果糖（lactulose）、甲基纤维素（methylcellulose）、羧甲基纤维素（carboxy methyl cellulose）等，口服后，不被肠道吸收，增加肠内容积并保持粪便湿软，达到通便作用。

（二）滑润性泻药

滑润性泻药可滑润肠管，软化粪便，使粪便易于排过，如液状石蜡（liquid paraffin）、甘油

（glycerin）等，适用于老人和儿童便秘。

（三）接触性泻药

接触性泻药又称刺激性泻药，能直接作用于肠黏膜，影响肠黏膜中水及电解质的吸收，使肠蠕动增强，引起导泻作用的药物。接触性泻药主要作用于大肠，对小肠吸收功能无影响，因此，可用于急性、慢性便秘，包括蒽醌类、酚酞（phenolphthalein）及蓖麻油（castor oil）等。

酚　酞

【体内过程】　口服约有15%被吸收，主要以葡萄糖醛酸化物形式，经尿或随粪便排出，部分还通过胆汁排泄至肠腔，在肠中被再吸收，形成肝肠循环，作用时间延长。

【药理作用】　口服后在肠道内与碱性肠液相遇，形成可溶性钠盐，刺激肠壁内神经丛，直接作用于肠平滑肌，使肠蠕动增加，同时又能抑制肠道内水分的吸收，使水和电解质在结肠蓄积，产生缓泻作用。用药后 6～8h 排出软便，作用温和。

【临床应用】　主要用于急、慢性便秘，X 线及内镜检查或手术前后清洁肠道等。

【不良反应和注意事项】　常见过敏性反应，偶能引起皮炎、药疹、瘙痒、灼痛及肠炎、出血倾向等。长期应用可使血糖升高、血钾降低及对药物产生依赖性。

【药物相互作用】　酚酞与碳酸氢钠及氧化镁等碱性药物合用，可引起粪便变色。

蒽　醌　类

大黄、番泻叶和芦荟等植物中含有蒽醌苷类，口服后被大肠内细菌分解为蒽醌（anthraquinones），能增加结肠推进性蠕动。用药后 6～8h 排便，用于急性、慢性便秘。

五、止　泻　药

腹泻（diarrhea）是一种临床常见症状。患者适当的腹泻可将毒物排出，是机体保护性防御功能的表现，但腹泻剧烈或时间较长，会引起机体脱水和电解质紊乱，甚至发生酸中毒。治疗时，应采取对因治疗与使用止泻药对症治疗并举。止泻药（antidiarrheal agent）是控制腹泻的药物。通过减少肠道蠕动或保护肠道免受刺激而达到止泻作用。按其药理作用可分为以下几种。

（一）保护性止泻药

保护性止泻药通过凝固蛋白质形成保护层，使肠道免受有害因素刺激，减少分泌，起到收敛保护黏膜的作用，如鞣酸（tannic acid）、鞣酸蛋白（tannalbin）及碱式碳酸铋（bismuth subcarbonate）等。

鞣 酸 蛋 白

【药理作用】　口服后在小肠处分解出鞣酸，使肠黏膜表层蛋白凝固，形成一层保护膜，减少渗出，减轻刺激及肠蠕动，兼有收敛的作用。

【临床应用】　适用于急性胃肠炎、各种非细菌性腹泻及小儿消化不良等；也可外用于湿疹、溃疡等治疗。

【不良反应和注意事项】　用量过大可致便秘。

（二）吸附性止泻药

吸附性止泻药通过药物表面的吸附作用而吸附肠道气体、细菌、病毒及毒物等，阻止其被吸收或损害肠黏膜，如药用炭（medicinal charcoal）、白陶土（kaolin）等。

蒙脱石散

【药理作用】 蒙脱石散（montmorillonite powder）主要成分为双八面体蒙脱石粉末，具有层纹状结构及非均匀性电荷分布，对消化道内的细菌、病毒及其产生的毒素有固定、抑制作用；对消化道黏膜有覆盖能力，并通过与黏液糖蛋白相互结合，修复、提高黏膜屏障对攻击因子的防御功能。

【临床应用】 适用于成人及儿童急性、慢性腹泻；作为食道、胃、十二指肠疾病引起的相关疼痛症状的辅助治疗。

【不良反应和注意事项】 偶见便秘，大便干结。

（三）改变肠道运动功能的止泻药

通过提高胃肠张力，抑制肠道平滑肌蠕动而达到止泻的药物。代表药物有吗啡（morphine）、复方樟脑酊（compound camphor tincture）及地芬诺酯（diphenoxylate）等。

地芬诺酯

地芬诺酯（diphenoxylate）又名苯乙哌啶，为哌替啶的衍生物。

【体内过程】 口服吸收迅速，达峰时间约为2h，$t_{1/2}$为2.5h，主要代谢物为地芬诺辛（diphenoxin），其止泻作用比母体强5倍。

【药理作用】 该药对肠道作用类似吗啡，直接作用于肠平滑肌，通过抑制肠黏膜感受器，消除局部黏膜的蠕动反射而减弱蠕动；同时可增加肠的节段性收缩，延长肠内容物与肠黏膜的接触，促进肠内水分的吸收。

【临床应用】 用于急、慢性功能性腹泻及慢性肠炎。

【不良反应和注意事项】 服药后偶见口干、腹部不适、恶心、呕吐、嗜睡、烦躁和失眠等。

六、肝胆疾病用药

（一）胆石溶解药和利胆药

胆汁的基本成分是胆汁酸（包括鹅去氧胆酸、去氧胆酸、熊去氧胆酸和石胆酸等）与胆固醇、磷脂按一定比例组成水溶性胶质微粒。当胆固醇比例过高或不当时，可从胆汁中析出，形成结石，导致胆汁排泄障碍。胆石溶解药能促进胆石溶解。而利胆药是指能促进胆汁分泌或胆囊排空的药物。

目前，临床最常用的口服溶解胆石的药物有两种：鹅去氧胆酸（chenodeoxycholic acid）和熊去氧胆酸（ursodesoxycholic acid）。其作用机制是通过降低胆固醇的分泌，使胆汁去饱和，利用不饱和胆汁的胆固醇溶解作用，使胆石表面的胆固醇分子不断地被溶解，胆石体积逐步缩小直到完全溶解。主要用于胆固醇性胆结石症或以胆固醇为主的混合型胆结石症。最常见的不良反应为腹泻，偶见腹胀、便秘、胃痛、胰腺炎等；部分患者出现皮肤瘙痒、头晕、恶心。

临床常用的利胆药有如下几种。

苯丙醇

【体内过程】 苯丙醇（phenylpropanol）口服吸收迅速，$t_{1/2}$为4～6h，主要分布于肠、肝、胆囊及肾等器官。经肝脏代谢，代谢物及部分原形自胆汁及尿中排泄。

【药理作用】 为强效利胆药。①促进胆汁分泌作用，能增加肝脏血流量，使胆汁中水分及胆酸、胆固醇、胆色素等固体成分均增加，从而改变胆汁稠度。②具有轻度解痉作用，能松弛奥迪括约肌，促使胆汁及胆道小结石排出。③促进脂肪消化，减轻腹胀、腹痛、厌油、恶心等症状，并能增加食欲。④能加速胆固醇转变成胆酸的过程，降低血胆固醇；此外，可降低氨基转移酶、促进肝细胞的再生。

【临床应用】 主要用于胆石症、胆囊炎、胆道感染、胆道运动功能障碍、胆道术后综合征和高胆固醇血症等。

【不良反应和注意事项】 不良反应轻微，偶有恶心、呕吐及腹泻等症状。

去氢胆酸

去氢胆酸（dehydrocholic acid）为胆酸合成衍生物。

【药理作用】 ①促进胆汁分泌。能刺激肝细胞分泌胆汁，增加胆汁容量，使胆道畅通，消除胆汁淤积，并能排除胆道内细小沙石样胆红素结石，防止上行性胆道感染。②促进脂肪的消化及吸收作用。③利尿作用。

【临床应用】 主要用于胆石症、胆囊及胆道功能失调、胆囊切除术后综合征、慢性胆囊炎及某些肝脏疾病和促进胆囊造影剂的排出等。

【不良反应和注意事项】 不良反应表现嗳气、打嗝、腹泻、恶心、皮肤发红、瘙痒。偶可发生喉痉挛、呼吸困难、全身痉挛、直肠及周围皮肤刺激等过敏反应。

（二）肝昏迷用药

肝昏迷是指由严重肝病引起的、以代谢紊乱为基础的中枢神经系统功能失调的综合征，其主要临床表现是意识障碍、行为失常和昏迷。氨中毒是肝昏迷的主要原因，因此减少氨的吸收和加强氨的排出是药物治疗的主要手段，代表药物有左旋多巴（levodopa）、乳果糖（lactulose，半乳糖苷果糖）、谷氨酸及精氨酸等。

左旋多巴

【体内过程】 口服在胃中不吸收，因可被胃黏膜的芳香氨酸脱羧酶代谢，在小肠经主动转运而吸收。空腹服后 1～2h，血药浓度达峰值，$t_{1/2}$ 为 1～3h。外周循环中左旋多巴只有 1%进入中枢转化成 DA 后发挥作用。循环中左旋多巴 95%在肝内转化为 DA，与外周多巴脱羧酶抑制剂合用，可减少左旋多巴用量，使进入中枢的量增多，减少外周 DA 引起的不良反应。

【药理作用】 该药为体内合成 NA、DA 等的前体物质，本身没有药理活性，通过血脑屏障进入中枢，经多巴脱羧酶作用转化成 DA 而发挥药理作用。改善肌强直和运动迟缓效果明显，持续用药对震颤、流涎、姿势不稳及吞咽困难亦有效。

【临床应用】

1. 治疗帕金森病 对轻度、中度病情者效果较好，对重度或老年患者较差。

2. 用于肝昏迷 可使患者清醒，症状改善。肝昏迷可能与中枢递质 DA 异常有关，服用后，可改善中枢功能，同时提高大脑对氨的耐受性。

【不良反应和注意事项】 不良反应较多，主要由于外周产生的 DA 过多引起。

1. 胃肠道反应 表现恶心，呕吐，食欲缺乏，见于治疗初期；用药 3 个月后可出现不安、失眠、幻觉精神症状，还可引起有直立性低血压、心律失常及不自主运动等。

2. “开关”现象 患者突然多动不安是为“开”，而后又出现肌强直运动不能是为“关”，见于年龄较轻患者，约在用药后 8 个月出现。

乳 果 糖

【体内过程】 口服后在小肠几乎不被吸收，以原形到达结肠，继而被肠道菌群分解为乳酸和乙酸，使肠道呈酸性，释放出 H^+，与 NH_3 结合成 NH_4^+，从肠道排出。

【药理作用】 乳果糖能增加小肠内渗透压而导泻，在结肠中使 pH 下降，排出 NH_3，降低血氨。

【临床应用】

1. 慢性或习惯性便秘 调节结肠的生理节律。

2. 肝昏迷 用于治疗和预防肝昏迷或昏迷前状态。

【不良反应和注意事项】 表现腹痛、腹泻、恶心、呕吐等症状。

案例 26-1

1. 案例摘要 患者，男，39 岁，近 2 年来，因饮食不规律，常出现上腹部痛，空腹时明显，吃饭后可缓解，偶有夜间痛醒，伴有腹胀、反酸、胃灼热感及嗳气等症状；就诊 3 日前排黑色粪便，不成形，1 日前出现厌食、恶心、呕吐，呕吐物为咖啡渣样物。查体：体温 36.6℃，呼吸 25 次/分，心率 82 次/分，血压 118/85mmHg，触诊剑突下有压痛。胃镜检查十二指肠球部有 6mm×8mm 溃疡，幽门螺杆菌检验呈阳性。

诊断： 十二指肠溃疡。

治疗： 采用四联疗法给药进行治疗，即阿莫西林 1g/次、雷贝拉唑 10mg/次、克拉霉素 500mg/次，2 次/日，胶体果胶铋 100mg/次，4 次/日。

2. 案例问题

（1）十二指肠溃疡患者的主要临床表现是什么？

（2）十二指肠溃疡发生的病理生理机制是什么？

（3）分析该病四联用药中各种药物联合使用的药理作用及作用机制。

3. 案例分析

（1）提示：该病呈慢性过程，反复或周期性发作，其典型症状为上腹部痛，空腹时明显，吃饭后可缓解，偶有夜间痛醒，伴有腹胀、反酸、胃灼热感及嗳气等症。

（2）提示：消化性溃疡多由幽门螺杆菌感染、长期服药、吸烟、不良饮食、精神波动、遗传等因素引起，其中幽门螺杆菌感染是最主要的原因。其发生取决于黏膜的防御因子与攻击因子的平衡状态。当攻击因子作用强于防御因子作用时便会引发消化性溃疡。

（3）提示：阿莫西林、克拉霉素对幽门螺杆菌的杀灭效果比较理想，可根除幽门螺杆菌；雷贝拉唑抑制胃酸分泌，可提升胃部 pH，提高抗菌药的杀菌作用，同时具有抗幽门螺杆菌的作用，是治疗消化性溃疡的首选药物；胶体果胶铋具有保护胃黏膜，促进上皮屏障功能，从而促进胃黏膜的修复和溃疡的愈合。

（李 振）

第二十七章　作用于内分泌系统的药物

内分泌系统是机体重要的调节系统之一，与神经系统、免疫系统一起调节机体的代谢、生长、发育、生殖、运动、衰老和疾病等过程。内分泌系统包括内分泌器官，如垂体、松果体、甲状腺、甲状旁腺、胸腺及肾上腺等，还包括内分泌组织，如胰腺内的胰岛、睾丸内的间质细胞、卵巢内的卵泡细胞及黄体细胞。由内分泌器官及内分泌腺分泌的激素是高效的生物活性物质，与相应受体结合后，改变受体构象，进一步通过第二信使传递信号，促进蛋白质合成和酶促反应。本章主要介绍的是作用于内分泌系统的药物，包括糖皮质激素类药物、甲状腺激素及抗甲状腺药、胰岛素及口服降糖药。

第一节　糖皮质激素类药物

肾上腺皮质激素（adrenocorticocal hormones）是肾上腺皮质所分泌的激素的总称，属甾体类化合物。肾上腺皮质从外往里可分为球状带、束状带、网状带三部分。球状带细胞分泌盐皮质激素（mineralocorticoid，MC），包括醛固酮（aldosterone）、去氧皮质酮；束状带细胞分泌糖皮质激素（glucocorticoid，GC），主要有氢化可的松等；网状带细胞主要分泌性激素，包括脱氢表雄酮和雄烯二酮，但作用仅为睾酮的 20%。肾上腺皮质激素的合成与分泌受下丘脑-垂体-肾上腺轴反馈调节。临床上常用的皮质激素类药物主要是糖皮质激素类。本章主要讨论的是糖皮质激素及其衍生物。

糖皮质激素类药物的作用随剂量不同而变化。正常生理状态下，机体分泌的糖皮质激素主要影响糖、蛋白质、脂肪的代谢，是机体内非常重要的一类调节分子；在应激状态下，糖皮质激素大量分泌，是机体应激反应最重要的调节激素，对抗内外环境变化导致的强烈刺激；在药理剂量下，糖皮质激素具有抗炎、抗毒、抗过敏、抗休克、非特异性抑制免疫及退热等多种作用。临床常见的糖皮质激素类药物有泼尼松、甲泼尼松、倍他米松、丙酸倍氯米松、得宝松、泼尼松龙、氢化可的松、地塞米松等。

【体内过程】　糖皮质激素类药物口服、注射给药、局部给药均可。氢化可的松入血后约有80%与皮质激素转运球蛋白（transcortin corticosteroid binding globulin，CBG）结合，10%与白蛋白结合。CBG 在肝中合成，雌激素可促进其合成，妊娠期间或雌激素治疗时，血中 CBG 浓度增高而游离的氢化可的松减少，但通过反馈调节，可使游离型者恢复正常水平。肝病患者、肾病患者、甲亢患者、老年人血中 CBG 减少，游离药物增多。结合型的 GC 无生物活性，也不被降解，仅游离型才可发挥作用。在肝脏进行代谢，与葡萄糖醛酸或硫酸结合，可的松和泼尼松需代谢后才有活性，故肝功能障碍者应使用氢化可的松和泼尼松龙。本类药物与肝药酶诱导剂如苯巴比妥、苯妥英钠等合用时需加大剂量。最后大部分在肾脏排泄，小部分随粪便排泄。

【药理作用】　分为基因效应和非基因效应。基因效应需要较长时间，通过糖皮质激素受体（glucocorticoid receptor，GR）发挥作用。GR 由约 800 个氨基酸构成。未活化的 GR 与热休克蛋白（heat shock proteins，HSPs）Hsp70、Hsp90 等形成复合物，处于非激活状态。该复合物与 GC 结合后，受体构象发生改变，Hsp90 解离，GC-GR 复合物入核，与糖皮质激素反应元件（glucocorticoid response element，GRE）或负性糖皮质激素反应元件（negative glucocorticoid respones element，nGRE）结合，引起转录增加或减少，继而通过 mRNA 影响介质蛋白合成。非基因效应是与基因转录无关的效应，通常起效快速，数分钟甚至数秒钟即可通过细胞膜上的受体、非基因的生化效应、胞质受体的受体外成分介导的信号通路等发挥作用。

1. 糖代谢 糖皮质激素类药物可促进肝脏的糖异生和糖原合成，抑制葡萄糖的有氧氧化和无氧酵解，减少葡萄糖在外周脂肪组织、皮肤、结缔组织、胸腺细胞、白细胞等的摄取和利用，降低外周组织对胰岛素的敏感性，升高血糖，甚至出现尿糖，称为肾上腺糖尿或类固醇性糖尿，因此，可使糖尿病患者病情恶化，或使易感者突然发生高血糖。糖皮质激素对葡萄糖代谢的机制尚不完全清楚。

2. 蛋白质代谢 糖皮质激素类药物可促进胸腺、肌肉、骨等组织的蛋白质分解代谢，增加血清中氨基酸含量和尿液中氮的排出，造成负氮平衡。大剂量可抑制蛋白质合成，影响生长发育、伤口愈合，停药后引起肌肉消瘦、骨质疏松、皮肤变薄、伤口愈合延缓。用药时应配合高蛋白饮食，必要时合用蛋白质同化激素。

3. 脂质代谢 糖皮质激素类药物短期使用无明显影响。长期应用激活四肢皮下的脂酶，促进四肢、皮下脂肪分解，面部、躯干部脂肪合成增加，使脂肪重新分布于面部、胸、背、臀部，形成向心性肥胖，表现为“满月脸、水牛背”，呈现面圆、背厚、躯干发胖、四肢消瘦的特殊体型。糖皮质激素还对 β 受体阻断药的脂解作用发挥允许作用，使游离脂肪酸增加。

4. 水和电解质代谢 糖皮质激素类药物有一定的盐皮质激素样作用，主要是对肾小管功能和维持肾小球滤过的允许作用而产生的，表现为保钠排钾，使血容量增加、血压升高。增加肾小球滤过率和拮抗 ADH，减少肾小管对水的重吸收。糖皮质激素还会减少小肠对钙的吸收、抑制肾小管对钙的吸收、促进尿钙排泄，总体使机体钙的储存量降低，长期使用引起骨质疏松。骨质疏松是重要的停药指征之一。

5. 抗炎作用 糖皮质激素有强大的抗炎作用，能对抗各种原因如放射、机械等物理因素，化学，生理，免疫等因素所引起的炎症。在炎症早期可减轻组织液渗出、水肿、毛细血管扩张、白细胞浸润及吞噬反应，从而改善炎症典型的红、肿、热、痛等症状；在后期可抑制毛细血管和成纤维细胞的增生，延缓肉芽组织生成，防止粘连及瘢痕形成，减轻后遗症。由于炎症反应是机体的一种防御功能，炎症后期的反应更是组织修复的重要过程。因此，糖皮质激素在抑制炎症、减轻症状的同时，也降低机体的防御功能，可导致感染扩散、延缓创口愈合等。

糖皮质激素抗炎作用的主要机制是基因效应，糖皮质激素与靶细胞胞质内的糖皮质激素受体结合后影响了参与炎症的一些基因转录而产生抗炎效应。糖皮质激素的靶细胞广泛分布于肝、肺、脑、骨、胃肠平滑肌、骨骼肌、淋巴组织、成纤维细胞、胸腺等处。具体表现为以下几方面。

（1）抑制炎症介质产生和释放：诱导脂皮素-1 生成，抑制磷脂酶 A_2，抑制花生四烯酸的代谢，使 PGI_2、PGE_2、LTs 减少，发挥抗炎的作用；抑制 iNOS 和 COX-2 等促炎细胞因子的表达，阻断相关介质产生，发挥抗炎作用；诱导血管紧张素转换酶的生成，降解缓激肽。

（2）抑制炎性细胞因子 TNF-α、IL-1、IL-2、IL-6、IL-8 产生，抑制黏附分子的表达；直接影响细胞因子和黏附分子发挥作用；增加抗炎介质，如 IL-10、IL-12 等的产生。

（3）诱导炎细胞凋亡，包括参与炎症反应的单核细胞、多形核粒细胞、巨噬细胞、血小板等。

6. 免疫抑制 糖皮质激素类药物作用于免疫过程中多个环节：①抑制吞噬细胞对抗原的吞噬处理；②使敏感动物的淋巴细胞破坏解体，导致血中淋巴细胞减少；③干扰淋巴组织在抗原作用下分裂增殖，阻断致敏 T 细胞所诱发的单核细胞和巨噬细胞募集，从而抑制组织器官移植的排斥反应和皮肤迟发型过敏反应，对自身免疫病也有一定近期疗效。动物实验表明，小剂量糖皮质激素抑制细胞免疫；大剂量干扰体液免疫，与其抑制 B 细胞转化成浆细胞，使抗体生成减少有关，但在人体尚未证实糖皮质激素在治疗剂量时能抑制抗体产生。

7. 抗休克 糖皮质激素类药物已广泛用于各种严重休克，特别是感染中毒性休克，其抗休克作用是抗炎、免疫抑制及抗毒作用等综合作用的结果。抗休克作用机制与下列因素有关：①稳定溶酶体膜，减少心肌抑制因子（myocardial depressant factor，MDF）生成；②提高血管系统对儿茶酚胺类物质的敏感性，抑制舒血管活性物质的产生，降低毛细血管通透性，加强心功能，恢复微循环血流动力学，恢复血压；③扩张痉挛血管，降低血管对某些缩血管物质的敏感性，兴奋心脏；④提高机体对细菌内毒素的耐受力，但无法清除内毒素。

8. 允许作用 有些激素只有在糖皮质激素存在时才能发挥作用，糖皮质激素本身并不具有这些作用。糖皮质激素对有些组织细胞无直接活性，但可给其他激素作用创造有利条件，如胰高血糖素和儿茶酚胺只有在糖皮质激素存在时才能影响物质代谢。糖皮质激素增加儿茶酚胺的血管收缩作用，增加胰高血糖素的升血糖作用。

9. 退热作用 糖皮质激素能直接抑制体温调节中枢，稳定溶酶体膜，减少内源性致热源释放，抑制体温中枢对内热原反应。但不可滥用，以免掩盖症状。

10. 对血液与造血系统的影响 糖皮质激素能刺激骨髓造血功能，使红细胞和血红蛋白含量增加，大剂量可使血小板增多并提高纤维蛋白原浓度，缩短凝血时间；提高中性白细胞数目，但降低其游走、吞噬、消化及糖酵解等功能，减弱对炎症区的浸润与吞噬活动。对肾上腺皮质功能减退者，可使淋巴组织增生，淋巴细胞增多；对肾上腺皮质功能亢进者，可使淋巴细胞减少，淋巴组织萎缩。

11. 对中枢神经系统的影响 糖皮质激素能提高中枢神经系统的兴奋性，出现欣快、激动、失眠等，偶可诱发精神失常。大剂量可致儿童惊厥、癫痫发作。

12. 对消化系统的影响 糖皮质激素能使胃酸和胃蛋白酶分泌增多，提高食欲，促进消化，但大剂量应用可诱发或加重溃疡病。

13. 对骨骼、肌肉系统的影响 糖皮质激素能抑制成骨细胞活力，减少骨中胶原合成，促进胶原和骨基质分解，骨盐不易沉着，骨质形成障碍，同时可促进尿钙排泄，导致骨质疏松。

【临床应用】

1. 替代疗法 用于急性、慢性肾上腺皮质功能减退证（包括肾上腺危象），脑垂体前叶功能减退及肾上腺次全切除术后的替代疗法。

2. 严重感染

（1）严重急性感染，如中毒性菌痢、暴发型流行性脑膜炎、中毒性肺炎、重症伤寒、急性粟粒性肺结核、猩红热及败血症等，在先应用有效的抗菌药治疗感染的情况下，再使用糖皮质激素辅助治疗。由于糖皮质激素可减低机体的防御能力使感染扩散，病毒性感染一般不用糖皮质激素，但严重传染性肝炎、流行性腮腺炎、麻疹和乙型脑炎等可用于症状缓解。

（2）防止某些炎症后遗症，如结核性脑膜炎、脑炎、心包炎、风湿性心瓣膜炎、损伤性关节炎、睾丸炎及烧伤后瘢痕挛缩等，早期应用皮质激素可防止后遗症发生。对虹膜炎、角膜炎、视网膜炎和视神经炎等非特异性眼炎，应用后也可迅速消炎止痛、防止角膜混浊和瘢痕粘连的发生。

3. 免疫疾病

（1）自身免疫性疾病，如风湿热、风湿性心肌炎、风湿及类风湿关节炎、全身性红斑狼疮、结节性动脉周围炎、皮肌炎、自身免疫性贫血和肾病综合征等应用糖皮质激素后可缓解症状。一般采用综合疗法，不宜单用，以免引起不良反应。异体器官移植手术后所产生的排异反应也可应用糖皮质激素进行治疗。

（2）过敏性疾病，如荨麻疹、花粉症、血清热、血管神经性水肿、过敏性鼻炎、支气管哮喘和过敏性休克等，应以肾上腺素受体激动药和抗组胺药治疗，病情严重或无效时，也可应用糖皮质激素辅助治疗，能抑制原抗原-抗体反应所致的组织损害和炎症过程，但不能根治。

4. 休克治疗 感染中毒性休克时，在使用有效的抗菌药治疗下，应及早、短时间突击使用大剂量糖皮质激素，见效后即停药；对过敏性休克，糖皮质激素为次选药，可与首选药肾上腺素合用；对心源性休克，须结合病因治疗；对低血容量性休克，在补液补电解质或输血后效果不佳者，可合用超大剂量的糖皮质激素。

5. 血液病 可用于急性淋巴细胞性白血病、再生障碍性贫血、粒细胞减少症、血小板减少症和过敏性紫癜等的治疗，但停药后易复发。

6. 局部应用 对接触性皮炎、湿疹、肛门瘙痒、牛皮癣等都有疗效。宜用氢化可的松、泼尼松龙或氟轻松，对天疱疮及剥脱性皮炎等严重病例仍需全身用药。

【不良反应和注意事项】 一次单剂量或大剂量的糖皮质激素，实际上并无有害效应，而且在无禁忌证的情况下，短时间（一周以内）用药也未必有害。但治疗时间超过一周，各种不良反应的发生率甚至是重要的致死性效应就会出现，其出现和时间相关，也和剂量相关。应用糖皮质激素的不良反应包括两类：一类是由于停药引起的，另一类是由于连续使用超生理剂量的糖皮质激素引起的。

1. 停药反应

（1）医源性肾上腺皮质功能不全：长期应用后减量过快或突然停药，由于糖皮质激素的反馈性抑制脑垂体前叶对 ACTH 的分泌，可引起肾上腺皮质萎缩和功能不全。肾上腺皮质功能恢复的时间与用药剂量、用药期限和个体差异有关。垂体分泌功能要 3～5 个月才恢复，肾上腺对 ACTH 发生反应的恢复需 6～9 个月，长者要 1～2 年才能恢复，个体差异大。停药后 1 年内遇到应激情况时，应及时给予足量糖皮质激素。

（2）反跳现象与激素戒断综合征：反跳现象是长期用药后因减量太快或突然停药导致原病复发或加重，或出现原有疾病没有的症状，如肌痛、肌强直、关节痛、疲乏无力、情绪消沉等全身症状，但不属于肾上腺皮质功能减退。偶尔伴有脑假瘤，表现为颅内压增高和视盘水肿的临床综合征。戒断综合征可能是患者对激素产生依赖性或病情尚未完全控制所致，恢复使用激素后症状即可消失。常需加大剂量或再行治疗，待症状缓解后，再缓慢减量、停药。

2. 长期大剂量应用引起的不良反应

（1）肾上腺皮质功能亢进综合征：因物质代谢和水盐代谢紊乱导致满月脸、水牛背、向心性肥胖、皮肤变薄、痤疮、多毛、水肿、低血钾、高血压、糖尿等症状。停药后可自行消退，必要时采取对症治疗，如应用抗高血压药、降糖药、氯化钾、低盐、低糖、高蛋白饮食等。

（2）诱发或加重感染：糖皮质激素抑制机体免疫功能，长期应用常可诱发感染或使体内潜在病灶扩散，还可使原来静止的结核病灶扩散、恶化。

（3）可能的消化性溃疡风险：糖皮质激素使胃酸、胃蛋白酶分泌增加，抑制胃黏液分泌，降低胃肠黏膜的抵抗力，可诱发或加剧胃、十二指肠溃疡，甚至造成消化道出血或穿孔。但多数发生消化道出血的患者同时还使用 NSAID，因此，糖皮质激素的致溃疡作用有一定争议。

（4）心血管系统并发症：长期应用可引起高血压和动脉粥样硬化。

（5）肌肉萎缩、伤口愈合迟缓：促进蛋白质分解、抑制其合成。

（6）骨质疏松和骨坏死：糖皮质激素可增加钙、磷排泄，导致骨质疏松，可发生于各个年龄的患者，与治疗剂量和持续时间相关。骨坏死多见于股骨头坏死，也与剂量和用药时间有关，但短期用药也可导致骨坏死。

（7）影响生长发育：儿童服用糖皮质激素可引起生长迟缓，对胎儿发育的影响尚待进一步研究。

（8）精神、行为异常：糖皮质激素可诱导或加重紧张、失眠、精神失常、癫痫等。

（9）孕妇使用偶可致畸胎。

（10）白内障、青光眼：是已确认的糖皮质激素治疗并发症，与剂量和用药持续时间有关，长期用药需要定期进行眼部检查。

【禁忌证】 严重精神病、癫痫、活动性消化性溃疡病、新近胃肠吻合术、骨折、创伤修复期、角膜溃疡、肾上腺皮质功能亢进症、严重高血压、糖尿病、孕妇、抗菌药不能控制的感染（如水痘）、霉菌感染等均为糖皮质激素的禁忌证。当适应证与禁忌证同时并存时，应全面分析，权衡利弊，慎重决定。

【药物相互作用】

（1）NSAID 可加强糖皮质激素的致溃疡作用。

（2）抗癫痫药如苯妥英钠、巴比妥，为肝药酶诱导剂，可加快糖皮质激素类药物在肝脏中的代谢，使药效降低。

（3）与两性霉素 B 合用，会导致或加重低血钾，使真菌病灶扩散。

（4）与呋塞米、吲达帕胺、氢氯噻嗪、碳酸酐酶抑制剂等排钾利尿药合用时，可加重低钾血症，应注意血钾和心脏功能变化。由于可导致水钠潴留会减弱利尿药的排钠利尿作用。

（5）与蛋白质同化激素合用，可增加水肿的发生率，使痤疮加重。

（6）三环类抗抑郁药可使糖皮质激素引起的精神症状加重。

（7）可使糖尿病患者血糖升高，与降糖药合用时，会降低药物的药效，应适当调整降糖药剂量。

（8）与强心苷合用，可增加洋地黄毒性及心律失常的发生。

第二节　胰岛素及口服降糖药

糖尿病是由多种原因引起胰岛素分泌缺陷和（或）胰岛素作用缺陷而导致的以高血糖为特征的代谢性疾病。截至 2017 年，全球已有约 4.25 亿糖尿病患者，中国有约 1.14 亿患者，糖尿病已成为世界第四大致死因素。糖尿病可分为 1 型糖尿病、2 型糖尿病和妊娠糖尿病。1 型糖尿病（type 1 diabetes mellitus，T1DM）的主要特征为胰岛 B 细胞破坏，胰岛素分泌绝对不足，又称胰岛素依赖型糖尿病。2 型糖尿病（type II diabetes mellitus，T2DM）的主要特征为 B 细胞功能低下，胰岛素相对缺乏与胰岛素抵抗，又称胰岛素非依赖型糖尿病。妊娠糖尿病一种为妊娠前已有糖尿病的患者妊娠，称糖尿病合并妊娠；另一种为妊娠前糖代谢正常或有潜在糖耐量减退，妊娠期才出现糖尿病，又称为妊娠期糖尿病。无论何种糖尿病，其长期存在的高血糖状态导致各种组织，特别是眼、肾、心脏、血管、神经的慢性损害、功能障碍，引起各种并发症，最终导致死亡。糖尿病的治疗目标是控制血糖，提高生活质量，防治并发症，降低病死率。

临床上，1 型糖尿病的治疗药物是胰岛素，胰岛素制剂经过不断发展，最初从猪、牛的胰腺中提取制备，后来出现人胰岛素，现在更多使用的是人胰岛素类似物，可分为短效、中效、长效和预混制剂。2 型糖尿病的治疗多从口服降糖药开始，后期如果无效，可加用胰岛素。本节主要介绍胰岛素及口服降糖药。

一、胰　岛　素

1923 年，班廷和麦克劳德因为发现胰岛素而获得诺贝尔生理学或医学奖。至今，胰岛素仍然是治疗糖尿病的重要药物。

胰岛素由胰岛 B 细胞分泌的，由 A、B 两条肽链组成。人胰岛素的 A 链有 11 种 21 个氨基酸，B 链有 15 种 30 个氨基酸，共 16 种 51 个氨基酸组成，A-B 链之间有两个二硫键相连。胰岛素为酸性蛋白质，分子质量为 5808Da。

【体内过程】　胰岛素口服无效，易被胃肠道内的消化酶破坏，故通常采用皮下注射，以前臂外侧和腹壁吸收明显。正常人和对胰岛素反应性正常的糖尿病患者血浆胰岛素的 $t_{1/2}$ 为 5～6min，而产生胰岛素抵抗者的 $t_{1/2}$ 延长。胰岛素以游离单体的形式存在于血液循环，血浆蛋白结合率低。胰岛素代谢快，可在肝脏、肾脏进行代谢，经谷胱甘肽 S-转移酶还原二硫键，A、B 链分离，再由蛋白水解酶水解为氨基酸或短肽。肾脏中的胰岛素酶可将其直接水解。严重肝肾功能不全者影响胰岛素灭活。最终，10%以原形从肾脏进行排泄。

常将胰岛素与碱性蛋白，如精蛋白、珠蛋白等结合，改变其等电点，使其接近体液 pH，从而延长胰岛素的作用时间，并在制剂中加入微量的锌提高其稳定性。这种制剂经皮下或肌内注射后，可在注射部位形成沉淀，再缓慢溶解吸收，达到中效、长效的作用。无碱性蛋白结合的为水溶液，短效制剂。

【药理作用】 胰岛素与细胞膜表面的胰岛素受体结合后发挥作用。胰岛素受体属于受体酪氨酸激酶家族，由两个α亚基和两个β亚基通过二硫键连接。两个α亚基位于细胞质膜的外侧，其上有胰岛素的结合位点；两个β亚基是跨膜蛋白，起信号转导作用。α亚基与胰岛素结合，迅速使β亚基自身磷酸化，并活化酪氨酸激酶，导致一系列蛋白的磷酸化，最终产生一系列生理效应。

胰岛素主要功能是调节糖代谢，维持血糖的稳定，同时也可调节脂肪和蛋白质代谢。

1. 糖代谢 胰岛素可加速葡萄糖的氧化和酵解，促进糖原的合成和储存，抑制糖原分解和糖异生，通过增加去路、减少来源降低血糖。

2. 脂肪代谢 胰岛素能促进脂肪合成并抑制其分解，减少游离脂肪酸和酮体的生成，增加脂肪酸和葡萄糖的转运，使其利用增加。

3. 蛋白质代谢 胰岛素增加氨基酸的转运，促进蛋白质的合成，抑制蛋白质的分解。

4. K^+转运 胰岛素激活 Na^+，K^+-ATP 酶，促进 K^+内流，增加细胞内 K^+浓度，降低血 K^+。

【临床应用】

1. 糖尿病 胰岛素对各型糖尿病均有效。主要用于 1 型糖尿病、2 型糖尿病经饮食控制或用口服降血糖药未能控制者，糖尿病发生各种急性或严重并发症者，如酮症酸中毒及非酮症性高渗性昏迷，糖尿病合并高热、严重感染、妊娠、分娩、甲亢等，以及 1 型、2 型糖尿病患者手术前处理。

2. 细胞内缺钾 胰岛素与葡萄糖、氯化钾组成极化液，促进 K^+进入细胞内，纠正细胞内缺钾或血钾过高，并提供能量，治疗烧伤或防治心肌梗死、严重心律失常。

3. 其他 胰岛素与 ATP、辅酶 A 组成能量合剂，治疗急慢性胰腺炎、肝硬化、心力衰竭、肾炎，增加食欲，恢复体力。

【不良反应和注意事项】

1. 低血糖反应 为胰岛素过量、未按时进食、运动过量所致，严重者引起昏迷、惊厥及休克，甚至脑损伤及死亡。轻者摄食和饮用糖水，严重者静脉注射 50%葡萄糖溶液，或注射胰高血糖素进行解救。

2. 过敏反应 制剂中胰岛素的聚集或变性制剂中的少量污染，或鱼精蛋白、锌、酚等制剂成分可导致过敏现象，但现已应用高纯度制剂，过敏反应已明显减少。一般表现为轻微、短暂的注射部位瘙痒、肿胀和红斑，少数有荨麻疹等血管神经性水肿，偶见过敏性休克。必要时给予抗组胺药或糖皮质激素治疗，或用其他种属动物的胰岛素代替，高纯度制剂或人胰岛素更好。

3. 胰岛素抵抗 分为急性和慢性。急性胰岛素抵抗是由于并发感染、创伤、手术等应激状态导致血中抗胰岛素物质增多，或血中有大量游离脂肪酸和酮体，使葡萄糖摄取利用被抑制，或 pH 降低，减少胰岛素与受体结合，胰岛素作用锐减，需短时间内增加胰岛素剂量，并需要消除诱因，调整酸碱、电解质平衡，可发挥疗效。慢性胰岛素抵抗是指每日胰岛素用量在 200U 以上且无并发症者，原因较为复杂，包括机体产生胰岛素抗体和胰岛素受体抗体、体内抗胰岛素物质增多、胰岛素受体密度或亲和力下降等。

4. 脂肪萎缩 注射部位皮肤发红、皮下硬结和脂肪萎缩，女性多于男性。但现在应用高纯度制剂后较少见。

二、传统口服降糖药

常用的口服降糖药有磺酰脲类、非磺酰脲类、双胍类、噻唑烷二酮类、*α*-葡萄糖苷酶抑制剂等。

（一）磺酰脲类

【体内过程】 磺酰脲类药物在胃肠道吸收迅速完全，与血浆蛋白结合率高，在肝脏中代谢，可氧化为羟基化合物，经肾脏排泄。甲苯磺丁脲口服后3～5h达血药浓度峰值，$t_{1/2}$约为8h，维持6～12h，每日给药3次，代谢物会使尿蛋白测定呈假阳性。氯磺丙脲$t_{1/2}$为36h，部分以原形从肾脏排出，每日服药1次。格列本脲口服后2～6h达血药浓度峰值，$t_{1/2}$约为6h，维持15h，每日给药1～2次。格列吡嗪口服后1～2h达血药浓度峰值，$t_{1/2}$约为4h，维持6～10h，每日给药1～2次。格列齐特$t_{1/2}$约为12h，维持6～15h，95%可在肝脏代谢，5%以原形从肾脏排泄。

【药理作用】 磺酰脲类药物可与磺酰脲受体结合，阻滞ATP敏感的钾通道，阻滞K^+外流，细胞膜去极化，增加电压依赖的钙通道开发，细胞外K^+转移到细胞内，触发胞吐作用和胰岛素释放。长期使用，抑制胰高血糖素分泌，增加靶细胞对胰岛素的敏感性，但对胰岛素分泌的影响不大，可能是与磺酰脲受体下调有关。

1. 降血糖作用 降低正常人血糖，对胰岛功能尚存的患者有效，对1型糖尿病患者或严重糖尿病患者及切除胰腺的动物则无作用。

2. 抗利尿作用 促进血管升压素释放并使其作用增强，具有抗利尿作用，使尿崩症患者尿量减少，但不降低肾小球滤过率。

3. 对凝血功能的影响 第三代磺酰脲类药物具有增加纤溶酶原活性，降低血小板黏附力，减轻或延缓血管并发症的发生的作用。

【临床应用】

1. 糖尿病 用于胰岛功能尚存的2型糖尿病且单用饮食控制无效者。

2. 尿崩症 氯磺丙脲可使患者尿量减少。

【不良反应和注意事项】

1. 低血糖 较严重的不良反应为持久性的低血糖症，常因药物过量所致。老人及肝、肾功能不全者发生率高，故老年人及肾功能不全的糖尿病患者忌用。新型磺酰脲类降糖药较少引起低血糖。

2. 其他 除低血糖外，常见不良反应为胃肠不适，皮肤过敏、嗜睡、眩晕、神经痛，也可导致黄疸和肝损害。少数患者出现白细胞和血小板减少及溶血性贫血，应定期检查肝功能和血常规。

【药物相互作用】

（1）水杨酸、磺胺类、保泰松、双香豆素、甲氨蝶呤等药物的血浆蛋白结合率高，可与磺酰脲类药物竞争结合，使磺酰脲类游离浓度增高，引起低血糖。

（2）消耗性患者血浆蛋白低，黄疸患者胆红素水平高，也可竞争血浆蛋白结合位点，使游离药物增多，引起低血糖。

（3）氯霉素、保泰松为肝药酶抑制剂，合用时也可抑制磺酰脲类药物的代谢，延长$t_{1/2}$，引起低血糖。

（4）乙醇抑制糖原异生，故患者在服药期间饮酒易致低血糖。

（5）氯丙嗪、糖皮质激素、噻嗪类利尿药、口服避孕药均可降低磺酰脲类的降血糖作用。

（二）非磺酰脲类

瑞格列奈

【体内过程】 口服后迅速吸收入血，15min起效，血药浓度1h达峰值，但维持时间短，$t_{1/2}$约为1h。在肝脏进行代谢，92%随胆汁进入消化道随粪便排泄，8%经尿液排泄。

【药理作用】 瑞格列奈依赖于胰岛中有功能的B细胞，通过与不同的受体结合以关闭B细胞膜中ATP-依赖性钾通道，使B细胞去极化，打开钙通道，使Ca^{2+}的流入增加，诱导B细胞分泌胰岛素，并且促胰岛素分泌作用较磺酰脲类快。

本药可作为餐时血糖调节剂，促进患者胰岛素生理性分泌曲线的恢复。

【临床应用】 用于 2 型糖尿病，适合降低餐后高血糖，可在餐前 15min 服用，并且适用于对磺酰脲类过敏者。

【不良反应和注意事项】 低血糖。

（三）双胍类

常用的双胍类药物有二甲双胍、苯乙双胍。二甲双胍不但能降低血糖、不会导致体重增加，还可以降低心血管疾病风险、提高总体生存率。国际糖尿病联盟建议将二甲双胍作为 2 型糖尿病的初始降糖药物。美国糖尿病协会推荐二甲双胍作为 2 型糖尿病患者的一线治疗药物。

【体内过程】 二甲双胍 $t_{1/2}$ 约为 1.5h，不与蛋白质结合，大部分以原形从尿液排出。苯乙双胍的 $t_{1/2}$ 约为 3h，约 1/3 以原形从尿液排出，作用维持 4～6h。

【药理作用】 可降低糖尿病患者的血糖，但对正常人无明显作用。

二甲双胍的作用机制尚未完全清楚，可能是增加组织对葡萄糖的摄取利用，减少肝糖原异生，减少肠道对葡萄糖的吸收，增加周围组织对胰岛素的敏感性，降低胰高血糖素的水平。

【临床应用】 适用于轻度、中度的 2 型糖尿病患者，尤适用于肥胖者、单用饮食控制无效者。常与磺酰脲类或胰岛素合用，治疗重度糖尿病。

【不良反应和注意事项】 常见的不良反应有食欲缺乏、恶心、味苦、腹泻、腹部不适等。由于引起糖酵解增加，抑制肝糖原生成，故可导致乳酸性酸中毒、酮血症。但二甲双胍肝清除迅速，无蓄积，故诱发乳酸中毒罕见，表现为呕吐、腹痛、过度换气、精神障碍等。慢性心、肝、肾病患者及乳酸中毒史者、孕妇禁用。

（四）噻唑烷二酮类

噻唑烷二酮类（thiazolidinediones，TZDs）为一类具有 2，4-二酮噻唑烷结构的化合物，为胰岛素增敏剂，可改善胰腺 B 细胞功能，改善胰岛素抵抗，对 2 型糖尿病及心血管并发症均有显著疗效，常见的药物有吡格列酮、罗格列酮等。

【药理作用】

1. 改善胰岛素抵抗和降低血糖 降低骨骼肌、脂肪组织和肝脏的胰岛素抵抗，提高其敏感性，可降低空腹、餐后血糖，降低胰岛素水平。与磺酰脲类或二甲双胍合用可显著降低胰岛素抵抗，改善胰腺 B 细胞功能。

2. 纠正脂质代谢紊乱 可降低 2 型糖尿病患者的游离脂肪酸、三酰甘油，增加 TC、HDL。

3. 防治血管并发症 抑制血小板聚集、炎症反应和内皮细胞增生，有抗动脉粥样硬化的作用。还可延缓蛋白尿的发生，减轻肾小球的病理改变。

4. 改善胰岛 B 细胞功能 增加胰岛面积、相对密度和胰岛中胰岛素的含量，对胰岛素分泌无影响，减少细胞死亡。

本类选择性激动过氧化物酶增殖受体-γ（peroxisome proliferators-activated receptor-γ，PPARγ），调节胰岛素反应性基因的转录，包括调节葡萄糖转运、产生、利用和脂肪代谢；激活调节外周组织游离脂肪酸代谢的基因，抑制炎性细胞产生，改善代谢综合征，降低对心脏、肾脏的毒性作用。

【临床应用】 可使 2 型糖尿病患者，尤其是产生胰岛素抵抗者的餐后血糖明显降低。

【不良反应和注意事项】 低血糖发生率低，不良反应主要有体重增加、水肿、四肢疼痛，加重心力衰竭。曲格列酮引起肝毒性，已下市。罗格列酮引起心血管事件，在欧洲和美国已下市，但在我国可在评估后使用。吡格列酮可能增加膀胱癌风险，但大部分国家未限制其使用。

（五）*α*-葡萄糖苷酶抑制剂

本类药常用药物有阿卡波糖、伏格列波糖等。

【药理作用】 α-葡萄糖苷酶抑制剂可在小肠上皮刷状缘与碳水化合物竞争水解碳水化合物的糖苷水解酶，减慢碳水化合物水解为葡萄糖的速度并延缓其吸收。

【临床应用】 适用于空腹血糖正常而餐后血糖升高者，可单独使用，也可与其他药物联合使用。

【不良反应和注意事项】 主要有腹胀、腹泻，消化道溃疡、肠炎者不宜使用。

三、新型降糖药

（一）普兰林肽

本品为胰淀粉样多肽（胰淀素）的类似物，是内源性、由B细胞分泌的胰淀素的人工合成类似物，为稳定的水溶性物质，克服天然胰淀素不稳定、易水解、黏稠性大、易聚集的缺陷。

【体内过程】 普兰林肽的绝对生物利用度为30%～40%，达峰时间为20min，$t_{1/2}$为50min，由于是一种多肽，需要注射给药。

【药理作用】 普兰林肽可减慢胃排空，减慢葡萄糖吸收，抑制餐后胰高血糖素的分泌，降低餐后血糖；减少肝糖原生成和释放，减少血糖波动；降低糖化血红蛋白。还能产生饱腹感，减少摄食，可控制体重。可降低血中钙的水平，抑制破骨细胞活性，激活成骨细胞，参与骨代谢。

【临床应用】 1型和2型糖尿病的辅助治疗，可与胰岛素合用，但不能取代胰岛素。用于单用胰岛素、胰岛素和磺酰脲类或胰岛素与二甲双胍联合应用未取得预期疗效的患者。不可用于胰岛素治疗依从性差、自我检测血糖依从性差的患者。

【不良反应和注意事项】 主要是胃肠道反应，还有关节痛、咳嗽、头晕、头痛、疲劳及咽炎。单独不引起低血糖，但与胰岛素合用需加强血糖监测。

（二）以胰高血糖素样肽-1为靶点的药物

胰高血糖素样肽-1（glucagon-like peptide-1，GLP-1）是回肠内分泌细胞分泌的一种脑肠肽，以葡萄糖浓度依赖性方式促进胰岛B细胞分泌胰岛素，并减少胰岛A细胞分泌胰高血糖素，从而降低血糖；可促进B细胞增殖和分化，抑制凋亡，增加其数量；可抑制食欲和摄食，可抑制胃排空，减少肠蠕动，故能够控制摄食，减轻体重。GLP-1在体内可迅速被二肽基肽酶4（dipeptidyl peptidase-4，DPP-4）迅速降解，$t_{1/2}$仅为2min。故针对该靶点开发的药物有GLP-1受体激动药和DPP-4拮抗药。

GLP-1受体激动药

此类药物主要有艾塞那肽（或称为依克那肽，exenatide）、利拉鲁肽（liraglutide）等，为多肽类药物，需皮下注射。

【药理作用】 GLP-1受体激动药可改善胰岛素抵抗，降低高血糖，延缓胃排空，减轻体重。

【临床应用】 血糖控制不充分的2型糖尿病，如采用二甲双胍、磺酰脲类药物，或两药合用治疗不达标的患者。

【不良反应和注意事项】 不良反应主要有恶心、呕吐、腹泻、头痛、消化不良，但不引起低血糖和体重增加。

DPP-4抑制剂

本类药物主要为列汀类药物，常用的有西他列汀、沙格列汀、维格列汀、利格列汀、阿格列汀，可口服。

【药理作用】 抑制DPP-4，保护内源性GLP-1和葡萄糖依赖性促胰岛素释放多肽，促进胰岛素分泌，抑制胰高血糖素分泌，降低血糖。

【临床应用】 适用于血糖控制不好且经常发生低血糖的成年 2 型糖尿病。

【不良反应和注意事项】 主要不良反应为胃肠道不适，头痛。

第三节 甲状腺激素及抗甲状腺药

甲状腺激素包括甲状腺素（thyroxine，T_4）和三碘甲状腺原氨酸（triiodothyronine，T_3），是甲状腺合成和分泌的激素，在人体内有广泛的生理功能，对机体的正常代谢、生长发育至关重要。

该激素分泌过少或生理效应不足，则会导致甲状腺功能减退，儿童表现为呆小症，需要补充甲状腺激素；该激素分泌过多则会导致甲亢，机体各个系统兴奋性增高，全身处于代谢亢进的状态，可用抗甲状腺药或手术进行治疗。

一、甲状腺激素

甲状腺激素的形成经过合成、储存、碘化、重吸收、分解和释放六个过程。

甲状腺腺泡的上皮细胞从血液中摄取氨基酸，在粗面内质网合成甲状腺球蛋白的前体，继而在高尔基复合体形成分泌颗粒，以胞吐方式排放到腺泡腔内储存。

腺泡上皮细胞的碘泵能从血液中主动摄取碘(I^-),将食物和水中摄入的碘在甲状腺主动浓集。I^-在过氧化物酶的作用下活化为活性碘（I^+），与甲状腺球蛋白（thyroglobulin，TG）结合，形成一碘酪氨酸（monoiodotyrosine，MIT）和二碘酪氨酸（diiodotyrosine，DIT）。

在过氧化物酶的作用下，一分子 MIT 和一分子 DIT 偶联形成 T_3，两分子 DIT 偶联形成 T_4。T_3 和 T_4 与甲状腺球蛋白结合，储存于腺泡腔内的胶质中。

在蛋白水解酶的作用下，甲状腺球蛋白分解、释放出 T_3、T_4 进入血液循环，MIT 和 DIT 也从甲状腺球蛋白中同时释放，小部分进入血液循环，经细胞内脱碘酶脱碘，这些碘被甲状腺重新利用。T_4 约占分泌总量的 95%，在外周组织 5′-脱碘酶的作用下，约 36%的 T_4 转变为 T_3。T_3 的生物活性比 T_4 大 5 倍。

甲状腺激素的分泌受多种因素影响。下丘脑分泌促甲状腺激素释放激素（thyrotropin releasing hormone，TRH），促进垂体分泌促甲状腺激素（thyroid stimulating hormone，TSH），TSH 可促进甲状腺激素的合成和释放。应激状态和某些疾病可通过影响 TRH 和 TSH 影响甲状腺素的分泌，T_3、T_4 又可对 TSH 和 TRH 的释放起负反馈调节作用，形成下丘脑-垂体-甲状腺调节轴。此外，自主神经系统也可调节甲状腺活动，交感神经兴奋可促进甲状腺激素的分泌，迷走神经兴奋抑制甲状腺激素的分泌。

【体内过程】 T_3 的口服吸收率高并且稳定，为 90%～95%。T_4 的口服吸收率易受肠内容物的影响而不稳定，为 50%～75%。T_3 和 T_4 的血浆蛋白结合率高，在 99%以上；游离状态比例低，才可进入靶细胞发挥生理功能，部分 T_4 在靶组织内脱碘为 T_3 可发挥作用。T_3 与血浆蛋白的亲和力低于 T_4，游离量为 T_4 的 10 倍，因此 T_3 作用快而强，$t_{1/2}$ 短，而 T_4 作用慢而弱，$t_{1/2}$ 较长。甲状腺激素主要在肝脏、肾脏线粒体中脱碘，并与葡萄糖醛酸或硫酸结合后经过肾脏排泄。甲状腺激素可透过胎盘屏障，也可进入乳汁，因此妊娠期和哺乳期的女性应予以注意。

【药理作用】

1. 维持正常的生长发育 甲状腺激素可促进蛋白质的合成及骨骼和中枢神经系统的生长发育。先天性或幼年时缺乏甲状腺激素则引起呆小病，表现为骨生长停滞而身材矮小、智力低下。因在脑发育期缺乏甲状腺激素，神经元细胞树突、轴突、髓鞘及胶质细胞生长障碍，脑发育不全而智力低下，性器官不能发育成熟，没有正常的生殖功能。T_3、T_4 还可加速胎儿肺部发育，新生儿呼吸窘迫综合征常与 T_3、T_4 不足有关。成人甲状腺功能不全则引起黏液性水肿，表现为水钠潴留、细胞间液增加、大量黏蛋白沉积于皮下组织，中枢神经系统兴奋性降低，记忆力减退等。

2. 促进代谢和产热 甲状腺激素可促进物质代谢，增加耗氧，提高基础代谢率，使产热增多，可能是由于甲状腺激素能增加细胞膜上 Na^{+}-K^{+}泵的合成，并能增加其活性。

甲状腺激素对三大营养物质代谢的作用比较复杂。在正常情况下，甲状腺激素主要促进蛋白质合成，特别是使骨、骨骼肌、肝脏等蛋白质合成明显增加，对生长发育具有重要意义。但甲状腺激素分泌过多，反而使蛋白质，特别是骨骼肌的蛋白质大量分解，因而消瘦无力。在糖代谢方面，甲状腺激素促进小肠黏膜对糖的吸收，促进糖原分解，促进外周组织对糖的利用。由于氧化增加，血糖并不明显升高，但可因糖耐量降低而诱发或加重糖尿病。在脂肪代谢方面，促进脂肪氧化分解过程，从而增加机体的耗氧量和产热量。故甲亢患者因产热多而有怕热、多汗等症状，因分解强而表现为消瘦、易饥饿、乏力。甲状腺功能减退者由于产热少而怕冷，代谢活动也降低。

3. 其他方面 甲状腺激素对于一些器官的活动也有重要的作用。它对维持神经系统的兴奋性有重要的意义。甲状腺激素还可提高交感-肾上腺系统的敏感性，故甲亢患者出现神经过敏、急躁、震颤、心率加快、心排血量增加、血压升高等现象，还可影响生殖功能，对胰岛、甲状旁腺、肾上腺皮质等的内分泌功能也有影响。

【临床应用】

1. 甲状腺功能减退症的替代治疗

（1）呆小病：尽早治疗，则发育仍可正常；如治疗不及时，神经系统缺陷不可恢复，智力仍低下。从小剂量开始，逐渐增大剂量，症状好转时改为维持剂量，有效者应终身治疗，并根据症状调整剂量。

（2）黏液性水肿：从小剂量开始，逐渐增大剂量，症状好转时改为维持剂量。老年人及心血管疾病患者应缓慢增加剂量，防止过量诱发或加重心脏病变。垂体功能低下的患者宜先使用糖皮质激素，再使用甲状腺激素，防止发生急性肾上腺皮质功能不全。黏液性水肿昏迷者应立即注射大量 T_3，清醒后改为口服。

2. 单纯性甲状腺肿 由于缺碘引起的应补碘。原因不明者可给予适量甲状腺激素以补充内源性甲状腺激素的不足，可抑制 TSH 过多，并可缓解或减少甲状腺组织代偿性增生。但甲状腺结节患者应手术治疗。

3. 其他 甲亢患者服用抗甲状腺药时，加服 T_4 有利于缓解凸眼、甲状腺肿大并防止甲状腺功能降低。由于 T_4 不易透过胎盘屏障，不能防止抗甲状腺药剂量过大对胎儿甲状腺功能的影响，所以甲亢孕妇一般不加服 T_4。甲状腺癌手术后使用 T_4，可抑制残余甲状腺癌变组织，减少复发，需用较大剂量。T_3 抑制试验中对摄碘率高者做鉴别诊断用。服用 T_3 后，摄碘率比用药前对照值下降 50%以上者，为单纯性甲状腺肿；小于 50%者为甲亢。

【不良反应和注意事项】 甲状腺激素过量时可出现甲亢的临床症状，如心悸、手震颤、多汗、神经过敏、失眠、体重减轻，重者可出现腹泻、呕吐、发热、脉搏快而不规则，甚至引起心绞痛、心力衰竭、肌肉震颤或痉挛。一旦出现上述现象，应立即停止使用甲状腺激素，用 β 受体阻断药对抗，停药一周后再从小剂量开始使用。

二、抗甲状腺药

抗甲状腺药物（antithyroid drug，ATD）是指能治疗各种原因引起的甲亢的药物。临床上常用的抗甲状腺药有硫脲类、碘及碘化物、β 受体阻断药和放射性碘。

（一）硫脲类

本类分为硫氧嘧啶类和咪唑类，硫氧嘧啶类有甲硫氧嘧啶和丙硫氧嘧啶，咪唑类有甲巯咪唑和卡比马唑。

【体内过程】 硫氧嘧啶口服吸收迅速，血药浓度达峰时间为 1h，生物利用度为 50%～80%，血浆蛋白结合率为 75%，分布于全身组织，在甲状腺中浓度最高，可透过胎盘屏障，也可进入乳汁；硫氧嘧啶约有 60%在肝脏被代谢，部分与葡萄糖醛酸结合后排出体外，$t_{1/2}$为 1.5h。甲巯咪唑$t_{1/2}$为 6～13h，在甲状腺组织中药物浓度可维持 16～24h，其疗效与甲状腺内药物浓度有关，与每日给药量呈正相关。卡比马唑为甲巯咪唑的衍生物，在体内转化为甲巯咪唑发挥作用。

【药理作用】

1. 抑制甲状腺激素的合成 硫脲类药物通过抑制甲状腺过氧化物酶介导的碘的活化、酪氨酸的碘化及偶联过程发挥作用，但对过氧化物酶无直接抑制作用。硫脲类药物可被过氧化物酶氧化，从而夺去碘化反应中的活性氧，影响甲状腺激素的生物合成。本类药物不影响碘的摄取，也不影响已合成的激素的释放和作用的发挥，需待已合成储存的激素消耗后才可显现疗效，故改善症状常需 2～3 周，恢复基础代谢率需 1～2 个月。

2. 抑制外周组织的 T_4 转化为生物活性较强的 T_3 丙硫氧嘧啶可抑制 T_4 在外周组织中脱去 5′位的碘生成 T_3 的过程，可迅速控制血清中生物活性较强的 T_3 水平，为辅助治疗重症甲亢、甲状腺危象时的首选药物。甲巯咪唑对此的作用较弱。

3. 减弱 β 受体介导的糖代谢活动 硫氧嘧啶可减少心肌和骨骼肌上 β 受体的数目，降低腺苷酸环化酶的活性，减弱 β 受体介导的糖代谢活动。

4. 免疫抑制作用 硫脲类药物可抑制免疫球蛋白的生成，减少甲状腺刺激性免疫球蛋白（thyroid stimulating immunoglobulin，TSI），故可控制高代谢症状，还对甲亢病因有一定的治疗作用。

【临床应用】

1. 甲亢的内科治疗 适用于轻症和不宜手术或放射性碘治疗者，如儿童、青少年、术后复发者、年老体弱的中度、重度患者，兼有心、肝、肾、出血性疾病的患者。

2. 甲状腺手术前准备 术前服用硫脲类药物可减少甲状腺次全切除手术患者在麻醉和手术后的并发症及甲状腺危象，使甲状腺功能恢复或接近正常。但可使 TSH 分泌增多，使腺体增生，组织脆而充血，须在手术前两周左右加服大量碘剂。

3. 甲状腺危象的治疗 甲状腺危象（thyroid crisis），又称甲亢危象，是甲状腺毒症急性加重的一个综合征，多发生于较重甲亢未予治疗或治疗不充分的患者。常见诱因有感染、手术、精神刺激等，使大量甲状腺激素突然释放入血，患者表现为高热、大汗、心动过速、烦躁、焦虑不安、谵妄、恶心、呕吐、腹泻，严重患者可有心力衰竭、休克和昏迷等，严重时可致死亡。对于甲状腺危象，应消除诱因、对症治疗，给予大剂量碘剂抑制甲状腺激素的释放，并立即应用较大剂量丙硫氧嘧啶阻止甲状腺激素合成。

【不良反应和注意事项】 3%～12%的患者应用硫脲类药物后发生不良反应，丙硫氧嘧啶和甲巯咪唑的不良反应较少，甲硫氧嘧啶发生较多。

1. 过敏反应 最常见，服药后立即发生或几小时后发生，表现为丘疹、皮肤瘙痒、药疹，少数伴有发热，一般不停药也可消失。

2. 消化道反应 有厌食、呕吐、腹痛、腹泻等，甲硫氧嘧啶偶有味嗅觉改变。

3. 粒细胞缺乏症 最严重的不良反应，应定期检查血常规，注意与甲亢本身引起的白细胞数偏低相区别。

4. 诱发甲状腺肿及甲状腺功能减退 长期用药引起甲状腺激素水平显著降低，反馈性增加 TSH 分泌，引起甲状腺肿大，诱发甲状腺功能减退，若及时发现并停药可恢复。

5. 其他 硫脲类药物可透过胎盘屏障浓集于胎儿甲状腺，孕妇慎用或不用。硫脲类药物还可分泌进入乳汁，哺乳妇女禁用。丙硫氧嘧啶血浆蛋白结合率高，透过胎盘屏障的量相对较少，适合妊娠期甲亢患者。结节性甲状腺肿合并甲亢及甲状腺癌患者禁用。

（二）碘及碘化物

常用的碘及碘化物类药物为复方碘溶液（卢戈液），含碘 5%、碘化钾 10%，还可单用碘酸钾、碘油制剂、碘化钾、碘化钠。

【药理作用】 小剂量碘可预防单纯性甲状腺肿；大剂量碘（6mg/d）抑制甲状腺激素的释放，还能拮抗 TSH 促进激素释放，但不能单独用于甲亢内科治疗。

【临床应用】

1. 甲亢的术前准备 由于大剂量碘能抑制 TSH 促进腺体增生的作用，使腺体缩小变韧、血管减少，利于手术进行及减少出血，故一般术前 2 周给予大剂量复方碘溶液。

2. 甲状腺危象的治疗 可抑制甲状腺激素的释放，同时配合服用硫脲类药物。

【不良反应和注意事项】

1. 一般反应 如咽喉不适、口内金属味、呼吸道刺激、鼻窦炎、眼结膜炎、唾液分泌增多、唾液腺肿大，停药后可消退。

2. 过敏反应 可于用药后立即或几小时内发生，如发热、皮疹、皮炎、血管神经性水肿，严重者有喉头水肿，可导致窒息。停药可消退，加服食盐和增加饮水量可促进碘的排泄，必要时采取抗过敏措施。

3. 诱发甲状腺功能紊乱 长期或大剂量服用碘及碘化物可导致甲亢，已用硫脲类药物控制症状的甲亢患者也可因服用少量碘而复发。碘剂也可以诱发甲状腺功能减退和甲状腺肿。碘剂可进入乳汁，透过胎盘屏障，引起新生儿、婴儿甲状腺功能异常或甲状腺肿，严重者可压迫器官而致命，故孕妇及哺乳期女性禁用。

（三）β 受体阻断药

【药理作用】 无内在拟交感活性的 β 受体阻断药，如普萘洛尔、美托洛尔、阿替洛尔等，可阻断 β 受体，改善甲亢所致心率加快、心肌收缩力增强等交感激活症状。普萘洛尔与氧烯洛尔还可抑制外周 T_4 转化为 T_3，减少 T_3 生成。

【临床应用】 适用于不宜使用抗甲状腺药、不宜手术及放射性碘治疗的甲亢患者。静脉注射可改善甲状腺危象的症状。常与硫脲类药物合用，用于甲状腺术前准备，不会导致腺体增大变脆。

【不良反应和注意事项】 较少，注意防止药物对心血管系统和气管平滑肌的影响。

（四）放射性碘

1942 年，放射性碘（^{131}I）首次用于甲亢的治疗，是一种有效的抗甲状腺药。

【药理作用】 甲状腺细胞对碘化物具有特殊的亲和力，口服一定量的 ^{131}I 后，能被甲状腺大量摄取，^{131}I 在衰变为 ^{131} 氙时，能放射出 β 射线（占 99%）和 γ 射线（占 1%）。前者能选择性地破坏甲状腺腺泡上皮而不影响邻近组织，甲状腺组织能受到长时间的集中照射，腺体被破坏后逐渐坏死，代之以无功能的结缔组织，从而降低甲状腺的分泌功能，使甲亢得以治愈，达到类似甲状腺次全切除手术的目的。后者可在体外测得，用于测定甲状腺的摄碘功能。

【临床应用】

（1）适用于不宜手术或术后复发及硫脲类药物无效或对其过敏的甲亢患者。一般用药一个月开始起效，3～4 个月甲状腺功能可恢复正常。

（2）小剂量可用于测定甲状腺的摄碘功能。

【不良反应和注意事项】

（1）剂量过大易致甲状腺功能低下，可补充甲状腺激素补救。

（2）20 岁以下患者、妊娠、哺乳期女性及肾功能不全者不宜使用。甲状腺危象、重症浸润性突眼症及甲状腺不能摄碘者禁用。^{131}I 是否致癌、致白血病尚未可知。

案例 27-1　　糖尿病的临床表现和诊断及其药物治疗

1. 案例摘要　患者，男，56 岁。身体肥胖，BMI=25.6kg/m^2。平时口渴多饮，消瘦乏力半年。经检查，空腹血糖 10.1mmol/L；餐后 2h 血糖 14.6mmol/L；尿糖（±）；糖化血红蛋白 7.0%；胰岛自身抗体阴性；血压 156/98mmHg；胆固醇 6.3mmol/L；HDL-Ch 0.90mmol/L；LDL-Ch 4.63mmol/L。

2. 案例问题

（1）患者的诊断是什么？

（2）针对此患者的临床治疗药物是什么？

3. 案例分析

（1）提示：患者空腹血糖和餐后 2h 血糖均显著升高，故为糖尿病。由于 1 型和 2 型糖尿病缺乏明确的生化或遗传学指标，只能根据发病年龄、其他伴发疾病、体重、胰岛功能等综合诊断。患者年龄偏大、肥胖、血糖升高，有脂质代谢紊乱、高血压，且胰岛自身抗体阴性，故为 2 型糖尿病可能性较大。

（2）提示：首选二甲双胍，如果效果不佳，可同服磺酰脲类等其他降糖药，如格列本脲等。

（孙　逸）

第六篇 化学治疗药物

第二十八章 抗微生物药物概论

抗微生物药是微生物学及药学的一个重要发展方面。近几十年来，抗生素产业已经飞速发展成为重要的医药工业。抗生素类药物也成为临床中使用最为广泛的药物，其滥用现象也日益严重。

对肿瘤细胞及微生物、寄生虫等病原体所致疾病的药物治疗，统称为化学治疗（chemotherapy）。其中，抗微生物药（antimicrobial drug）是指用于治疗病原微生物所致感染性疾病的药物。此类药物可以选择性地作用于病原微生物，抑制或杀灭病原体而对人体细胞几乎没有损害。抗微生物药主要包括抗菌药（antibacterial drugs）、抗真菌药（anti-fungal drugs）和抗病毒药（antiviral drugs）。

应用各类抗微生物药治疗病原体所致疾病过程中，应注意机体、病原体和药物三者之间的相互关系（图 28-1）。

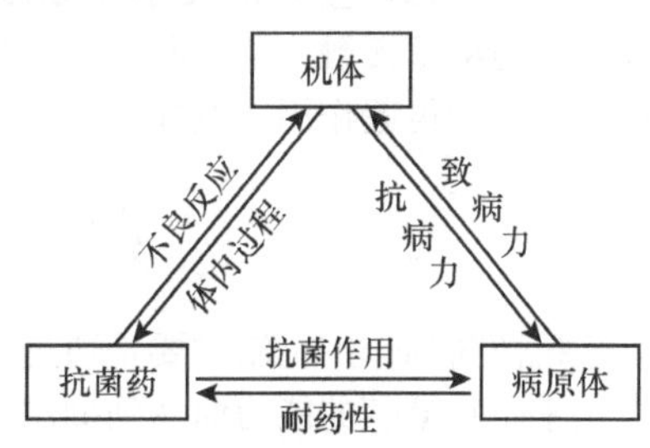

图 28-1 机体、病原体和药物三者之间的相互关系

病原体侵入机体对于疾病发生无疑起着重要的作用，但是病原体并不是决定疾病的唯一因素，机体的抗病能力对疾病的发生与发展过程也有重要作用。当机体的抗病能力强大时，就能战胜病原体的致病作用达到疾病的康复或免于致病。一方面，抗菌药主要是通过抑制或杀灭细菌而发挥作用，是机体免遭致病和促进疾病康复的外来因素，为机体最终消灭病原体与机体痊愈创造有利条件。另一方面，在某种条件下，细菌对药物逐渐不敏感，表现出耐药性，使药物不能发挥其抗菌的药理作用。在抗菌治疗中，药物可产生不良反应，严重者影响患者健康，甚至危及生命。因此，医生不仅应了解机体细胞与病原体的生化代谢特性及病原体对机体可能产生的病理生理学变化，还应熟练掌握抗菌药的药效学、药动学及毒理学，才能充分发挥药物应有的治疗作用并避免不良反应。

第一节 常用术语

抗菌药（antibacterial drugs）是指对细菌有抑制或杀灭作用的药物，包括抗生素和人工合成抗菌药（磺胺类和喹诺酮类等）。

抗生素（antibiotics）是由各种微生物（包括细菌、真菌、放线菌属）产生，能杀灭或抑制其他微生物的物质，抗生素分为天然抗生素和人工半合成抗生素。

抗菌谱（antibacterial spectrum）是指抗菌药的抗菌范围。广谱抗菌药指对多种病原微生物有效的抗菌药，如四环素（tetracycline），氯霉素（chloromycetin），第三代、第四代氟喹诺酮类（fluoroquinolones），广谱青霉素和广谱头孢菌素。窄谱抗菌药是指仅对某种细菌有抗菌作用而对其他细菌无效的药物，如异烟肼（isoniazid）仅对结核杆菌有作用。抗菌药的抗菌谱是临床药物选择的基础。

抑菌药（bacteriostatic drugs）是指仅具有抑制细菌生长繁殖而无杀灭细菌作用的抗菌药，如四环素类、红霉素类、磺胺类等。

杀菌药（bactericidal drugs）是指具有杀灭细菌作用的抗菌药，如青霉素类、头孢菌素类、氨基糖苷类等抗生素。

最低抑菌浓度（minimum inhibitory concentration，MIC）是测定抗菌药抗菌活性大小的一个指标，是指在体外培养细菌 18～24h 后能抑制培养基内病原菌生长的最低药物浓度。

最低杀菌浓度（minimum bactericidal concentration，MBC）是指能够杀灭培养基内细菌或使细菌数减少 99.9%的最低药物浓度。MBC 也是衡量抗菌药抗菌活性大小的指标之一。有些药物的 MIC 和 MBC 很接近，如氨基糖苷类抗生素，有些药物的 MBC 比 MIC 大，如β-内酰胺类抗生素。

化疗指数（chemotherapeutic index，CI）是评价化学治疗药物有效性与安全性的指标，常以化疗药物的 LD_{50} 与治疗感染动物的 ED_{50} 之比（LD_{50}/ED_{50}）来表示，或者用 5%的致死量 LD_5 与 95%的有效量 ED_{95} 之比（LD_5/ED_{95}）来表示。化疗指数越大，表明该药物的毒性越小，临床应用价值越高。

抗菌后效应（post antibiotic effect，PAE）指细菌与抗生素短暂接触，抗生素浓度下降、低于 MIC 或消失后，细菌生长仍受到持续抑制的效应。

首次接触效应（first expose effect）是抗菌药在初次接触细菌时有强大的抗菌效应，再次接触或连续与细菌接触，并不明显地增强或再次出现这种明显的效应，需要间隔相当时间（数小时）以后，才会再起作用。例如，氨基糖苷类抗生素就具有明显的首次接触效应。

第二节　抗菌药的作用机制

抗菌药的作用机制主要是通过特异性干扰细菌的生化代谢过程，影响其结构和功能，使其失去正常生长繁殖的能力而达到抑制或杀灭细菌的作用。细菌结构与抗菌药作用机制见图 28-2。

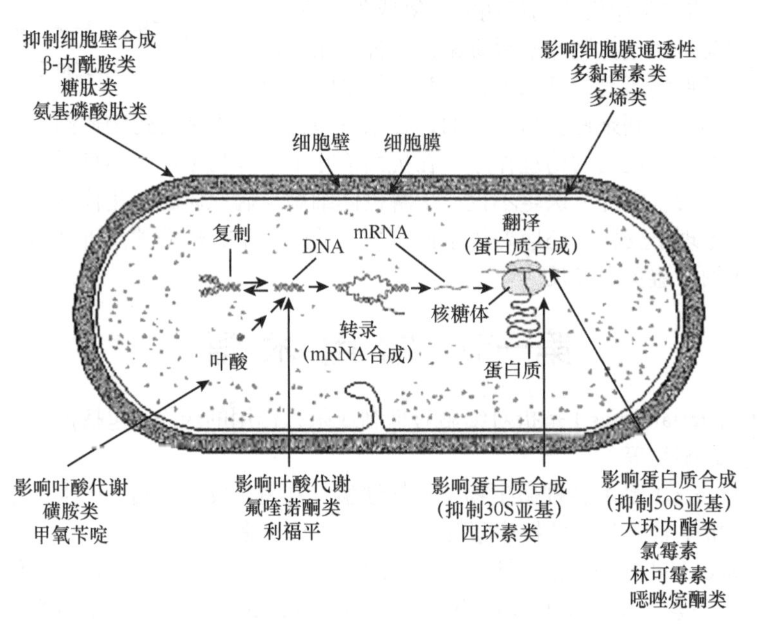

图 **28-2**　细菌结构与抗菌药作用靶位示意图

1. 抑制细菌细胞壁的合成　细菌细胞壁位于细胞质膜之外，是维持细菌细胞外形完整的坚韧结构。细胞壁的主要成分为肽聚糖（peptidoglycan），又称黏肽，它构成网状巨大分子包围着整个细菌。革兰氏阳性（G^+）菌细胞壁坚厚，肽聚糖含量大，占细胞壁干重的 50%～80%，菌体内含有多种氨基酸、核苷酸、蛋白质、维生素、糖、无机离子及其他代谢物，故菌体内渗透压高（可达 20atm，1atm=1.013 25×10^5Pa）。革兰氏阴性（G^-）菌细胞壁比较薄，肽聚糖仅占 1%～10%，类脂质较多，占 60%以上，且胞质内没有大量的营养物质与代谢物，故菌体内渗透压低（约 5atm 左右）。革兰氏阴性菌细胞壁与革兰氏阳性菌不同，在肽聚糖层外具有脂多糖、外膜及脂蛋白等特殊成分。外膜在肽聚糖层的外侧，由磷脂、脂多糖及蛋白质组成，是革兰氏阴性菌对外界的保护屏障，外膜能阻止青霉素等抗生素、去污剂、胰蛋白酶与溶菌酶进入胞内。人和动物细胞无细胞壁结构，也无肽聚糖，故抑制细菌细胞壁合成的药物，对人体细胞无明显毒性作用。例如，青霉素类、头孢菌素类、磷霉素、环丝氨酸、万古霉素、杆菌肽等抗生素便是通过抑制细胞壁的合成而发挥作用的。青霉素与头孢菌素的化学结构相似，都属于β-内酰胺类抗生素，其作用机制之一是该类抗生素可与青霉素结合蛋白（penicillin binding proteins，PBPs）结合，抑制转肽作用，通过阻碍肽聚糖的交叉联结，导致细菌细胞壁缺损，丧失屏障作用，使细菌细胞肿胀、变形、破裂而死亡。

2. 改变胞质膜的通透性 革兰氏阴性菌外膜含有丰富的脂多糖内毒素。因此，带正电荷的多黏菌素类抗生素可与带负电荷的脂多糖结合，导致细菌外膜的通透性增加，使得菌体内的蛋白质、核苷酸、氨基酸、糖和盐类等外漏，从而使细菌死亡。达托霉素与 Ca^{2+} 结合，发挥阳离子肽样作用，通过静电作用与细胞膜上的酸性脂质结合而插入细胞膜，导致细胞膜脂质寡聚化，形成离子通道，使细胞内离子如 K^+ 外溢，导致细胞死亡。真菌细胞膜含有大量固醇类物质，抗真菌药物制霉菌素和两性霉素 B 等多烯类抗生素能与固醇类物质结合，使胞膜通透性增加，真菌内的蛋白质、氨基酸、核苷酸等菌体内的重要生命物质外漏造成真菌死亡。

3. 抑制蛋白质的合成 核糖体是蛋白质的合成场所。细菌的核糖体为 70S 复合物，由 30S 和 50S 亚基组成，而哺乳动物的核糖体则是 80S 复合物，由 40S 和 60S 亚基构成，因此人体细胞的核糖体与细菌核糖体的生理、生化功能不同，抗菌药在临床常用剂量能选择性影响细菌蛋白质的合成而不影响人体细胞的蛋白质的合成。抑制细菌蛋白质合成的抗菌药有大环内酯类、林可霉素类、四环素类、氯霉素类、氨基糖苷类、达托霉素等，但它们的作用点有所不同，而且只有氨基糖苷类产生杀菌效应。

细菌蛋白质的合成包括起始、肽链延伸及合成终止三阶段，在细胞质内通过核糖体循环完成。抑制蛋白质合成的药物分别作用于细菌蛋白质合成的不同阶段：大环内酯类、林可霉素类、达托霉素、氯霉素类能与细菌核糖体 50S 亚基结合，抑制蛋白质合成。四环素能与核糖体 30S 亚基结合，阻止氨基酰 tRNA 向 30S 亚基的 A 位结合，从而抑制蛋白质合成。氨基糖苷类抗生素（链霉素等）影响蛋白质合成的全过程，对起始、延伸、终止阶段都有抑制作用，并且能导致蛋白质密码子的错配，抑制蛋白质的合成，其对细菌的致死效应可能与大量氧自由基产生有关。

4. 影响核酸和叶酸代谢 喹诺酮类药物抑制拓扑异构酶Ⅱ（topoisomeraseⅡ，gyrase，DNA 回旋酶）和拓扑异构酶Ⅳ（topoisomerase Ⅳ）的作用，影响 DNA 的复制。拓扑异构酶Ⅱ是喹诺酮类药物影响革兰氏阴性菌的主要靶位，而拓扑异构酶Ⅳ是喹诺酮类药物影响革兰氏阳性菌的主要靶位。利福平（rifampicin）特异性地抑制细菌 DNA 依赖的 RNA 多聚酶，阻碍 mRNA 的合成而杀灭细菌。叶酸是细菌合成核苷酸的必需物质，细菌不能利用环境中的叶酸（folic acid），而必须自身合成叶酸供菌体使用。细菌以蝶啶、对氨苯甲酸（PABA）为原料，在二氢叶酸合成酶作用下生成二氢叶酸，二氢叶酸在二氢叶酸还原酶的作用下形成四氢叶酸，四氢叶酸作为一碳单位载体的辅酶参与了嘧啶核苷酸和嘌呤核苷酸的合成。磺胺类药物与 PABA 结构相似，可与 PABA 竞争二氢叶酸合成酶，影响细菌体内的叶酸代谢，造成细菌体内核苷酸合成受阻，导致细菌生长繁殖不能进行。

第三节 细菌的耐药性

细菌的耐药性（resistance）又称为抗药性，是指在常规治疗剂量下细菌对药物的敏感性下降甚至消失，导致药物对耐药菌的疗效降低或无效的现象。

1. 耐药性的种类　耐药性可分为固有耐药（intrinsic resistance）和获得性耐药（acquired resistance）。

固有耐药性又称天然耐药性，是由细菌染色体基因决定的代代相传、不会改变的耐药特性，如肠道革兰氏阴性杆菌因其细胞壁结构缺少青霉素作用靶点而对青霉素天然耐药。

获得性耐药是由于细菌与抗生素接触后，通过质粒介导等途径产生生理结构或代谢途径等改变，使其不被抗生素杀灭的耐药现象。例如，金黄色葡萄球菌（金葡菌）可产生β-内酰胺酶破坏β-内酰胺类抗生素结构而对其产生耐药性。细菌的获得性耐药可因不再接触抗生素而消失，也可由质粒将耐药基因转移给染色体而代代相传，转变成为固有耐药。

2. 耐药的机制　细菌耐药性的产生机制主要包括产生灭活酶、作用靶位改变、改变细菌外膜通透性、增强主动外排系统、改变代谢途径、出现牵制机制、形成生物膜等。

（1）产生灭活酶：灭活酶的产生是细菌耐药性产生的最常见机制。灭活酶通过破坏抗菌药的结构，使得抗菌药在到达作用靶点之前即被酶破坏而失去抗菌作用。灭活酶主要包括水解酶和合成酶两种。

1）水解酶：目前发现的水解酶主要是可水解β-内酰胺类抗生素的β-内酰胺类酶（β-lactamase），其中水解青霉素的酶又称为青霉素酶，水解头孢菌素的酶则称为头孢菌素酶，它们通过破坏β-内酰胺类抗生素中与靶点结合的β-内酰胺键，使药物结构破坏而丧失抗菌作用。

2）合成酶：又称钝化酶。可催化某些基团结合到抗菌药的氨基或羟基上，使抗菌药失活，如氨基糖苷类钝化酶有乙酰化酶、腺苷化酶和磷酸化酶，这些酶的基因经质粒介导合成，可以将乙酰基、腺苷酰基和磷酰基连接到氨基糖苷类的氨基或羟基上，使氨基糖苷类的结构改变而失去抗菌活性。

3）其他酶类：细菌可产生氯霉素乙酰转移酶灭活氯霉素；产生酯酶灭活大环内酯类抗生素；产生核苷转移酶灭活林可霉素。

（2）抗菌药作用靶位改变：①改变与抗生素结合部位的靶蛋白，降低与抗生素的亲和力，使抗生素不能与其结合，导致抗菌活性降低。例如，肺炎链球菌对青霉素的高度耐药就是通过此机制产生的。②细菌产生抗生素难以结合的新的靶蛋白，导致耐药性。例如，耐甲氧西林金葡菌会产生青霉素结合蛋白2a（PBP2a），而这是敏感菌没有的。③靶蛋白数量增加，即使药物存在时仍有足够量的靶蛋白可以维持细菌的正常功能和形态，导致细菌继续生长、繁殖，从而对抗菌药产生耐药。例如，肠球菌对β-内酰胺类的耐药性是既产生β-内酰胺酶又增加青霉素结合蛋白的量，一方面降解β-内酰胺抗生素；另一方面也降低抗生素与靶点的亲和力，形成多重耐药机制。

（3）改变细菌外膜通透性：很多广谱抗菌药都对铜绿假单胞菌无效或作用很弱，主要是抗菌药不能进入铜绿假单胞菌体内，故产生天然耐药。细菌接触抗生素后，可以通过改变通道蛋白（porin）的性质和数量来降低细菌的膜通透性而产生获得性耐药。正常情况下细菌外膜的通道蛋白以OmpF和OmpC组成非特异性跨膜通道，允许抗生素等药物分子进入菌体，当细菌多次接触抗生素后，菌株发生突变，产生OmpF蛋白的结构基因失活，引起OmpF通道蛋白丢失，导致β-内酰胺类、喹诺酮类等药物进入菌体的量减少。在铜绿假单胞菌中还存在特异的OprD蛋白通道，该通道允许亚胺培南进入菌体，而当该蛋白通道丢失时，同样产生特异性耐药。

（4）增强主动外排系统：细菌存在天然的外排系统（又称外排泵），可将抗菌药排出菌体。革兰氏阳性菌与革兰氏阴性菌均存在不同的外排泵，但是外排泵的增强在革兰氏阴性菌中具有更重要的地位。由于外排泵的底物选择性低，常导致多重耐药。例如，耐药节结细胞分化家族（resistance-nodulation- cell division family，RND）的AcrAB-ToIC外排泵过度表达在大肠杆菌对多种抗菌药的耐药中发挥着重要作用。

（5）改变代谢途径：对磺胺类耐药的细菌可自行摄取外源性叶酸，或增大氨基苯甲酸的产生。

（6）出现牵制机制（trapping mechanism）：β-内酰胺酶与青霉素类、头孢菌素类等牢固结合，使其停留在胞质外间隙，导致药物不能进入靶位发挥作用。

（7）形成生物膜（bacterial biofilm）：细菌生物被膜是多细菌在生长过程中附着于固体表面而形成的特殊膜状结构，可阻止抗菌药进入被膜内的细菌，从而导致耐药性的产生。

3. 耐药基因的转移方式　耐药基因的转移方式包括垂直和水平转移两种方式。

天然耐药菌的耐药基因存在于细菌的染色质，该基因可通过细菌的繁殖传给下一代细菌，这种转移称为垂直转移。获得性耐药基因则往往存在于染色质外，耐药基因通过水平转移方式在细菌间传播，即通过突变、转导、转化、接合等方式将耐药性从供体细胞转移给其他细菌。

（1）突变（mutation）：对抗生素敏感的细菌因编码某个蛋白质的基因发生突变，导致蛋白质结构的改变，不能与相应的药物结合或结合能力降低。突变也可能发生在负责转运药物的蛋白质基因、某个调节基因或启动子，从而改变靶位、转运蛋白或灭活酶的表达。喹诺酮类（回旋酶基因突变）、利福平（RNA 聚合酶基因突变）耐药性的产生都是通过突变而引起的。

（2）转导（transduction）：转导由噬菌体完成，由于噬菌体的蛋白质外壳上掺有细菌 DNA，如这些遗传物质含有药物耐受基因，则新感染的细菌将获得耐药，并将此特点传递给后代。

（3）转化（transformation）：敏感细菌将环境中的游离 DNA（来自其他细菌）整合到其基因组 DNA 中，使其表达的蛋白质发生部分的改变，这种转移遗传信息的方式称为转化。肺炎球菌耐青霉素的分子基础即是转化的典型表现，耐青霉素的肺炎球菌产生不同的青霉素结合蛋白（PBPs），该 PBPs 与青霉素的亲和力低。对编码这些不同的 PBPs 的基因进行核酸序列分析，发现有一段外来的 DNA。

（4）接合（conjugation）：细菌间通过性菌毛或桥接进行基因传递的过程。编码多重耐药基因的 DNA 可经此途径转移，它是耐药扩散的极其重要的机制之一。可转移的遗传物质中含有质粒的两个不同的基因编码部位，一个编码耐药部分，称为耐药决定质粒（resistance determinant plasmid）；另一个称为耐药转移因子（resistance transfer factor），含有细菌接合所必需的基因。两个质粒可单独存在，也可结合成一个完整的 R 因子。某些编码耐药性蛋白的基因位于转座子，可在细菌基因组或质粒 DNA 的不同位置间跳动，即从质粒到质粒，从质粒到染色体，从染色体到质粒。

由于耐药基因以多种方式在同种和不同种细菌之间移动，促进了耐药性及多重耐药性的发展。多重耐药性已成为一个世界范围内的问题，即使新的抗菌药不断涌现，仍追不上细菌耐药性的产生。因此临床医生必须熟练掌握抗菌药的适应证，合理用药，降低耐药的发生率和危害性。

4. 控制细菌耐药的措施　细菌产生耐药性是使用抗菌药的必然结果，细菌对多种抗菌药耐药称为多重耐药（multi-drug resistance，MDR），又名多药耐药。细菌的多重耐药问题已经成为全球关注的热点，也是近年来研究和监测的重点。

（1）防止滥用、合理应用：临床医务工作者必须严格掌握使用抗菌药的适应证，根据药动学、药效学参数制订个体化用药方案。要避免长期使用一种或某几种抗菌药，可用一种抗菌药控制的感染绝不使用多种抗生素联合；窄谱抗菌药可控制的感染不用广谱抗菌药；严格掌握抗菌药的预防使用、局部使用的适应证，避免滥用；医院内应对耐药感染的患者采取相应的消毒隔离措施，防止细菌的院内交叉感染。

（2）加强细菌耐药的监测：为了掌握临床感染菌群的分布及耐药性变迁趋势，应重视采集感染标本进行微生物检验和药物敏感性试验，有助于明确病原诊断、发现耐药菌株和正确选用药物。

（3）加强抗菌药使用的监管：为保障患者用药安全及减少细菌耐药性，我国卫生部在 2004 年制定了《抗菌药物临床应用指导原则》，提出了抗菌药临床应用的管理办法，要求购买抗菌药必须有医生的处方，任何人不得在药店随意购买，这也是我国制定的第一部关于抗菌药临床应用的指导性文件。

第四节 抗菌药的合理应用

抗菌药的应用涉及临床各科，正确合理应用抗菌药是提高疗效，降低不良反应及减少或延缓细菌耐药性发生的关键。

1. 尽早确定病原菌 在患者出现症状之时，应尽早从患者的感染部位、血液、痰液等取样培养分离致病菌，并对其进行体外抗菌药敏感试验，从而有针对性地选用抗菌药。

2. 诊断为细菌性感染者，方可应用抗菌药 如果缺乏细菌及病原微生物感染的证据，不宜盲目应用抗菌药。

3. 按适应证选药 各种抗菌药有不同的抗菌谱，即使有相同抗菌谱的药物也存在药效学和药动学的差异，故各种抗菌药的临床适应证亦有所不同。要按照药物的抗菌作用特点及其体内过程特点选择用药。

治疗方案应综合患者病情、病原菌种类和抗菌药特点制订品种选择、给药剂量和给药途径等。此外，选药时，还应考虑患者的全身状况和肝肾功能的状态，病原菌对拟选药物产生耐药性的可能性，药物不良反应，药源及药品价格等诸多方面的因素，再制订出科学的用药方案。

4. 抗菌药的预防应用 预防性用药只对预防1种或2种特定病原菌入侵体内引起的感染，适用于某些临床证实有一定效果的情况，如风湿热复发、流脑、结核病、疟疾、菌尿症、肺孢子菌病、霍乱、脑脊液鼻漏等。

5. 抗菌药的联合应用

（1）联合用药的适应证：①不明病原体的严重细菌性感染，为扩大抗菌范围，可选联合用药，待细菌诊断明确后即调整用药。②单一抗菌药不能控制的感染，如腹腔穿孔所致的腹膜感染。③结核病、慢性骨髓炎需长期用药治疗者。④联合用药可降低毒性反应时。例如，两性霉素在治疗隐球菌脑炎时可合用氟胞嘧啶，减少两性霉素的毒性反应。大剂量青霉素治疗细菌性脑膜炎时可加入磺胺等联合用药，利用药物的协同作用而减少用药剂量和提高疗效，从而降低药物的毒性和不良反应。

（2）联合应用的可能效果：目前，一般将抗菌药作用性质分为四大类型：第一类为繁殖期杀菌药（Ⅰ），如β-内酰胺类抗生素；第二类为静止期杀菌药（Ⅱ），如氨基糖苷类、多黏菌素类抗生素等，它们对繁殖期、静止期细菌都有杀菌作用；第三类为快速抑菌药（Ⅲ），如四环素类、大环内酯类；第四类为慢速抑菌药（Ⅳ），如磺胺类药物等。

在体外或动物试验中可以证明，联合应用上述两类抗菌药时，可产生协同、拮抗、相加、无关或相加四种效果。为达到联合用药的目的，需根据抗菌药的作用性质进行恰当配伍，如下所示。

Ⅰ类、Ⅱ类药物联合应用可获协同作用，如青霉素与链霉素或庆大霉素配伍治疗肠球菌心内膜炎，是由于属Ⅰ类抗菌药的青霉素破坏细胞壁而使Ⅱ类抗菌药链霉素、庆大霉素易进入细菌细胞内靶位的缘故；Ⅰ类、Ⅲ类药物联合应用时，由于Ⅲ类抗菌药迅速抑制蛋白质的合成而使细菌处于静止状态，造成Ⅰ类抗菌药的抗菌活性减弱的拮抗作用，如青霉素与四环素类合用；Ⅰ类、Ⅳ类抗菌药合用时，Ⅳ类抗菌药对Ⅰ类抗菌药不会产生重要影响而往往产生相加作用，如青霉素与磺胺合用治疗流行性脑膜炎可提高疗效；Ⅱ类、Ⅲ类抗菌药合用，可产生相加和协同作用；Ⅲ、Ⅳ类抗菌药合用，也可获得相加作用。

6. 防止抗菌药的不合理使用 ①病毒感染：抗菌药对病毒通常无治疗作用，除非伴有细菌感染或继发感染，一般不应使用抗菌药。②原因未明的发热患者：对于发热最重要的是发现病因，除非伴有感染，一般不用抗菌药治疗，否则会因掩盖典型的临床症状和难于检出病原体而延误正确的诊断和治疗。③除非皮肤感染必须局部应用抗菌药，应尽量避免皮肤黏膜的局部应用，否则可引起细菌耐药和过敏反应的发生。④剂量要适宜，疗程要足够。过小的剂量达不到治疗的目的且易产生耐药性；剂量过大，易产生严重的不良反应，疗程过短可导致疾病复发或转为慢性感染。

7. 根据患者生理病理因素合理应用抗菌药 ①肾功能减退：应避免使用主要经肾排泄的而对肾有损害的抗菌药。②肝功能减退：避免使用主要经肝代谢的而对肝脏有损害的抗菌药。③对新生儿、儿童、孕妇和哺乳期妇女用药要谨慎，一定要选用安全的抗菌药。应考虑到新生儿期一些重要器官尚未完全发育成熟，且其生长发育随日龄增加而迅速变化，因此对抗菌药的使用在不同阶段应遵循不同的用药方案和原则，按日龄调整给药方案。新生儿和小儿应避免使用影响生长发育的药物。孕妇和哺乳期妇女用药应考虑药物对母体、胎儿和幼儿的影响。④老年患者：应考虑到老年人组织器官呈生理性退行性改变，免疫功能也减退，尤其是高龄患者接受主要自肾排出的抗菌药时，应按轻度肾功能减退情况减量给药。

案例 28-1　　支原体感染的临床表现、诊断及治疗

1. 案例摘要 患者，男，28 岁，咳嗽发热 20 余日来院就诊。患者入院前曾自用过左氧氟沙星，病情未见好转。患者既往体健，无不良嗜好。查体：体温 38.5℃，脉搏 92 次/分，血压 110/70mmHg，听诊双肺呼吸音清，心律齐，心脏无杂音，腹部查体（–）。影像学检查：CT 示肺支气管扩张。实验室血常规检查：白细胞 8.0×10^9/L，淋巴细胞计数增加（65%），中性粒细胞减少（25.2%），初步诊断为气管炎。

入院后医嘱如下：①静脉滴注头孢呋辛钠 1.5g，每日 3 次；②呼吸道病原体抗体检查。次日病原学检查回报为肺炎支原体抗体（IgM）阳性。调整治疗方案，改为口服阿奇霉素，首次剂量 0.5g，以后为 0.25g，每日 1 次。入院 4 日后患者体温基本恢复正常，7 日后治愈出院。

2. 案例问题

（1）该患者入院后使用头孢呋辛钠，为何病原学检查回报后改用阿奇霉素？

（2）阿奇霉素有哪些药动学上的优点？

（3）大环内酯类抗菌药的抗菌谱是什么？

3. 案例分析

（1）提示：头孢呋辛钠为第二代头孢菌素类抗生素，适用于某些敏感菌引起的感染，但对支原体引起的感染无效。而阿奇霉素为大环内酯类抗生素，对支原体感染效果好。

（2）提示：阿奇霉素为唯一半合成的十五元环大环内酯类抗生素，口服吸收快，在胃酸中稳定性增加，生物利用度高，组织分布广，血浆蛋白结合率低，细胞内游离浓度较同期血药浓度高 10～100 倍，$t_{1/2}$ 长达 35～48h，为大环内酯类中最长者，每日只需一次给药。

（3）提示：大环内酯类抗菌药抗菌谱广，对大多数革兰氏阳性菌、部分革兰氏阴性菌及一些非典型致病菌均有强大的抗菌作用。主要对大多数经呼吸系统传播的病原微生物有强抗菌活性，如金葡菌（包括耐药菌）、表面葡萄球菌、肺炎链球菌、脑膜炎奈瑟菌、肺炎支原体、白喉棒状杆菌、百日咳鲍特菌、嗜肺军团菌、肺炎克雷伯菌、肺炎衣原体；对部分其他途径传播的病原微生物也有较强的抑制作用，如肠球菌、杜克嗜血杆菌、炭疽杆菌、淋病奈瑟菌、沙眼衣原体等。

（吴宜艳）

第二十九章　抑制细菌细胞壁合成的抗生素及多肽类抗生素

β-内酰胺类抗生素（β-lactams antibiotics）系指化学结构中具有β-内酰胺环的一类抗生素，是现有的抗生素中使用最广泛的一类，包括临床最常用的青霉素类、头孢菌素类，和新发展的头霉素类、碳青霉素类、氧头孢烯类、单环β-内酰胺类，以及β-内酰胺酶抑制药等。此类抗生素具有杀菌活性强、毒性低、适应证广及临床疗效好的优点。本类药物化学结构的改变，形成了许多不同抗菌谱和抗菌作用及具有各种临床药理学特性的抗生素。

各种β-内酰胺类抗生素的作用机制均相似，都能抑制细胞壁黏肽合成酶，即青霉素结合蛋白（penicillin binding proteins，PBPs），从而阻碍细胞壁黏肽合成，使细胞壁缺损，菌体膨胀裂解死亡。由于哺乳动物没有细胞壁，不受β-内酰胺类药物的影响，因而本类药具有对细菌的选择性杀菌作用，对宿主毒性小。

第一节　细菌细胞壁合成过程概述

细胞壁是细菌特有结构，位于细胞质膜之外，坚韧而有弹性，能维持细菌外形和保护细菌免受低渗的破坏，并与细胞膜共同进行细菌与外周环境的物质交换。细胞壁的主要成分为肽聚糖（peptidoglycan），由肽和聚糖两部分组成，聚糖由*N*-乙酰葡糖胺和*N*-乙酰胞壁酸以β-1，4糖苷键相互间隔连接而成。肽有肽尾和肽桥两部分，肽尾是由4个氨基酸连接而成的短肽链连接在*N*-乙酰胞壁酸分子上，肽桥是将相邻肽尾相互交联形成高强度的网状结构，不同细菌的肽桥类型不同。

肽聚糖又称黏肽，在细菌中的生物合成根据功能区域大体分为3个阶段（图29-1）。第1阶段是细菌以氨基酸和葡萄糖为原料合成肽聚糖单体；第2阶段是肽聚糖单体发生聚合形成一级结构的肽聚糖多聚体；第3阶段是肽聚糖多聚体相互交联形成网状结构。第1阶段发生在细胞质中；第2阶段由脂类介导发生在细胞质膜上；第3阶段是细胞外反应，发生在细胞质膜与细胞壁之间的周质空间（periplasmic space）中。合成肽聚糖是原核生物特有的能力，众多肽聚糖分子以糖苷键和肽键交织成网格状覆盖在整个细胞上，对细菌起着维持细胞形状及屏障防御保护作用。哺乳动物细胞无细胞壁，因此，参与细菌肽聚糖合成和交联过程的一些关键酶及肽聚糖的中间产物均可成为药物选择性作用的靶点。

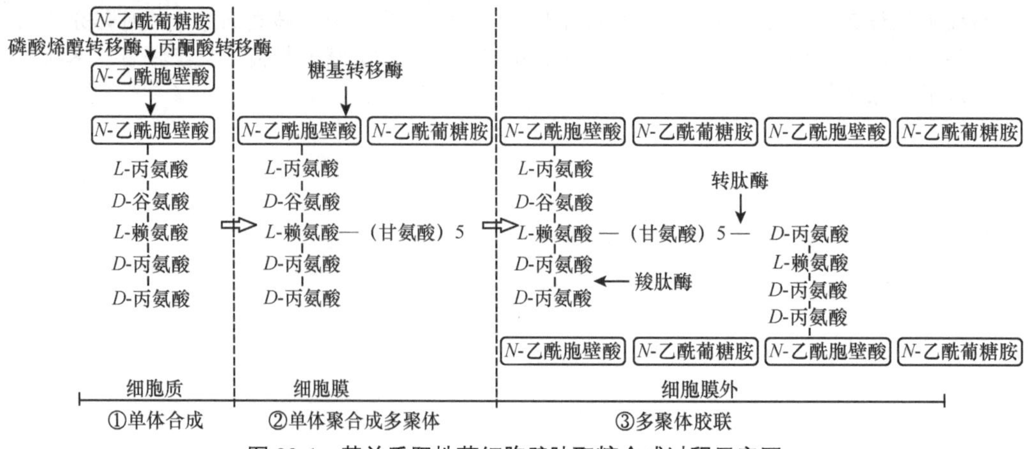

图29-1　革兰氏阳性菌细胞壁肽聚糖合成过程示意图

第二节　β-内酰胺类抗生素

β-内酰胺类抗生素（β-lactams antibiotics）系指化学结构中具有β-内酰胺环的一类抗生素，包括青霉素类、头孢菌素类、非典型β-内酰胺类及β-内酰胺酶抑制药。该类抗生素（除β-内酰胺酶抑制药）的抗菌作用机制主要为抑制细菌细胞壁肽聚糖的合成，具有抗菌范围广、活性强、毒性低、适应证广及临床疗效好等优点，其中青霉素类和头孢菌素类是临床最常用的抗生素。

一、青霉素类

青霉素（penicillin）是1929年由英国科学家亚历山大·弗莱明（Alexander Fleming）发现，自20世纪40年代投入使用以来，一直被广泛应用。

青霉素类抗生素包括天然青霉素和人工半合成青霉素。其基本结构由主核6-氨基青霉烷酸（6-APA）和侧链（R—CO—）两部分组成（图29-2）。母核由噻唑环和β-内酰胺环骈合而成，β-内酰胺环为抗菌活性所必需，如被破坏则抗菌活性消失，侧链上的R则以不同基团取代，可形成多种半合成青霉素。由于结构变化，各类青霉素的抗菌谱、抗菌作用强度、对β-内酰胺酶的稳定性等均有不同程度的差别，故抗菌作用各有特色。它们均可抑制细菌细胞壁的合成，为繁殖期杀菌药。对人体毒性小，但可致过敏反应，青霉素类药品间有完全交叉过敏反应，按来源和特点可分为以下几种。

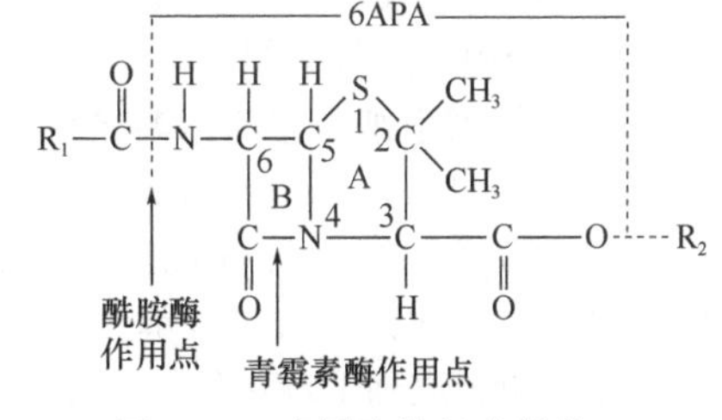

图29-2　青霉素的基本结构：6-氨基青霉烷酸

A.噻唑环；B.β-内酰胺环

1. 天然青霉素　青霉素G（penicillin G）。

2. 半合成青霉素

（1）口服（耐酸）不耐酶青霉素：青霉素V（penicillin V）、非奈西林（phenethicillin）等。

（2）耐青霉素酶青霉素：甲氧西林（methicillin）和苯唑类青霉素，后者包括苯唑西林（oxacillin）、氯唑西林（cloxacillin）、双氯西林（dicloxacillin）等。

（3）广谱青霉素：氨苄西林（ampicillin）、阿莫西林（amoxicillin）等。

（4）抗铜绿假单胞菌广谱青霉素：羧苄西林（carbenicillin）、替卡西林（ticarcillin）等。

（5）抗革兰氏阴性杆菌青霉素：美西林（mecillinam）、替莫西林（temocillin）等。

（一）天然青霉素

青霉素是从青霉菌培养液中提取得到，包括F、G、X、K和双氢F等多个品种，其中以青霉素G化学性质较稳定，杀菌力强，毒性低，产量高，价格便宜，临床常用。

【化学特性】　青霉素G由于在侧链R处为苄基（—CH_2—），又称苄青霉素（benzylpenicillin），是一种不稳定的有机酸，难溶于水，其钾盐或钠盐则易溶于水，主要用其钠盐。青霉素G钠盐和钾盐的结晶粉末在室温下可保存数年而不失其抗菌活性，但水溶液极不稳定，不耐酸、不耐青霉素酶，因此不能口服，对产青霉素酶菌株无效，抗菌谱窄，不耐热，在室温下放置24h，抗菌活性迅速下降，且可产生具有抗原性的降解产物，可引起过敏反应，严重者可致过敏性休克，故必须临用前现配。

青霉素G剂量用国际单位U表示，理论效价：青霉素G钠1670 U≈1mg，青霉素G钾1589U≈1mg。

【体内过程】　青霉素G口服后易被胃酸及消化酶破坏，吸收少且不规则，不宜口服。肌内注射吸收快且完全，注射后0.5～1.0h血药浓度达高峰。$t_{1/2}$为0.5～1h，作用维持时间为4.0～6.0h。吸收后迅速分布于肝、肺、肾、肠道、关节腔、淋巴液、中耳液等全身各部位。因其脂溶性低，主要分布在细胞外液。在脑脊液中浓度低，但在脑膜炎时，脑部微血管通透性增加，在脑脊液中可达到有效浓度。青霉素 G 几乎全部以原形经尿迅速排泄，肾功能不全者 $t_{1/2}$ 可达 7～10h。

为了延长青霉素 G 的作用时间，可采用难溶的混悬制剂，如普鲁卡因青霉素，成人肌内注射 80 万 U，有效血药浓度维持 24h；苄星青霉素（长效青霉素），肌内注射 120 万 U，血药浓度维持在 0.01mg/L 水平可达 15 日。由于注射剂量有限，这两种制剂的血药浓度低，仅适用于轻症患者或预防感染，不足以控制急性感染。

【抗菌机制】 青霉素 G 与其他 β-内酰胺类抗生素是通过干扰细菌细胞壁的合成而产生抗菌作用，抗菌作用机制主要包括以下几个方面。

1. 干扰细菌细胞壁合成 β-内酰胺类抗生素作用靶蛋白是位于细胞膜上的 PBPs，PBPs 是细菌细胞壁合成过程中不可缺少的具有催化活性的 D-D 肽酶，如转肽酶、羧肽酶、肽链内切酶。多数细菌均有几种 PBPs。例如，金葡菌有 5 种 PBPs，它们对各种 β-内酰胺类抗生素的亲和力不同。β-内酰胺类抗生素通过与不同的 PBPs 结合，阻碍其活性，而表现出抗菌活性的差异。青霉素 G 与 PBPs 结合，使转肽酶失活，阻碍黏肽的合成，造成细菌细胞壁缺损。受细菌体内高渗透压的影响，水分由细胞外大量渗入，导致细胞肿胀、变形，致使细菌迅速裂解死亡。

2. 增加细菌细胞壁自溶酶的活性 β-内酰胺类抗生素使细菌裂解往往最终是由于细胞壁自溶酶（cell-wall autolytic enzyme）的活性增加，产生自溶或胞壁质（nurein）水解。

【抗菌谱】 青霉素 G 抗菌作用很强，在细菌繁殖期低浓度抑菌，较高浓度杀菌。对病原菌有高度抗菌活性：①大多数革兰氏阳性球菌，如溶血性链球菌、肺炎球菌、草绿色链球菌、敏感金葡菌和表皮葡萄球菌等；②革兰氏阳性杆菌，如白喉棒状杆菌、炭疽杆菌、产气荚膜梭菌、破伤风梭菌、乳酸杆菌等；③革兰氏阴性球菌，如脑膜炎奈瑟菌、敏感淋病奈瑟菌等；④少数革兰氏阴性杆菌，如流感杆菌、百日咳鲍特菌等；⑤螺旋体、放线杆菌，如梅毒螺旋体、钩端螺旋体、回归热螺旋体、牛放线杆菌等。对大多数革兰氏阴性杆菌作用较弱，对肠球菌不敏感，对真菌、原虫、立克次体、病毒等无作用。金葡菌、淋病奈瑟菌、肺炎球菌、脑膜炎奈瑟菌等对本药极易产生耐药性。

【耐药性】 随着 β-内酰胺类药物的广泛应用，其耐药菌株逐渐增多，其耐药的机制和对策主要包括以下几个方面。

1. 产生水解酶——β-内酰胺酶（青霉素酶，头孢菌素酶等） 这是最常见的耐药机制。其作用于 β-内酰胺类抗生素的 β-内酰胺环，使环水解被打开，抗菌活性消失。不同细菌产生的 β-内酰胺酶特异性不同，即可以水解不同的 β-内酰胺类抗生素。

鉴于 β-内酰胺酶在 β-内酰胺类耐药性中的重要作用，如果抑制此类酶，势必会提高 β-内酰胺类药物的疗效。克拉维酸等 β-内酰胺酶抑制剂已成功地应用于临床，使由细菌产生的 β-内酰胺酶参与的耐药性得到部分改善。

2. PBPs 靶蛋白对药物的亲和力降低 细菌体内存在多种 PBPs，他们的结构和功能各不相同，其结构改变或合成量增加或形成新的 PBPs，使其与 β-内酰胺类抗生素的结合减少，失去抗菌作用。

3. 药物不能在作用部位达到有效浓度 ①孔道蛋白缺陷，药物进入受阻：革兰氏阴性菌外膜是许多抗生素不能穿透的屏障，许多 β-内酰胺类抗生素可通过由蛋白质在外膜形成的孔通道（porin），如 OmpF 和 OmpC 通道弥散进入。在耐药的大肠杆菌可见孔道数量减少、孔径变小，故药物难以到达作用部位。外膜孔道的数量和大小在不同的革兰氏阴性菌是不同的。例如，铜绿假单胞菌外膜上 OprD 是亚胺培南进入的通道，对亚胺培南耐药的铜绿假单胞菌缺乏 OprD。青霉素不能透过革兰氏阴性杆菌外膜而发挥抗菌作用，属于固有耐药性。②主动流出系统加强：使药物的排出速度大于药物的内流速度，降低药物在菌体内的浓度，是固有耐药和多重耐药的重要机制之一。③与药物结合：β-内酰胺酶与某些耐酶β-内酰胺类抗生素结合，使药物停留在细胞膜外间隙，不能到达作用靶位PBPs发挥抗菌作用，此非水解机制称“牵制机制”或“陷阱机制”。

4. 缺少自溶酶　某些金葡菌缺少自溶酶，使青霉素G只有抑菌而无杀菌作用。

【临床应用】　首选用于对青霉素G敏感的革兰氏阳性球菌和杆菌、革兰氏阴性球菌及螺旋体感染。

1. 链球菌感染　溶血性链球菌引起的咽炎、扁桃腺炎、猩红热、蜂窝织炎、败血症等；草绿色链球菌引起的心内膜炎；肺炎链球菌引起的大叶性肺炎、中耳炎等首选青霉素G。

2. 脑膜炎奈瑟菌感染　流行性脑脊髓膜炎，在脑膜出现炎症时，对青霉素G的通透性增加，使大剂量的青霉素G治疗有效。

3. 螺旋体感染　梅毒、钩端螺旋体病、回归热等。治疗梅毒时，除早期轻症者外，应采用大剂量青霉素G治疗。

4. 革兰氏阳性杆菌感染　青霉素G可用于治疗白喉、破伤风、炭疽病、气性坏疽和流产后产气荚膜杆菌所致的败血症，但同时需加用相应的抗毒血清，因青霉素G对其所产生的外毒素无效。

【不良反应和注意事项】　青霉素G毒性很低，但应特别注意过敏反应。

1. 过敏反应　青霉素G的过敏反应居各种药物的首位，占用药人数的1%～10%，过敏反应包括过敏性休克、血清病型反应和各种皮疹。过敏性休克发生率为0.004%～0.015%，死亡率为0.001%。

（1）过敏反应的发生机制：青霉素G降解产物青霉烯酸、青霉噻唑可与组织蛋白质牢固结合形成抗原决定簇而引起过敏反应。

（2）过敏反应的临床表现：用药者多在接触药物后立即发生，少数人可在数日后发生。出现荨麻疹、接触性皮炎、皮疹、药物热、血管神经性水肿和血清病样反应。极少数患者在用药后数秒至20min内发生严重的过敏性休克。表现为胸闷、喉头阻塞感、呼吸困难、面色苍白、脉搏细速、出冷汗、血压下降、昏迷、惊厥、大小便失禁等，如不及时抢救则危及生命。

（3）过敏反应的防治原则：为了防止各种过敏反应的发生，必须注意如下几点。①详细询问病史，包括用药史，药物过敏史、家族过敏史。对青霉素G有过敏史者禁用，对其他药物有过敏史者要慎用。②做皮肤过敏试验，初次用药或停药3日以上再用药或更换批号时，均需做皮肤过敏试验，阳性反应者禁用。③严格掌握适应证，药物应新鲜配制，避免局部用药及饥饿时使用。④用药前应做好急救准备。一旦发生过敏性休克，一般情况下，应立即肌内注射0.1%肾上腺素0.5～1mg，严重患者还可将肾上腺素稀释后缓慢静脉注射，或使用肾上腺皮质激素或抗组胺药，心脏停搏时可心内注射。

2. 赫氏反应（Herxheimer reaction）　青霉素G治疗梅毒和钩端螺旋体病、雅司病、鼠咬热或炭疽等感染时，可有患者症状突然加重现象，表现为全身不适，寒战、发热、喉痛、头痛、心动过速等，甚至危及生命。这可能是大量病原体被杀死后释放入体内的物质引起的反应所致。

3. 其他反应　肌内注射可引起疼痛、红肿或硬结。大剂量的青霉素G钠盐或钾盐静脉注射可引起水、电解质紊乱，尤其肾功能低下的患者，可引起高钾血症或高钠血症。肾衰竭患者大剂量使用青霉素G可造成惊厥。

【药物相互作用】

（1）丙磺舒、阿司匹林、吲哚美辛、保泰松可竞争性抑制β-内酰胺类抗生素从肾小管的分泌，使之排泄减慢，血药浓度增高，可增强β-内酰胺类抗生素的作用，并延长作用时间。

（2）与氨基糖苷类抗生素有协同抗菌作用，抗菌谱扩大，因抗菌机制不同而致抗菌活性加强。但不能混合静脉给药，以防相互作用导致药效降低。

（3）磺胺类、红霉素类、四环素类、氯霉素类等抑菌药与β-内酰胺类抗生素合用时可产生拮抗作用，因β-内酰胺类抗生素是繁殖期杀菌药，抑菌药使细菌繁殖受阻碍，导致β-内酰胺类抗生素的杀菌作用明显受到抑制。

（4）β-内酰胺类抗生素不能与重金属，尤其是铜、锌、汞配伍，以免影响其活性。

（5）β-内酰胺类抗生素不可与林可霉素、四环素、万古霉素、红霉素、两性霉素B、NA、间羟胺、苯妥英钠、异丙嗪、B族维生素、维生素C等混合后使用，否则易引起溶液浑浊。

（6）氨基酸营养液可增强β-内酰胺类抗生素的抗原性，属配伍禁忌。

（二）半合成青霉素

青霉素G具有杀菌力强，毒性小，价廉等优点。但因其抗菌谱较窄，不耐酸，不能口服，不耐酶，易被β-内酰胺酶破坏，且易引起过敏反应。自1959年开始，以青霉素G的主核6-APA为原料，用酰胺酶水解羰基侧链，并接上不同基团，先后获得了具有耐酸、耐酶、广谱，抗铜绿假单胞菌及主要作用于革兰氏阴性菌等特点的半合成青霉素。

1. 耐酸不耐酶青霉素 本类药物包括青霉素V（phenoxymethylpenicillin，苯氧甲基青霉素）、非奈西林（pheneticillin，苯氧乙基青霉素）等。其中青霉素V为常用代表药。本类青霉素的主要优点是耐酸、口服吸收好。

青霉素V的抗菌谱与青霉素G相同，但抗菌作用不及青霉素G强，主要用于革兰氏阳性球菌引起的轻度感染，如化脓性链球菌引起的咽炎、扁桃体炎等上呼吸道感染，也常用于风湿热的预防。不耐酶，不宜用于耐药的金葡菌感染。

2. 耐青霉素酶青霉素 本类药物包括甲氧西林（methicillin，新青霉素Ⅰ）、苯唑西林（oxacillin，新青霉素Ⅱ）、氯唑西林（cloxacillin）等。

除甲氧西林对酸不稳定外，其余均耐酸，可口服和注射。本类药物由于化学结构中的侧链不同于青霉素G，通过其空间位障作用保护了β-内酰胺环而不易被青霉素酶水解，对产青霉素酶耐药的金葡菌有强大杀菌作用，主要用于耐青霉素G的金葡菌感染。该作用以双氯西林最强，依次为氯唑西林、苯唑西林、甲氧西林等。革兰氏阴性菌对本类耐药。现耐甲氧西林和苯唑西林金葡菌的比例也相当高。不良反应较少，除与青霉素G有交叉过敏反应外，少数患者口服后可有嗳气、恶心、腹胀、腹痛等胃肠道反应。

3. 广谱青霉素 本类药物的共同特点是耐酸、可口服，抗菌谱广，对革兰氏阳性菌和革兰氏阴性菌均有杀菌作用，但均不耐青霉素酶，对耐药金葡菌感染无效。

氨苄西林（ampicillin）和阿莫西林（amoxicillin）是本类药物中的主要品种。抗菌谱与青霉素G相似，其特点体现在对革兰氏阴性菌的作用优于青霉素G。对氨苄西林敏感的革兰氏阴性菌包括流感嗜血杆菌、大肠杆菌、奇异变形杆菌、沙门菌、痢疾志贺菌、脑膜炎奈瑟菌和不产酶的淋病奈瑟菌等。革兰氏阴性杆菌对氨苄西林耐药率已非常高。阿莫西林的杀菌作用比氨苄西林强，临床主要用于敏感菌所致的呼吸道感染、伤寒、副伤寒、尿道感染、胃肠道感染、软组织感染、脑膜炎、败血症、心内膜炎等。严重病例应与氨基糖苷类抗生素合用，以增强疗效。本类药物与青霉素G有交叉过敏性，尚可引起轻微的消化道反应和二重感染。铜绿假单胞菌对广谱青霉素有天然屏障作用，使本类药物不能通过细胞外膜抵达靶位，形成固有耐药。不良反应以消化道反应及皮疹为主。

本类药物供口服和注射的还有海他西林（hetacillin，phenazacillin，缩酮青霉素）、美坦西林（metampicillin）；供口服的还有肽氨西林（talampicillin）、匹氨西林（pivampicillin，吡氨青霉素）和巴氨西林（bacampicillin）等。

4. 抗铜绿假单胞菌广谱青霉素 代表药物为羧苄西林（carbenicillin）和替卡西林（ticarcillin）。本类主要特点是对铜绿假单胞菌和变形杆菌有强大的抗菌作用，对革兰氏阳性菌的作用不及青霉素 G。对产青霉素酶的金葡菌无效。本类青霉素的强大抗铜绿假单胞菌作用是基于：①与铜绿假单胞菌生存必需的 PBPs 形成多位点结合；②对细菌细胞膜具有强大的穿透作用。羧苄西林常用于治疗烧伤继发铜绿假单胞菌感染，也可用于治疗铜绿假单胞菌、大肠杆菌和变形杆菌引起的尿路感染。常与庆大霉素联合应用，产生协同的抗菌效果，但不能将二者置于同一容器中混用，以防相互作用导致药效降低。替卡西林对铜绿假单胞菌作用较羧苄西林强 2～4 倍，已取代羧苄西林用于铜绿假单胞菌所致严重感染。

本类药物供注射用的还有磺苄西林（sulbenicillin）、呋布西林（furbenicillin，呋苄青霉素）、阿洛西林（azlocillin）、美洛西林（mezlocillin）、阿帕西林（apalcillin）等。供口服用的药物主要为羧苄西林的酯化物，在体内水解出羧苄西林而发挥作用，如卡茚西林（carindacillin）和卡非西林（carfecillin）。

5. 抗革兰氏阴性杆菌青霉素　包括供注射用的美西林（mecillinam）、替莫西林（temocillin），供口服用的匹美西林（pivmecillinam）。本类药物对革兰氏阴性杆菌作用强，对铜绿假单胞菌无效，对革兰氏阳性菌作用弱。

匹美西林在体内水解为美西林才能发挥作用。抗菌作用靶位是 PBP_2，与药物结合后，细菌变为圆形，代谢受到抑制，细菌并不死亡，因此为抑菌药，与作用于其他 PBPs 的抗菌药联合应用可提高疗效。不良反应主要是胃肠道反应和过敏反应。

二、头孢菌素类

头孢菌素类（cephalosporins）抗生素是以头孢菌素的母核 7-氨基头孢烷酸（7-ACA）接上不同的侧链而制成的半合成抗生素（图 29-3）。抗菌作用机制与青霉素类相同，主要与细菌细胞膜上的 PBPs（PBP_1 和 PBP_3）结合，妨碍黏肽的形成，抑制细胞壁合成，为繁殖期杀菌药。在化学结构上也有相同之处，即都有一个 β-内酰胺环，具有相似的理化性质、作用机制和临床应用。头孢菌素类具有抗菌谱广、杀菌力强、对 β-内酰胺酶稳定性高、过敏反应及毒性小等特点。根据头孢菌素产生的年代、抗菌谱、抗菌强度、对 β-内酰胺酶稳定性的高低及对肾脏毒性和临床应用的差异可将其分为五代。

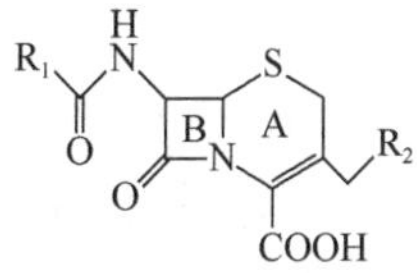

图 29-3　头孢菌素的基本结构：7-氨基头孢烷酸（7-ACA）

第一代头孢菌素：主要代表药物供注射用的有头孢噻吩（cefalothin）、头孢唑林（cefazolin）、头孢替唑（ceftezole）、头孢硫脒（cefathiamidine）等；供口服用的有头孢氨苄（cefalexin）、头孢羟氨苄（cefadroxil）等。供口服和注射用的有头孢拉定（cefradine）。

第二代头孢菌素：供注射用的有头孢呋辛（cefuroxime）、头孢孟多（cefamandole）、头孢西丁（cefoxitin）、头孢美唑（cefmetazole）、头孢尼西（cefonicid）等；供口服用的有头孢呋辛酯（cefuroxime axetil）、头孢克洛（cefaclor）、头孢丙烯（cefprozil）等。肾毒性比第一代头孢菌素低。

第三代头孢菌素：供注射用的有头孢噻肟（cefotaxime）、头孢唑肟（ceftizoxime）、头孢曲松（ceftriaxone）、头孢他啶（ceftazidime）、头孢哌酮（cefoperazone）、头孢米诺（cefminox）、头孢地嗪（cefodizime）等；供口服用的有头孢克肟（cefixime）、头孢泊肟酯（cefpodoxime proxetil）、头孢地尼（cefdinir）等。

第四代头孢菌素：供注射用的有头孢吡肟（cefepime）、头孢匹罗（cefpirome）、头孢噻利（cefoselis）、头孢唑兰（cefozopran）、头孢克定（cefclidin）等；供口服用的有头孢利定（cefolidin）。无肾毒性。

第五代头孢菌素：代表药有头孢吡普（ceftobiprole）、头孢洛林（ceftaroline）。

头孢菌素类药物的分类及特点见表 29-1。

表 29-1 头孢菌素类药物的分类及特点

分类	代表药	特点					
		革兰氏阳性菌	革兰氏阴性菌	厌氧菌	铜绿假单胞菌	肾毒性	β-内酰胺酶
第一代	头孢唑林（cefazolin） 头孢氨苄（cefalexin） 头孢噻吩（cefalotin） 头孢拉定（cefradine）	＋＋＋＋	＋	无效	无效	有	不稳定
第二代	头孢呋辛（cefuroxime） 头孢尼西（cefonicid） 头孢克洛（cefaclor） 头孢孟多（cefamandole）	＋＋＋	＋＋	有一定作用	无效	小于一代	稳定
第三代	头孢曲松（ceftriaxone） 头孢哌酮（cefoperazone） 头孢他啶（ceftazidime） 头孢噻肟（cefotaxime）	＋＋	＋＋＋	有效	有效	基本无毒	稳定
第四代	头孢吡肟（cefepime） 头孢匹罗（cefpirome） 头孢噻利（cefoselis） 头孢唑兰（cefozopran）	＋	＋＋＋＋	有效	强效	基本无毒	稳定

注：＋表示强度

【体内过程】 头孢菌素类的口服制剂均耐酸，胃肠道吸收好，其他制剂均需注射给药。药物吸收后，能透入各组织，且易透过胎盘，在滑囊液、心包积液中均可达较高浓度。第二代头孢菌素中的头孢呋辛和第三代头孢菌素类可透过血脑屏障，在脑脊液中达有效浓度，并能分布于前列腺。第三代头孢菌素类还可透入房水，胆汁中浓度也高，头孢哌酮在胆汁中浓度最高，其次是头孢曲松。头孢菌素类多经肾排泄，尿中浓度较高，凡能影响青霉素排泄的药物同样也能影响头孢菌素类的排泄。头孢哌酮、头孢曲松则主要经肝胆系统排泄。多数头孢菌素的 $t_{1/2}$ 较短（0.5～2.0h），有的可达 3h，仅第三代中头孢曲松的 $t_{1/2}$ 较长，可达 8h。

【药理作用】 头孢菌素类为杀菌药，抗菌机制与青霉素类相同，能与细菌细胞膜上的 PBPs 结合，妨碍黏肽的形成，抑制细胞壁合成。细菌对头孢菌素可产生耐药性，并与青霉素类有部分交叉耐药。

1. 第一代头孢菌素 于 20 世纪 60 年代至 70 年代初开发，对革兰氏阳性菌作用强，对革兰氏阴性菌作用弱，仅对少数革兰氏阴性杆菌如流感嗜血杆菌、奇异变形杆菌、大肠杆菌等有一定抗菌活性，对铜绿假单胞菌和脆弱类杆菌无效。虽对青霉素酶稳定，但对革兰氏阴性菌的β-内酰胺酶的抵抗力较弱，因此，革兰氏阴性菌对其较易耐药。第一代头孢菌素在脑脊液不能达到有效治疗浓度，有一定肾毒性。

头孢氨苄（cephalexin）口服吸收完全，体内分布广，在胆汁内可达有效浓度，但不能进入脑脊液，主要以原形由肾脏排泄，少量由胆汁排泄。头孢氨苄对除肠球菌属和甲氧西林耐药葡萄球菌外的多数革兰氏阳性球菌如葡萄球菌、溶血性链球菌、肺炎链球菌等有良好的抗菌作用。对奈瑟菌属和部分革兰氏阴性杆菌如大肠杆菌、奇异变形杆菌、肺炎克雷伯菌、沙门菌属等也有一定抗菌作用，对流感嗜血杆菌的作用较差，其他肠杆菌科细菌、不动杆菌属、铜绿假单胞菌及脆弱拟杆菌均对本品耐药。头孢氨苄对青霉素酶稳定，但可被革兰氏阴性杆菌的β-内酰胺酶破坏。

头孢氨苄适用于敏感细菌所致急性扁桃体炎、咽峡炎、中耳炎、鼻窦炎、支气管炎、肺炎等呼吸道、泌尿系统和皮肤软组织感染等。

同类药物中头孢唑林钠对革兰氏阴性杆菌的作用居第一代头孢菌素之首，$t_{1/2}$和血药浓度峰值为其他第一代注射头孢菌素的 2~3 倍。药物对肾脏有一定毒性作用。

2. 第二代头孢菌素　于 20 世纪 70 年代中期开发，对革兰氏阳性球菌的活性稍次于第一代，对肠杆菌科细菌等部分革兰氏阴性杆菌的抗菌活性优于第一代，逊于第三代，对铜绿假单胞菌无效。第二代头孢菌素对大多数β-内酰胺酶较稳定，故对第一代头孢菌素耐药的革兰氏阴性菌仍具抗菌活性。第二代头孢菌素仅头孢呋辛（cefuroxime）在脑脊液中可达到有效治疗浓度。

头孢呋辛口服不吸收，肌内注射吸收完全。在骨和房水中达到有效的浓度，当脑膜炎时本药可通过血脑屏障，主要以原形由肾脏排泄。

头孢呋辛对革兰氏阳性菌如甲氧西林敏感葡萄球菌、链球菌属、肺炎链球菌等的抗菌作用低于或接近于第一代头孢菌素；对革兰氏阴性的流感嗜血杆菌和奈瑟菌属作用强，对淋球菌、大肠杆菌、克雷伯杆菌、奇异变形杆菌有良好作用，对沙门菌属、志贺菌属及某些吲哚阳性变形杆菌也有一定作用。普通变形杆菌、柠檬酸杆菌属、不动杆菌属对本品的敏感性差，沙雷菌属、阴沟杆菌、铜绿假单胞菌和肠球菌则对其耐药。厌氧菌多数敏感，但脆弱类杆菌和难辨梭菌耐药。头孢呋辛对葡萄球菌、肠杆科细菌、流感嗜血杆菌和奈瑟菌属产生的 β-内酰胺酶较稳定。

头孢呋辛适用于敏感菌所致的呼吸道感染，耳、鼻、喉科感染，淋病，泌尿系统感染，皮肤和软组织感染，败血症，骨、关节感染和腹腔、盆腔感染。用于腹腔感染和盆腔感染时需与抗厌氧菌药合用。尚可用于对磺胺药、青霉素或氨苄西林耐药的脑膜炎奈瑟菌、流感嗜血杆菌所致脑膜炎的治疗，以及淋病，特别是不适宜使用青霉素 G 治疗者，也用于手术前预防用药。

3. 第三代头孢菌素　于 20 世纪 70 年代及 80 年代初开发，对革兰氏阳性菌的抗菌作用普遍弱于第一代和第二代；对革兰氏阴性杆菌如肠杆菌科细菌等具有强大抗菌作用，对铜绿假单胞菌有不同程度的作用，对多数β-内酰胺酶的稳定性高，组织穿透力强，体内分布广泛，可在组织、体腔、体液中达到有效浓度。

头孢曲松（ceftriaxone）口服不吸收。注射给药后体内分布广，在脑脊液、脓性痰、胸腔积液、滑膜液、前列腺液、骨组织液中均可达有效浓度，其透过血脑屏障的药物浓度居头孢菌素首位，主要经胆汁（约 40%）和肾脏（约 60%）排泄，$t_{1/2}$ 长达 8h。

头孢曲松对革兰氏阴性菌如大肠杆菌、弗劳地柠檬酸杆菌、吲哚阳性变形杆菌、普罗菲多菌属和沙雷菌属作用强，而对铜绿假单胞菌、阴沟杆菌和不动杆菌作用较差，对流感嗜血杆菌、淋病奈瑟菌和脑膜炎奈瑟菌的抗菌活性则为第三代头孢菌素中最强者；对革兰氏阳性菌如甲氧西林敏感金葡菌、溶血性链球菌和肺炎链球菌作用中等，对青霉素耐药的肺炎链球菌仍有效。但肠球菌、多数脆弱类杆菌和梭状芽孢杆菌对头孢曲松耐药，其他厌氧菌和放线菌属对头孢曲松尚敏感。头孢曲松对多数β-内酰胺酶稳定。

头孢曲松适用于敏感肠杆菌科细菌等革兰氏阴性杆菌所致严重感染，如下呼吸道感染、败血症、腹腔感染、肾盂肾炎和复杂性尿路感染、胆道感染、盆腔炎性疾病、骨关节感染、复杂性皮肤软组织感染、中枢神经系统感染等。治疗腹腔、盆腔感染时需与抗厌氧菌药如甲硝唑合用。本品对化脓性链球菌、肺炎链球菌、甲氧西林敏感葡萄球菌所致的各种感染亦有效，但并非首选用药。

同类药物头孢他啶对铜绿假单胞菌的作用最强，其次为头孢哌酮，而头孢曲松、头孢噻肟和头孢唑肟作用较弱，口服品种如头孢克肟、头孢地尼等对铜绿假单胞菌感染无效。头孢他啶对革兰氏阳性菌的活性比同类其他药物弱。头孢哌酮有约 70%的药物自胆汁排泄，更适用于肝胆系统感染，但头孢哌酮对β-内酰胺酶不稳定。此类药物对肾脏基本无毒。

4. 第四代头孢菌素 容易穿透革兰氏阴性菌细胞膜、对青霉素结合蛋白的亲和力强，对多种β-内酰胺酶高度稳定，抗菌谱广。对革兰氏阳性菌的作用较第三代头孢菌素略强；对肠杆菌科细菌作用与第三代头孢菌素大致相仿，对铜绿假单胞菌的作用与头孢他啶相仿。

头孢吡肟（cefepime）肌内注射吸收完全，在尿液、胆汁、腹膜液、水疱液、气管黏膜、痰液、前列腺液、阑尾、胆囊中均能达到治疗浓度，并可通过炎性血脑屏障，药物原形（85%）和代谢产物主要经肾排泄。

头孢吡肟的抗菌谱广，对革兰氏阳性菌的作用较第三代头孢菌素强，对肺炎链球菌（包括耐青霉素菌株）、溶血性链球菌、化脓性链球菌、无乳链球菌、草绿色链球菌、甲氧西林敏感金葡菌和表皮葡萄球菌有良好抗菌作用，但耐甲氧西林的葡萄球菌和多数肠球菌对本品耐药。头孢吡肟容易穿透革兰氏阴性菌细胞膜，对肠杆菌科细菌作用与第三代头孢菌素大致相仿，其中对阴沟肠杆菌、产气肠杆菌、柠檬酸菌属等的部分菌株作用优于第三代头孢菌素；对铜绿假单胞菌的作用与头孢他啶相仿，对其他假单胞杆菌也有一定抗菌作用，但黄杆菌属、嗜麦芽窄食单胞菌等对本品耐药；流感嗜血杆菌、淋病奈瑟菌对头孢吡肟高度敏感。厌氧菌中的类杆菌、产气荚膜梭状菌，消化链球菌和短棒菌苗对头孢吡肟敏感，但脆弱类杆菌和艰难梭菌对头孢吡肟耐药。头孢吡肟对多种β-内酰胺酶（包括头孢菌素酶）稳定，但对超广谱 β-内酰胺酶（extended spectrum beta-lactamases，ESBLs）的稳定性仍不理想。

头孢吡肟主要用于各种中重度的细菌感染，包括对第三代头孢菌素耐药而对其敏感的革兰氏阴性菌感染，包括下呼吸道感染（肺炎和支气管炎）、单纯性尿路感染和复杂性尿路感染、非复杂性皮肤和皮肤软组织感染、复杂性腹腔内感染（包括腹膜炎和胆道感染）、妇产科感染、败血症及中性粒细胞减少伴发热患者的治疗。

5. 第五代头孢菌素类药物 此类药物目前只有两个，为头孢吡普、头孢洛林，这两个药物是仅有的可以有效对抗耐甲氧西林金葡菌的β-内酰胺类抗生素，并且可以用于铜绿假单胞菌感染，在国外已上市。

【不良反应和注意事项】

1. 过敏反应 头孢菌素类药物可致皮疹、荨麻疹、哮喘、药物热、血清病样反应、血管神经性水肿、过敏性休克等不良反应。与青霉素药物间呈现不完全的交叉过敏反应，对青霉素过敏者有 5%～10%对头孢菌素有交叉过敏反应。因此，用药前一定要做过敏试验。

2. 肾毒性 第一代头孢菌素有一定程度的肾毒性，可致血液尿素氮、血肌酐值升高及少尿、蛋白尿等，如头孢氨苄大剂量使用时可出现肾脏毒性，与高效利尿药或氨基糖苷类抗生素合用肾损害显著增强。第二代头孢菌素的肾毒性较第一代降低，第三代、四代基本无肾毒性。

3. 二重感染 长期或大剂量使用头孢菌素类抗生素可致二重感染，尤其是耐药菌株感染如白念珠菌、肠球菌感染及伪膜性肠炎等。

4. 凝血功能障碍 头孢孟多、头孢哌酮高剂量可出现低凝血酶原血症或血小板减少导致出血。

5. 双硫仑样反应（disulfiram-like effect） 头孢唑林、头孢哌酮、头孢孟多等可引起双硫仑样反应，又被称为戒酒硫样反应，是由于应用药物后饮用含有即使是少量乙醇的饮品导致的体内“乙醛蓄积”的中毒反应。这是由于某些头孢类药物的化学结构中含有“甲硫四氮唑侧链”抑制了肝细胞微粒体内乙醛脱氢酶的活性，阻断了乙醛氧化代谢从而导致体内乙醛聚集，出现双硫仑样反应，出现面部潮红、头痛、眩晕、腹痛、恶心、呕吐等症状，严重者出现呼吸困难、心率加快、血压下降、嗜睡、幻觉、甚至休克。

6. 其他 头孢曲松钠可诱发胆结石和肾结石。

【药物相互作用】

（1）头孢菌素类药物与氨基糖苷类的药物会相互灭活，所以不能在同一部位给药，不能混入同一注射器里边。

（2）与抗凝血药、溶栓药、NSAID 联合使用时，可以使出血风险增加。

（3）头孢菌素类药物与乙醇或含乙醇的药物一起服用时，可产生“双硫仑样反应”，故本类药物在治疗期间或停药 3 日内应忌酒。

（4）头孢菌素类与其他有肾毒性的药物合用可加重肾损害，如氨基糖苷类、强效利尿药。

三、其他 β-内酰胺类抗生素

这类药物虽具有 β-内酰胺环，但无青霉素或头孢菌素类的基本结构，故归为非典型 β-内酰胺类。

（一）碳青霉烯类

碳青霉烯类抗菌谱广、抗菌作用强。对 β-内酰胺酶高度稳定。

本类药物已上市的有亚胺培南（imipenem）、美罗培南（meropenem）、帕尼培南（panipenem）。除对军团菌、沙眼衣原体和肺炎支原体无效外，对其他大多数革兰氏阳性和革兰氏阴性菌都有效。对亚胺培南敏感的革兰氏阳性菌包括金葡菌、肺炎链球菌、化脓性链球菌、肠球菌、厌氧球菌、艰难梭菌等；革兰氏阴性球菌包括淋病奈瑟菌、脑膜炎双球菌、莫氏卡他球菌；革兰氏阴性杆菌包括大肠杆菌、柠檬酸杆菌、不动杆菌、沙门菌、志贺菌、布氏杆菌、阴沟杆菌、产气肠杆菌、厌氧菌中的脆弱类杆菌等，对厌氧菌有强效。

临床应用亚胺培南剂型为与西司他丁按 1∶1 制成的复方制剂（tienam，泰能）。亚胺培南可与多种青霉素结合蛋白（PBPs）尤其是 PBP_{1a}、PBP_{1b} 和 PBP_2 结合，抑制细菌细胞壁合成，导致细菌溶解死亡。亚胺培南对大多数 β-内酰胺酶包括超广谱 β-内酰胺酶、AmpC 酶高度稳定，对某些细菌具有抗生素后效应。西司他丁为肾脱氢肽酶抑制剂，本身不具备抗菌活性，对 β-内酰胺酶也无抑制作用，与亚胺培南联合后可减少亚胺培南在肾小管上皮细胞的水解并可防止亚胺培南引起的近端肾小管坏死。临床主要用于革兰氏阳性及革兰氏阴性需氧菌和厌氧菌，以及耐甲氧西林金葡菌所致的各种严重感染，且对其他常用药物疗效不佳者，如呼吸道、尿路、皮肤软组织、腹腔、妇科感染，以及败血症、骨髓炎等。也可用于病原菌未查明严重感染、免疫缺陷者感染的经验治疗。一般不用于治疗社区获得性感染，更不宜用于预防性用药。常见不良反应为恶心、呕吐、腹泻、药疹和静脉炎，一过性血清氨基转移酶升高。药量较大可致惊厥、意识障碍等严重中枢神经系统反应及肾损害等。因此，原有中枢神经系统疾病患者应避免使用，确有指征使用时，应严密观察。肾功能减退者应根据内生肌酐清除率减量使用。亚胺培南对青霉素类及头孢菌素类过敏者可能存在交叉过敏。哺乳期妇女应用时应停止哺乳。

（二）头霉素类

本类药物代表药有头孢西丁（cefoxitin）、头孢美唑（cefmetazole），抗菌谱和抗菌活性均与第二代头孢菌素相同，最突出的特点是抗厌氧菌作用强于第三代头孢菌素，主要用于盆腔、腹腔和妇科的需氧菌和厌氧菌的混合感染。其常见不良反应有皮疹、静脉炎、蛋白尿、嗜酸性粒细胞增多等。

（三）单环 β-内酰胺类

本类的代表药有氨曲南（aztreonam）和卡芦莫南（carumonam），药物特点为对革兰氏阴性杆菌及铜绿假单胞菌有较强的抗菌作用，对阴性杆菌产生的β-内酰胺酶的稳定性均与头孢他啶相似。革兰氏阳性球菌和厌氧菌对本类抗生素耐药。

临床用于革兰氏阴性杆菌所致的下呼吸道、尿路、软组织感染及脑膜炎、败血症的治疗。不良反应少而轻，主要为皮疹、血清氨基转移酶升高、胃肠道不适等。

（四）氧头孢烯类

本类的代表药有拉氧头孢（latamoxef），属广谱抗生素。对革兰氏阳性球菌和革兰氏阴性杆菌的作用同头孢他啶，对铜绿假单胞菌的作用不及头孢他啶，对厌氧菌尤其是脆弱类杆菌的作用明显强于第一代、第二代、第三代头孢菌素，对β-内酰胺酶稳定。临床主要用于呼吸道、尿路、妇科、胆道感染及脑膜炎、败血症的治疗。可引起皮疹，偶见凝血酶原减少或血小板功能障碍而致出血。

四、β-内酰胺酶抑制药及其复方制剂

（一）β-内酰胺酶抑制药

本类药的代表药有克拉维酸（clavulanic acid）、舒巴坦（sulbactam）、他唑巴坦（tazobactam）。这类药物本身没有或只有很弱的抗菌活性，但他们是许多细菌的β-内酰胺酶抑制药，与β-内酰胺酶类抗生素合用，可增强抗菌作用，扩大抗菌谱，保护β-内酰胺类抗生素免受β-内酰胺酶水解。这三种酶抑制药对不同细菌产生的β-内酰胺酶有选择性。克拉维酸的抑菌谱较广，抑酶作用较强。对质粒介导的β-内酰胺酶包括超广谱酶抑制作用优于舒巴坦，对染色体介导的酶抑制作用不及他唑巴坦。目前有几种不同的抗生素与β-内酰胺酶抑制药组成复方制剂在临床使用。

克 拉 维 酸

克拉维酸（clavulanic acid，棒酸）是由链霉菌培养液中获得的β-内酰胺酶抑制药，该药抗菌谱广，活性低、毒性低、抑酶谱广，但对各种β-内酰胺酶的抑制作用差别大。该药对普通细菌，如金葡菌、肠杆菌、淋病奈瑟菌等质粒介导产生的酶有强大的抑制作用；对肺炎杆菌、变形杆菌和脆弱类杆菌等染色体介导产生的酶有快速抑制作用；对沙门菌属、铜绿假单胞菌等染色体介导产生的酶抑制作用差。该药抗菌活性低，与多种β-内酰胺类抗生素合用以增强抗菌作用。口服吸收好，且不受食物、牛奶和氢氧化铝等的影响。达峰时间为1h。也可注射给药，$t_{1/2}$为0.8～1.4h。本品不能透过血脑屏障。

舒 巴 坦

舒巴坦（sulbactam，青霉烷砜）为半合成β-内酰胺酶的抑制药。化学稳定性优于克拉维酸，该药抗菌谱广、活性低、毒性低、抑酶谱广，对各种β-内酰胺酶的抑制作用有差别。对金葡菌与革兰氏阳性杆菌产生的β-内酰胺酶有很强的抑制作用，抗菌作用略强于克拉维酸。与其他β-内酰胺类抗生素合用，有明显抗菌协同作用。该药在组织间液、腹腔液中浓度与血药浓度相仿，主要以原形从尿中排出，$t_{1/2}$为1h。

他 唑 巴 坦

他唑巴坦（tazobactam，三唑巴坦）为舒巴坦衍生物，抑酶作用强于克拉维酸和舒巴坦。

（二）β-内酰胺类抗生素的复方制剂

绝大部分β-内酰胺类抗生素制剂都是单独应用，某些药物的优点非常突出，临床广泛应用，但短时间应用细菌就产生耐药性，使其抗菌效果下降。也有些药物单独应用会出现不良反应，为了加强 β-内酰胺类抗生素的疗效和克服某些缺点，组成了复方制剂（表 29-2），现在临床普遍应用。但必须注意，使用此类复方制剂仍要做皮试，以免过敏反应发生。

表 29-2　β-内酰胺类抗生素的复方制剂

商品名	抗生素	抑制药	规 格	给药途径
阿西诺	阿莫西林	克拉维酸	1.2g（阿莫西林钠 1.0g、克拉维酸钾 0.2g）	静脉滴注
欣安林	氨苄西林	舒巴坦	1.5g（氨苄西林钠 1.0g、舒巴坦钠 0.5g）	肌内注射、静脉给药
威奇搭	阿莫西林	舒巴坦	1.5g（阿莫西林钠 1.0g、舒巴坦钠 0.5g）	肌内注射、静脉滴注
开林	美洛西林	舒巴坦	1.25g（美洛西林钠 1.0g、舒巴坦钠 0.25g）	静脉滴注
派纾	哌拉西林	舒巴坦	1.25g（哌拉西林钠 1.0g、舒巴坦钠 0.25g）	静脉滴注
优立新	氨苄西林	舒巴坦	1.5g（氨苄西林 1.0g，舒巴坦 0.5g）	肌内注射、静脉滴注
舒普深	头孢哌酮	舒巴坦	1.5g（头孢哌酮 1.0g，舒巴坦 0.5g）	肌内注射、静脉滴注
新治菌	头孢噻肟	舒巴坦	1.5g（头孢噻肟 1.0g，舒巴坦 0.5g）	肌内注射、静脉滴注
立健舒	头孢哌酮	舒巴坦	2.0g（头孢哌酮钠 1.0g、舒巴坦钠 1.0g）	静脉滴注
舒普深	头孢哌酮	舒巴坦	1.5g（头孢哌酮钠 1.0g、舒巴坦钠 0.5g）	肌内注射、静脉滴注
他巴星	哌拉西林	他唑巴坦	2.5g（哌拉西林 2.0g，他唑巴坦 0.5g）	静脉滴注

【药物相互作用】

（1）与叔胺类药物如吩噻嗪类及三环抗抑郁剂混合可形成混浊或生成少许沉淀。

（2）亚胺培南-西司他丁不可与含乳酸钠的液体或其他碱性药物相配伍。丙磺舒可延长帕尼培南血清 $t_{1/2}$，提高其血药浓度。氨曲南与头孢西丁联用可发生拮抗，两药不可联合应用。

第三节　多肽类抗生素

一、糖肽类抗生素

糖肽类抗生素（glycopeptide antibiotics）是一类通常为糖基化修饰的七肽结构的抗生素。目前在我国临床应用的为第一代糖肽类抗生素万古霉素（vancomycin）、去甲万古霉素（norvancomycin）、替考拉宁（teicoplanin，壁霉素），均直接来源于微生物的代谢产物，后者在抗菌活性、药代特性及安全性方面均优于前二者。泰拉万星为第二代糖肽类抗生素，但该药尚未在我国上市。

【体内过程】　口服难吸收，肌内注射可引起剧烈疼痛和组织坏死，故一般应稀释后缓慢静脉滴注给药。分布广泛，炎症时可透过血脑屏障；约 90%经肾排出，万古霉素、去甲万古霉素 $t_{1/2}$ 约为 6h。替考拉宁化学结构上增加了脂肪酸侧链，亲脂性增加，其脂溶性为万古霉素的 30～100 倍，组织穿透力强，能在细胞内浓集，$t_{1/2}$ 显著延长，$t_{1/2}$ 约为 47h。

【抗菌机制】　为繁殖期杀菌剂。与 β-内酰胺类抗生素不同，该类药物不与 PBPs 结合，而是直接与细菌细胞壁（UDP 胞壁酸五肽）前体 *D*-丙氨酸-*D*-丙氨酸（*D*-Ala-*D*-Ala）结合，阻断肽聚糖合成中的转糖酶、转肽酶及 *D*，*D*-羧肽酶的作用，从而阻断细胞壁的合成，导致细菌死亡，在分裂增殖的细菌中显现快速杀菌作用。糖肽类抗生素对革兰氏阳性菌具有强大的杀灭作用，尤其是对耐甲氧西林金葡菌和表皮葡萄球菌（methicillin-resistant *staphylococcus epidermidis*，MRSE），对厌氧菌和革兰氏阴性菌无效。其抗菌作用具有时间依赖性和较长的抗生素后效应，对金葡菌的杀灭作用非剂量依赖性，提高血药浓度并不能增强药物的杀菌能力。对万古霉素耐药的细菌可能对替考拉宁敏感。

【耐药性】　细菌产生耐药性的机制尚不完全清楚，但目前认为致病菌的耐药基因并非突变而来，而来自万古霉素生产菌的基因水平转移。对耐万古霉素肠球菌（vancomycin-resistant enterococi，

VRE）的研究发现，不同表型的细菌对糖肽类抗生素敏感性存在差异，对糖肽类抗生素耐药的细菌表型主要为 VanA 和 VanB 表型。VanA 的细菌大量合成低亲和力的前体（*D*-丙氨酰-*D*-乳酸/*D*-丝氨酸），替代与万古霉素有高亲和力的前体（*D*-丙氨酰-*D*-丙氨酸），改变与万古霉素结合靶位，导致细菌对万古霉素和替考拉宁耐药性的产生。VanB 表型的细菌则只产生对万古霉素的耐药性，对替考拉宁仍然敏感。

【临床应用】 仅用于耐甲氧西林金葡菌引起的严重感染，如败血症、心内膜炎、骨髓炎、呼吸道感染等。可用于对 β-内酰胺类过敏的患者。口服给药用于治疗伪膜性结肠炎和消化道感染。近年来已出现糖肽类中介金葡菌、耐万古霉素肠球菌（VRE）、多药耐药肺炎链球菌（MDRSP）等感染，因此万古霉素、去甲万古霉素、替考拉宁按照"特殊使用"类别管理使用。

【不良反应和注意事项】 万古霉素、去甲万古霉素的毒性较大，替考拉宁较小。

1. 耳毒性 血药浓度超过 800mg 且持续数日即可引起耳鸣、听力减退，甚至耳聋，及早停药可恢复正常，少数患者停药后仍有致聋危险。应避免同服有耳毒性和肾毒性的药物。

2. 肾毒性 主要损伤肾小管，表现为蛋白尿和管型尿、血尿、氮质血症，甚至肾衰竭。

3. 过敏反应 输入速度过快，可产生红斑样或荨麻疹样反应，皮肤发红（称为红人综合征），尤以躯干上部为甚。采用抗组胺药和肾上腺皮质激素治疗有效。

4. 其他 口服时可引起恶心、呕吐、金属异味感和眩晕，静脉注射时偶发疼痛和血栓性静脉炎。

泰拉万星

泰拉万星（telavancin）为万古霉素的衍生物，为第二代糖肽类抗生素。2009 年美国 FDA 批准泰拉万星注射剂用于治疗耐甲氧西林金葡菌与甲氧西林敏感金葡菌引起的成人复杂性皮肤和皮肤结构感染，但该药尚未在我国上市。

二、多黏菌素类

多黏菌素类（polymyxins）是从多黏杆菌培养液中分离获得的一组多肽类抗生素，含有多黏菌素 A、多黏菌素 B、多黏菌素 C、多黏菌素 D、多黏菌素 E、多黏菌素 M 几种成分，临床仅用多黏菌素 B（polymyxin B）、多黏菌素 E（polymyxin E，colisin）和多黏菌素 M（polymyxin M），多为硫酸盐制剂。

【体内过程】 本类药口服不吸收，肌内注射后 2h 左右达血药浓度峰值，多黏菌素 E 甲磺酸盐的水溶性较硫酸盐好，适合肌内注射，多黏菌素 M 盐酸盐注射后吸收更迅速。本类药穿透力差，脑脊液、胸腔、关节腔和感染灶内浓度较低而影响疗效。多黏菌素 E 在肺、肾、肝及脑组织中的浓度比多黏菌素 B 高。体内代谢较慢，主要经肾脏排泄，故连续给药会导致药物在体内蓄积。$t_{1/2}$ 约为 6h，儿童较短，为 1.6～2.7h。肾功能不全者清除更慢，$t_{1/2}$ 可达 2～3 日。

【药理作用】 多黏菌素类是窄谱慢效杀菌药，对繁殖期和静止期细菌均有杀菌作用。多黏菌素 B 的抗菌活性略高于多黏菌素 E。此类窄谱抗生素，只对某些革兰氏阴性杆菌具有强大抗菌活性，如对大肠杆菌、肠杆菌属、克雷伯菌属及铜绿假单胞菌具有高度敏感，对志贺菌属、沙门菌属、真杆菌属、流感杆菌、百日咳鲍特菌及除脆弱类杆菌外的其他类杆菌也较敏感。与利福平、磺胺类和甲氧苄啶（TMP）合用具有协同抗菌作用。此类药物主要作用于细菌胞质膜。多黏菌素类的化学结构类似于阳离子表面活性剂，其亲水基团与细胞外膜磷脂上的亲水性阴离子磷酸根形成复合物，而亲脂链插入膜内脂肪链之间，解聚细胞膜结构，导致膜通透性增加，使细菌细胞内重要物质外漏，而造成细胞死亡。同时，本类药物进入细菌体内也影响核质和核糖体的功能。与两性霉素 B、四环素类药合用可增强其抗菌作用。

【临床应用】 主要用于治疗铜绿假单胞菌引起的败血症、泌尿系统和烧伤创面感染。还可用于大肠杆菌、肺炎杆菌等革兰氏阴性杆菌引起的全身感染，如脑膜炎、败血症。与利福平、磺胺类和 TMP 等合用，可以提高治疗多重耐药的革兰氏阴性杆菌导致的医院内感染的疗效。口服用于肠道术前准备和消化道感染。局部用于创面、五官、呼吸道、泌尿系统及鞘内革兰氏阴性杆菌感染。

【不良反应和注意事项】　本类药在常用量下即可出现明显不良反应，总发生率较高，可达 25%。多黏菌素 B 较多黏菌素 E 更明显。

1. 肾毒性　常见且突出，主要损伤肾小管上皮细胞，表现为蛋白尿、血尿、氮质血症，严重时出现急性肾小管坏死、肾衰竭。及时停药后部分可恢复，有的可持续 1～2 周。腹腔透析不能清除药物，血液透析可以清除部分药物。

2. 神经毒性　程度不同，轻者表现为头晕、面部麻木和周围神经炎，重者出现意识混乱、昏迷、共济失调、可逆性神经肌肉麻痹等，停药后可消失。此反应与剂量有关，多出现于手术后、合用麻醉药、镇静药或神经肌肉阻滞药，以及患有低血钙、缺氧，肾病者。使用新斯的明抢救无效，只能人工呼吸。

3. 过敏反应　包括瘙痒、皮疹、药物热等，吸入给药可引起哮喘。

4. 其他　肌内注射可致局部疼痛，静脉给药可引起静脉炎。偶可诱发粒细胞减少和肝脏毒性。

三、杆菌肽类

杆菌肽类（bacitracin）是从枯草杆菌培养液中分离获得，为含噻唑环的多肽类抗生素的混合物，主要成分为杆菌肽 A。本品对革兰氏阳性菌有强大的抗菌作用，对耐 β-内酰胺酶的细菌也有作用；对革兰氏阴性球菌、螺旋体、放线杆菌等也有一定作用；对革兰氏阴性杆菌无作用。该药作用机制是选择性地抑制细菌细胞壁合成过程中的脱磷酸化，阻碍细菌细胞壁合成，同时对细胞质膜也有损伤作用，使细胞质内容物外漏，导致细菌死亡。杆菌肽属于慢效杀菌药。细菌对其耐药性产生缓慢，耐药菌株少见，与其他抗生素无交叉耐药性。本药口服不吸收，局部应用也很少吸收，故只能注射给药。注射后主要经肾排泄，且该药对肾脏有严重的损害作用，临床仅用于局部抗感染。其优点是刺激性小、过敏反应少、不易产生耐药性，其锌盐制剂可增加抗菌作用。

案例 29-1　　头孢菌素类药物使用及注意事项

1. 案例摘要　患者，男，75 岁，午后昏迷由家属送至急诊。患者发热（在家中体温 39.8℃），呼吸困难。据家属介绍，该患者近 3 日咳嗽，可能为上呼吸道感染。既往体健，生活能够自理。有癫痫及肾功能不全病史。生命体征：血压 103/67mmHg，脉搏 123 次/分，呼吸频率 43 次/分，体温 40.8℃。双肺干啰音，右下侧叩诊浊音，呼吸音减弱。心脏听诊心动过速，无杂音。实验室检查白细胞 19.5×10^9/L。动脉血气分析：pH 7.5，PO_2 60mmHg，PCO_2 28mmHg。胸片显示右下肺叶渗出性病变，双侧胸腔积液。诊断为肺炎，急性呼吸衰竭，呼吸性碱中毒。给予患者气管插管，机械通气，吸氧；头孢他啶 1g，静脉滴注，12h/次。实验室检查主要病原体为阴沟肠杆菌，经药敏试验药物改为亚胺培南西司他丁，500mg，静脉滴注，12h/次。ICU 医生考虑患者癫痫及肾功能不全病史，停用亚胺培南西司他丁，改用头孢吡肟 2g，静脉滴注，12h/次。随后，患者体温下降，白细胞为 12×10^9/L，一周后，患者病愈出院。

2. 案例问题

（1）头孢他啶的抗菌机制是什么？

（2）亚胺培南西司他丁的应用注意事项及禁忌证分别是什么？

（3）头孢吡肟的适应证有哪些？

3. 案例分析 肺炎为老年人常见疾病，老年人肺炎的发病率和死亡率明显高于年轻人。身体功能减退，呼吸系统解剖学及功能的改变可使机体防御功能和免疫功能下降，尤其是罹患多种慢性疾病和营养不良等因素的影响，使老年人肺部感染更易发生。老年人肺炎的诊治与青年人明显不同：要全面考虑老年人罹患基础疾病对治疗的影响；药物种类的选择和剂量的调整要符合老年药动学特点；老年人肝肾功能减退，药物不良反应的发生概率及严重程度将会增加，用药后要密切观察，要尽力保护机体的重要脏器。正确选择抗菌药是治疗老年肺炎的关键，初步可经验性治疗，病原体明确后要选择针对性强的药物或根据药敏试验结果选择抗菌药。此外，抗菌药的选择还应根据患者的病情，进行个体化用药。

（1）提示：头孢他啶属于第三代头孢菌素类抗菌药，其作用机制与青霉素相同，作用于细菌 PBPs，影响肽链交联环节，抑制细菌细胞壁合成，使菌体失去渗透屏障而膨胀、裂解；亦可触发细菌自溶酶活性使菌体溶解发挥抗菌作用，为繁殖期杀菌药。

（2）提示：亚胺培南西司他丁的应用注意事项如下所示。①仔细询问过敏史；②中枢神经系统疾病患者确有使用指征时，应严密观察；③老年人肾功能呈生理性减退，本药主要经肾排泄，宜减量；④哺乳期妇女应用时应停止哺乳。

禁忌证：对亚胺培南、西司他丁或其他碳青霉烯类药物过敏者，或者对其他β-内酰胺类药物有过敏性休克史者禁用。

（3）提示：头孢吡肟为第四代注射用头孢菌素，主要适用于治疗敏感菌引起的下列中、重度感染。①由肺炎链球菌、肠杆菌属及肺炎克雷伯菌等所致的中度、重度肺炎。②由大肠杆菌、变形杆菌或肺炎克雷伯菌所致的中度及重度单纯性或复杂性尿路感染(包括肾盂肾炎)。③由甲氧西林敏感金葡菌或化脓性链球菌所致的皮肤软组织感染。④由铜绿假单胞菌、肺炎克雷伯菌、大肠杆菌、肠杆菌属细菌或脆弱拟杆菌所致腹腔内或盆腔的感染（需与甲硝唑合用）。⑤对缺乏中性粒细胞患者的发热进行经验性治疗。

（吴宜艳）

第三十章　抑制蛋白质合成的抗生素

核糖体是蛋白质合成的场所。细菌的核糖体是由 30S 和 50S 亚基组成的 70S 复合物，而哺乳动物核糖体则是由 40S 和 60S 亚基组成的 80S 复合物。许多抗生素正是利用这一差别选择性抑制细菌的蛋白质合成而发挥抗菌作用的。蛋白质合成过程依次包括起始、延伸及终止等 3 个阶段。抑制蛋白质合成的抗生素可作用于蛋白质合成的某个或多个环节。此类药物主要有作用于细菌核糖体 50S 亚基的大环内酯类、林可霉素类、氯霉素类等，以及作用于 30S 亚基的氨基糖苷类、四环素类等。

第一节　蛋白质的生物合成机制概述

蛋白质的生物合成（翻译）是根据遗传密码的中心法则，在 DNA 转录产生成熟 mRNA 分子之后，由 mRNA 上的密码子（codon）同氨酰 tRNA 的反密码子（anticodon）相互作用，使相应的氨基酸合成肽键、延伸肽链而完成的。在生物细胞内，蛋白质的生物合成是在核糖体中完成的。核糖体由大、小两个亚基（subunit）组成，其中每一个亚基由 rRNA 和一些小的蛋白质构成。真核生物的大亚基为 60S，小亚基为 40S，而原核生物的大亚基、小亚基则分别是 50S 和 30S。由于细菌的核糖体与哺乳动物核糖体存在这样的明显差异，许多作用于细菌核糖体的药物便可以有效抑制细菌的蛋白质合成，而对动物细胞的蛋白质合成影响较小，从而选择性地发挥抗菌作用。抑制蛋白质生物合成的抗菌药主要包括氨基糖苷类、大环内酯类、林可霉素类、四环素类及氯霉素类等。

细菌的生物合成主要包括以下三个步骤。

1. 起始（initiation）　首先，核糖体小亚基与 mRNA 上的核糖体结合位点（ribosome binding site，RBS）结合，形成起始复合物进而识别起始密码子。此时，起始密码子会位于小亚基的 P 位，携带甲酰甲硫氨酸的 tRNA（fMet-$tRNA_f$）进入 P 位并通过其反密码子与起始密码子结合。然后，大亚基被招募结合到复合物上形成完整的 70S 核糖体复合物，并将 A 位点对应到基因的第二个密码子。

2. 延伸（elongation）　携带第二个密码子所对应氨基酸的氨酰 tRNA 进入 A 位点并通过其反密码子与起始密码子结合，然后发生转肽反应（transpeptidation），将 P 位的甲酰甲硫氨酸（此后的延伸过程中是已合成的肽链）转移到 A 位并与第二个氨基酸形成肽键连接。接下来通过转位（translocation），将核糖体向前移动一个密码子位置，使携带着已延长肽链的肽酰 tRNA 换到 P 位，而将原本在 P 位的已脱去氨基酸的 tRNA 逐出，同时腾空 A 位，进入下一循环。

3. 终止（termination）　上述延伸反应持续进行，直至核糖体移行至终止密码子时，肽酰 tRNA 被水解，将蛋白质多肽链从 tRNA 上释放，核糖体与 mRNA 分离、大小亚基解聚，整个翻译过程结束。

第二节　氨基糖苷类抗生素

氨基糖苷类抗生素是由一个氨基环醇（苷元）与一个或多个氨基糖分子通过配糖键连接而成的，按照来源可分为天然和半合成两大类。

1. 天然氨基糖苷类　①从链霉菌培养液中提取获得的，多以“mycin”（霉素）命名，如卡那霉素（kanamycin）、链霉素（streptomycin）、新霉素（neomycin）等；②从小单孢菌培养液中提取获得的，多以“micin”（米星）命名，如小诺米星（micronomicin）、西索米星（sisomicin）等。

2. 半合成氨基糖苷类　是由天然氨基糖苷类经化学修饰、结构改造获得的，如卡那霉素 B（kanamycin B）、阿米卡星（amikacin）、阿贝卡星（arbekacin）等。

一、药理学特征

【体内过程】

1. 吸收 氨基糖苷类抗生素是强极性化合物，易溶于水而脂溶性很差，故解离度大，跨膜转运困难。①难以经胃肠吸收，口服或经直肠给药后吸收率不到 1%，兼之在肠中不被灭活，因此可作胃肠消毒用。但肾功能损害患者长期口服或直肠用药，会因排泄降低造成体内蓄积达到中毒血药浓度。②肌内注射吸收迅速且完全，血药浓度于给药后 0.5～1.5h 达峰值，与相同剂量静脉滴注 0.5h 时相近。不过休克等危重病患者由于血液循环差，肌内注射后的吸收将会减少。为避免血药浓度过高而导致耳聋、肾损伤等严重药物不良反应，通常此类药物并不主张静脉注射给药。

2. 分布 ①氨基糖苷类药物与血浆蛋白的结合率较低，除链霉素可达 35%外，其他大多在 10%以下；②主要分布于细胞外液，在脂肪组织中分布很少；③在肾皮质和内耳内、外淋巴液中高浓度蓄积，其中肾皮质内药物浓度可超过血药浓度 10～50 倍，且药物浓度下降缓慢，是该类药物引起肾毒性和耳毒性的重要原因；④不易透过血脑屏障，因此不适宜治疗脑膜炎；⑤不宜透过血眼屏障、房水浓度低，因此治疗细菌性眼炎需眼周或眼内注射；⑥可透过胎盘屏障在胎儿血浆及羊水中形成蓄积，易造成出生儿童听力的丧失，因此建议妊娠期妇女禁用。

3. 消除 药物在体内基本不被代谢，主要以原形随粪便或尿液排泄，尿药浓度高，可达血药浓度峰值的 25～100 倍，肾功能正常患者的血浆 $t_{1/2}$ 为 2～3h，但肾皮质内蓄积的药物 $t_{1/2}$ 长达 30～700h，因此在停药后 10～20 日仍可从尿液中检出少量药物。肾功能减退时 $t_{1/2}$ 会延长。此外，在内耳外淋巴液中的 $t_{1/2}$ 也比血浆中的 $t_{1/2}$ 长 5～6 倍。

【药理作用】

1. 抑制蛋白质合成的多个环节 氨基糖苷类抗生素首先会能量依赖性地转运进入细胞质，与核糖体 30S 亚基结合，抑制细菌蛋白质生物合成的各个阶段。

（1）起始阶段：氨基糖苷类抗生素与核糖体 30S 亚基结合，阻碍 30S 亚基起始复合物的形成，同时妨碍氨酰 tRNA 与核糖体的结合，尤其是妨碍与 fMet-$tRNA_f$ 的定位结合，从而干扰核糖体 70S 起始复合物的形成。

（2）延伸阶段：与核糖体 30S 亚基的结合还会造成 A 位的歪曲，使 mRNA 的密码子被错译，导致合成的蛋白质序列异常、功能受损。

（3）终止阶段：阻碍终止密码子与 A 位的结合、阻止肽链释放因子进入 A 位，使已合成的肽链不能释放，从而妨碍核糖体 70S 亚基的解离，致使核糖体循环受阻、发生耗竭。

2. 破坏细菌细胞膜的稳定性 氨基糖苷类抗生素还能抑制细菌细胞膜蛋白质的合成，破坏细菌细胞膜的完整性，改变其通透性。这一方面会促进氨基糖苷类抗生素向胞质内转运，加强了药物的作用；另一方面也会造成胞质内的重要分子漏出，最终引起细菌死亡。

此外，氨基糖苷类抗生素还具有明显的抗生素后效应（postantibiotic effect，PAE）。例如，对金葡菌、肺炎杆菌、铜绿假单胞菌等细菌的体内 PAE 可达 4～8h。

【抗菌谱】 ①对多数需氧革兰氏阴性杆菌具有强大的抗菌作用，包括大肠杆菌、肠杆菌属、变形杆菌属、克雷伯菌属、志贺菌属、柠檬酸杆菌属等；②对甲氧西林敏感的金葡菌、表皮葡萄球菌（包括产青霉素酶的菌株）也有较好的抗菌活性，但甲氧西林耐药株多数对其耐药；③对沙门菌属、沙雷菌属、产碱杆菌属、嗜血杆菌属、不动杆菌属、分枝杆菌属、布鲁菌属、气单胞菌属、莫拉菌属等也具有一定的作用；④对淋球菌、脑膜炎奈瑟菌等革兰氏阴性球菌的作用较差，对各组链球菌作用微弱，肠球菌、各种厌氧菌对此类药物耐药；⑤一些氨基糖苷类衍生药物还对 HIV 具有较好的抑制效果。

【耐药性】

1. 产生钝化酶 这是细菌对氨基糖苷类抗生素产生耐药性的最主要原因，许多细菌可产生能修饰氨基糖苷类药物结构的钝化酶而呈现耐药现象。常见的氨基糖苷类药物钝化酶有乙酰转移酶（acetyltransferase，AAC）、磷酸转移酶（phosphotransferase，APH）、腺苷转移酶（adenosyltransferase，ANT）等。被钝化的氨基糖苷类抗生素将与未被钝化者竞争转运系统，减少后者进入细菌胞内的量。同时，被钝化药物即使转运入胞内，也会因为与核糖体的亲和力下降甚至不能与核糖体结合，而失去了对蛋白质合成的干扰作用。同一种氨基糖苷类抗生素可为多种钝化酶所钝化，而不同的氨基糖苷类抗生素也可为同一种酶钝化，因此彼此之间会存在交叉耐药现象。此外，由于钝化酶的产生通常由质粒介导，可通过接合、转座等方式在不同菌株间相互转移，因此耐药性容易传播。

2. 细菌细胞膜通透性改变或转运功能异常　细菌耐药的重要原因是细胞膜通透性改变或转运功能异常，造成菌体内药物浓度下降。例如，氨基糖苷类抗生素的跨膜转运是一个依赖氧的主动过程，而厌氧菌缺乏这种必需的转运系统，因此呈现耐药现象。同样，当兼性厌氧菌生长在厌氧条件下时也具有较强的耐药性。此外，链霉素无法与铜绿假单胞菌细胞外膜结合，不能透入细菌细胞内发挥作用，从而呈现耐药现象。

3. 靶点结构改变　细菌通过基因突变使氨基糖苷类抗生素作用的核糖体结合位点发生改变，导致药物无法结合而失活。例如，结核杆菌和某些肠球菌属细菌的突变株对链霉素的耐药，便属于此种机制。

【临床应用】　氨基糖苷类抗生素可用于下述领域，但由于毒性反应较大，在临床实际应用中常被疗效好且毒性反应低的其他类型抗生素所取代。

1. 敏感需氧革兰氏阴性杆菌所致感染　既可用于全身感染及严重感染，如中枢神经系统重症感染、呼吸道感染、尿路感染、胃肠道感染、皮肤软组织感染、骨关节感染及烧伤、创伤感染等，也可制成外用软膏、眼膏或冲洗液治疗局部感染。不过对于革兰氏阴性杆菌引起的败血症、肺炎、脑膜炎等严重感染，应联合广谱半合成青霉素类、第三代头孢菌素类或氟喹诺酮类等，以协同增强疗效。

2. 消化道感染　口服用于敏感菌导致的消化道感染，可作为肠道术前准备、肝昏迷用药等。

3. 结核病　链霉素、卡那霉素等部分氨基糖苷类抗生素可作为结核治疗药物。

【不良反应和注意事项】　氨基糖苷类抗生素均能产生耳毒性和肾毒性，尤其儿童和老人更易发生，其中有些毒性反应是不可逆的，甚至在停药以后也可发生，因此限制了其临床应用。毒性反应的发生与服药剂量和时程有关，也随药物不同而异，故需精确掌握血药浓度，才能降低毒性。一旦发现早期症状，应立即停药。

1. 耳毒性　氨基糖苷类抗生素易导致前庭功能障碍与耳蜗神经损害等耳毒性，通常都是不可逆的。前庭功能障碍主要表现为眩晕、恶心、呕吐、眼球震颤及平衡障碍的共济失调等特征，常见药物发生率为新霉素＞卡那霉素＞链霉素＞西索米星＞阿米卡星＞庆大霉素＞妥布霉素＞奈替米星；耳蜗神经损害的表现为耳鸣、听力减退、高频听力丧失，然后波及低频部分，甚至永久性耳聋，其发生率为新霉素＞卡那霉素＞阿米卡星＞西索米星＞庆大霉素＞妥布霉素＞奈替米星＞链霉素。因此，在用药时应经常询问患者有无耳鸣、眩晕等早期耳毒性症状，并进行听力监测及根据肾功能情况调整用药剂量。

2. 肾毒性　氨基糖苷类药物易在肾皮质大量蓄积，造成明显的肾毒性，主要表现为蛋白尿、管型尿、血尿等，严重者可产生氮质血症、肾功能减退甚至无尿。常见药物发生率为新霉素＞卡那霉素＞庆大霉素＞妥布霉素＞阿米卡星＞奈替米星＞链霉素。发生肾毒性的原因是氨基糖苷类抗生素会导致溶酶体肿胀破裂、线粒体损伤、Ca^{2+}调节转运过程受阻，引起肾小管肿胀，甚至造成肾小管上皮细胞的急性坏死。由于近端肾小管细胞具有重建的能力，因此，肾功能损害几乎都是可逆的。

3. 神经肌肉阻滞　氨基糖苷类药物可致神经肌肉阻滞，表现为呼吸骤停、心肌抑制、血压下降。产生该反应的严重程度大致是新霉素＞链霉素＞卡那霉素＞阿米卡星＞庆大霉素＞妥布霉素。其原因可能是药物通过与 Ca^{2+}络合或竞争，抑制了神经递质 ACh 的释放或降低其作用敏感性。其发生与剂量和给药途径等有关，如静脉滴注速度过快或大剂量胸、腹膜腔内应用，与麻醉药或其他神经肌肉接头阻滞剂联合应用或用于重症肌无力患者时，均易发生。因此该类药物不主张静脉注射，避免因血药浓度猛烈升高，引起呼吸骤停而死亡。一旦发生时，应采用新斯的明和钙剂进行抢救。

4. 过敏反应　主要表现为嗜酸性粒细胞增多、皮疹、发热、血管神经性水肿等过敏症状，也可引起严重的过敏性休克（尤其是链霉素），因此应用前应做皮试，阴性者方可使用。一旦发生过敏反应，可皮下或肌内注射肾上腺素或静脉注射葡萄糖酸钙进行抢救。

5. 其他　偶见中性粒细胞下降、血小板下降及贫血，面部及口腔或四肢感觉异常，周围神经炎及视神经功能失调等。

【药物相互作用】

（1）低 pH 会减少药物跨膜转运，因此通常在碱性环境中有较强作用，但 pH 在 8.4 以上时抗菌活性也会减弱，K^+、Na^+、Ca^{2+}、Mg^{2+}等阳离子可减弱其抗菌作用。

（2）由于β-内酰胺类抗生素造成细菌细胞壁缺损，使氨基糖苷类抗生素更易进入菌体内发挥作用，因此与β-内酰胺类抗生素合用时往往可以获得抗菌协同作用。

（3）不宜与其他具有耳毒性的药物合用，如糖肽类抗生素（万古霉素、多黏菌素、杆菌肽等）、高效利尿药（呋塞米、依他尼酸、布美他尼）、脱水药（甘露醇）、第一代头孢菌素、环丝氨酸、顺铂、止吐药、两性霉素 B 等。

（4）应避免与掩盖氨基糖苷类抗生素耳毒性的药物配伍使用，如 H_1 受体阻断药苯海拉明、布克利嗪、美克洛嗪等。

（5）对用过麻醉药、肌肉松弛药而尚未完全苏醒的患者，禁止使用氨基糖苷类抗生素，以避免引起神经肌肉接头部位的阻滞作用。

二、主要的氨基糖苷类抗生素

（一）第一代氨基糖苷类抗生素

链霉素

链霉素（streptomycin）是 1943 年美国科学家瓦克斯曼（Waksman）从灰链霉菌的培养液中提取获得的，它是第一个被人们发现的氨基糖苷类抗生素，也是第一个用于治疗结核的化疗药物，临床通常使用其硫酸盐，性质稳定。

【体内过程】　①吸收：口服吸收少，肌内注射吸收快，30～45min 可达到血药浓度峰值。②分布：血浆蛋白结合率为 35%，主要分布于细胞外液，易渗入腹腔，胸腔积液和腹水中药物浓度与血药浓度相仿，可透过胎盘屏障，但不易透过血脑屏障。③消除：约 90%以原形由肾脏排泄，$t_{1/2}$ 为 3～5h，老年及肾功能不全患者的排泄时间延长，故应根据患者具体情况调整用药剂量。

【抗菌谱】　链霉素抗菌谱较广，对多种革兰氏阴性杆菌具有强大杀灭作用；对鼠疫杆菌、结核杆菌等有很好的抗菌作用；革兰氏阳性球菌中除少数敏感性金葡菌外，各类链球菌对链霉素均耐药；铜绿假单胞菌和厌氧菌也对本品耐药。

【临床应用】　①兔热病（土拉菌病）与鼠疫治疗的首选药，前者可单独应用，后者与四环素联合使用；②与其他抗结核药联合用于抗结核治疗；③与青霉素合用治疗溶血性链球菌、草绿色链球菌及肠道菌等引起的心内膜炎；④与四环素合用治疗布氏杆菌病。

【不良反应和注意事项】　最常见的不良反应为耳毒性，其次为神经肌肉阻滞作用。皮疹、发热、血管性水肿等过敏反应亦较多见，过敏性休克的发生率虽然比青霉素低，但死亡率较高，一旦发生应立即以肾上腺素和葡萄糖酸钙抢救。肾毒性较为少见，发生率比其他氨基糖苷类药物低。

卡 那 霉 素

卡那霉素（kanamycin）是从链霉菌的发酵液中分离获得，有A、B、C 三种成分，主要成分是A，临床用其硫酸盐。

【抗菌谱】 抗菌谱与链霉素相似，对多种革兰氏阴性杆菌均有一定的抗菌作用；对结核杆菌作用弱于链霉素，但对链霉素耐药的结核杆菌有效。铜绿假单胞菌耐药也对卡那霉素耐药。

【临床应用】 可口服用于腹部手术前准备和肝昏迷患者的治疗，亦可与其他药物合用治疗结核病患者。

【不良反应和注意事项】 耳毒性、肾毒性较强，仅低于新霉素。

新 霉 素

新霉素（neomycin）的抗菌谱与卡那霉素相似。口服吸收很少。肌内注射吸收快，但会产生明显的耳毒性和肾毒性，现已禁止全身应用。可用于肠道感染、腹部手术前肠道消毒和肝昏迷患者，此外也可以小剂量局部用于创面感染的治疗。

（二）第二代氨基糖苷类抗生素

第二代氨基糖苷类抗生素的代表药是庆大霉素等结构中含有脱氧氨基糖的药物，其抗菌谱更广，对第一代药物无效的假单胞菌和部分耐药菌也有较强的抑制作用。

庆 大 霉 素

庆大霉素（gentamicin）是从放线菌属小单孢菌的发酵液中获得的，药用其硫酸盐。

【体内过程】 口服吸收极少，肌内注射吸收迅速而完全，达峰时间为0.5～1h，$t_{1/2}$为2～3h，有效血药浓度可维持8h。主要分布于细胞外液，可透过胎盘屏障。体内代谢少，多数以原形经肾脏排泄。本品可在肾脏蓄积，皮质浓度大大高于血浆浓度。

【抗菌谱】 抗菌谱广，对金葡菌、表皮葡萄球菌、炭疽杆菌、白喉杆菌、流感杆菌、铜绿假单胞菌等多种革兰氏阳性菌和革兰氏阴性菌均有较好的抗菌活性，是治疗各种革兰氏阴性杆菌感染的常用药物，但由于耐药菌株日益增加，多需与其他抗生素联合用药。

【临床应用】 临床主要用于治疗由肺炎球菌、葡萄球菌、铜绿假单胞菌等引起的各种严重感染：①由以革兰氏阴性杆菌为主的细菌引起的严重感染，如肺炎、脑膜炎、骨髓炎、心内膜炎及败血症等；②尿路手术前预防术后感染，口服用于肠道感染及术后消毒；③与敏感的β-内酰胺类合用治疗铜绿假单胞菌所致感染；④局部用于皮肤、黏膜感染及眼、耳、鼻部感染等。

【不良反应和注意事项】 耳毒性多为双侧性，对前庭功能影响较大，对耳蜗神经的损害较少。亦可发生多见的可逆性肾损害，偶见过敏反应及神经肌肉接头阻滞作用。

妥 布 霉 素

妥布霉素（tobramycin）是1967年从链霉菌培养液中分离获得的，亦可由卡那霉素B脱氧制备，临床用其硫酸盐。其体内过程与庆大霉素相似。

【抗菌谱】 与庆大霉素相似，同时也与庆大霉素存在交叉耐药性。妥布霉素对多数革兰氏阴性杆菌、铜绿假单胞菌及葡萄球菌具有良好的抗菌作用。其中，对铜绿假单胞菌的抗菌活性是庆大霉素的2～4倍，且对庆大霉素耐药的菌株仍然有效，对肺炎杆菌、肠杆菌属及变形杆菌的作用比庆大霉素强，但对沙雷菌属、沙门菌属的作用则较差。

【临床应用】 主要用于铜绿假单胞菌所致的严重感染及革兰氏阴性菌所致的全身感染，如泌尿生殖系统感染、肺炎、心内膜炎、腹腔炎、骨和关节感染及菌血症等。

【不良反应和注意事项】 不良反应与庆大霉素相近，但耳毒性略低。

小 诺 米 星

小诺米星（micronomicin）是从小单胞菌中分离的氨基糖苷类抗生素。其抗菌谱与庆大霉素相似，对革兰氏阴性菌、铜绿假单胞菌及葡萄球菌等具有较好活性。临床主要用于革兰氏阴性菌所致感染，如呼吸道、尿路、胆道及菌血症等；亦可局部用于结膜炎、泪囊炎等眼部感染。其耳毒性、肾毒性要低于庆大霉素。

（三）第三代氨基糖苷类抗生素

第三代氨基糖苷类抗生素主要以阿米卡星、奈替米星、依替米星等为代表，主要可用于第二代氨基糖苷耐药菌的感染。

阿 米 卡 星

阿米卡星（amikacin），又名丁胺卡那霉素，是卡那霉素的半合成衍生物，临床用其硫酸盐。

【抗菌谱】 抗菌谱最广的氨基糖苷类抗生素，对多种革兰氏阴性菌、革兰氏阳性菌（包括金葡菌）、铜绿假单胞菌及若干分枝杆菌属均有较强的抗菌活性，且对许多肠道革兰氏阴性菌和铜绿假单胞菌产生的钝化酶稳定。

【临床应用】 用于对庆大霉素、妥布霉素耐药的革兰氏阴性杆菌（肠杆菌、铜绿假单胞菌等）所致的尿路感染、腹腔感染、下呼吸道感染、心内膜炎、骨髓炎及菌血症等，亦可与其他药物联合用于结核病的治疗。

奈 替 米 星

奈替米星（netilmicin）为西索米星（现已少用）的半合成氨基糖苷类抗生素，临床用其硫酸盐。

【抗菌谱】 具有广谱抗菌作用，对革兰氏阴性菌（肠杆菌属、志贺菌属、沙门菌属、柠檬酸杆菌属、沙雷菌属、铜绿假单胞菌等）均有良好抗菌作用；对葡萄球菌和其他革兰氏阳性球菌的作用也强于其他氨基糖苷类抗生素；本品对多种钝化酶稳定，因而对耐庆大霉素、妥布霉素、阿米卡星的菌株，耐甲氧西林金葡菌及某些头孢菌素耐药菌仍有较好抗菌活性；对各族链球菌、肺炎球菌作用较差，对肠球菌、厌氧菌无效。

【临床应用】 主要适用于治疗各种敏感菌所致的严重感染；也可与 β-内酰胺类抗生素联合用于儿童及成人粒细胞减少的发热患者及病因未明的发热患者的治疗。

【不良反应和注意事项】 耳、肾毒性发生率较低，症状大多轻微可逆，但仍需注意其剂量及疗程，避免与其他耳毒性、肾毒性明显的药物合用。

依 替 米 星

依替米星（etimicin）是我国自主研制开发的氨基糖苷类新药，抗菌谱广，抗菌活性强，对大肠杆菌、肺炎克雷伯菌、肠杆菌属、沙雷菌属、奇异变形杆菌、沙门菌属、流感嗜血杆菌及葡萄球菌属等有较高的抗菌活性，对部分假单胞杆菌、不动杆菌属等具有一定抗菌活性，对部分庆大霉素、小诺米星和头孢唑啉耐药的金葡菌、大肠杆菌和克雷伯肺炎杆菌、产生青霉素酶的部分葡萄球菌和部分耐甲氧西林金葡菌亦有一定抗菌活性。交叉耐药少，且不良反应较轻。

第三节　大环内酯类抗生素

大环内酯类抗生素是一类以大环内酯作为母核的抗生素，按其化学结构主要可分为十四元大环内酯类（如红霉素、克拉霉素、罗红霉素等）、十五元大环内酯类（如阿奇霉素）、十六元大环内酯类（如螺旋霉素、乙酰螺旋霉素、麦迪霉素等）。

一、药理学特征

【体内过程】

1. 吸收 红霉素对酸不稳定，因此口服易被胃酸破坏、吸收少，所以临床上一般用其肠衣片或酯化物。克拉霉素、阿奇霉素等后来研发的大环内酯类抗生素则克服了这一缺点，使口服生物利用度得以提高。此外，食物会干扰红霉素和阿奇霉素的吸收，但能增加克拉霉素的吸收。

2. 分布 大环内酯类抗生素能广泛分布到除脑脊液以外的各种体液和组织中。其中，红霉素还是少数能扩散进入前列腺并聚集在巨噬细胞和肝脏的药物之一。

3. 消除 红霉素主要在肝脏代谢，并能通过抑制 CYP3A4 等肝药酶影响许多药物的代谢。克拉霉素被肝脏代谢后会氧化成仍具有抗菌活性的 14-羟基克拉霉素。阿奇霉素不在肝内代谢，大部分自胆汁、小部分从尿中排泄。

【药理作用】 大环内酯类抗生素通常为抑菌作用，但高浓度时表现为杀菌作用。该类药物的作用机制是与细菌核糖体 50S 亚基结合，抑制肽酰基转移酶、阻碍转肽作用和 mRNA 位移，阻断细菌蛋白质的合成。

【抗菌谱】 红霉素等第一代大环内酯类抗生素可显著抑制革兰氏阳性菌、厌氧球菌和部分革兰氏阴性菌（奈瑟菌、嗜血杆菌、白喉棒状杆菌等），同时能有效抑制嗜肺军团菌、弯曲菌、支原体、衣原体、非结核分枝杆菌、弓形虫等，对产生 β-内酰胺酶的葡萄球菌和耐甲氧西林金葡菌也有一定的抗菌活性。阿奇霉素等第二代药物进一步扩大了抗菌谱，进一步增强了对革兰氏阴性菌的抗菌活性。

【耐药性】 随着临床的广泛应用，细菌耐药性日益增多，且药物间的交叉耐药现象越来越明显，如某些细菌可同时对大环内酯类、林可霉素类及链阳霉素耐药，简称 MLS 耐药（macrolides-lincomycins-streptogramins resistance，MLSR）。细菌对大环内酯类药物耐药的主要机制包括以下几点。

1. 靶点结构改变 最常见的耐药机制是细菌通过突变使药物的核糖体结合位点发生改变，如使 50S 核糖体亚基中的 23S rRNA 的腺嘌呤发生甲基化。

2. 减少药物在菌体内的聚集 细菌可通过改变细胞膜成分或增强外排系统，阻碍药物进入菌体内或增加其外流，从而降低药物在菌体内的浓度。例如，表皮葡萄球菌可通过 PNE24 质粒产生一种膜蛋白，抑制红霉素的跨膜转运，许多革兰氏阴性菌则通过其脂多糖外膜屏障使药物难以进入菌体内。

3. 产生灭活酶 细菌通过产生酯酶（esterase）、磷酸化酶（phosphorylase）、葡萄糖酶（glycosidase）、乙酰转移酶（acetyltransferase）、核苷转移酶（nucleotidyltransferase）等灭活酶，催化药物发生水解、磷酸化、乙酰化、核苷化等而失去抑菌活性。

【临床应用】 ①用于需氧革兰氏阳性菌、部分革兰氏阴性菌、厌氧球菌及军团菌、支原体、衣原体等感染；②用于对 β-内酰胺类抗生素过敏的患者。

二、主要大环内酯类抗生素

（一）第一代大环内酯类抗生素

第一代大环内酯类药物主要包括红霉素、乙酰螺旋霉素、吉他霉素、麦迪霉素、交沙霉素等，其中典型代表是红霉素。

红 霉 素

红霉素（erythromycin）是 1952 年从红色链霉菌 *Streptomyces erythreus* 的培养液中分离获得的。

【体内过程】 ①吸收：红霉素不耐酸，在 pH<5 时会迅速降解失活，而碱性条件则可以增强抗菌活性，所以临床通常将其制备为肠衣片或酯化物（如硬脂酸红霉素、琥乙红霉素等）。②分布：2～4h 达血药浓度峰值，血浆蛋白结合率为 75%～90%。吸收后广泛分布于各种组织及体液中，亦可透过胎盘进入胎儿体内，但在脑脊液中浓度低，难以达到有效浓度。③消除：红霉素的 $t_{1/2}$ 为 1.5～3h，主要经胆汁排泄，只有 5%经尿排泄，肝功能不全患者的药物排泄速度会减慢，但肾功能不全患者则无须调整剂量。

【抗菌谱】 ①对金葡菌、表皮葡萄球菌、链球菌及革兰氏阳性杆菌均有强大的抗菌活性；②对某些革兰氏阴性菌如脑膜炎球菌、淋球菌、百日咳杆菌及布鲁杆菌、军团菌亦有较强的抗菌作用，但大多数革兰氏阴性需氧杆菌对本药耐药；③除革兰氏阴性厌氧杆菌（如脆弱类杆菌，梭杆菌属）外，红霉素对各种厌氧菌亦有相当的抗菌活性；④对螺旋体、支原体、衣原体、立克次体也有一定抑制作用。

【临床应用】 ①治疗军团菌病、百日咳、弯曲菌所致肠炎或败血症的首选药。②作为青霉素的替代药物，用于耐青霉素的轻度、中度金葡菌感染及对青霉素过敏的患者，主要包括溶血性链球菌、肺炎球菌及葡萄球菌等革兰氏阳性菌所致扁桃体炎、咽炎、鼻窦炎、中耳炎、猩红热、蜂窝织炎、皮肤软组织感染等；亦可替代青霉素用于炭疽、破伤风、气性坏疽、放线菌病及梅毒等的治疗，但作用不及青霉素，也易产生耐药性。③作为四环素的替代药物，用于婴儿或孕妇的支原体、衣原体所致感染，如支原体肺炎、沙眼等。

【不良反应和注意事项】 口服红霉素消化道反应较多见，如恶心、呕吐、上腹部不适及腹泻等，偶尔还可造成肠道菌群失调，引起伪膜性肠炎。静脉给药可引起血栓性静脉炎。红霉素酯化物可引起肝损害，出现氨基转移酶升高、肝大及胆汁淤积性黄疸，及时停药，数日可恢复正常。

乙酰螺旋霉素

乙酰螺旋霉素（acetylspiramycin）是螺旋霉素乙酰化的半合成衍生物，在体内会被脱去乙酰基转变为螺旋霉素，但应用乙酰螺旋霉素后的血药浓度会高于螺旋霉素，故而较后者更为常用。

【抗菌谱】 本药抗菌谱及体外抗菌活性均与红霉素相似，但对耐青霉素和红霉素的金葡菌仍有抗菌活性，且比红霉素具有更长的 PAE。

【临床应用】 主要用于革兰氏阳性菌所致呼吸道和皮肤软组织感染、胆囊炎、猩红热等，还可用于治疗弓形虫病、军团菌病、弯曲菌属、支原体、厌氧菌引起的感染。

【不良反应和注意事项】 主要为消化道反应，但较红霉素轻且发生率较低。

（二）第二代大环内酯类抗生素

因第一代大环内酯类抗生素不良反应较多、抗菌谱窄、易产生耐药性等，限制了其临床应用。自 20 世纪 70 年代起相继开发了许多红霉素的衍生物和新型大环内酯类抗生素，统称为第二代大环内酯类抗生素，代表药物为阿奇霉素、罗红霉素、克拉霉素等，这些新品种虽然抗菌作用机制与红霉素相同，但具有第一代药物所不及的优点：①对胃酸稳定，生物利用度提高，血药浓度及组织浓度高；② $t_{1/2}$ 延长，服用剂量与次数减少；③抗菌谱扩展、抗菌活性增强；④具有良好的 PAE 和免疫调节功能；⑤不良反应减少。

阿奇霉素

【体内过程】 阿奇霉素（azithromycin）对酸稳定，口服吸收快且不受食物影响，容易透入到除脑脊液之外的大多数组织中，其组织浓度可达血药浓度的 10～100 倍，药物从组织中缓慢释放。大部分以原形自胆汁排泄，小部分（约 12%）由尿液排出。$t_{1/2}$ 可达 2～3 日，因此每日给药一次即可维持有效血药浓度，疗程也可比其他抗菌药要短（通常不超过 5 日）。

【抗菌谱】 阿奇霉素的抗菌谱比红霉素广，可有效地抑制革兰氏阳性菌、多数革兰氏阴性菌、厌氧菌、支原体、衣原体及螺旋体，其中对包括大肠杆菌、沙门菌属、志贺菌属等在内的革兰氏阴性菌的抗菌活性明显强于红霉素，对淋球菌、流感杆菌、弯曲菌、幽门螺杆菌等的抗菌作用也优于红霉素，但对金葡菌、链球菌等革兰氏阳性菌的抗菌作用与红霉素相当或略差。

【临床应用】 主要用于呼吸道、皮肤及泌尿生殖系统感染，如咽炎、扁桃体炎、急性中耳炎及鼻窦炎、宫颈炎、直肠炎、单纯性淋病、沙眼等。

【不良反应和注意事项】 不良反应发生率比红霉素低，主要是胃肠道症状，偶见肝功能异常、外周白细胞下降及皮疹等。

罗红霉素

【体内过程】 罗红霉素（roxithromycin）口服吸收好，生物利用度为72%～85%。但食物会降低药物吸收，故应在饭前1h或饭后4h服用。吸收后分布较广，在扁桃体、鼻窦、中耳、肺、前列腺及泌尿生殖系统均可达有效治疗浓度。以原形及代谢产物由胆道及尿液排泄，$t_{1/2}$为8.4～15.5h，肝硬化患者$t_{1/2}$会延长，应适当减量。

【抗菌谱】 抗菌谱与红霉素相近，对支原体，衣原体、弓形虫、大多数化脓性链球菌、棒状杆菌属等有较强的作用，但对流感杆菌、弯曲菌属的作用比红霉素弱。

【临床应用】 与红霉素相同，适用于呼吸道感染、非淋菌性尿道炎及皮肤软组织感染的治疗。

【不良反应和注意事项】 胃肠道反应明显低于红霉素，偶见皮疹、皮肤瘙痒、头晕、头痛等症状，个别患者可出现一过性肝功能异常或外周白细胞减少。

克拉霉素

克拉霉素（clarithromycin）为十四元环半合成大环内酯类抗生素。

【体内过程】 对酸稳定，口服吸收迅速且不受进食影响，能广泛分布于除中枢神经系统以外的组织和体液中，组织内药物浓度要高于血药浓度。体内主要代谢产物14-羟基克拉霉素仍具有抗菌活性。主要以原形及代谢产物经尿液排泄，$t_{1/2}$约为4h。

【抗菌谱】 抗菌谱与红霉素相似，对革兰氏阳性菌如金葡菌、链球菌、嗜肺军团菌、肺炎衣原体、溶脲脲原体的作用要强于其他大环内酯抗生素，对流感杆菌、厌氧菌、沙眼衣原体、肺炎支原体的抗菌活性也要强于红霉素，对肠球菌、脑膜炎球菌、淋球菌的抗菌活性与红霉素相近。

【临床应用】 用于敏感菌所致呼吸道感染、皮肤软组织感染及泌尿生殖系统感染，对衣原体或不明原因的非淋球菌性尿道炎、阴道炎疗效显著。同时，本药亦是治疗幽门螺杆菌的有效药物。

【不良反应和注意事项】 不良反应发生率低于红霉素，主要是胃肠道反应，偶可引起皮疹、皮肤瘙痒等症状。

（三）第三代大环内酯类抗生素

随着前两代大环内酯类抗生素耐药菌的增多，医药研究人员通过对红霉素及其衍生物进行结构改造，又研发出了一系列第三代大环内酯类抗生素，主要包括酮内酯类（ketolides）、桥酮类（bicyclolides）、酰内酯类（acylides）等。这些抗生素因与细菌核糖体亚基的结合位点有所改变，故能部分克服细菌的耐药性。其中，酮内酯类抗生素的代表性药物有泰利霉素、塞红霉素等。泰利霉素的主要药理学特点及应用情况如下所示。

【体内过程】 口服吸收好且不受进食影响，生物利用度高，约为57%，$t_{1/2}$可达10h左右，治疗社区获得性肺炎（community acquired pneumonia，CAP）只需每日1次口服给药。

【药理作用】 与其他大环内酯类抗生素相同，但对核糖体的结合力很强，分别为红霉素和克拉霉素的 10 倍及 6 倍。

【抗菌谱】 对金葡菌、流感嗜血杆菌、副流感嗜血杆菌、黏膜炎莫拉菌、酿脓链球菌、衣原体、支原体均有较高的抗菌活性，尤其是对耐青霉素和红霉素的菌株有很好的抗菌作用。

【临床应用】 主要用于治疗敏感菌引起的呼吸道感染，如社区获得性肺炎、急性上颌窦炎、慢性支气管炎急性加剧、喉炎和扁桃体炎等。

【不良反应和注意事项】 最常见的是腹泻、恶心、头晕和呕吐；也可引起一定程度的肝毒性反应，主要表现为腹痛、发热、腹水、黄疸和嗜酸性粒细胞上升等。此外，重症肌无力患者要禁用泰利霉素，因其可能会加重症状甚至造成死亡。

第四节 林可霉素类抗生素

林可霉素类抗生素包括林可霉素与克林霉素，其化学结构虽不是大环内酯，但抗菌谱及作用机制与大环内酯类抗生素类似。

【药理作用】 作用于细菌核糖体 50S 亚基，通过抑制肽链的延伸而阻断细菌蛋白质的合成。由于其与 50S 亚基的结合位点和红霉素相同，故本类药物与大环内酯类合用会产生拮抗作用。临床主要用于金葡菌等革兰氏阳性菌所致感染及各种厌氧菌感染。

林 可 霉 素

林可霉素（lincomycin）又名林肯霉素，是从林可链霉菌 *Streptomyces lincolnensis* 分离获得的。

【体内过程】 ①吸收：口服吸收差，且会受到进食的影响。②分布：体内分布较广，能在除中枢神经系统之外的大多数组织和体液中达到治疗浓度，能有效地透入骨组织并在骨髓中有一定的聚集。可透过胎盘进入胎儿体内，亦可进入乳汁。③消除：主要在肝内代谢，代谢产物仍具有抗菌活性，经胆汁和粪便排泄，$t_{1/2}$ 为 4～6h。

【抗菌谱】 与红霉素类似。①对革兰氏阳性菌（包括金葡菌、表皮葡萄球菌、溶血性链球菌、草绿色链球菌及肺炎球菌等）均具有强大抗菌活性；对白喉杆菌、破伤风杆菌、产气荚膜杆菌和诺卡菌属敏感。②对各种厌氧菌（包括脆弱类杆菌和其他类杆菌属、梭杆菌属）及大多数放线菌属具有良好抗菌活性。③对部分需氧革兰氏阴性球菌、人型支原体和沙眼衣原体也有抑制作用。④肠球菌属、多数革兰氏阴性杆菌、艰难梭菌、耐甲氧西林金葡菌、肺炎支原体对本药耐药。

【临床应用】 ①用于需氧革兰氏阳性球菌引起的感染。是金葡菌引起的急性、慢性骨髓炎的首选药，对金葡菌、肺炎链球菌、溶血性链球菌等引起的扁桃体炎、心内膜炎及呼吸道、软组织、胆道等感染具有良好疗效，可作为青霉素过敏患者的替代药物。②用于各种厌氧菌（脆弱类杆菌、产气荚膜梭菌、放线杆菌等）引发的感染，或厌氧菌与需氧菌的混合感染，如口腔、腹腔和妇科感染及肺脓肿等。③还可用于治疗粉刺。

【不良反应和注意事项】 主要为胃肠道反应，如恶心、呕吐、胃部不适及腹泻等，口服给药比注射给药多见。此外，长期口服也可致菌群失调而发生伪膜性肠炎，其原因与对其不敏感的艰难梭菌大量繁殖和产生外毒素有关，一旦发生时可用万古霉素与甲硝唑进行治疗。其他不良反应包括可逆性中性粒细胞减少和血小板减少；轻度皮疹、瘙痒或药物热等过敏反应；血清氨基转移酶升高、黄疸及肝损伤；静脉给药偶可致血栓性静脉炎，静脉注射速度过快可引起低血压、心搏骤停。由于其毒性较大，已逐渐被克林霉素所取代。

克 林 霉 素

克林霉素（clindamycin）亦称氯林可霉素，是林可霉素的氯取代衍生物。其抗菌谱和作用机制与林可霉素相同，但抗菌活性更强，对大多数敏感菌的抗菌作用比林可霉素强 4 倍左右，对厌氧菌作用更强。克林霉素口服吸收率高，且不受食物的影响，达峰时间快，血药浓度高。

【临床应用】 ①常用于治疗类杆菌和其他厌氧菌所引起的严重感染，如肺脓肿、腹腔感染及女性盆腔感染等；②是治疗金葡菌引起的急性、慢性骨髓炎及关节炎的首选药；③也适于敏感的革兰氏阳性菌引起的呼吸道感染、胆道感染、心内膜炎及败血症等的治疗。

【不良反应和注意事项】 与林可霉素相同，但发生率较低。

第五节　四环素类及氯霉素类抗生素

四环素类及氯霉素类抗生素均为广谱抗生素，其抗菌谱十分广泛，不仅对革兰氏阳性菌和革兰氏阴性菌均具有快速抑菌作用，也对立克次体、衣原体和支原体有较强的抑制作用。此外，四环素类对某些螺旋体和原虫也有抑制作用。

一、四环素类抗生素

四环素类（tetracyclines）抗生素具有共同的氢化骈四苯基本母核，按其来源可分为两大类：①天然四环素类，从链霉菌属发酵液中分离获得，包括四环素、土霉素、金霉素及地美环素等，其中金霉素仅作外用；②半合成四环素类，包括多西环素、米诺环素及美他环素等。四环素类抗生素为酸、碱两性物质，在酸性溶液中较稳定，在碱性溶液中易被破坏，临床一般用其盐酸盐。

【药理作用】 本类药物为快效抑菌药，高浓度时也有杀菌作用。其主要作用机制为如下几点。

（1）进入细菌体内可逆性地与核糖体30S亚基结合，阻止起始复合物的形成，并抑制氨酰tRNA进入A位，阻止肽链的延伸从而抑制蛋白质合成。

（2）本类药物还可引起细胞膜通透性增加，使细胞内核苷酸、磷酸盐等重要成分外漏，从而干扰DNA的复制。

【耐药性】 近年来耐药菌株日益增多。四环素、土霉素、金霉素之间存在完全的交叉耐药性，但是对天然四环素耐药的细菌对半合成四环素可能仍敏感。耐药性机制主要包括以下几点。

（1）产生核糖体保护蛋白：细菌核糖体保护蛋白基因（tetM等）表达增强，大量生成的核糖体保护蛋白与核糖体相互作用，保护蛋白质合成过程不受药物影响。

（2）减少药物在菌体内的聚集：一方面，细菌产生四环素类药物外排泵（tetA等），将药物排出菌体外；另一方面，有些细菌会突变使细胞壁外膜的孔蛋白减少，阻碍药物进入菌体内。

（3）产生灭活酶，使药物失活。

【临床应用】

（1）四环素类药物可首选用于立克次体、衣原体、支原体及螺旋体感染，主要包括：①用作立克次体所致斑疹伤寒、恙虫病、Q热等疾病的首选药物；②也可作为衣原体所致鹦鹉热、性病性淋巴肉芽肿等疾病的首选药物，同时亦常用于衣原体肺炎及沙眼的治疗；③支原体所致肺炎、泌尿生殖系统感染等，可首选四环素类或大环内酯类；④螺旋体所致回归热、梅毒、莱姆病等，可首选四环素类或青霉素类。

（2）可首选用于鼠疫、布鲁菌病、霍乱、幽门螺杆菌所致消化性溃疡、肉芽肿鞘杆菌引起的腹股沟肉芽肿等。

（3）可用于其他革兰氏阴性杆菌、革兰氏阳性球菌及杆菌感染的治疗，如百日咳、痢疾、呼吸道、胆道及泌尿系统感染等，但疗效不如β-内酰胺类、氨基糖苷类抗生素及喹诺酮类，仅作为次选。

（一）天然四环素类

四　环　素

尽管四环素（tetracycline）的抗菌谱广，也曾广泛用于临床。但由于其耐药菌株日益增多，加之不良反应突出，目前临床中已不再作为本类药物的首选。

【体内过程】 ①吸收：四环素口服易吸收但不完全，空腹吸收较好，2～4h 达血药浓度峰值。本药能与多价阳离子如 Ca^{2+}、Mg^{2+}、Fe^{2+}、Al^{3+}等形成难吸收的络合物，因而牛奶、奶制品等含该类离子高的食物可妨碍药物吸收，应间隔 2h 以上服用。②分布：四环素与血浆蛋白的结合率为 20%～30%。组织分布广泛，主要集中在肝、肾、脾、皮肤、骨及牙齿，也能很好地渗透到大多数组织和体液中，能通过胎盘并沉积于胎儿的骨骼和牙齿。难以透过血脑屏障进入大脑，但脑膜炎时脑脊液中药物浓度可达血药浓度的 25%～50%。③消除：口服四环素约有 55%以原形从尿中排泄。胆汁中浓度为血药浓度的 8～16 倍。

【抗菌谱】 抗菌谱广。①对革兰氏阳性菌的抗菌作用比对革兰氏阴性菌强。对其敏感的革兰氏阳性菌有肺炎链球菌、溶血性链球菌、草绿色链球菌、部分葡萄球菌、破伤风杆菌及炭疽杆菌等；敏感的革兰氏阴性菌有脑膜炎球菌、淋球菌、大肠杆菌、痢疾杆菌、流感杆菌、布鲁菌属等。②对拟杆菌、梭杆菌等某些厌氧菌也有效。③对立克次体、支原体、衣原体、螺旋体、放线菌及阿米巴原虫亦有抑制作用。④对肠球菌、铜绿假单胞菌、变形杆菌、伤寒杆菌、结核杆菌及病毒、真菌等无效。

【不良反应和注意事项】

1. 胃肠道反应 四环素可刺激胃肠道，出现恶心、呕吐、腹胀、腹泻等胃肠道反应，减少口服剂量或饭后服用可以减轻这类反应。

2. 二重感染 长期应用可使正常寄生于口腔、鼻咽、肠道菌群中的敏感菌受到抑制，而厌氧菌、真菌等非敏感菌乘机繁殖，造成菌群失调，引起二重感染，如念珠菌引起的口腔炎、鹅口疮、肠炎，以及艰难梭菌引起的伪膜性肠炎，一旦出现应立即停药，并用相应药物治疗。前者可用制霉菌素等抗真菌药治疗；后者用万古霉素或甲硝唑治疗。

3. 影响骨骼及牙齿生长 四环素能牢固地与钙结合并沉积于牙齿和新形成的骨骼上，造成牙齿永久性棕色色素沉着（牙齿黄染）、牙釉发育不全，并抑制骨骼发育，造成骨骼畸形和生长抑制。故孕妇、哺乳期妇女及 8 岁以内的儿童禁用四环素类药物。

4. 肝、肾毒性 长期大剂量服用或静脉给药可造成肝损害。此外，四环素还通过抑制蛋白质的合成，影响氨基酸代谢，从而加重氮质血症，加剧原有的肾功能不全。这种肝肾毒性易发生于孕妇，故孕妇尤其肾功能不全者应禁用四环素。

5. 过敏反应 四环素可引起皮肤光敏反应，诱发皮肤对日光、紫外线反应的敏感性，引起红斑、晒伤，尤其容易发生于肤色较白的患者。此外亦可引起荨麻疹、丘疱疹、血管性水肿，偶见轻度剥脱性皮炎等过敏反应。

【药物相互作用】

（1）碱性药物、组胺 H_2受体阻断药、抗酸药等会降低四环素类药物的溶解度。

（2）酸性药物（如维生素 C 等），可促进四环素类药物的吸收。

（3）含 Ca^{2+}、Mg^{2+}、Fe^{2+}、Al^{3+}的药物（如抗酸药、抗贫血药）会影响四环素的吸收，如必须合用，应间隔 2h 以上。

土 霉 素

土霉素（terramycin）抗菌谱与四环素相同，抗菌活性弱于四环素，与四环素有完全交叉耐药性。口服吸收率约为 58%，$t_{1/2}$ 约为 9h，血浆蛋白结合率为 20%～30%。临床主要用于敏感菌引起的轻症肠道感染和肠道阿米巴病。

（二）半合成四环素类

半合成四环素类是在天然四环素类基础上进行结构改造发展而来的，主要包括多西环素、米诺环素及美他环素等。与天然四环素类比较，半合成四环素类具有抗菌活性高且耐药菌株较少、不良反应轻、口服吸收好、$t_{1/2}$较长等优点，较多为临床选用。

多 西 环 素

多西环素（doxycycline）是土霉素的脱氧衍生物。

【体内过程】 ①吸收：口服吸收快且不受食物的影响，吸收率可达95%，口服2h后达到血药浓度峰值。②分布：血浆蛋白结合率60%～95%，分布广泛，组织药物浓度高。③消除：本药在肝内代谢，$t_{1/2}$约20h，给药量的90%以无活性的结合物或络合物形式由粪便排泄，故对肠道菌群影响小，不易引起二重感染。少量由肾脏排泄，肾功能减退时粪便中药物排泄会增多，因此肾功能不全患者仍可按常规剂量给药。

【抗菌作用】 抗菌谱及作用机制与四环素相似，但抗菌活性是四环素的2～8倍，在本类药物中仅次于米诺环素，对耐四环素金葡菌及脆弱类杆菌有效。

【临床应用】 与四环素相似，主要用于呼吸道感染（如老年慢性支气管炎、肺炎等）、泌尿生殖系统感染（如衣原体、支原体引起的非特异性尿道炎、前列腺炎）、胆道感染、肾功能不全的肾外感染、痤疮、霍乱、副霍乱及旅游腹泻等疾病的防治。

【不良反应和注意事项】 常见胃肠道反应，如恶心、呕吐、上腹部不适、口腔炎及肛门炎等，此外也可造成光敏性皮炎。

米 诺 环 素

米诺环素（minocycline）也称二甲胺四环素。

【体内过程】 口服吸收迅速且良好，吸收率几乎达到100%，普通饮食不影响其吸收，2～3h达血药浓度峰值，$t_{1/2}$约14h。血浆蛋白结合率76%～83%。组织穿透力强，在肝、胆、肺、扁桃体、泪液、前列腺及皮肤内均能达到有效治疗浓度，能透过血脑屏障进入中枢，亦能分布于羊水及乳汁。

【抗菌谱】 与四环素相似，对革兰氏阳性菌的作用优于革兰氏阴性菌，尤其对葡萄球菌作用更强。是四环素类药物中抗菌活性最强、耐药性最低的品种，对其他四环素类抗生素及青霉素已产生耐药的金葡菌、链球菌及大肠杆菌仍对本药敏感。

【临床应用】 与多西环素基本相同，适用于敏感菌引起的泌尿系统、胃肠道、呼吸道、乳腺、前列腺等感染。同时，由于本药易于穿透皮肤，故也适合于治疗痤疮、酒糟鼻及脓皮病；此外，本药对流行性脑脊髓膜炎也有较好的预防效果。

【不良反应和注意事项】 能引起可逆性前庭反应，出现头晕、耳鸣、恶心、呕吐及共济失调等症状，剂量较大及女性患者易于发生，停药后24～48h可恢复正常，但用药期间不宜从事高空、驾驶及精密作业。此外，长期服药者可引起皮肤、指甲及巩膜等处色素斑沉着，停药后数月消退。

替 加 环 素

替加环素（tigecycline）是美国FDA于2005年6月批准上市的首个甘氨酰四环素类新药，它是从米诺环素衍生得来的。

【体内过程】 口服生物利用度较低，需采用静脉给药。可广泛分布于身体各个组织，血浆蛋白结合率为71%～87%。主要通过胆道代谢，$t_{1/2}$约40h。

【药理作用】 作用机制与四环素类抗生素相似，但与核糖体的结合能力要比四环素和米诺环素强5倍。

【抗菌谱】 不但具有早期四环素类抗生素的抗菌活性，且具有对四环素类耐药的病原菌的抗菌活性。替加环素在体外对大多数革兰氏阳性菌与革兰氏阴性菌、需氧与厌氧菌，包括金葡菌、肺炎球菌、流感嗜血杆菌、肠球菌、黏膜炎莫拉菌、淋球菌、消化链球菌属、梭状芽孢杆菌、拟杆菌等都具有很好的抗菌活性。但对铜绿假单胞菌作用较差。对高度耐药的细菌，如耐万古霉素肠球菌、耐甲氧西林表皮葡萄球菌、青霉素耐药的肺炎链球菌等均有很好的抗菌效果。

【临床应用】 临床用于治疗各种复杂性腹腔内感染、皮肤和皮肤结构感染等，包括复杂阑尾炎、烧伤感染、腹腔内脓肿、深层软组织感染及溃疡感染等。

【不良反应和注意事项】 替加环素引起恶心、呕吐的发生率为 20%～30%，还可引起血淀粉酶、血胆红素及尿素氮升高，其他不良反应的发生率与其他四环素类药物相似。

二、氯霉素类

氯霉素

氯霉素（chloramphenicol）是从委内瑞拉链丝菌 *Streptomyces venezuela* 培养液中获得的含氯原子的抗生素，其化学结构简单，可通过化学合成方法大量生产。氯霉素具有旋光异构性，右旋体无抗菌活性但保留毒性，目前临床使用人工合成的左旋体。

【体内过程】 ①吸收：口服吸收迅速而完全，2h 达血药浓度峰值，生物利用度为 76%～93%。②分布：血浆蛋白结合率为 50%～60%。本药脂溶性高，能广泛分布于全身组织器官；亦可渗入至胸腔积液、腹水及关节液中；易透过血脑屏障进入脑脊液，浓度可达同期血药浓度的 35%～65%；可进入乳汁中，并可通过胎盘进入胎儿体内；此外，本药也易于透过血眼屏障。③消除：体内药物的 90%在肝脏内与葡萄糖醛酸结合而灭活，代谢产物和 5%～10%的药物原形从肾小球滤过由尿液排泄，在尿中能达到有效治疗浓度。成人 $t_{1/2}$ 为 1.5～4h；出生 2 周内新生儿 $t_{1/2}$ 为 24h，2～4 周为 12h，1 个月以上的婴幼儿为 4h。肝、肾功能减退患者血药浓度升高，$t_{1/2}$ 延长。

【药理作用】 氯霉素类抗生素可与细菌核糖体 50S 亚基结合，抑制肽酰基转移酶，阻止 P 位上肽链的末端羧基与 A 位上氨酰 tRNA 的氨基发生转肽反应，从而抑制肽链的延长，阻碍了蛋白质的合成。

【抗菌谱】 与四环素类似，氯霉素的抗菌谱也十分广泛。不过与四环素偏重于革兰氏阳性菌不同，氯霉素对革兰氏阴性菌的抗菌作用更为强大。①对流感杆菌、脑膜炎球菌及淋球菌等革兰氏阴性菌具有强大的杀菌作用。对大多数肠杆菌科细菌（如大肠杆菌、产气肠杆菌、克雷伯菌属、沙雷菌属、沙门菌属等）及布鲁菌、百日咳杆菌等有显著作用；与青霉素类和四环素类抗生素相比，氯霉素类抗生素对革兰氏阳性菌的作用相对较弱，但依然可有效抑制白喉杆菌、炭疽杆菌、李斯特菌属、肺炎球菌及链球菌等。②对厌氧菌敏感，如脆弱类杆菌、破伤风杆菌、梭形杆菌、消化球菌等。③对支原体、衣原体、立克次体及螺旋体等有效。④对结核分枝杆菌、真菌、原虫和病毒无效。

【耐药性】 细菌对氯霉素产生的耐药性近年呈增加趋势，耐药性机制主要有如下几点。①细菌产生乙酰转移酶等灭活酶，使氯霉素钝化而失活；②细菌改变细胞膜通透性，使氯霉素不能进入菌体。

【临床应用】 氯霉素曾被广泛应用于临床，但因其对造血系统的严重不良反应，且细菌对其耐药性的增加，目前已很少用于全身治疗。但该药物具有脂溶性高、组织穿透力强、易透过血脑屏障和血眼屏障及对细胞内病原菌有效等药理学特征，兼之价格低廉，目前仍用于某些严重感染及眼部感染。

1. 伤寒及其他沙门菌属感染 适于伤寒非流行期的散发病例。对流行期伤寒杆菌的敏感性不及氟喹诺酮类及头孢菌素，且患者退热时间较长，加之其耐药株的增多和骨髓抑制及精神症状等不良反应，因此氯霉素一般已不作为首选药，而多选用氟喹诺酮类或第三代头孢菌素。但因氯霉素成本低廉，某些国家和地区仍用于伤寒治疗。此外，氯霉素亦适于治疗沙门菌肠炎合并败血症等其他沙门菌属感染。

2. 细菌性脑膜炎及脑脓肿　本药在脑脊液中浓度较高，对常见菌如脑膜炎球菌、流感杆菌及肺炎球菌等所致细菌性脑膜炎及脑脓肿有效，也适用于对需氧菌、厌氧菌混合感染引起的耳源性脑脓肿。

3. 敏感菌引起的眼部感染　可局部用于敏感菌引起的眼科炎症，主要包括眼内炎、全眼球炎、沙眼和结膜炎。

4. 立克次体感染　特别是对于8岁以下儿童、孕妇或对四环素类药物过敏者的立克次体感染（斑疹伤寒、Q热、恙虫病等），可作为四环素的替代药物用于治疗。

5. 其他　还可用于脆弱类杆菌引起的腹腔、盆腔感染，回归热、鹦鹉热、布鲁菌病、鼠疫等的治疗。

【不良反应和注意事项】

1. 骨髓抑制　主要包括以下两方面。①可逆性血细胞减少，较为常见，发生率和严重程度与剂量及疗程呈正相关。表现为各类血细胞减少，在治疗中可出现贫血或出血倾向，一旦发现应立即停药，2～3周后可自行恢复，但部分患者也可能发展为致死性再生障碍性贫血或急性髓细胞性白血病。此毒性与氯霉素抑制宿主线粒体核糖体亚基并阻滞蛋白质合成有关。②再生障碍性贫血（再障），发病率较低（1/4万～1/2.5万），但死亡率很高，幸存者日后发展为白血病的概率很高。发病率与氯霉素的剂量大小、疗程长短无关，女性和儿童易于发生。发生机制可能是这些患者的骨髓造血细胞存在遗传性代谢缺陷，对氯霉素分子中硝基苯基团特别敏感所致。为了尽量避免上述骨髓移植危害，在应用氯霉素时需注意不可滥用，并严格掌握剂量及疗程，同时在治疗前、治疗后及疗程中，要系统监测血常规，发现异常立即停药。

2. 灰婴综合征　由于患儿肝脏、肾脏发育尚未完善，肝脏的葡萄糖醛酸基转移酶缺乏，肾排泄功能不完善，对氯霉素解毒能力差，会导致药物在体内蓄积中毒。因此，大剂量使用氯霉素时可造成早产儿和新生儿药物中毒，出现灰婴综合征，表现为呕吐、呼吸急促、发绀、循环衰竭等症状，一般发生在治疗的第2～9日，出现症状后约40%患儿在2～3日内死亡。一经发现，需要及时停药并积极治疗，可于1～3日逐渐恢复。有时大龄儿童甚至成人也会发生类似症状。

3. 神经系统反应　偶尔会发生末梢神经炎、视神经炎、失眠、幻听、幻视、定向障碍及中毒性神经病等神经系统反应。

4. 过敏反应　少数患者会出现过敏反应，表现为皮疹、结膜炎、血管性水肿、接触性皮炎等。

5. 其他　口服用药时可出现恶心、呕吐、腹泻等症状。此外，氯霉素还可见溶血性贫血（葡萄糖-6-磷酸脱氢酶缺陷者）、二重感染等不良反应。

【药物相互作用与注意事项】

（1）由于氯霉素在核糖体上的结合位点与大环内酯类及林可霉素类十分接近，因此这些药物会相互竞争而产生拮抗作用。

（2）氯霉素抑制肝微粒体酶活性，使双香豆素、磺脲类、苯巴比妥等药物代谢缓慢而易于出现毒性反应。

（3）利福平、苯巴比妥、苯妥英钠可促进氯霉素代谢，使其血药浓度降低而影响疗效。

（4）氯霉素与雌激素类避孕药合用，可能造成避孕失败。

（5）肝肾功能减退、葡萄糖-6-磷酸脱氢酶缺陷者、婴儿、孕妇、哺乳期妇女慎用。

甲砜霉素

甲砜霉素（thiamphenicol）又名硫霉素，抗菌谱、抗菌活性及作用机制与氯霉素基本相似，与氯霉素存在完全交叉耐药性。

【体内过程】 口服吸收迅速且完全，2h 达血药浓度峰值，血浆蛋白结合率为 10%～20%。广泛分布于组织及体液中。本药不在体内代谢，少量以原形从胆汁排泄，大部分以原形经肾脏排泄。$t_{1/2}$ 约 1.5h。

【临床应用】 临床适应证与氯霉素相同。主要用于敏感菌引起的呼吸道感染、泌尿系统感染、肝胆系统感染及淋菌性尿道炎等。

【不良反应和注意事项】 不良反应多为胃肠道反应，如恶心、呕吐、上腹不适及腹痛等，此外也有可逆性骨髓抑制现象。

案例 30-1　　氨基糖苷类抗生素的耳毒性

1. 案例摘要 患者，经诊断患有心力衰竭及肾功能不全，出现身体水肿症状。为了消除水肿减低心脏负荷，医生开具了呋塞米注射液。此后患者因泌尿系统感染再次就医时，另一位医生在未询问其他疾病及用药信息的情况下，又开具了庆大霉素注射液。

2. 案例问题 请问两次医生开具的处方是否可联合使用？为什么？

3. 案例分析 提示：不合理。因为呋塞米和庆大霉素对听神经均有损害作用，合用会增强耳毒性，易引起耳聋。故不可合用。

案例 30-2　　儿童支原体感染疾病的治疗

1. 案例摘要 患者，7 岁，发热并伴有阵发性单声咳嗽，有痰不易咳出。在家自服头孢克肟、止咳药数日后效果欠佳，入院就诊。经检查后确诊为支原体肺炎。

2. 案例问题 根据患者情况，建议使用哪类抗菌药？为什么？

3. 案例分析 提示：建议使用大环内酯类抗生素（如阿奇霉素）。支原体感染通常可选用的抗生素有大环内酯类、氟喹诺酮类、四环素类、氯霉素类等。但对于儿童，氟喹诺酮类易造成软骨损伤，四环素类易造成骨骼抑制，氯霉素类易造成骨髓抑制，因此，建议使用大环内酯类抗生素。

（罗学刚）

第三十一章　人工合成抗菌药

人工合成抗菌药是指完全用化学方法人工合成的具有抑制或杀灭微生物的作用药物，主要包括喹诺酮类（quinolones）、磺胺类（sulfonamides）、噁唑烷酮类（oxazolidinones）、硝基咪唑类（nitroimidazoles）和硝基呋喃类（nitrofurans）等药物。其中，喹诺酮类（quinolones）药物已成为临床常用的人工合成抗菌药。

第一节　喹诺酮类抗菌药

喹诺酮类抗菌药是一类以 4-喹诺酮环（1，4-二氢-4-氧-3-喹啉羧酸）为基本结构的人工合成的抗菌药（图 31-1）。目前，喹诺酮类药物面市的产品约 30 余种，已完成Ⅱ～Ⅲ期临床试验的产品约 50 余种。按开发年代和结构特点已发展为四代。第一代包括萘啶酸（nalidixic acid）、吡咯酸（piromidic acid）等，其口服吸收差，抗菌谱窄，不良反应多，疗效较差，现已不用。第二代主要以吡哌酸为代表的药物，口服少量吸收，抗菌活性比萘啶酸强，不良反应少，主要用于敏感菌尿路感染与肠道感染。第三代为含氟喹诺酮类药，口服吸收良好，组织分布广泛，抗菌谱广，抗菌活性强。代表药物有诺氟沙星（norfloxacin）、环丙沙星（ciprofloxacin）、氧氟沙星（ofloxacin）、培氟沙星（pefloxacin）、依诺沙星（enoxacin）、左氧氟沙星（levofloxacin）、洛美沙星（lomefloxacin）、氟罗沙星（fleroxacin）、司帕沙星（sparfloxacin）、阿拉沙星（alafloxacin）、巴洛沙星（balofloxacin）、帕珠沙星（pazufloxacin）、西他沙星（sitafloxacin）及吉米沙星（gemifloxacin）等。第四代喹诺酮类药物是在第三代药物化学结构基础上进行修饰，如引入 8-甲氧基，有助于加强抗厌氧菌活性，降低药物的光敏反应，而 C_7 位上的氮双氧环结构则加强抗革兰氏阳性菌活性并保持原有的抗革兰氏阴性菌的活性，不良反应更小。对革兰氏阳性菌抗菌活性增强，对厌氧菌包括脆弱拟杆菌的作用增强，对支原体、衣原体、军团菌及结核分枝杆菌的活性增强。多数产品 $t_{1/2}$ 延长，如莫西沙星（moxifloxacin）、加替沙星（gatifloxacin）、克林沙星（clinafloxacin）、佳诺沙星（gofloxacin）、奈诺沙星（enrofloxacin）等。由于第三代、四代药物具有口服易吸收、生物利用度高、在体内分布广泛、抗菌谱广、抗菌活性强及使用方便等优点，被广泛应用于治疗呼吸道、消化道、泌尿生殖系统、骨骼及皮肤软组织等部位感染性疾病。

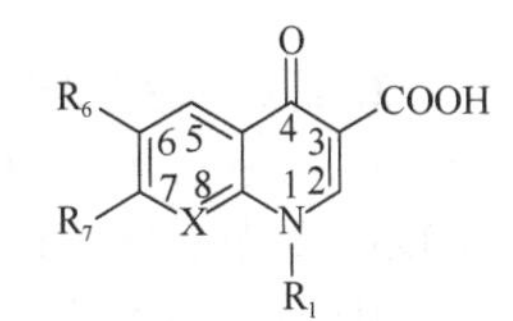

图 31-1　喹诺酮类药物基本化学结构

【作用特点】

（1）口服吸收良好，生物利用度高，血浆蛋白结合率较低，V_d 很大，多在 100L 左右，在组织和体液中分布广泛，主要经肾脏和胆汁进行排泄。

（2）抗菌谱广，抗菌活性强，对革兰氏阴性菌、革兰氏阳性菌均有作用；某些品种对结核分枝杆菌、支原体、衣原体及厌氧菌等也有作用，呈浓度依赖性。

（3）该药对繁殖期和静止期细菌均有作用，作用机制独特，与其他抗菌药无交叉耐药性。

（4）临床应用广泛，PAE 较长，适用于敏感性细菌引起的感染。

【作用机制】　喹诺酮类药物作用靶点为细菌的拓扑异构酶，干扰 DNA 复制。

1. 抑制革兰氏阴性菌 DNA 促旋酶（DNA gyrase）　对大多数革兰氏阴性菌而言，DNA 促旋酶是喹诺酮类药物的主要作用靶点。DNA 促旋酶属于 DNA 拓扑异构酶Ⅱ，由 A 亚基和 B 亚基组成。A 亚基可将细菌 DNA 正超螺旋结构的后链切开，然后 B 亚基将 DNA 前链经缺口后移，A 亚基封闭切口，形成 DNA 负超螺旋。喹诺酮类药物可作用于 DNA 促旋酶 A 亚基，抑制其切口和封口作用，从而阻碍细菌 DNA 合成，使细菌死亡（图 31-2）。

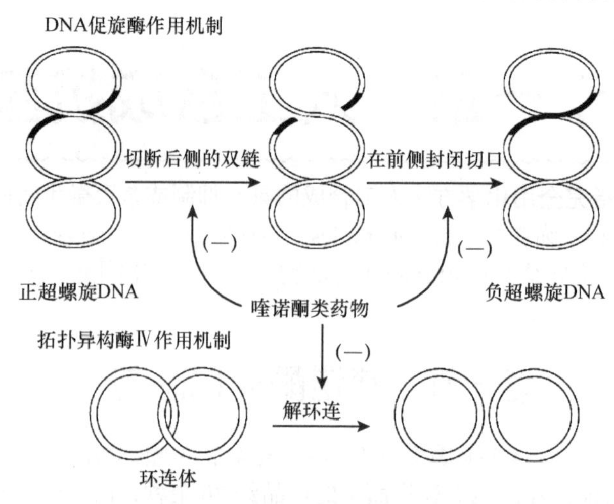

图 31-2　喹诺酮类药物作用机制

2. 抑制革兰氏阳性菌的拓扑异构酶Ⅳ　该酶为革兰氏阳性菌的解链酶，由 2 个 C 亚基和 2 个 E 亚基组成，C 亚基负责 DNA 的断裂和重接；E 亚基催化 ATP 水解作用。拓扑异构酶Ⅳ具有解除 DNA 结节、解开 DNA 环连体和松弛超螺旋等作用。喹诺酮类药物能够抑制细菌拓扑异构酶Ⅳ，干扰其子代 DNA 解环连作用，影响细菌 DNA 的复制，导致细菌死亡（图 31-2）。

3. 诱导 SOS 修复，造成 DNA 复制错误　此外，喹诺酮类药物可诱导 DNA 的 SOS 修复，出现 DNA 错误复制而使细菌死亡。高浓度药物还能够抑制细菌 RNA 及蛋白质的合成，达到抗菌的目的。

【耐药性】

（1）细菌基因突变引起 DNA 促旋酶 A 亚基变异，使药物与促旋酶亲和力降低。

（2）细菌细胞膜孔通道蛋白的改变或缺失，使细胞膜通透性降低，致使进入菌体内药物含量减少。

（3）激活细菌体内的药物泵出作用系统，将药物排出菌体，使进入菌体内药物浓度降低。

（4）细菌产生保护药物作用靶点的蛋白质，阻挡喹诺酮类药物与靶酶的结合。

【临床应用】　用于各种敏感性细菌引起的感染性疾病。

1. 消化道感染　用于志贺菌肠炎、大肠杆菌及伤寒沙门菌等引起的肠道感染与胆道感染的治疗。

2. 呼吸道感染　用于治疗肺炎球菌、金葡菌、链球菌、流感杆菌、嗜肺军团菌及支原体等引起的感染。部分药物对结核杆菌也有效，可作为二线抗结核病药，如司帕沙星、左氧沙星、氧氟沙星及环丙沙星等。

3. 泌尿生殖系统感染　治疗细菌性前列腺炎、淋菌性尿道炎及宫颈炎等感染性疾病。

4. 骨关节及皮肤软组织感染　治疗骨髓炎、结膜炎、角膜炎、沙眼及皮肤创面感染等。

【不良反应和注意事项】

1. 胃肠道反应　患者表现为恶心、呕吐、腹泻、疼痛等。

2. 中枢神经系统症状　患者表现为眩晕、头痛、焦虑、失眠、耳鸣，偶致幻觉、抽搐等。由于喹诺酮类药物可抑制 GABA 的作用，可诱发癫痫。

3. 过敏反应　患者出现血管性水肿、气道阻塞、呼吸困难、荨麻疹乃至光敏反应。司帕沙星、洛美沙星、氟罗沙星等药物诱发的光敏反应较多，用药期间避免日光照射。

4. 心脏毒性　罕见但后果严重。可见 Q-T 间期延长、尖端扭转型室性心动过速（TdP）、心室颤动等。TdP 发生率依次为司帕沙星＞加替沙星＞左氧氟沙星＞氧氟沙星＞环丙沙星。

5. 肝肾毒性　大剂量或长期应用喹诺酮类药物可引起肾毒性和肝损害。

6. 影响关节软骨发育，引起肌腱炎乃至肌腱断裂　因此，孕妇、未成年儿童应慎用。

【药物相互作用】　该类药物与含金属离子 Ca^{2+}、Mg^{2+}、Al^{3+}等的抗酸药合用可减少药物在肠道的吸收。环丙沙星、依诺沙星可抑制咖啡因、茶碱、华法林等药物的代谢，使其血药浓度升高。不宜与Ⅰa 类、Ⅲ类抗心律失常药及延长心脏 Q-T 间期的药物如西沙必利、红霉素、三环类抗抑郁药合用。

诺 氟 沙 星

诺氟沙星（norfloxacin）为第一个含氟喹诺酮类药物。

【体内过程】　口服吸收差，血浆蛋白结合率为 10%～15%，生物利用度为 35%～45%，在体内分布广泛，在肠道、泌尿生殖系统等组织浓度较高，$t_{1/2}$ 为 3～4h，药物以原形和代谢物经肾脏和胆汁进行排泄。

【药理作用】　抗菌谱广，抗菌作用强，尤其对革兰氏阴性杆菌如大肠杆菌、志贺菌、弯曲菌和奈瑟菌等抗菌活性较高。

【临床应用】　主要用于敏感菌引起的泌尿生殖系统及肠道感染；也可外用治疗眼部及皮肤感染。

环 丙 沙 星

【体内过程】　环丙沙星（ciprofloxacin）口服吸收迅速，生物利用度为 49%～70%，V_d 值较大，具有很强的渗透性，体内广泛分布，$t_{1/2}$ 为 3.3～4.9h，药物以原形和代谢物经肾脏和胆汁进行排泄。

【药理作用】　抗菌谱广，对革兰氏阳性菌和革兰氏阴性菌均有杀菌作用；对肺炎军团菌、结核分枝杆菌、衣原体及支原体具有良好的作用。此外，对耐药铜绿假单胞菌、耐甲氧西林金葡菌、产青霉素酶淋球菌、产酶流感杆菌等也有作用。

【临床应用】　主要用于呼吸道、泌尿系统、肠道、胆道、腹腔、生殖道、骨关节等部位及全身严重感染的治疗。

【不良反应和注意事项】　使用该药可发生光敏反应。静脉滴注时，局部有血管刺激反应，可诱发跟腱炎和跟腱断裂，老年人和运动员慎用。

氧 氟 沙 星

【体内过程】　氧氟沙星（ofloxacin）口服吸收良好，生物利用度高达 95%，体内分布广，尤以痰液、尿液及胆汁中浓度较高，$t_{1/2}$ 为 5～7h，70%～90%药物主要经肾脏排泄。

【药理作用】　抗菌谱广，对葡萄球菌、链球菌（包括肠球菌）、肺炎链球菌、淋球菌、大肠杆菌、柠檬酸杆菌、志贺杆菌、肺炎克雷伯菌、肠杆菌属、沙雷杆菌属、变形杆菌、流感嗜血杆菌、不动杆菌及螺旋杆菌等有较好的抗菌作用；对铜绿假单胞菌、沙眼衣原体和部分厌氧菌也有一定的抗菌作用；可抗结核杆菌。

【临床应用】　主要用于敏感菌所致的呼吸道、泌尿生殖系统、胆道、皮肤及软组织等部位的感染；也可用于伤寒及抗结核杆菌的二线治疗药物。

【不良反应和注意事项】　偶见氨基转移酶升高，可诱发跟腱炎和跟腱断裂。肾功能减退或老年患者应减量。

莫 西 沙 星

莫西沙星（moxifloxacin）为第四代喹诺酮类药物。

【体内过程】 口服吸收良好，无明显首过效应，生物利用度为 90%，血浆蛋白结合率为 40%～42%，体内分布广泛，$t_{1/2}$ 为 12～15h。

【药理作用】 对多数革兰氏阳性菌和阴性菌、厌氧菌、结核杆菌、衣原体和支原体作用强；对肺炎链球菌、金葡菌、支原体和衣原体作用明显强于环丙沙星。

【临床应用】 用于治疗呼吸道、肠道、泌尿生殖系统和皮肤软组织感染。

【不良反应和注意事项】 常见一过性的呕吐和腹泻，偶有过敏性休克、横纹肌溶解、Q-T 间期延长和尖端扭转型心律失常。欧洲药品管理局建议，当其他抗菌药无法使用时可选用本药。

第二节 其他合成类抗菌药

一、磺胺类药物

磺胺类药物（sulfonamides）是一类具有对氨基苯磺酰胺母核结构的人工合成抗菌药（图 31-3）。其性质稳定，抗菌谱广，使用方便，价格低廉及易于生产。根据临床使用情况，分为以下三类。①肠道易吸收的磺胺药：主要用于全身感染，如败血症、尿路感染、伤寒及骨髓炎等。按照药物作用时间长短分为短效、中效和长效三类。短效类在肠道吸收迅速，排泄快，$t_{1/2}$ 为 5～6h，如磺胺二甲嘧啶（salfadimidine，SM_2）、磺胺异噁唑（sulfasoxazole，SIZ）；中效类的 $t_{1/2}$ 为 10～24h，如磺胺嘧啶（sulfadiazine，SD）、磺胺甲噁唑（sulfamethoxazole，SMZ）；长效类的 $t_{1/2}$ 在 24h 以上，如磺胺甲氧嘧啶（sulfamethoxydiazine，SMD）、磺胺二甲氧嘧啶（sulfadimethoxine，SDM）等。②肠道难吸收的磺胺药：在肠道保持较高的药物浓度，主要用于菌痢、肠炎等肠道感染，代表药有柳氮磺吡啶（sulfasalazine，SASP）、酞磺胺噻唑（phthalylsulfathiazole，PST）等。③外用磺胺药：主要用于铜绿假单胞菌等引起的烧伤、化脓性创面及眼部感染等，代表药有磺胺嘧啶银盐（sulfadiazine silver，SD-Ag）、磺胺醋酰钠（sulfacetamide sodium，SA-Na）及磺胺米隆（sulfamylon，SML）等。

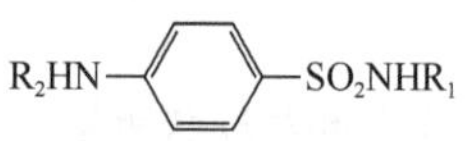

R_2HN — (苯环) — SO_2NHR_1

图 31-3 磺胺类药物基本化学结构

【体内过程】 肠道易吸收的磺胺类药物可分布于全身各组织及体液中。其中，血液中浓度最高，肝脏、肾脏次之，神经、肌肉及脂肪中含量较低，血浆蛋白结合率低的药物可透过血脑屏障，进入脑脊液。主要在肝脏通过乙酰化为无活性的乙酰化物，也可与葡萄糖醛酸结合。通常以原形、乙酰化物及葡萄糖醛酸结合物的形式经肾脏进行排泄，少量经乳汁排出。磺胺药及其乙酰化物在酸性尿液中易结晶析出，损害肾脏。肠道难吸收的磺胺药主要随粪便排泄。

【药理作用】 不能直接利用其生长环境中叶酸的细菌能够利用环境中的对氨基苯甲酸（PABA）、二氢蝶啶及谷氨酸，在菌体内二氢叶酸合成酶的催化下合成二氢叶酸；二氢叶酸在二氢叶酸还原酶的作用下形成四氢叶酸，四氢叶酸作为一碳单位转移酶的辅酶，参与细菌生长繁殖所必需的成分——核酸前体物（嘌呤、嘧啶）的合成。

磺胺类药物的化学结构与 PABA 相似，能够与 PABA 竞争细菌二氢叶酸合成酶，从而干扰细菌二氢叶酸的合成，抑制细菌的生长和繁殖（图 31-4）。

【抗菌谱】 该类药物属于广谱、慢效抑菌药。对大多数革兰氏阳性菌、部分革兰氏阴性菌、衣原体和某些原虫均有作用。高度敏感细菌有革兰氏阳性菌如溶血性链球菌、肺炎链球菌，革兰氏阴性菌如脑膜炎奈瑟菌、淋球菌、鼠疫杆菌等；中度敏感细菌有革兰氏阴性杆菌如流感杆菌、大肠杆菌、痢疾杆菌、变形杆菌、肺炎杆菌、变形杆菌、布鲁杆菌及沙眼衣原体。但对革兰氏阳性杆菌、立克次体、螺旋体及支原体等病原体无效。

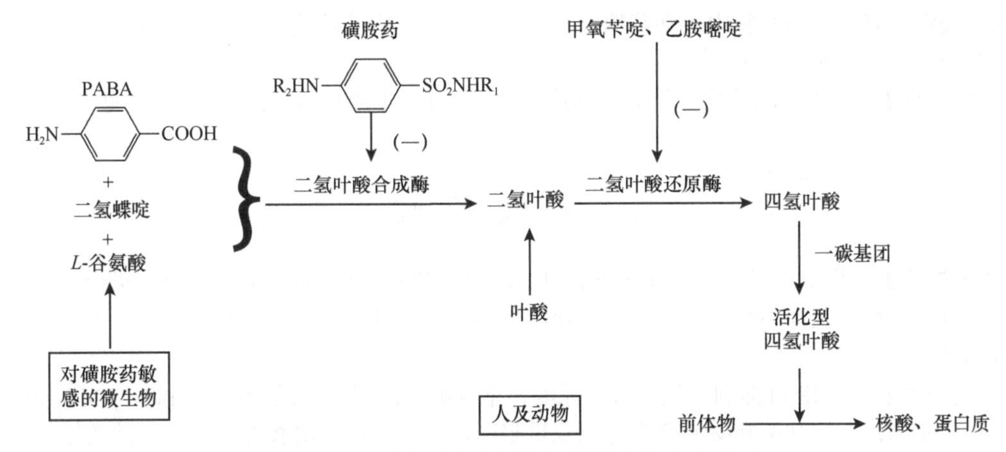

图 31-4　磺胺类药物与甲氧苄啶等药物作用机制

【临床应用】

1. 全身性感染　可选用口服易吸收的磺胺药，用于脑膜炎奈瑟菌引起的脑膜炎、流感杆菌所致的中耳炎、葡萄球菌和大肠杆菌引起的单纯性泌尿系统感染及呼吸道细菌性感染等治疗。临床代表药有 SD、SMZ，后者常与甲氧苄啶（TMP）按 5∶1 比例，制成复方磺胺甲噁唑，增强抗菌作用。

2. 肠道感染　可选用口服肠道难吸收的磺胺药，治疗菌痢、肠炎等肠道感染。

3. 局部感染　可选外用磺胺药，用于细菌性结膜炎、沙眼衣原体等眼部疾病及烧伤和创伤感染，尤其是铜绿假单胞菌所引起的感染。

4. 用于部分原虫病（如疟原虫、阿米巴原虫和弓形体等寄生虫病）的治疗

【不良反应和注意事项】

1. 肾脏损害　磺胺药及其乙酰化代谢产物在酸性尿液中易形成结晶，引起结晶尿、血尿、管型尿，损伤肾脏，以 SD 多见。可以增加饮水量和口服碳酸氢钠碱化尿液，降低药物浓度，提高磺胺药及其乙酰化物溶解度，减轻肾脏损害。

2. 过敏反应　患者表现皮疹、固定型药疹、药物热，偶见剥脱性皮炎、血管神经性水肿等症状，有用药过敏史患者禁用。

3. 造血系统　表现粒细胞减少，血小板降低甚至引起再生障碍性贫血。葡萄糖-6-磷酸脱氢酶（G-6-PD）缺乏的患者易导致溶血性贫血。

4. 消化系统　患者出现恶心、呕吐、上腹部不适和食欲减退等症状。

5. 神经系统　少数患者头晕、头痛、乏力和精神萎靡，用药期间避免高空作业和驾驶。

为了保证磺胺类药物的抑菌作用，在临床用药时应注意：①用量充足，首次剂量要加倍，使血中磺胺类药物浓度大大高于 PABA，从而与 PABA 竞争细菌二氢叶酸合成酶；②脓液和坏死组织中含有大量 PABA，应先清创后再用药；③避免与体内能水解产生 PABA 的药物合用，如普鲁卡因等。

【药物相互作用】　与香豆素类抗凝血药、磺酰脲类口服降糖药或甲氨蝶呤抗肿瘤药等合用时，可竞争结合血浆蛋白，使此类药物游离血药浓度升高，严重者有出血倾向、低血糖或甲氨蝶呤中毒等。

磺 胺 嘧 啶

【体内过程】　磺胺嘧啶（sulfadiazine，SD，磺胺哒嗪）口服后易吸收，但吸收较缓慢。单次口服 2g 后，3～6h 达血药浓度峰值，$t_{1/2}$ 为 10h 左右，血浆蛋白结合率较低，为 38%～48%，可分布于全身组织及胸膜液、腹膜液、房水、滑膜液、唾液、汗液、胆汁及尿液中，易透过血脑屏障和胎盘屏障。脑膜炎时，脑脊液中药物浓度可高达血药浓度的 80%。药物主要在肝脏经过乙酰化代谢而失活，其次是与肝脏中的葡萄糖醛酸结合而失活。磺胺嘧啶主要以原形经肾排泄，少量药物经粪便、乳汁、胆汁排出。

【临床应用】 为防治流行性脑膜炎的首选用药；还可用于治疗诺卡菌病，或与乙胺嘧啶合用，治疗弓形虫病。

二、甲氧苄啶

【体内过程】 甲氧苄啶（trimethoprim，TMP）口服吸收迅速而完全，可分布于全身组织及体液中，以肺、肝、胆汁中浓度高，能透过血脑屏障，进入脑脊液，$t_{1/2}$ 为 8～10h，大部分以原形经肾排出。

【药理作用】 TMP 可抑制二氢叶酸还原酶，干扰细菌四氢叶酸的合成。因此，TMP 与磺胺类药物联合使用，可使细菌叶酸的合成受到双重阻断作用，可增强磺胺类药物的抗菌效果，减少细菌耐药性的产生。

【抗菌谱】 抗菌谱与磺胺类药物相似，对革兰氏阳性菌和阴性菌均有效果。

【临床应用】 一般临床上不单独使用，通常与磺胺类药物合用，用于呼吸道、泌尿生殖系统、胃肠道等感染。

【不良反应和注意事项】 可引起恶心、过敏性皮疹，也可引起叶酸缺乏症，导致巨幼细胞性贫血、白细胞和血小板减少等。单独使用易产生细菌耐药现象。

三、噁唑烷酮类

利奈唑胺

【体内过程】 利奈唑胺（linezolid）口服吸收迅速而完全，给药后 1～2h 达到血药浓度峰值，绝对生物利用度约为 100%，血浆蛋白结合率约为 31%，$t_{1/2}$ 为 3.6～6h，组织穿透能力强，可分布于全身组织及体液中，易透过血脑屏障。约有 30%以药物原形、代谢产物 50%随尿排泄、10%随粪便排出。

【药理作用】 利奈唑胺为细菌蛋白质合成抑制剂，作用于细菌 50S 核糖体亚单位，抑制 mRNA 与核糖体连接，阻止 70S 起始复合物的形成，从而抑制细菌蛋白质的合成。

【抗菌谱】 该药对甲氧西林敏感或耐药葡萄球菌、万古霉素敏感或耐药肠球菌、青霉素敏感或耐药肺炎链球菌均有良好的抗菌作用；对厌氧菌亦具抗菌活性。

【临床应用】 治疗革兰氏阳性球菌引起的感染，包括由耐甲氧西林金葡菌引起的疑似或确诊院内获得性肺炎、社区获得性肺炎、复杂性皮肤或皮肤软组织感染及耐万古霉素肠球菌感染。

【不良反应和注意事项】 最常见的不良反应为头痛、腹泻和恶心。偶见消化不良、味觉改变、舌变色、呕吐、失眠、便秘、头晕、发热、口腔念珠菌病、阴道念珠菌病、真菌感染、局部腹痛、皮疹、瘙痒等。

【药物相互作用】

（1）该药为可逆的、非选择性的单胺氧化酶抑制剂，与肾上腺素能（拟交感神经）或 5-HT 类制剂合用有潜在的相互作用。

（2）能可逆性地增加伪麻黄碱、盐酸苯丙醇胺的加压作用，联合用药能使血压上升。

四、硝基咪唑类药物

硝基咪唑类药物是一类含有 5-硝基咪唑环结构的药物。代表药物有甲硝唑（metronidazole）、替硝唑（tinidazole）、奥硝唑（ornidazole）、班硝唑（bamnidazole）等。

甲　硝　唑

【体内过程】　甲硝唑（metronidazole）口服吸收良好，$t_{1/2}$约为8h。在体内分布广泛，可进入唾液、乳汁、肝脓肿的脓液中，也可进入脑脊液。在肝脏经侧链氧化或与葡萄糖醛酸结合而代谢，有20%药物不经代谢。原药及代谢产物主要经肾从尿液中排泄，少部分由粪便排出。

【药理作用】

1. 抗厌氧菌作用　该类药物作为药物前体，进入细菌细胞质中，在硝基还原酶作用下，获得较低的氧化还原电位，硝基被还原成氨基，生成细胞毒性物质与DNA作用，使细菌DNA螺旋链损伤、断裂及解旋，从而杀灭细菌。

2. 抗原虫作用　可杀灭溶组织内阿米巴、贾第鞭毛虫和阴道毛滴虫。体外实验表明，当甲硝唑浓度为1～2μg/ml时，6～20h溶组织内阿米巴虫的形态就会改变，72h内可全部被杀灭。甲硝唑通过阻止原虫的氧化还原反应及原虫的DNA合成，破坏原虫的氮链，引起虫体死亡。

【临床应用】

（1）主要用于治疗厌氧菌引起的机体各部位感染，如破伤风及腹腔、消化道、女性生殖系、下呼吸道、皮肤和软组织、骨和关节等部位的厌氧菌感染。

（2）治疗阿米巴原虫病、贾第鞭毛虫病及阴道滴虫病。

【不良反应和注意事项】

（1）消化道反应，如恶心、呕吐、食欲缺乏、腹部绞痛等。

（2）神经系统症状：表现头痛、眩晕，偶有感觉异常、肢体麻木、共济失调、多发性神经炎等，大剂量可致抽搐。

（3）少数病例口中金属味，表现潮红、瘙痒、荨麻疹、膀胱炎、排尿困难及白细胞减少等。具有致突变性和潜在的致癌性。

【药物相互作用】

（1）该药能加强华法林和其他口服抗凝血药的作用，引起凝血酶原时间延长。

（2）与苯妥英钠、苯巴比妥等诱导肝微粒体酶的药物合用，可加速排泄，使血药浓度下降。

（3）应用西咪替丁等减弱肝微粒体酶活性的药物，可减缓药物的消除，延长其$t_{1/2}$。

（4）与土霉素合用，可干扰甲硝唑清除阴道毛滴虫的作用。

五、硝基呋喃类药物

临床上常用硝基呋喃类药物有呋喃妥因、呋喃西林。

呋　喃　妥　因

【体内过程】　呋喃妥因（furantoin）口服吸收好，主要从小肠远段吸收，以原形从尿中排出。单次口服100mg，血药浓度峰值仅为1mg/L，尿中药物浓度＞32mg/L，可持续4h以上。

【抗菌谱】　该药物为抑菌剂，对大多数革兰氏阳性和阴性菌，如大肠杆菌、腐生链球菌、肠球菌及变形杆菌等有杀伤和抑制作用。

【临床应用】　临床主要用于敏感细菌所致的泌尿系统感染。

【不良反应和注意事项】　常见恶心、呕吐、腹泻等消化道反应；偶见药物热、粒细胞减少等过敏反应及头痛、头晕、嗜睡、多发性神经炎等神经系统症状。葡萄糖-6-磷酸脱氢酶缺乏者可出现溶血性贫血。

呋　喃　西　林

呋喃西林（furacilin）临床仅用作消毒防腐药，用于皮肤及黏膜的感染，如化脓性中耳炎、急慢性鼻炎、烧伤、溃疡等。对组织几无刺激，脓、血对其消毒作用无明显影响。

案例 31-1

1. 案例摘要　患者，男，25 岁，就诊半月前受凉后出现明显流涕和喷嚏，伴有头痛、乏力、咽痛和肌肉酸痛等症状，服用感冒药物后缓解。此后开始咳嗽，呈阵发性刺激性呛咳，咳少量黏液，自行服用阿莫西林，5 日后无明显缓解，随后表现为顽固性剧烈咳嗽而就诊。入院查体左下肺呼吸音减低，左肺少许干啰音，心音有力、律齐，无杂音，肝肋下 2cm 无触痛。血白细胞总数正常，以中性粒细胞为主，胸部 X 线显示为肺纹理增多，肺实质呈斑点状，斑片状或均匀模糊阴影。实验室检查痰液细菌培养阴性；病毒抗体阴性；血清中支原体 IgM 抗体阳性，军团菌抗体阴性。

诊断：肺炎支原体肺炎。

治疗：给予莫西沙星，静脉滴注，1 次/日。7 日后患者症状明显缓解，序贯给予口服莫西沙星，1 次/日，7 日，复查胸片基本正常后，停药。

2. 案例问题

（1）肺炎支原体肺炎有哪些临床表现?

（2）使用阿莫西林治疗为什么没有效果?

（3）分析莫西沙星的药理作用及作用机制。

3. 案例分析

（1）提示：肺炎支原体肺炎是由肺炎支原体引起的以间质病变为主的急性肺部感染，起病缓慢，有头痛、乏力、咽痛和肌肉酸痛等症状，多为发作性干咳，夜间为重，血白细胞总数正常，以中性粒细胞为主，胸部 X 线检查显示肺部多种形态的浸润影，以肺下野多见，血清中支原体 IgM 抗体阳性。

（2）提示：阿莫西林为β-内酰胺类药物，对支原体肺炎无效。

（3）提示：莫西沙星为第四代喹诺酮类药物，具有较好的肺组织穿透性和较高的吞噬细胞内浓度，作用机制独特，$t_{1/2}$ 为 12h，1 次/日静脉或口服给药，患者依从性高，是治疗肺炎支原体肺炎的理想药物。

（李　振）

第三十二章 抗结核病药

结核分枝杆菌 *Mycobacterium tuberculosis*（Mtb），俗称结核杆菌 *Tubercle bacilli*，是引起结核病的病原菌。结核病（tuberculosis，TB）是由结核分枝杆菌引起的一种古老的慢性传染病，该病流行范围广，感染人数多，目前仍是全球死亡人数最多的单一传染病。结核分枝杆菌可通过呼吸道、消化道或皮肤损伤侵入易感机体，引起多种组织器官的结核病，如肺结核（pulmonary tuberculosis）、骨结核、肠结核、淋巴结核和结核性脑膜炎等，其中以通过呼吸道引起的肺结核最为常见。目前全球每年新出现的肺结核患者为 800 万～1000 万，每年因肺结核死亡的人数为 200 万～300 万（WHO，2017）。我国是全球 22 个结核病严重流行的国家之一，耐多药肺结核病例数位居全球首位。

第一节 结核病的病理生理学基础

一、结核病的病理学基础

（一）特征性病变

结核病是一种特殊性炎症，其特征性表现为形成结核性肉芽肿，基本病变为渗出、增生和变质，主要表现在肺、浆膜和脑膜等处。

（二）基本病变

1. 渗出性病变 主要出现在结核性炎症的早期或细菌量多、毒力强、机体抵抗力低下或过敏反应较强时，机体表现为浆液性纤维蛋白性炎。病理改变主要为局部组织小血管扩张、充血，浆液、中性粒细胞及淋巴细胞向血管外渗出，渗出液中主要为浆液和纤维蛋白，之后中性粒细胞减少，以淋巴细胞和巨噬细胞为主要细胞成分，巨噬细胞可吞噬结核杆菌。在渗出性病变中可查到结核杆菌。当机体抵抗力强或治疗及时，渗出性病变可完全吸收而不留痕迹，但亦可转化为增生性病变或坏死性病变。

2. 增生性病变 当细菌量较少、毒力较低、机体免疫力较强时，机体表现为以增生为主的病变，形成具有一定形态特征的结核结节，主要表现为肉芽肿形成，包括坏死性和非坏死性肉芽肿，有时形成结核结节。镜检下典型结核结节中央常有干酪样坏死，内含结核杆菌。

3. 坏死性病变 当细菌量多、毒力强、机体免疫力低或过敏反应强烈时，渗出及增生的病变可出现以坏死为主的病理变化，坏死组织通常不会液化，呈黄色、均匀细腻，形态似奶酪，故称干酪样坏死。干酪样坏死中含有数量不等的结核杆菌，可长期以休眠的形式生存。干酪样坏死灶可出现钙化或骨化，周围纤维组织增生，继而形成纤维包裹，病变可长期稳定。在某些因素作用下，干酪样坏死灶亦可出现液化，液化的物质可成为结核杆菌的培养基，使其大量繁殖，导致病变渗出、扩大。当病灶与外界相通时，液化坏死物质可经肺、支气管及肾、输尿管排出，形成空洞性结核，成为结核病的重要传染源。

二、结核病的生理学基础

（一）分类

结核分枝杆菌简称结核杆菌，是人和动物结核病的病原体，主要包括人结核分枝杆菌 *M.*

tuberculosis、牛分枝杆菌 *M. bovis*、非洲分枝杆菌 *M. africanum* 等，这些细菌均可对人类致病，其中以人结核分枝杆菌的发病率最高。

（二）形态与染色

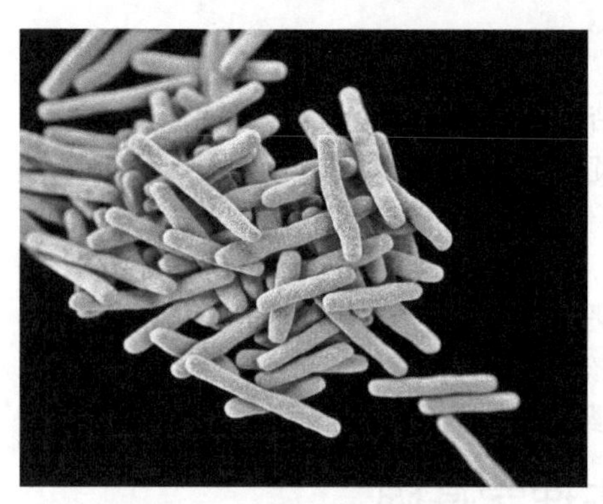

图 **32-1** 结核杆菌显微镜观察

典型的结核分枝杆菌形态细长，稍有弯曲，两端呈圆形，长 1～4μm，宽约 0.4μm，散在，有时呈索状或短链状排列，有时可见分枝状，而在陈旧培养物中或在抗结核药物作用下可出现球状、颗粒状等多种形态（图 32-1）。分枝杆菌无芽孢、无鞭毛、无荚膜。

结核分枝杆菌革兰氏染色阳性，但不易着色。分枝杆菌细胞壁脂质含量较高，尤其是其中的大量分枝菌酸（mycolic acid）包围在肽聚糖层的外面，可影响染料的渗透。分枝杆菌染色通常采用齐尼（Ziehl-Neelsen）抗酸染色法（acid-fast stain），以 5%石炭酸复红加温染色，再用 3%盐酸乙醇脱色，然后用亚甲蓝复染，则分枝杆菌呈红色，而其他细菌和背景物质均呈蓝色。

（三）培养特性

结核分枝杆菌专性需氧，营养要求较高，最适 pH 为 6.5～6.8，生长温度为 37℃。结核分枝杆菌因其细胞壁中脂质含量较高，影响营养物质的摄入，故生长繁殖缓慢。该菌生长在普通培养基中每分裂一代需要 18～24h，而置于营养丰富培养基中只需 5h。因此，该菌初次分离培养营养要求较高，常采用罗氏（Lowenstein-Jensen）固体培养基，内含蛋黄、甘油、马铃薯、无机盐和孔雀绿等成分，蛋黄中含有能刺激菌体生长的脂质生长因子，而孔雀绿可抑制杂菌生长从而便于分离和长期培养。

结核分枝杆菌在固体培养基中菌落呈颗粒、结节或花菜状，乳白色或米黄色，不透明，而在液体培养基中呈粗糙皱纹状菌膜生长，且可能由于接触营养面大，细菌生长较快，一般 1～2 周即可见生长现象。若在液体培养基内加入水溶性脂肪酸如吐温-80，可降低细菌表面的疏水性，从而呈均匀分散生长，有利于做药物敏感试验等。临床标本检查液体培养比固体培养的阳性率高数倍。

（四）致病成分及作用

结核分枝杆菌致病性主要归因于细菌在组织细胞内大量繁殖引起炎症反应、菌体成分和代谢产物的不良反应及机体对菌体成分产生的免疫损伤。结核分枝杆菌致病物质主要包括脂质（lipid）、菌体蛋白（protein）、多糖（polysaccharide）、荚膜（capsule）等。

1. 脂质　占细胞壁干重的 60%、菌体干重的 20%～40%，包括磷脂（phospholipid）、脂肪酸（fatty acid 索状因子）、蜡质 D（wax D）、硫酸脑苷脂（sulfatides）和硫酸多酰基海藻糖等，这些脂质能与蛋白质或多糖形成复合物。脂质含量与结核分枝杆菌的毒力呈平行关系，含量越高毒力越强，特别是糖脂更为重要。

（1）磷脂：能刺激单核细胞增生，增强菌体蛋白的致敏作用，并能抑制蛋白酶对组织的分解，致使病灶组织溶解不完全，而产生结核结节及干酪样坏死。

（2）脂肪酸：是由分枝菌酸和海藻糖结合的一种糖脂，成分为 6, 6-双分枝菌酸海藻糖，存在菌体细胞外层，使结核分枝杆菌相互粘连，而在液体培养基中呈索状排列，称为索状因子（cord factor）。该因子与细菌的抗酸性和毒力密切有关，能破坏细胞线粒体膜，影响细胞呼吸，抑制白细胞游走及引起慢性肉芽肿等作用。若将其从细菌中提出，则细菌丧失毒力。

（3）蜡质 D：是一种由分枝菌酸与肽糖脂（peptidogly-colipid）结合的复合物，可激发机体产生迟发型超敏反应。可用甲醇提取，具有佐剂作用。

（4）硫酸脑苷脂：存在于有毒株的细胞壁中，能抑制吞噬细胞中的吞噬体与溶酶体融合，使结核分枝杆菌在吞噬细胞内长期存活；能与中性红染料结合，产生中性红反应，可用于鉴定结核分枝杆菌有无毒力。

2. 菌体蛋白 结核分枝杆菌含有多种蛋白质，结核菌素（tuberculin）是其中之一，具有抗原性，其能与蜡质 D 结合而使机体发生迟发型超敏反应，导致组织坏死和全身中毒症状，并参与结核结节的形成。

3. 多糖 通常与脂质结合存在于细胞壁中，主要有甘露醇、阿拉伯糖等。多糖可使中性粒细胞增多，引起局部病灶细胞浸润。

4. 荚膜 主要成分为多糖，其他成分为蛋白质和脂质。荚膜能与吞噬细胞表面的补体受体 3（CR3）结合，有助于细菌黏附和入侵宿主细胞。荚膜所含的部分酶类物质能降解宿主细胞中的大分子物质，为细菌的繁殖提供营养成分；并能防止一些有害物质和药物进入菌体内，使结核分枝杆菌获得很强的抵抗力和耐药性。

（五）生化反应

结核分枝杆菌不发酵糖类，中性红试验阳性，触酶试验阳性，耐热触酶试验为阴性。与牛分枝杆菌的区别在于人结核分枝杆菌可合成烟酸和还原硝酸盐，耐受噻吩-2-羧酸酰肼，而牛分枝杆菌不能。耐热触酶试验常用于区别结核分枝杆菌与非结核分枝杆菌。结核分枝杆菌大多数触酶试验阳性，而耐热触酶试验阴性；非结核分枝杆菌则大多数两种试验均阳性。耐热触酶试验是将高浓度细菌悬液置 68℃水浴中维持 20min 后，加入 H_2O_2，观察是否产生气泡，有气泡出现为阳性。

（六）抵抗力

结核分枝杆菌细胞壁中含有脂质，故对乙醇敏感，在 70%乙醇中 2min 死亡，但脂质可防止菌体水分丢失，故对干燥的抵抗力特别强。结核分枝杆菌在干燥痰中可存活 6～8 个月，在尘埃中 10 日仍保持传染性。结核分枝杆菌对湿热敏感，在液体中加热至 62～63℃、15min 或煮沸即被杀死。结核分枝杆菌对紫外线敏感，直接日光照射数小时可被杀死，可用于结核患者衣服、用品等的消毒。

结核分枝杆菌的抵抗力与环境中有机物的存在有密切关系，如痰液可增强结核分枝杆菌的抵抗力，而大多数消毒剂可使痰中的蛋白质凝固，包裹在细菌周围，使细菌不易被杀死。5%苯酚溶液在无痰时 30min 可杀死结核分枝杆菌，有痰时需要 24h；5%甲酚皂溶液（来苏儿）无痰时 5min 杀死结核分枝杆菌，有痰时需要 1～2h。结核分枝杆菌对链霉素、异烟肼、利福平、环丝氨酸、乙胺丁醇、卡那霉素、对氨基水杨酸等敏感，但长期用药容易出现耐药性。

（七）变异性

结核分枝杆菌的形态、毒力及耐药性等均可发生变异。

1. 形态变异 结核分枝杆菌在结核性脓肿和痰等标本中，有时可见非抗酸性革兰氏阳性颗粒，该颗粒在体内或细胞培养物中能变成典型的 L 型。结核分枝杆菌在溶菌酶、青霉素和某些抗结核药物的作用下，均可变为 L 型，呈丝状或颗粒状。

2. 毒力变异 目前用于人类结核病预防的卡介苗（Bacille Calmette-Guerin，BCG）是一种减毒变异株，由 Calmette 和 Guerin 于 1908 年将有毒的牛分枝杆菌接种于含胆汁、甘油和马铃薯的培养基中，历经 13 年 230 次传代获得毒力降低却仍保留良好免疫原性的变异株。

3. 耐药性变异 结核分枝杆菌的耐药变异包括原发性耐药（自发突变）和继发性耐药（用药不当而发生突变）。

（八）耐药性

耐药结核分枝杆菌正在全球迅速蔓延。根据耐药种类分为以下四种。

1. 单耐药结核病（monoresistance-tuberculosis，MR-TB）　结核病患者感染的结核杆菌体外被证实对一种一线抗结核药物耐药。

2. 多耐药结核病（polydrug resistance-tuberculosis，PDR-TB）　结核病患者感染的结核杆菌体外被证实对不同抗结核药包括异烟肼和利福平在内的一种以上的一线抗结核药物耐药。

3. 耐多药结核病（multidrug-resistance tuberculosis，MDR-TB）　结核病患者感染的结核杆菌体外被证实至少对异烟肼和利福平耐药。

4. 广泛耐药结核病（extensive drug resistance-tuberculosis，XDR-TB）　结核病患者感染的结核杆菌体外被证实除了至少对两种主要一线抗结核药物（异烟肼、利福平耐药除外）耐药外，还对任何氟喹诺酮类抗生素（如氧氟沙星）产生耐药性，以及对三种二线抗结核注射药物（如卷曲霉素、卡那霉素、阿米卡星等）中的至少一种耐药。

当前对各种结核药物耐药机制的研究仍处于不断探索阶段，因一个基因突变而产生的耐药为单基因型耐药，因多基因型突变而产生的耐药为多基因耐药；一般认为对多种药物耐药是由结核分枝杆菌的不同靶位基因相继发生突变而引起的。

第二节　常用抗结核病药

结核病属于可防可治的疾病，目前国际通用的抗结核药物约有十余种。活动性、对药物敏感性结核病可用标准的4～6种抗结核药物进行为期6～8个月疗程的治疗。对一线抗结核药敏感性降低的多耐药结核病，可使用二线抗结核药物进行治疗，而对二线抗结核药物、喹诺酮类抗生素及注射用抗结核药物敏感性降低的广泛耐药结核病的治疗，仍需开发新型抗结核病药物。

20世纪80年代，WHO提出的以短程化疗为基础的现代结核病控制策略（directly observed treatment short-course，DOTS），依然是目前治疗和防控结核病的重要方式。DOTS策略主要针对治疗初期或对药物敏感型的结核病，选用2～4种一线抗结核药物进行为期6～8个月的联合用药治疗。目前，一线、二线抗结核病药物主要有以下几种。

一、一线抗结核病药物

异　烟　肼

异烟肼（isoniazid，INH）为异烟酸的酰肼类化合物，性状稳定，易溶于水，具有药效强、不良反应小、口服方便等特点，是抗结核病的首选药物。

【体内过程】　口服吸收快且完全，1～2h后血药浓度达到峰值，药物广泛分布于全身体液、组织和巨噬细胞内，包括脑脊液和胸腔积液中。异烟肼穿透力强，可渗入关节腔，胸腹水及纤维化或干酪化的结核病灶中，也能进入细胞内作用于已被细胞吞噬的结核杆菌。异烟肼主要在肝脏代谢，在乙酰化酶作用下转化为乙酰异烟肼和异烟酸等代谢产物，代谢物与少量药物原形一起经肾排出。

由于不同人种和个体中的乙酰化酶的表现型有一定差异，所以异烟肼的乙酰化代谢分为快、慢两种代谢型。快代谢型者尿中的游离异烟肼较多，其 $t_{1/2}$ 为0.5～1.5h；而慢代谢型者尿中乙酰异烟肼较多，其 $t_{1/2}$ 为3h。在连续每日给药情况下，两种代谢型疗效无大差异，而用间歇疗法，则快代谢型疗效低于慢代谢型。慢代谢型不良反应较少见。

【药理作用】　异烟肼对结核分枝杆菌有高度选择性，杀菌作用强，较高浓度时对繁殖期细菌有杀菌作用，对静止期的结核杆菌，通过提高药物浓度或延长接触时间也有杀菌作用。异烟肼的作用机制为该药能与结核杆菌的菌体核糖核酸聚合酶结合，干扰脱氧核糖核酸（DNA）及蛋白质的合成，达到杀菌目的。

异烟肼对耐药结核杆菌有抗菌作用，单独使用时易产生耐药性，联合用药可延缓耐药性产生，并能增强疗效。异烟肼与其他抗结核药无交叉耐药性。

【临床应用】 异烟肼是治疗结核病的一线药物，适用于各种类型结核病，但必须与其他抗结核病药物联合应用。在预防结核病方面，异烟肼既可单用，又可与其他抗结核病药合用。预防对象如下：有结核病史的人类免疫缺陷病毒感染者；与新诊断为传染性肺结核病患者有密切接触的、纯蛋白衍化物（purified protein derivative，PPD）试验阳性的幼儿和青少年；未接种卡介苗的 5 岁以下儿童 PPD 试验阳性者；糖尿病、长期使用肾上腺皮质激素或免疫抑制剂的 PPD 试验阳性者。

【不良反应和注意事项】

（1）胃肠道症状：表现为食欲缺乏、恶心、呕吐、腹痛、便秘等。

（2）血液系统症状：常见贫血、白细胞减少、嗜酸性细胞增多，引起血痰、咯血、眼底出血等。

（3）肝损害：可损伤肝细胞，使氨基转移酶升高，严重时可出现肝小叶坏死。

（4）中枢症状：常见反应为周围神经炎，表现为头痛、失眠、记忆力减退、精神兴奋、肌肉震颤、排尿困难、昏迷等。

【药物相互作用】

（1）异烟肼是肝药酶抑制剂，可降低肝脏对香豆素类抗凝血药、苯妥英钠、卡马西平、丙戊酸钠、茶碱类药物的代谢速度，合用时应考虑调整剂量。

（2）饮酒时服用异烟肼会加重肝毒性。

（3）与肾上腺皮质激素合用，血药浓度降低。

利　福　平

利福平（rifampin，RFP）为地中海链丝菌 *Streptomyces mediterranei* 产生的利福霉素（rifamycin）的半合成品。

【体内过程】 口服吸收良好，服药后 1.5～4h 血药浓度达峰值。利福平广泛分布于组织和体液中，包括胸腔积液、腹水、关节腔、脑脊液、唾液等，可进入巨噬细胞内和各种结核病灶中，也可穿过胎盘进入胎儿循环。利福平 $t_{1/2}$ 为 3～5h，多次给药后有所缩短，$t_{1/2}$ 为 2～3h。

利福平在肝脏中在微粒体氧化酶作用下迅速去乙酰化，成为具有抗菌活性的代谢物去乙酰利福平，再经水解形成无活性的代谢物由尿排出。利福平主要经胆和肠道排泄，可进入肠肝循环，但其去乙酰化的活性代谢物则不会出现肠肝循环。60%～65%的给药量经肠道排出，6%～15%的药物以原形、15%的药物以活性代谢物经尿排出，7%以无活性的甲酰化衍生物排出。利福平亦可经乳汁排出。患者服利福平期间大小便、唾液、痰、泪液等可呈红色。

【药理作用】 利福平抗菌谱广，抗菌作用强，对繁殖期和静止期的结核杆菌均有抗菌作用。对结核杆菌的最低抑菌浓度平均为 0.018mg/L，口服治疗量后血药浓度为此浓度的 100 倍，能发挥杀菌作用。利福平抗菌作用能力与异烟肼相近，而较链霉素强。利福平单独使用时易产生耐药性，与异烟肼、乙胺丁醇等合用时有协同作用，并能延缓耐药性的产生。

利福平的抗菌机制主要是通过特异性地抑制细菌依赖 DNA 的 RNA 多聚酶活性，与细菌依赖 DNA 的 RNA 多聚酶 β-亚单位结合，干扰细菌 RNA 合成的起始阶段，阻碍 mRNA 合成，但其对人体和动物细胞的 RNA 聚合酶则无影响。

【临床应用】 利福平是治疗各种类型结核病和非结核分枝杆菌感染的主要药物之一，但单独使用可迅速产生耐药性，必须与其他抗结核病药物联合应用。

【不良反应和注意事项】

1. 肝损害 可引起肝损伤，表现为氨基转移酶升高、肝大及黄疸等症状。

2. 过敏反应 偶见皮疹、药物热、白细胞减少、贫血等。

3. 消化道反应 常见恶心、呕吐、腹痛、腹泻等胃肠刺激症状。

4. 致畸作用 利福平在动物实验中发现有致畸作用，故孕妇尤其妊娠3个月内禁用。

【药物相互作用】 利福平是肝药酶诱导剂，可加快自身和其他药物的代谢速度，合用时应注意调整剂量。

吡 嗪 酰 胺

吡嗪酰胺（pyrazinamide，PZA）是人工合成的烟酰胺类似物，微溶于水，性质稳定。

【体内过程】 口服后由胃肠道迅速吸收，广泛分布于全身组织中，在肝、肺、脑脊液中的药物浓度与同期血药浓度相近，穿透力强，能透过血脑屏障。吡嗪酰胺主要在肝脏中代谢，经代谢酶作用生成有活性的代谢产物吡嗪酸（pyrazinoic acid），再经代谢转化为无活性的羟基代谢物。服药后24h内代谢产物和部分原形经肾脏排泄，血浆蛋白结合率为50%，$t_{1/2}$为8～11h。

【药理作用】 吡嗪酰胺仅对结核杆菌有抑制或杀灭作用，对其他细菌无抗菌活性。吡嗪酰胺抗结核杆菌作用的强弱与环境的pH密切有关，pH 5～5.5时、抗菌活性最强；pH 7时抗菌作用明显减弱。该药单独使用易产生耐药性，与其他抗结核药物间无交叉耐药性。吡嗪酰胺的作用机制一般被认为其渗入含结核杆菌的巨噬细胞内，并转化为吡嗪酸而发挥抗菌作用。

【临床应用】 作为低剂量使用的吡嗪酰胺与其他抗结核药联合用于治疗经一线抗结核药（如链霉素、异烟肼、利福平及乙胺丁醇）治疗无效的结核病。作为短疗程的三联或四联强化治疗方案的重要组成之一。

【不良反应和注意事项】

1. 肝损害 吡嗪酰胺长期大量使用可引起肝损害，表现为肝大、压痛、氨基转移酶升高、黄疸等。

2. 胃肠道反应 常见食欲缺乏、纳差、恶心、呕吐。

3. 关节痛 吡嗪酰胺的代谢产物可抑制尿酸的排泄，引起高尿酸血症和痛风，停药后可恢复。痛风症状多在用药后1～2个月时出现，药物促进肾小管对尿酸的重吸收，导致血清尿酸增高，引起痛风。

【药物相互作用】 吡嗪酰胺与别嘌醇、秋水仙碱、丙磺舒、磺吡酮合用，会增加血尿酸浓度从而降低这些药物对痛风的治疗作用。因此，吡嗪酰胺与这些药物合用时，应注意调整剂量以避免高尿酸血症和痛风出现。

乙 胺 丁 醇

乙胺丁醇是一种化学合成的乙二胺衍生物，易溶解于水、耐热。

【体内过程】 口服易吸收，生物利用度高，体内迅速分布于组织和体液。脑膜炎症时，可在脑脊液中达到有效浓度，为血药浓度的15%～50%。乙胺丁醇大部分以原形经肾脏排出，少部分在肝脏中转化为醛及二羧酸衍生物由尿液排出。肾功能不全者可引起蓄积中毒，应减少用量。

【药理作用】 乙胺丁醇对繁殖期结核杆菌有较强选择性抑制作用，对其他微生物几乎无作用。乙胺丁醇的作用机制是通过与菌体Mg^{2+}络合，干扰细菌RNA合成。该药对异烟肼或链霉素耐药的结核杆菌也有效。

【临床应用】 乙胺丁醇主要与利福平或异烟肼等合用治疗各种类型肺结核和肺外结核，尤其适用于初治和复治患者的早期强化治疗阶段。乙胺丁醇耐药性产生慢，现已取代对氨基水杨酸钠成为一线抗结核药物。

【不良反应和注意事项】　乙胺丁醇在治疗剂量下通常较为安全，但连续大量使用2～6个月可产生严重的毒性反应。偶见胃肠道反应、视物模糊、过敏反应和高尿酸血症。

【药物相互作用】　与乙硫异烟胺合用可增加不良反应；与神经毒性药物合用可增加该药神经毒性，如视神经炎或周围神经炎。

链　霉　素

链霉素（streptomycin，SM）为氨基糖苷类抗生素，是第一个用于临床的抗结核病药。

【体内过程】　口服无效，肌内注射后吸收良好。链霉素主要分布于细胞外液，可分布于除脑以外的所有器官组织，并可到达胆汁、胸腔积液、腹水、结核性脓肿和干酪样组织。链霉素在体内不代谢，经肾小球滤过排出，80%～98%在24h内排出，约1%从胆汁排出，亦有少量从乳汁、唾液和汗液中排出。

【药理作用】　链霉素对结核杆菌具有较强的抑制作用，对快速繁殖菌群有效，抑制结核杆菌作用仅次于异烟肼和利福平。单用易产生耐药性，长期应用耳毒性较大。链霉素的作用机制为其主要与细菌核糖体30S亚单位结合，抑制细菌蛋白质的合成。细菌与链霉素接触后极易产生耐药性，链霉素和其他抗菌药或抗结核药物联合应用可减少或延缓耐药性的产生。

【临床应用】　链霉素主要与其他抗结核病药物联合用于早期结核病患者的强化治疗。

【不良反应和注意事项】

1. 过敏反应　链霉素与双氢链霉素均可和血清蛋白质结合形成全抗原，但所产生的抗体不同，无交叉反应，故对链霉素过敏者可用双氢链霉素。过敏反应包括皮疹，严重者可发生过敏性休克。

2. 耳毒性　包括前庭功能障碍和耳蜗听神经损害。

【药物相互作用】

（1）链霉素与其他氨基糖苷类药合用，可增加耳毒性、肾毒性及神经肌肉阻滞作用的可能性。

（2）链霉素与神经肌肉阻滞剂合用，可加重神经肌肉阻滞作用，导致肌肉软弱、呼吸抑制或呼吸麻痹。

二、二线抗结核病药

对氨基水杨酸

对氨基水杨酸（4-amino salicylic acid）口服吸收良好，可分布于全身组织和体液（脑脊液除外）。对氨基水杨酸钠主要在肝脏中代谢，经肾脏排出。对氨基水杨酸钠仅对细胞外的结核杆菌有抑制作用，抗菌谱窄，疗效较一线抗结核药差。对氨基水杨酸钠的作用机制尚未完全阐明，通常认为是对氨基水杨酸钠可竞争抑制二氢叶酸合成酶，阻止二氢叶酸的合成，从而影响蛋白质的合成。耐药性较链霉素轻，临床上主要与异烟肼和链霉素合用，以延缓耐药性产生，增加疗效，但对氨基水杨酸钠不宜与利福平合用，由于其可影响利福平的吸收。常见不良反应为胃肠道反应和过敏反应，长期大量使用会产生肝功能损害。

乙硫异烟胺

乙硫异烟胺（ethionamide）口服易吸收，体内分布广，可渗入全身体液（包括脑脊液），在体内全部代谢为无效物。异烟酸的衍生物，其作用机制尚不清晰，可能对肽类合成具有抑制作用。对结核杆菌有抑制作用，单用易发生耐药性，临床上主要常与其他抗结核病药联合应用，以增强疗效和避免细菌产生耐药性。不良反应较多且发生率高，以胃肠道反应常见，表现为食欲缺乏、恶心、呕吐、腹泻和腹痛，患者难以耐受。孕妇和 12 岁以下儿童不宜使用。

卷曲霉素

卷曲霉素（capreomycin）口服吸收差，肌内注射后迅速分布全身。本药为多肽类抗生素，对结核杆菌有抑制作用，抗菌作用机制可能是抑制细菌蛋白质合成，单用易产生耐药性，且与新霉素和卡那霉素有交叉耐药性。临床主要用于复治的结核病患者。不良反应与链霉素相似，但较其轻。

环丝氨酸

环丝氨酸（cycloserine）口服易吸收，体内分布广。环丝氨酸的作用机制是抑制细菌细胞壁黏肽的合成，从而使细胞壁缺损，对多种革兰氏阳性和阴性菌有抗菌作用，抗结核作用弱于异烟肼和链霉素。不易产生耐药性和交叉耐药性。临床用于治疗耐药结核杆菌患者，并应与其他抗结核药联合使用。主要不良反应是神经系统毒性反应、胃肠道反应及发热。

三、新一代抗结核病药

利福定

利福定（rifandin）抗菌作用强大，抗菌谱广，其抗结核杆菌能力强于利福平，对麻风杆菌的抑制作用也优于利福平。其抗菌作用机制与利福平相同，不良反应与利福平相似。利福定与利福平有交叉耐药性，不适用于利福平治疗无效的患者。通常利福定与异烟肼、乙胺丁醇等合用，可延缓耐药性的产生。

喹诺酮类药物

喹诺酮类药物（4-quinolones）抑菌或杀灭活性较强，对多重耐药结核杆菌及非结核分枝杆菌均有效；与其他抗结核药无明显的交叉耐药，联合用药无拮抗作用，尤其对耐多药的结核病患者治疗效果比较显著。喹诺酮类药物通过抑制细菌的 DNA 旋转酶，阻碍 DNA 的正常复制与转录，从而产生快速杀菌作用。该类药主要用于对一线抗结核药耐药的结核病患者的治疗，常见有左氧氟沙星、莫西沙星、加替沙星等。常见不良反应有胃肠道反应、神经精神系统损害、光敏反应。

四、抗结核病药物应用基本原则

国内外已形成了一套科学、规范的结核病的化学药物治疗标准方案，适用于不同类型的“初治”和“复治”结核病患者。治疗方案包括强化和巩固阶段，严格执行既定的治疗方案能达到有效的治愈效果。结核病的化学药物治疗方案应遵循早期用药、联合用药、适量用药、全程规律用药的原则。

1. 早期用药 患者一旦被检出和确诊为结核病，应立即执行化学治疗。早期活动性病灶处于渗出阶段，病灶内结核杆菌生长旺盛，对抗结核药敏感，细菌易被抑制或杀灭，利于病变吸收和减少传染性。

2. 联合用药 目的在于增强疗效，提高治愈率，降低复发率，减少毒性，延缓耐药性，减少不良反应。

3. 适量用药 用药剂量不足达不到有效治疗浓度，影响治疗和易产生耐药性，剂量过大易产生严重不良反应。应严格依据病情和患者综合情况，实施个性化治疗。

4. 全程规律用药 结核病的治疗必须做到有规律长期用药，不能随意改变药物剂量或改变药物品种，避免耐药菌的出现。

案例 32-1

1.案例摘要 一位高中生因高考冲刺阶段学习任务重、升学压力大、身心处于疲惫状态。为了缓解压力，该生经常熬夜利用手机上网或打游戏至深夜，同时不重视膳食营养和体育锻炼，2 个月后出现咳嗽、咳痰并伴有发热症状，该症状持续 2 周后去医院就医被确诊为患有肺结核。医生采用以下方案进行治疗，效果良好，具体为异烟肼、利福平、吡嗪酰胺，每日一次，连续用药 2 个月；异烟肼、利福平，每日 1 次，连续用药 4 个月。

2.案例问题

（1）什么是肺结核？肺结核的病原体是什么？

（2）肺结核的诊断标准有哪些？

3.案例分析 免疫保护作用是人体防御外来病原微生物侵害的重要屏障，青少年处于青春发育期，免疫能力波动不定，是结核病易感人群之一。因此，学生应当保证充足睡眠，保持合理膳食，加强体育锻炼，养成良好生活习惯，提高机体免疫保护能力。同时，由于学生处于集体生活环境，病原微生物感染率高，因此学校和家长要重视学校传染病防治，督促提醒学生在教室、宿舍勤开窗通风。一旦有学生出现咳嗽、咳痰 2 周以上或有咯血、血丝痰的肺结核可疑症状，要及时到专业机构就医治疗。治疗肺结核采用联合用药的方式，主要考虑避免耐药菌株出现。

在本案例中，要了解感冒咳嗽和肺结核咳嗽的区别，通常典型肺结核起病缓慢，病程经过较长，而感冒咳嗽起病急，病程较短，一般 1 周左右。肺结核可疑症状为咳嗽、咳痰持续 2 周以上或咯血，同时伴有低热、乏力、食欲缺乏和少量咯血等。

（1）提示：肺结核是发生在肺组织、气管、支气管和胸膜的结核病变。肺结核的病原体是结核分枝杆菌。

（2）提示：肺结核的诊断是以细菌学实验室检查为主，结合胸部影像学、流行病学和临床表现、必要的辅助检查及鉴别诊断，进行综合分析确定。咳嗽、咳痰≥2 周或咯血是发现和诊断肺结核的重要线索，痰涂片显微镜检查是发现传染性肺结核患者最重要的方法。

（钱卫东）

第三十三章　抗真菌药

抗真菌药物是指能够抑制或杀灭真菌生长或繁殖的药物。真菌有其独特的细胞结构，是人体正常菌群的一部分，与细菌起着维护生态平衡的作用。当机体免疫功能下降或正常菌群相互制约作用失调时，真菌便会大量繁殖，引起疾病。近年来，深部真菌感染的发病率呈持续上升趋势，且病情严重，病死率高。尤其在严重全身性疾病（如糖尿病、恶性肿痛、获得性免疫缺陷疾病等）造成机体免疫功能明显下降，或在长期应用广谱抗生素、免疫抑制剂、肾上腺皮质激素等药物时更易发生。由于目前缺乏高效且安全的抗真菌药，深部真菌病的治疗仍然困难。

第一节　真菌感染的病理生理学基础

一、真菌的结构

真菌为真核型细胞生物，真菌大多数是丝状的，有完整的细胞核，真菌的繁殖靠形成孢子。真菌比细菌大几倍甚至几十倍。

（一）细胞壁

真菌被菌体外的结实的细胞壁包围着。细胞壁的主要成分为己糖或氨基己糖构成的多糖链，如几丁质（甲壳质）、壳聚糖、纤维素、葡聚糖、甘露聚糖、半乳聚糖等，以及蛋白质、脂类、无机盐等。多糖的数量和性质在各种真菌组之间是不同的，且真菌细胞壁的成分并非固定不变的。相同真菌在不同时期，组成细胞壁的化合物的比例和类型也有所不同。

（二）原生质膜

原生质膜控制着细胞与外来物质的交换。细胞器和大分子的物质都被严密地包围在膜内，而使细胞维持正常的生命活动。原生质膜主要是由几乎相同数量的脂质和蛋白质构成，脂质的成分主要是磷脂和鞘脂类，它们都是由亲水的头部和长长的疏水的尾部构成的极性分子。

（三）细胞核

真菌细胞核的结构特征与其他真核生物相似，都有核膜与核孔。不同之处在于大多数真菌的有丝分裂和减数分裂都是在核内进行的。核膜与核仁在一些真菌的核分裂中是一直存在的。

（四）线粒体和核糖体

真菌的线粒体功能与动物、植物相似。线粒体是重要的细胞器，是细胞呼吸产能的场所，是酶的载体，它参与呼吸作用、脂肪酸的降解等。

（五）细胞骨架和细胞质

在真菌细胞中，由微管、微丝和中间丝构成了细胞质的骨架。细胞骨架为细胞质提供机械力，维持细胞器在细胞质中的位置，同时担负细胞质和细胞器的运动。

（六）内膜系统

内膜系统包括功能连续的细胞内膜，如核膜、内质网、高尔基体、膜边体、泡囊和液泡。

二、真菌感染的分类

人类真菌感染分为浅部真菌感染和深部真菌感染两大类。

浅部真菌感染：常由各种皮肤癣菌引起，主要侵害人体皮肤、毛发、指（趾）甲等，引起手足癣、体癣、股癣、叠瓦癣、甲癣（俗称灰指甲）、头癣等。浅部真菌感染发病率高，治疗药物主要为抗浅部真菌感染药和外用（局部应用）抗真菌药。

深部真菌感染：是由真菌引起的深部组织和内脏器官感染，如肺脏、胃肠道、泌尿系统等感染，严重者可引起心内膜炎、脑膜炎和败血症等。深部真菌感染多由白念珠菌、新型隐球菌、粗球孢子菌、荚膜组织胞浆菌和北美芽生菌等引起。条件致病性真菌感染多为内源性，如假丝酵母菌病和曲霉病等。

深部真菌感染的发病率有上升的趋势。特别是对严重的全身性疾病（如糖尿病、恶性肿瘤、获得性免疫缺陷疾病等）时，或长期应用广谱抗生素、免疫抑制剂、肾上腺皮质激素等药物时，机体免疫功能下降，更易发生。目前抗深部真菌感染药主要有两性霉素 B、氟胞嘧啶（5-FC）及唑类等。

第二节　抗真菌药物的分类及真菌的耐药机制

具有抑制或杀死真菌生长或繁殖的药物，用于治疗真菌感染的药物称为抗真菌药。

一、抗真菌药物分类

（一）按药物作用机制分类

1. 作用于真菌细胞膜

（1）干扰真菌细胞膜麦角固醇的合成：真菌细胞膜与哺乳动物细胞膜类似。麦角固醇是真菌细胞膜的重要成分，与哺乳动物细胞的胆固醇类似。由于细菌的细胞膜上无类固醇，故作用于麦角固醇的抗真菌药物对细菌无效。这类药物主要包括唑类（咪唑类、三唑类等）、多烯类、烯丙胺类药物等。

（2）干扰鞘脂：鞘脂在真菌细胞膜中的比例小，但对细胞功能至关重要。尽管真菌的鞘脂生物合成途径与人类有相似之处，但是某些酶是真菌所特有的。例如，肌醇磷脂酰神经酰胺（IPC）合成酶，抑制 IPC 合成酶，可使真菌细胞内神经酰胺积累，导致质膜和微管结构破坏。

2. 影响真菌细胞壁合成　细胞壁作为真菌与周围环境之间的界面，起着保护真菌的作用。其主要成分包括几丁质、*β*-（1,3）-*D*-葡聚糖和甘露糖蛋白。抑制细胞壁合成或破坏真菌细胞壁结构，可抑制、杀灭真菌。由于哺乳动物无细胞壁，因此作用于真菌细胞壁的抗真菌药对人体毒性低。根据作用于真菌细胞壁作用靶点不同，又可分为如下几种。

（1）*β*-（1,3）-*D*-葡聚糖合成酶抑制剂：以棘球白素类（echinocandin）为代表，可以非竞争性抑制 *β*-（1,3）-*D*-葡聚糖合成酶，抑制许多丝状真菌和酵母菌细胞壁的 *β*-（1,3）-*D*-葡聚糖的合成，从而破坏真菌细胞壁，导致细胞内容物渗漏。

（2）几丁质合成酶抑制剂：几丁质的合成是在几丁质合成酶的催化下聚合而成，目前，几丁质合成酶抑制剂是研发新的抗真菌药努力方向，研究最多的是多氧霉素和尼克霉素。但目前还没有几丁质合成酶抑制剂应用于临床。

（3）甘露糖蛋白抑制剂：甘露糖和甘露糖-蛋白质复合物是真菌细胞壁中的中层、外层结构。普那米星等药物通过 Ca^{2+}选择性于真菌细胞壁上露糖和甘露糖-蛋白质复合物结合，导致甘露糖结构变化，引起细胞壁破裂而死亡。

3. 干扰真菌核酸合成　5-FC 借助于渗透酶进入真菌细胞，通过细胞内胞嘧啶脱氨酶将其转化为氟尿嘧啶（5-FU）。通过尿嘧啶磷酸核糖转移酶（UTTase）将 5- FU 转化为 5-氟尿苷一磷酸（5-FUMP），5-FUMP 进一步被磷酸化并与 RNA 结合，破坏蛋白质合成。5-FU 也可以转化为 5-氟脱氧尿嘧啶单磷酸酯（5-FdUMP），5-FUMP 是参与 DNA 合成和核酸分裂的胸苷酸合成酶的强力抑制剂。因此，5-FC 通过干扰真菌细胞的嘧啶代谢，即阻断 RNA、DNA 和蛋白质合成而发挥作用。哺乳动物的细胞不能进行此种转化，故该类药对真菌有选择性抑制作用。

4. 抑制蛋白质合成的抗真菌抗生素 在蛋白合成过程中，真菌和哺乳动物细胞需要 2 种延长因子，即延长因子 1（EF-1）和延长因子 2（EF-2）参与多肽链的延伸。粪壳菌素（sordarin）及其衍生物是选择性的 EF-2 抑制剂，它作用于蛋白质的翻译过程。然而,真菌需要一种哺乳动物中不存在的延长因子 3（EF-3）。现已发现，它广泛存在于真菌细胞中，是一种分子量为（120～125）$\times 10^3$ 的蛋白质。至今尚无 EF-3 抑制剂用于抗真菌的研究报道。研究发现，尽管哺乳动物中含有 EF-2，但它可以作为抗真菌药的靶标。

5. 其他类 抗霉素 A 和来源于链霉菌 517-02 代谢产物的 UK2A 和 UK3A，是一类具有广谱抗真菌活性的抗生素。

（二）按化学结构分类

1. 唑类 包括咪唑类和三唑类，通过咪唑环上未被取代的氢原子与血红素卟啉基上的 Fe^{2+} 络合，抑制 14α-去甲基化酶，造成固醇前体的积累和麦角固醇的耗尽，导致真菌质膜结构和功能的改变。

2. 多烯类 如制霉菌素、两性霉素 B、那他霉素和美帕曲星，分子的疏水部分（大环内酯的多烯部分）与麦角固醇结合，形成中空圆柱状固醇——多烯复合物，破坏了细胞质膜的渗透性。分子的亲水部分（大环内酯的多醇部分）则在膜上形成水孔，导致真菌细胞因电解质和基质外漏而死亡。除了在质膜上形成孔道以外，两性霉素 B 还抑制质膜上的酶（如白念珠菌的质子 ATP 酶）并且通过质膜的脂质过氧化作用导致细胞的氧化损伤。

3. 烯丙胺类 是另一类麦角固醇合成抑制剂，代表药物有萘替芬、特比萘芬、布替萘芬等，它们是真菌角鲨烯环氧化酶（SE）的可逆、非竞争性抑制剂，是哺乳动物细胞 SE 的竞争性抑制剂。真菌与哺乳动物中 SE 氨基酸序列的差异可能是其选择性的分子基础。药物的萘环部分和酶的角鲨烯结合位点作用，侧链部分和酶的亲脂性位点结合，造成酶构象改变而失活，引起角鲨烯的积累和麦角固醇的缺乏。由于角鲨烯积累使细胞膜渗透性增加，导致真菌细胞死亡。

4. 棘白菌素类 如卡泊芬净、米卡芬净和阿尼芬净。

5. 嘧啶类 如 5-FC。

6. 其他 如灰黄霉素、阿莫罗芬、利拉萘酯、环吡酮胺等。

二、真菌的耐药机制

（一）真菌对多烯类抗真菌药产生耐药性的作用机制

真菌对多烯类抗真菌药物产生耐药性的机制主要有如下几点。①麦角甾醇的生物合成途径改变：研究发现耐药性的高低与细胞膜中累积的麦角甾醇中间体的种类有关。例如，累积Δ8-甾醇中间体的菌株对多烯类药物的耐受性程度比累积Δ7-甾醇中间体的菌株的耐受性要高，而其又比累积Δ5，7-甾醇中间体的菌株的耐受性要高。②真菌细胞壁是两性霉素 B 到达细胞膜的第一道屏障，耐药菌中这一通路发生改变。③真菌细胞对两性霉素 B 引起的氧化现象敏感性降低。

（二）真菌对唑类抗真菌药产生耐药性的作用机制

真菌对唑类药物产生耐药性的原因，主要是由于：①靶酶过量产生；②药物结构被改变；

③某些能够将钝化的药物转化为活性药物的酶被抑制，细胞产生某些能够降解药物的酶并分泌至胞外；④药物被外排蛋白泵出，药物在细胞壁水平/细胞膜水平被阻止；⑤细胞由于药物的作用而产生的补偿途径以使细胞保持活性。

（三）真菌对 5-FC 抗真菌药的耐药机制

真菌对 5-FC 产生耐药性的主要作用机制是降低了药物的吸收（失去了渗透酶的活性），或是失去了将该药物转化为 5-FUMP 的能力。当真菌缺少胞嘧啶脱氨酶或鸟苷磷酸核糖基转移酶，5-FC 不能转化为 5-FUMP 时，就足以对该药物产生耐药性。胞嘧啶脱氨酶和 UPRTase 构成嘧啶补救途径，而在正常环境下嘧啶是从头合成的，因此对菌体的生长不是必需的。在大多数临床和实验室分离的对 5-FC 产生耐药性的白念珠菌和新型隐球酵母，其主要原因是由于不能合成嘧啶补救途径的酶。

第三节 常用抗真菌药物

一、多烯类抗真菌药

（一）抗真菌作用机制

多烯类抗真菌药（polyene antifungals）与真菌细胞膜上的麦角固醇结合，使细胞膜结构发生改变，在膜脂质双层中形成由多烯与麦角固醇结合的环状化合物，构成亲水通道，使细胞膜通透性增加，细胞内容物（K^+、Ca^{2+}、氨基酸等）外漏，对其有毒物质内渗而导致真菌细胞死亡（图 33-1）。所泄漏的物质种类与抗生素的性质、浓度及作用时间有关，如 K^+、无机磷、有机磷、氨基酸、磷酸酯甚至核酸、蛋白质等，从而产生杀菌作用。利用这一特性，结合使用一些原先不能通过真菌胞膜的药物，使其发挥作用，菲律宾菌素与甾体结合后形成的复合物在膜内发生重排，以至膜结构破坏成为碎片，从而使真菌被杀死。

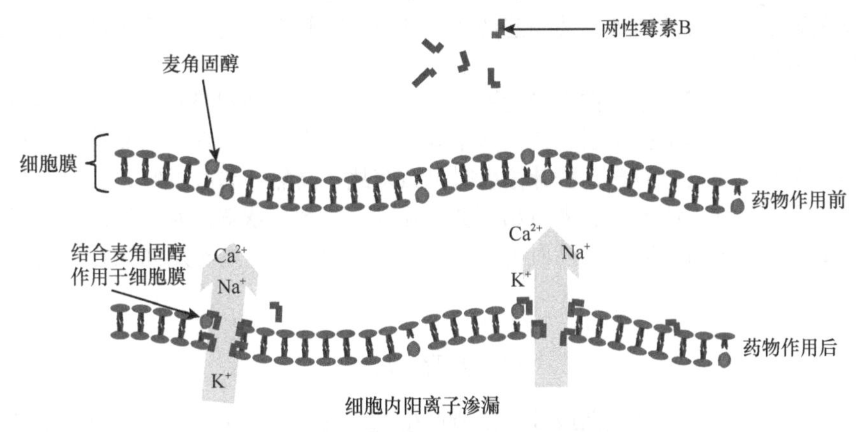

图 33-1 两性霉素 B 作用机制示意图

人体细胞膜上有胆固醇，两性霉素 B 对真菌固醇和胆固醇的鉴别力较差。

（二）常用药物

两性霉素 B

两性霉素 B（amphotericin B）（图 33-2）是由链丝菌培养液中提取得到，含 A、B 两种成分，因其 B 成分抗真菌作用强而用于临床，故称两性霉素 B，是一种大环多烯类抗生素，不溶于水和乙醇，脂溶性也差，临床以脱氧胆酸钠为增溶剂，和两性霉素 B 混合，形成两性霉素 B 和脱氧胆酸钠的复合物（C-AMB），在水中形成胶体，可用作静脉注射（图 33-2）。

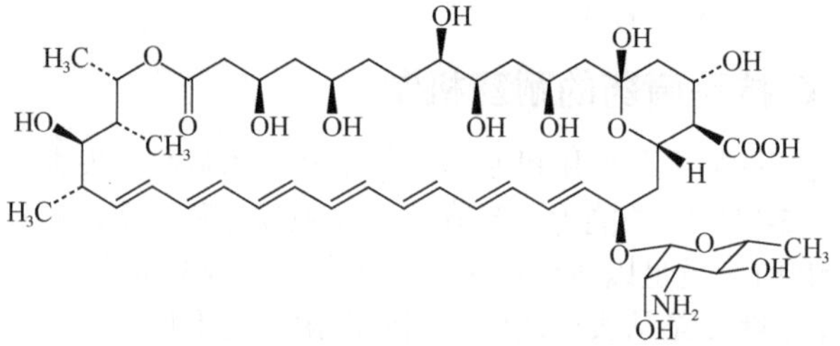

图 33-2 两性霉素 B 化学结构

【体内过程】 该品口服及肌内注射均难吸收，且局部刺激性大，临床常采用缓慢静脉滴注给药。单次静脉滴注，有效浓度可维持 24h 以上。进入体内后药物从脱氧胆酸钠复合物中游离出来，90%以上与血浆蛋白结合，在肾、肝、脾中浓度最高，在受感染的胸腔积液、腹腔积液中的浓度约为同期血药浓度的 2/3，不易透过血脑屏障，治疗隐球菌脑膜炎须鞘内给药。体内消除缓慢，停药 2 个月尿中仍可检出微量药物。碱性尿中可增加药物排泄。本品 $t_{1/2}$ 约为 24h，在体内经肾缓慢排泄。本品不易为透析所清除。

【药理作用】 本药是最重要的广谱抗真菌药物之一，几乎对所有真菌都有较强的抗菌活性。敏感的真菌有隐球菌、荚膜组织胞浆菌、假丝酵母菌、曲霉菌、毛霉菌、球孢子菌、孢子丝菌、念珠菌等；对巴西利什曼原虫和福勒耐格里原虫作用弱；对细菌、立克次体、病毒等无活性。

【临床应用】 两性霉素 B 适用于治疗大多数深部真菌病，如新型隐球菌、假丝菌、曲霉菌、毛霉菌、球孢子菌、膜组织胞浆菌和芽生菌等引起的各种脏器和全身感染，两性霉素 B 作为浅部或深部真菌感染的首选药物，如隐球菌脑膜炎、真菌性菌血症、真菌性心内膜炎、肺部真菌感染、真菌性肠炎、真菌性角膜溃疡及阴道炎等。是唯一可静脉注射使用的多烯类抗真菌抗生素；口服治疗消化道真菌感染，局部用于口腔、皮肤、阴道念珠菌感染。

本品对真菌细胞膜通透性增加，使一些药物（如 5-FC 和唑类抗真菌药）易于进入真菌细胞内，产生协同抗菌作用。

【不良反应和注意事项】 这类抗生素的不良反应是由于其对细胞膜脂质双层中的固醇类结合专一性不强而损伤正常人体细胞所引起的，基于其安全性考虑，在治疗皮肤真菌感染时很少使用多烯类。该药排泄慢，不良反应多，静脉注射时可致寒战、高热、恶心呕吐，长期大剂量使用，可出现明显的心肝肾毒性，约 80%患者可出现氮质血症，为剂量依赖性及一过性；还可出现血压下降，眩晕、低血钾、低血镁等，偶见血小板减少、粒细胞减少。用药期间注意心电图、肝肾功能及血常规的变化。

制霉菌素

制霉菌素（nystatin）为由链丝菌或放线菌所产生的多烯类抗真菌药，其抗菌作用机制、化学结构、体内过程和抗菌作用与两性霉素 B 基本相同，对多种真菌有活性，但在胃肠道不易吸收，且其毒性严重，临床应用受到很大限制。可用于防治免疫缺陷或肿瘤患者的肠道假丝酵母菌病；局部用于白念珠菌感染的治疗。

二、唑类抗真菌药

唑类抗真菌药（azole antifungals）通过抑制真菌 CYP450 依赖酶，即 14α-去甲基酶而抑制真菌细胞膜麦角固醇合成，从而改变膜通透性使真菌死亡。

（一）分类

1. 咪唑类 用于全身和局部的酮康唑；用于局部的克霉唑、布康唑、硫康唑、奥昔康唑及益康唑等。

2. 三唑类 在咪唑环上引入一个氮原子，即为三唑类，属于全身用药。有氟康唑、依曲康唑和特康唑等。

（二）共同特点

1. 抗菌机制 唑类抗真菌药物的主要作用靶位是血红素蛋白，该蛋白质的催化抑制依赖于 CYP450 的羊毛甾醇（lanosterol）的 14α-去甲基；而当 14α-去甲基酶的活性受到抑制，则不能合成麦角甾醇而只能累积诸如羊毛甾醇、4，14-二甲基酵母甾醇（4,14-dimethylzymosterol）、24-亚甲基二氢羊毛甾醇（24-methylenedihydrolanosterol）等 14α-甲基化的甾醇前体，由这样的甾醇构成的真菌细胞膜的结构和功能都发生了变化。另外，这类药物的作用机制与作用对象有关，氟康唑和伊曲康唑除了抑制新型隐球酵母的 14α-去甲基酶的活性外，还能够抑制钝叶鼠曲草素酮（obtusifolione）还原成为相应的醇（obtusifoliol），从而导致甲基化的甾醇前体累积。

2. 抗菌谱广 此类药物抗菌谱广。特别是氟康唑，药物与真菌 CYP450 的亲和力高于与人的亲和力，三唑类真菌选择性更高，代谢相对缓慢，所以其抗真菌作用更强，不良反应更小，因而被广泛地使用。

3. 耐药性 真菌对唑类药物产生耐药性的主要作用机制是由于药物的作用靶酶结构发生改变，或是降低了这类药物与靶酶接触的机会，或是二者兼有。随着这类药物的广泛使用，耐药性真菌出现的频率越来越高，从而鞭策人们不断地去开发抗耐药性真菌的新一代药物。

4. 不良反应 主要有贫血、胃肠道反应、皮疹、肝功能异常等，由于本类药物在肝脏代谢，均可不同程度地抑制人的 CYP450 酶系统，从而干扰肾上腺素和性激素的生物合成，使用药者出现男子乳腺发育、妇女不孕、月经异常等，也可影响其他药物代谢。

（三）代表性药物

酮 康 唑

酮康唑（ketoconazole）是人工合成的第一个可口服的咪唑类广谱抗真菌药物，对多种浅部和深部真菌均有抗菌活性，1981 年口服制剂在美国得到批准上市（图 33-3）。

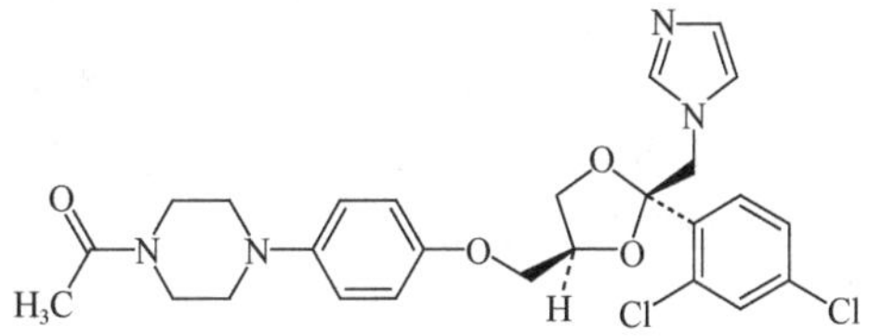

图 33-3 酮康唑化学结构

【体内过程】 口服易吸收，因酸性环境有助于药物溶解吸收，故餐后服用可使药物吸收增加，降低胃液酸度的药物（如抗酸药、M 受体阻断药、H_2受体阻断药）可降低酮康唑的吸收；在体内分布广，生物利用度个体差异大，不易透过血脑屏障。

【药理作用】 对深部及浅部真菌感染均有抗菌活性。

【临床应用】 口服用于浅表真菌感染和念珠菌病。对浅部真菌的疗效相当于或优于灰黄霉素、两性霉素 B 和咪康唑。

【不良反应和注意事项】 胃肠道反应、过敏反应、性激素紊乱、血清氨基转移酶一过性升高，偶有严重肝毒性及过敏反应等，故全身应用受限。

克 霉 唑

克霉唑（clotrimazole）是最早用于临床的广谱抗真菌药物，口服吸收少，不易透过血脑屏障，仅作局部用药，用于浅部真菌病或皮肤黏膜的念珠菌感染，如白念珠菌性黏膜感染。

氟 康 唑

氟康唑（fluconazole）为三唑类广谱抗真菌药，与酮康唑相比，抗菌谱相似，体外抗真菌作用不及酮康唑，体内比酮康唑强10～20倍。主要用于深部感染、念珠菌病、隐球菌病及球孢子菌病，是艾滋病患者隐球菌性脑膜炎的首选药（图33-4）。

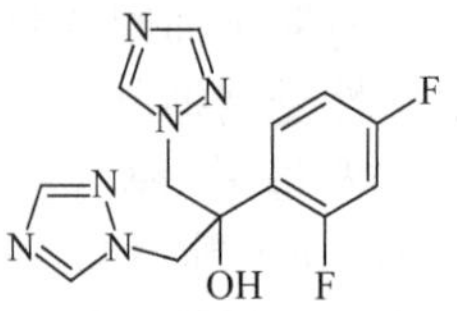

图33-4 氟康唑化学结构

伊 曲 康 唑

伊曲康唑（itraconazole）为三唑类抗真菌药，抗菌谱较酮康唑广（图33-5）。

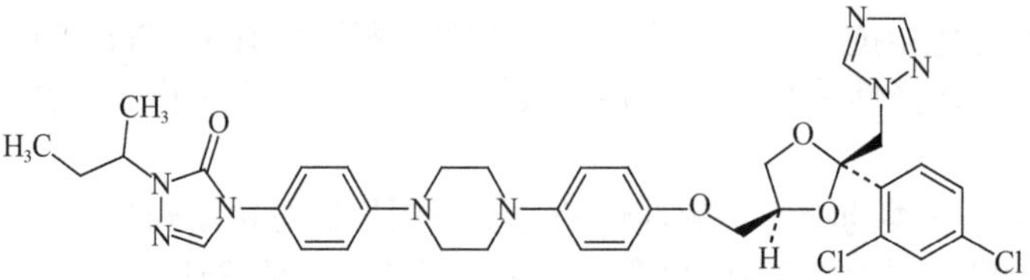

图33-5 伊曲康唑化学结构

【体内过程】 食物促进其吸收；脂溶性高，易吸收，分布广，分布于各体液和肾、肝、骨、胃、脾及肌肉等组织中，在一些真菌易感染的部位如皮肤、皮脂、甲床、肺等浓度较高；在脑脊液、眼泪、唾液中含量较低；有静脉注射和口服（胶囊、口服液）两种剂型，口服液的吸收和生物利用度优于胶囊剂；血清蛋白结合率高（99%），肝内代谢，从胆汁和尿中排除。

【药理作用】 对浅部及深部真菌有杀菌作用。

【临床应用】 用于白念珠菌、其他念珠菌、新型隐球菌、青霉菌和曲霉菌、克柔念珠菌、组织包浆菌、孢子丝菌感染的治疗，对光滑念珠菌效果较差。

【不良反应和注意事项】 不良反应较轻，常见胃肠道反应、头痛、头昏、瘙痒、血管神经性水肿、一过性氨基转移酶升高、高三酰甘油和低钾血症等，停药后可自行消失；轻度、中度肾功能不全患者的药动学参数与健康人群相似；对于肝功能不全者，应定期检测肝功；对大鼠有致畸作用，妊娠妇女禁用。

伏 立 康 唑

伏立康唑（voriconazile）是三唑类广谱抗真菌药物，由辉瑞公司开发，于2002年在美国批准上市，在氟康唑结构基础上改造而来。有静脉注射、口服给药两种剂型。

【体内过程】 口服吸收迅速，生物利用度96%，能经透析清除，4h仅能透出少许药物。肾功能轻度减退至重度减退的患者，不宜用注射剂，仍可用口服制剂；严重肝功能减退者减量。

【药理作用】 对念珠菌属（包括耐氟康唑的克柔念珠菌、光滑念珠菌和白念珠菌耐药株）具有抗菌作用，对曲菌属真菌有杀菌作用。此外，伏立康唑在体外对其他致病性真菌也有杀菌作用，包括对现有抗真菌药敏感性较低的菌属。

【临床应用】 适应于侵袭性曲霉病；耐氟康唑的念珠菌引起的严重侵袭性感染（包括克柔念

珠菌）；足放线病菌属和镰刀菌属引起的严重感染。对新型隐球菌的抗菌活性优于氟康唑和伊曲康唑；对侵袭性曲霉菌病的作用优于两性霉素 B。

【不良反应和注意事项】 视觉异常（口服发生率 12%，静脉注射发生率 28%），如视物模糊、畏光等，一过性，停药后可恢复；肝功能异常（发生率 13.2%）； 皮疹（发生率 18.4%）。

三、棘球白素类抗真菌药

棘球白素类抗真菌药（echinocandins antifungals）是一类通过对真菌的自然产物进行化学修饰而形成的脂肽，目前临床上使用的 3 种药物卡泊芬净（caspotungin）、米卡芬净（micafungin）和阿尼芬净（anidulafungin）分别是来源于 *Glarea lozoyensis* 产生的纽莫康定 B0、*Coleophoma empedra* 产生的六胜肽 FR901370 和构巢曲霉 *Aspergillus nidulans* 产生的棘球白素 B0 的半合成衍生物。棘球白素类抗真菌药的 *N*-脂酰侧链的位置和构象对其抗真菌活性具有关键作用。

棘球白素类抗真菌药通过作用于真菌细胞的 β-1,3-葡聚糖合成酶复合体来抑制 β-葡聚糖的合成，从而改变其细胞壁的结构，使其对渗透压更加敏感，最终导致细胞的裂解。与其他几类抗真菌药相比，棘球白素类抗真菌药的作用靶点在人体细胞中没有相似物，因此就不会对人体组织产生直接的毒性。

【体内过程】 由于棘球白素类抗真菌药的分子量较大，口服用药的生物利用率都不高，因此目前临床用的 3 种棘球白素类抗真菌药都是以静脉注射的方式给药。棘球白素类抗真菌药集中在肝脏、脾和消化道，血浆和肺中浓度相近，而在其他的组织中的浓度非常低。尿、脑脊液（CSF）和玻璃体中的浓度可以忽略不计。卡泊芬净、米卡芬净、阿尼芬净 $t_{1/2}$ 分别约为 10h、14h、24h。临床研究表明卡泊芬净经肝脏水解和 *N*-乙酰化途径代谢；米卡芬净则经过非氧化代谢产生 2 种不同代谢产物；阿尼芬净不经肝脏代谢，其过程与其他棘白菌素类抗真菌药不同，是非肝药酶代谢途径，体内清除几乎是化学降解过程。其降解产物主要通过胆汁排出。棘球白素类抗真菌药体内代谢过程尚不完全清楚，但是肝脏细胞色素 P450 同工酶并非其主要代谢通路，因此经细胞色素 P450 通路代谢的药物与棘球白素类抗真菌药同时使用时不易发生药物间相互作用，无须调整剂量。

【药理作用】 对曲霉属、念珠菌属包括白念珠菌、非白念珠菌均有很好的抗真菌活性；对耐氟康唑、两性霉素 B 或 5-FC 的念珠菌、曲霉菌等也具有抗菌活性；对卡氏肺孢子菌有效；对隐球菌、毛孢子菌及镰刀菌属无作用。

【临床应用】 卡泊芬净适用于不能耐受其他抗真菌药物，或者其他药物疗效不佳的侵袭性曲霉菌，念珠菌所致感染的治疗。

【不良反应和注意事项】 棘球白素类抗真菌药作用机制特殊，患者对棘球白素类抗真菌药耐受性良好，由于不良反应而停药者少见。常见不良反应为胆红素血症、恶心和腹泻，也有静脉炎、关节炎、皮肤瘙痒、头痛、畏寒、寒战、发热、血压升高、皮疹等。尚未发现该类药物可导致肾脏或者肝脏衰竭的不良事件。与卡泊芬净相比，米卡芬净和阿尼芬净的不良反应发生率普遍较低，而且在临床中使用卡泊芬净更容易引起静脉炎和肝酶升高等。

四、烯丙胺类抗真菌药

特比奈芬（terbinafine）是合成的烯丙胺类抗真菌药（allylamines antifungals），其化学结构类似局部抗真菌药萘替芬（naftifine）。其作用机制为通过抑制角鲨烯环氧化酶的活性，使角鲨烯在细胞内蓄积，从而抑制麦角甾醇的生物合成，发挥抗真菌作用。

【体内过程】 口服吸收好，因为首过效应明显，生物利用度约 40%。血浆蛋白结合率高达 99%。由于具亲脂性和亲角蛋白，在甲板和角质层内浓度高，在皮肤、毛发、指（趾）甲内蓄积。

初始用药 $t_{1/2}$ 约 12h，但达到稳态后可延长至 200～400h。连续服药，皮肤中药物浓度比血药浓度高 75%，且停药后在毛囊、毛发和甲板等处可维持长时间的高浓度。主要在肝脏代谢，代谢物主要经肾排泄；肝、肾功能不全者 $t_{1/2}$ 延长。

【临床应用】 对浅部真菌如皮肤真菌、曲霉菌、皮霉菌等有杀灭作用。用于毛癣菌引起的皮肤、头发和指（趾）甲的感染，各种癣病（如体癣、股癣、手足癣和头癣），甲癣等治疗，疗效较好；深部真菌感染常与唑类药物或两性霉素 B 合用，可获得良好结果。

五、嘧啶类抗真菌药

5-FC 在渗透酶的帮助下进入真菌细胞，通过胞嘧啶脱氨酶转化成为 5-FU，随后，通过 UTTase 将 5-FU 转化为 5-FUMP，其进一步被磷酸化后掺入到 RNA，最终破坏蛋白质的合成。5-FU 也能够被转化为 5-FdUMP，其能够抑制参与 DNA 合成和细胞核分裂的胸苷酸合成酶。因此，5-FU 的抗菌作用机制涉及干扰嘧啶的代谢、RNA 和 DNA 的合成及蛋白质的合成等。

【体内过程】 5-FC 口服吸收快而全，分布广，可透过血脑屏障，血浆蛋白结合率低，$t_{1/2}$ 为 3～6h，80%以原形从肾脏排出，肾功能不全时，$t_{1/2}$ 可达 200h 以上。

【临床应用】 对抗菌谱比两性霉素 B 窄。对新型隐球菌、念珠菌和拟酵母菌等具有较高的抗菌活性，对着色真菌、少数曲菌有一定抗菌活性，对其他真菌和细菌作用差。与两性霉素 B、三唑类抗真菌药合用于念珠菌和隐球菌感染。

案例 33-1

1. 案例摘要 患者，男，双手十指甲板颜色改变，表面变形、增厚，其下蛀空，容易脱落，甲板有白点 2 年。临床诊断为甲癣。

2. 案例问题

（1）应该选何药治疗？

（2）治疗过程中应如何进行用药护理？

3. 案例分析

（1）提示：甲癣为浅部真菌感染的疾病之一，治疗药物主要为抗浅部真菌感染药特比萘芬、灰黄霉素、酮康唑等和外用（局部应用）抗真菌药（特比萘芬、酮康唑等）。

（2）提示：在接受正规治疗的基础上，日常生活中保持良好的个人卫生习惯，鞋、洗刷用具等专用，定期进行消毒，避免交叉使用，及时削剪除去病甲组织，保持足部干燥，勤换鞋袜，助于提高甲癣治愈率，减少复发。

（龙晓燕）

第三十四章　抗病毒药

抗病毒药（antiviral drugs）是一类用于预防和治疗病毒感染的药物。病毒（virus）是体积最小、结构最简单的非细胞型病原微生物，主要由核酸核心（core）和蛋白质外壳（capsid，衣壳）构成，合称核衣壳，有些病毒的核衣壳外还由包膜（envelope）包裹。病毒核心通常仅含一种单股或双股的 DNA 或 RNA，其中，含 DNA 的称 DNA 病毒，含 RNA 的称 RNA 病毒。病毒的衣壳和包膜具有保护核心的作用，并具有介导病毒识别吸附易感细胞的作用，同时也具有抗原性，能刺激机体产生相应的抗体与之结合，使病毒失去感染性。病毒缺乏完整的酶系统，无独立的代谢活力，必须利用易感细胞提供酶系统、能量及营养物质才能进行复制繁殖。因此病毒只能在活的、敏感细胞内以复制方式增殖。

病毒的复制包括以下步骤：①病毒识别并吸附到宿主细胞的表面；②通过宿主细胞膜穿入易感细胞；③脱壳；④合成早期的调控蛋白及核酸聚合酶；⑤病毒基因组（DNA 或 RNA）复制；⑥合成后期的结构蛋白；⑦子代病毒的组装；⑧易感细胞释放子代病毒。上述步骤为一个复制周期。抗病毒药通过靶向抑制病毒复制的任一环节，发挥抗病毒作用（图 34-1）。

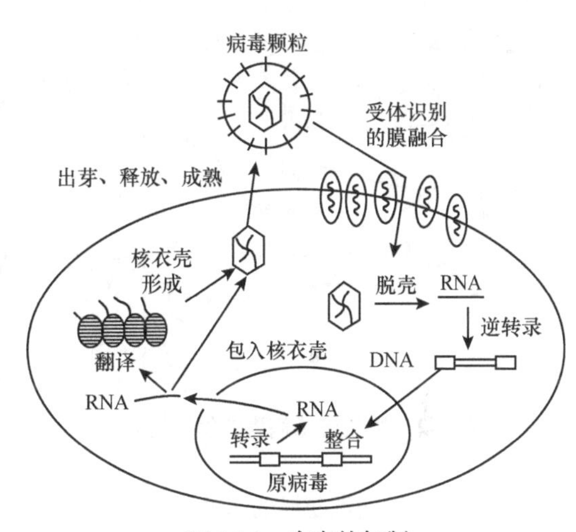

图 34-1　病毒的复制

20 世纪 50 年代早期，发现有些药物可以抑制病毒 DNA 的合成，从而开辟了现代抗病毒药物研究的历史。第一代的两个抗病毒药碘苷和三氟胸苷由于选择性差，对病毒和宿主细胞的 DNA 都有抑制作用、存在骨髓抑制等严重的毒性，因此已禁止全身使用，但仍局部用于治疗疱疹病毒感染。随着对病毒致病性的分子基础研究地不断深入，病毒复制过程中的一些关键蛋白质也逐渐被鉴定成为抗病毒药的潜在靶点，为抗病毒药物研究开辟了新的领域。20 世纪 70 年代末，第一个选择性干扰病毒 DNA 合成的抗病毒药阿昔洛韦的问世是抗病毒治疗的一大发展。20 世纪 90 年代，AIDS 在全球范围的广泛传播，促进了 HIV 等反转录病毒的生物学研究和抗 HIV 药齐多夫定的研制，极大地推动了抗病毒药的发展。目前的抗病毒药已可用于治疗疱疹病毒（herpesvirus）、乙型肝炎病毒（hepatitis B virus）、丙型肝炎病毒（hepatitis C virus）、流感病毒（influenza）、乳头状瘤病毒（papillomavirus）和 HIV 等引起的感染。但是，目前的抗病毒药都只对病毒的复制繁殖有抑制作用，而对潜伏的病毒没有活性，另外，由于病毒极易变异，耐药性问题十分普遍，因此抗病毒药研究任重而道远。

抗病毒感染的途径很多，如直接抑制或杀灭病毒、干扰病毒吸附、阻止病毒穿入细胞、抑制病毒生物合成、抑制病毒释放或增强宿主抗病毒能力等。常用抗病毒药有抗流感病毒药、抗肝炎病毒药、抗 HIV 药和抗疱疹病毒药。

第一节　抗流感病毒药

流行性感冒病毒，简称流感病毒（influenza virus），在病毒分类学上属于正黏病毒科

Orthomyxoviridae 单股负链 RNA 病毒，具有传染性强、传播速度快的致病特征，是引起急性呼吸道感染疾病的常见病原体。根据宿主的不同分为人流感病毒、猪流感病毒和禽流感病毒，其中，人流感病毒按照核蛋白（nuclear protein，NP）的不同可分为甲型（A）、乙型（B）和丙型（C）流感病毒。甲型流感病毒在引起人类流感流行上有着最重要的意义，是流行时间和传播范围最广的一类流感病毒，而乙型和丙型流感通常只引起人群的散发病例。根据血凝素（hemagglutinin，HA）和神经氨酸酶（neuraminidase，NA）的不同，甲型流感病毒又可以分为不同的亚型（HnNn）。目前已经发现的血凝素（HA）有 18 个亚型，神经氨酸酶（NA）有 11 个亚型，其中能在人与人之间传播的亚型仅有 H1～H3 型。乙型流感病毒危害性较小，较少引起关注。1997 年在香港首次发现高致病性 H5N1 禽流感病毒由禽类传染给人的证据，2013 年 3 月底在我国首次发现新亚型禽流感 H7N9 病毒，现在已经确认能够感染人的禽流感病毒共有 8 种，包括 H5N1、H5N2、H7N2、H7N3、H7N7、H9N2、H10N7 和 H7N9，其中 H5 和 H7 为高致病性，引起的感染病情重，病死率高（分别为 60%和 40%）。而且，近年来高致病性禽流感病毒与其他亚型流感病毒发生基因重排的频率明显加快，已出现 H5N2、H5N5、H5N6、H5N8 等多种亚型高致病流感病毒，H5N1 病毒已经进化出 10 个基因不同的病毒分支。

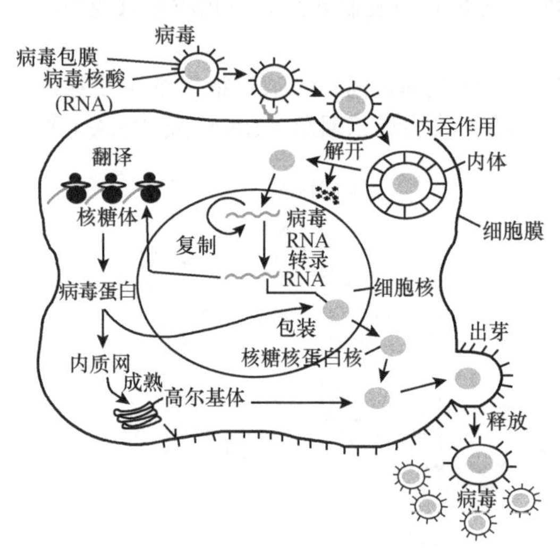

图 34-2　甲型流感病毒的复制过程

结构生物学研究显示，甲型流感病毒的基因组分为 8 个节段，编码膜蛋白（M_1 和 M_2）、血凝素、神经氨酸酶、非结构蛋白（non-structural protein，NS）NS1 和 NS2、核蛋白（nucleocapsid，NP），以及 3 种聚合酶蛋白 PB1、PB2（polymerase basic 1, 2）和 PA（polymerase acidic）等。目前已发现流感病毒包膜糖蛋白 HA 和 NA、核蛋白 NP 及基质蛋白 M_2 在病毒入侵、转录及复制等过程中都发挥了至关重要的作用（图 34-2），HA、M_2 离子通道、RNA 聚合酶（RdRp）、NP、NS 和 NA 等是流感病毒抑制剂的潜在靶点。

对于流感病毒的防治，主要采用以接种疫苗预防为主的应对措施。由于病毒变异的速度很快，疫苗研发的速度落后于病毒变异的速度，新型疫苗无法对所有类型的流感病毒提供交叉保护，因此，WHO 指出，新疫情发生后如果缺乏有效疫苗，则抗病毒药物是有效控制流感发病率和死亡率的主要手段。

目前，抗流感病毒药物主要有三大类：①神经氨酸酶抑制剂（NAIS）；②M_2 离子通道抑制剂；③血凝素蛋白（HA）抑制剂。

一、神经氨酸酶抑制剂

NA 又称唾液酸酶，是分布于流感病毒表面的一种糖蛋白。NA 蛋白的功能是在病毒感染后期出芽释放中，切割宿主细胞及新生病毒颗粒表面的唾液酸，从而促进新生病毒颗粒的释放和扩散，阻止它们在细胞表面的聚集，同时，NA 还切割覆盖在呼吸道上皮细胞表面的黏蛋白和糖蛋白分子上的唾液酸，促进病毒穿透黏蛋白和糖蛋白构成的屏障，继而感染下层的呼吸道上皮细胞；此外，在病毒复制早期，NA 可以促进病毒侵入细胞和病毒复制。到目前为止，N1、N2、N4、N5、N8、N9、N10 等亚型流感病毒 NA 蛋白的晶体结构已经解析，它们的结构大体相同（图 34-3），由四个结构完全相同的单体亚基组合成的四聚体，呈蘑菇样，NA 酶有功能位点和骨架位点，每个单体头部是 NA 的活性部位，颈部是蛋白黏附病毒包膜的部位，并且这两部分高度保守。

目前获得使用许可的神经氨酸酶抑制剂有奥司他韦（oseltamivir）、扎那米韦（zanamivir）、帕拉米韦（peramivir）和拉尼娜米韦（laninamivir），见图 34-4。神经氨酸酶抑制剂是有效防治各种亚型人和动物流感病毒的药物，对高致病性 H5N1、H7N9 等禽流感病毒也有很强的抑制活性。神经氨酸酶抑制剂通过模拟宿主细胞的唾液酸，能以高亲和力结合方式，与流感病毒 NA（唾液酸酶）的活性位点相互作用，抑制 NA 催化唾液酸与糖蛋白之间糖苷键的水解从而起到抑制流感病毒感染和复制作用。奥司他韦和扎那米韦模仿 NA 的天然底物唾液酸过渡态中间体，竞争性结合到 NA 的酶活中心，破坏了 NA 的正常功能，是目前对抗甲型和乙型流感最为有效的抑制剂。

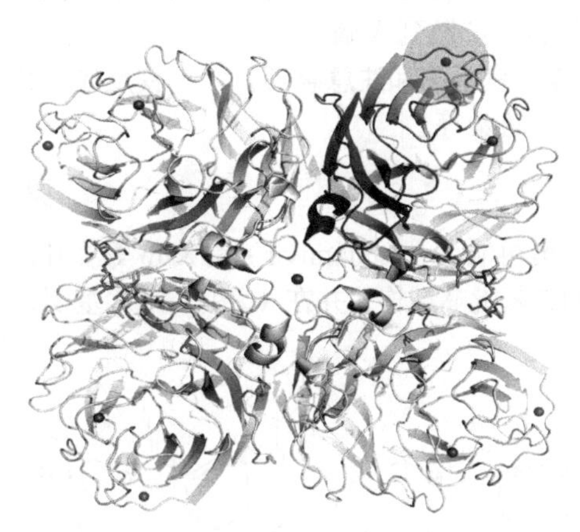

图 34-3　1918 年西班牙流感病毒（A/Brevig Mission/1/18 H1N1）的 NA 蛋白晶体结构

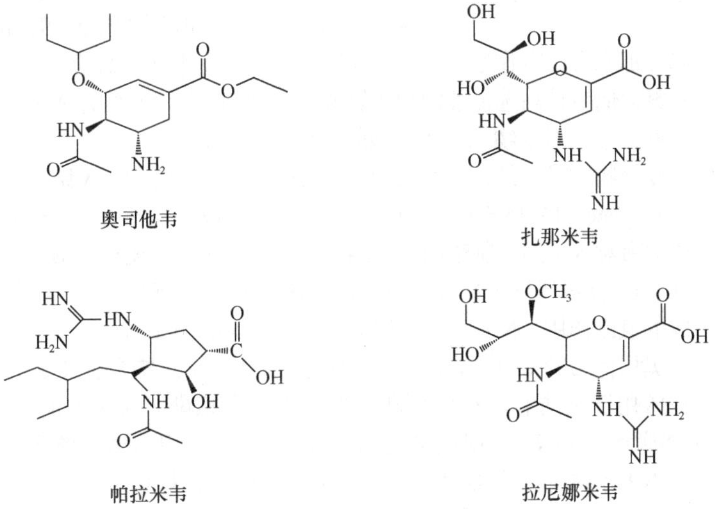

奥司他韦

扎那米韦

帕拉米韦

拉尼娜米韦

图 34-4　神经氨酸酶抑制剂的化学结构式

扎 那 米 韦

1983 年，Colman 等确定了流感病毒 NA 的晶体结构；基于 NA 的结构特性，Mark von Itzstein 等设计合成了扎那米韦（zanamivir），1990 年其专利权由 Biota 转让给 Glaxo（葛兰素史克，GlaxoSmithKline），扎那米韦以其优异的抗流感病毒 NA 效果成为被优先开发的抗流感病毒药物，1999 年作为第一个流感病毒 NA 抑制剂被美国 FDA 批准上市。

【体内过程】　扎那米韦是一个两性分子，极性大，理化性质不利于机体吸收，且在体内代谢迅速，口服生物利用度仅为 2%～3%，因此被开发为吸入粉剂，直接导入感染部位。

【药理作用】　作用机制与奥司他韦相同，扎那米韦能选择性结合流感病毒的 NA，抑制所有甲型和乙型流感病毒的复制，包括对金刚烷胺和金刚乙胺耐药的病毒株，以及严重耐奥司他韦的变种。扎那米韦的耐药毒株较少出现，但因其给药途径单一、患者顺应性较差，限制了它的使用。

【临床应用】　临床用于治疗甲型和乙型流感病毒感染引起的流行性感冒。扎那米韦通过口腔吸入给药，每次吸入 10mg，一日 2 次，主要适用于 12 岁以上的青少年患者，在流行性感冒症状出现的 48h 内开始治疗，持续 5 日。在治疗剂量下，可以显著降低肺部病毒滴度，阻断病毒扩散到大脑。

【不良反应和注意事项】 不良反应包括咳嗽、哮喘、肺功能下降，另有头痛、腹泻、恶心、呕吐、眩晕等。

奥司他韦

奥司他韦（oseltamivir）是 Kim 等在扎那米韦的基础上，使用环己烯母核替换了扎那米韦分子中的二氢吡喃结构，并在 C_6 引入疏水基团，增加分子的亲脂性，从而合成了可以口服的奥司他韦（图 34-5）。用亲脂性基团替代扎那米韦的甘油极性基团，不仅增加了奥司他韦的亲脂性，还保证了抑制率，设计成前体药物，提高了奥司他韦的口服生物利用度。1999 年 9 月 24 日，奥司他韦磷酸盐在瑞士首次上市，10 月 27 日，被美国 FDA 批准上市。

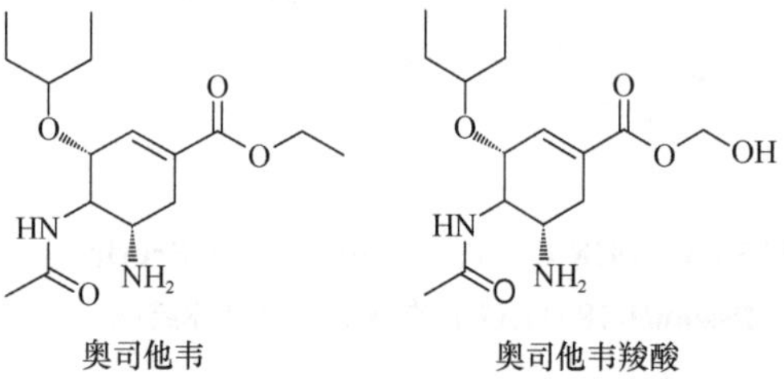

奥司他韦　　奥司他韦羧酸

图 34-5　奥司他韦及奥司他韦羧酸结构示意图

【药理作用】 奥司他韦，常用其磷酸盐，是第一个口服有效的神经氨酸酶抑制剂，也是目前对甲型和乙型流感病毒效果最好的神经氨酸酶抑制剂。奥司他韦抑制 NA 的活性是扎那米韦的 3.6 倍，由于 NA 具有相对保守性，且奥司他韦和扎那米韦二者作用点不完全相同，故不易发生交叉耐药，因此，它对扎那米韦耐药的突变株仍有效；奥司他韦是高选择性的神经氨酸酶抑制剂，与流感病毒 NA 亲和力比对人和禽类的同类酶亲和力大 100 万倍，对动物和人体细胞的不良反应较低。

对 NA 和奥司他韦复合物的晶体结构研究发现，奥司他韦前体药物和 NA 结合后被水解成奥司他韦羧酸（oseltamivir carboxylate，图 34-5），增加的疏水性基团可以增加脂溶性，进而能够和 NA 更好的结合，并且使得奥司他韦对 NA 的抑制浓度达到纳摩尔级。水解后的奥司他韦羰基和 NA 活性部位的 3 个 Arg 的胍基作用，C_4 位氨基与 NA 活性部位 Glu119、Asp151 形成盐桥，盐桥作用强于 NA 与其天然底物唾液酸形成的氢键作用，NA 与奥司他韦结合后，Glu276 疏水 C_β 亚甲基稍偏转，形成疏水区域，较好地容纳了奥司他韦的 C_6-戊基醚侧链，使奥司他韦与 NA 结合更加紧密。

【临床应用】 临床用于预防和治疗甲型和乙型流感病毒感染，对甲型流感病毒的各种亚型均有效，如甲型人流感病毒（H3N2）、甲型禽流感病毒（H5N1）、甲型猪流感病毒 A（H1N1）等，对高致病性 H5N1、H7N9 等禽流感病毒感染，应首选奥司他韦，尽早、足疗程使用。

奥司他韦在发病 48h 内用药，每次服用 75mg，每日 2 次，连服 5 日，可显示良好抗病毒疗效。可通过口服给药，并可用于 1 周岁以上儿童，口服生物利用率可达 80%，因此在流感的治疗中，奥司他韦的应用广泛，被 WHO 推荐为全球抗流感病毒的首选药物。

【不良反应】 磷酸奥司他韦能引起轻度过敏、胃肠道反应、头晕、头痛等一过性反应，个别服用奥司他韦可出现肺炎、呼吸困难、恶心、呕吐等并发症；用于治疗 H5N1 病毒感染患者，能使机体病毒载量降低，但死亡率下降不明显。据近年来临床报道，奥司他韦还可致严重不良反应，最常见的是行为异常、妄想、知觉障碍和谵妄等神经系统反应。

此外，随着奥司他韦在全球的使用增长，已发现 H5N1、A（H1N1）pdm09 型等流感耐药毒株，NA 的 H274Y 突变为强耐药位点，研究显示，H274Y 突变的流感病毒对该药和帕拉米韦的耐药性相当，分别增至 603 倍、564 倍。

帕拉米韦

帕拉米韦（peramivir）是世界首个静脉途径治疗流感的药物，其作用机制和临床用途与奥司他韦相同。日本于 2010 年获准上市，目前仅在部分国家使用。治疗甲型流感的疗效非常好，对于有严重并发症、不能口服或吸入、对其他神经氨酸酶抑制剂疗效不佳或产生耐药的流感病毒患者有较好的效果，具有见效快、持续时间长、生产成本低等优点，在一定程度上弥补了其他药物的不足。单次静脉滴注，每次 300mg；静脉注射 300mg 和 600mg 帕拉米韦缓解流感症状所需的时间分别为 78h、81h。帕拉米韦虽然给药后会有一些不良反应发生，但在短时间内能自行康复，且无严重不良反应发生，耐受性好，毒性较小，易出现耐药。

拉尼娜米韦

拉尼娜米韦（laninamivir）为第二代吸入型长效神经氨酸酶抑制剂，用于治疗和预防流感病毒引起的感染症状，通过吸入给药，治疗性施用单次剂量，经鼻腔吸入后水解为活性代谢物，可以长时间保留在肺中。2009 年 3 月日本第一三共制药从澳大利亚 Biota Holdings 制药公司获得了其在日本的上市销售许可权，2010 年 10 月首次在日本上市。拉尼娜米韦活性代谢物对甲型和乙型等多种亚型流感病毒 NA 具有很强的选择性抑制作用，阻止病毒从感染细胞释放，从而防止病毒在人体呼吸道的扩散。该药与血浆蛋白结合率为 67%～70%，其活性代谢物与血浆蛋白结合率低于 0.4%，特殊人群使用时应谨慎，10 岁以下儿童应单次吸入本品 20mg，成年患者应单次吸入本品 40mg。

二、M_2 离子通道抑制剂

M_2 离子通道是由病毒基因组 vRNA7 编码的 mRNA 经过剪接后翻译产生，是一个多功能蛋白质，在病毒复制周期的多个环节发挥重要作用。M_2 是金刚烷类抗流感病毒药物的靶蛋白，通过抑制 M_2 蛋白的质子通道活性，抑制病毒 M_1 蛋白与 vRNA7 复合物的分离和脱壳。

金刚烷胺和金刚乙胺

金刚烷胺（amantadine）是第一个 M_2 离子通道抑制剂，1964 年由 DuPont 化学公司研制成功，金刚乙胺（rimantadine）是金刚烷胺的 α-甲基衍生物，二者均可特异性抑制甲型流感病毒，在低浓度时对抑制 H1N1、H2N2 和 H3N2 病毒复制都有显著的效果。但在临床和实验条件下均易诱导产生耐药性毒株，导致流感病毒 M_2 蛋白的突变，从而限制了金刚烷胺类药物的广泛应用。

【体内过程】　金刚烷胺口服吸收良好，血浆蛋白结合率为 67%，唾液等分泌物中可达较高浓度，$t_{1/2}$ 为 12～18h，几乎全部以原形经肾排出。金刚乙胺的蛋白结合率为 40%，$t_{1/2}$ 为 24～36h，大部分经肝脏代谢后从肾脏排出。

【药理作用】　金刚烷胺和金刚乙胺能选择性作用于包膜蛋白 M_2 离子通道，抑制病毒在宿主细胞内的脱壳，从而抑制病毒的复制过程。它们特异性抑制甲型流感病毒，而对乙型流感病毒及其他病毒无效。金刚乙胺的体外抗病毒活性比金刚烷胺高 4～10 倍，由于禽流感 H5N1 病毒上 M_2 离子通道蛋白的 S31N 突变产生抗性位点，因此，H5N1 亚型病毒对金刚烷类抑制剂不敏感。

【临床应用】　临床主要用于甲型流感的预防，在流行期用药可使发病率减少 50%～90%。对甲型流感初发者，48h 内用药可缩短病程。尚可用于治疗帕金森病。

【不良反应和注意事项】不良反应有厌食、恶心、头痛、眩晕、失眠、共济失调等。

三、血凝素蛋白抑制剂

血凝素（hemagglutinin，HA）是介导流感病毒跨膜入侵宿主细胞的重要蛋白质，也是决定病毒致病性和毒力的关键蛋白质，在受体结合、融合、包装及致病性上发挥重要作用。病毒和内体膜的融合是流感病毒感染的必要早期阶段，低 pH 诱导的构象变化促进 HA 的融合，被作为抗病毒的重要靶标。

盐酸阿比朵尔

阿比朵尔（arbidol），化学名：6-溴-4-（二甲氨甲基）-5-羟基-1-甲基-2-（苯硫甲基）-1*H*-吲

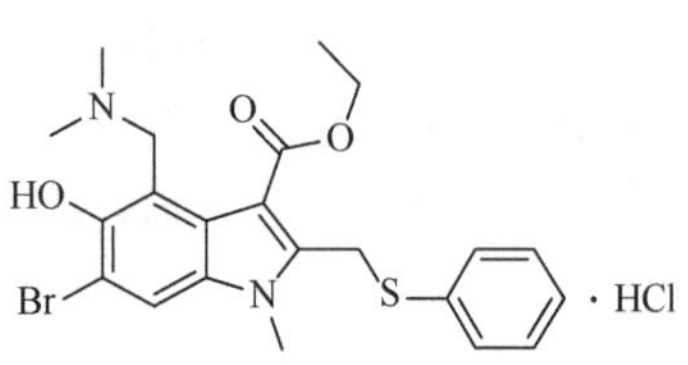

图 **34-6**　阿比朵尔的化学结构式

哚-3-羧酸乙酯盐酸盐-水合物盐酸盐（图 34-6），已于 1993 年在俄罗斯上市，我国于 2006 年批准进口使用，在美国正进入Ⅳ期临床试验阶段，为广谱抗病毒药。

【体内过程】　阿比朵尔口服吸收良好，分布迅速和广泛，$t_{1/2}$ 为（7.5±5.0）h，其平均血浆蛋白结合率为 90.4%±1.2 %，主要在肝脏代谢，发生 *N*-脱烷基化、*S*-氧化、*O*-葡萄糖醛酸轭合和 *O*-硫酸酯化轭合等反应后，经胆汁排泄入肠，最终随粪便排出体外，其中主要代谢产物为 *N*-去甲基阿比朵尔的硫酸酯化轭合物和其葡萄糖醛酸苷化结合物。

【药理作用】　阿比朵尔可以通过多种途径抑制流感病毒，不仅阻止病毒的吸附与穿入，而且抑制吸附于细胞表面和进入细胞内的病毒，其主要机制是能在低 pH 条件下稳定流感病毒 HA 蛋白的构象，阻止病毒与细胞膜融合，从而抑制病毒进入靶细胞，该药与 H5 型的 HA 蛋白的亲和力常数 K_d 为 5.6～7.9μmol/L，但其与 HA 蛋白的结合模式和分子机制还不明确。在流感和其他严重呼吸道病毒感染流行期间，服用该药可减少 7.5 倍的感染风险。研究指出，阿比朵尔对 H1N1、H2N2、H3N2、H9N2、H6N1 和 H5N1 病毒均有抑制作用，在儿童急性病毒性上呼吸道感染早期使用疗效显著，可缩短发热期，减轻中毒症状，对于机体细胞免疫、体液免疫及病毒抗体的产生均无抑制效应，相反具有免疫激活作用。

【临床应用】　阿比朵尔可抑制甲型、乙型和丙型流感病毒，是目前抗丙型流感病毒的唯一药物。阿比朵尔可用于成人和 2 岁以上儿童，主要用于预防和治疗甲型、乙型流感和其他急性呼吸道病毒感染。阿比朵尔为口服制剂，每粒 100mg。推荐的用法用量：2～6 岁每次 50mg，6～12 岁每次 100mg，＞13 岁及成人每次 200mg，每日 3 次，服用 3～5 日。预防用法：流感流行期每 3 日服 1 次，连服 3 周；接触流感患者的高危人群每日服 1 次，连服 2 周。

【不良反应和注意事项】　未见明显不良反应。目前认为阿比朵尔安全有效且并未出现耐药性，但其缺点是需要大剂量才能达到治疗效果。

四、其　　他

巴 洛 沙 韦

巴洛沙韦（baloxavir marboxil）是由日本盐野义制药（Shionogi Co）发现，与罗氏（Roche）共同开发的一种抗甲型、乙型流感病毒新药，于 2018 年 2 月在日本上市。

【体内过程】　口服巴洛沙韦后，经吸收会迅速水解成活性产物，后者的平均达峰时间为 4h，平均 $t_{1/2}$ 是 96h，进食会影响巴洛沙韦吸收。其活性产物能与蛋白质高度结合，V_d 为 494～655L，主要由 UGT1A3 代谢为葡萄糖醛酸结合物，随后被 CYP3A 代谢形成亚砜，巴洛沙韦主要通过胆汁排泄消除。

【药理作用】　巴洛沙韦与甲型、乙型流感病毒酸性聚合酶（PA）蛋白结合，直接抑制病毒合成 mRNA，进而阻断病毒的复制。体外活性显示，以病毒滴度 EC_{90} 的浓度，对甲型流感病毒 IC_{50} 为 0.46～0.98nmol/L，对乙型流感病毒 IC_{50} 是 2.21～6.48nmol/L；巴洛沙韦可在 1 日内有效杀灭流感病毒，比其他流感药物起效快（奥司他韦通常需要 3 日）。但甲型或乙型流感病毒 PA 蛋白 I38T（结合位点）发生突变后，流感病毒对该药的敏感性会下降 100 倍。

【临床应用】　用于甲型或乙型流感病毒感染，在出现症状后尽早单剂次口服，成人和 12 岁以上儿童 40mg 或 80mg，12 岁以下儿童则为 10mg、20mg 或 40mg。

【不良反应和注意事项】　不良反应较少。一般服用单剂量的巴洛沙韦，在甲型或乙型流感病毒感染的成人和 12 岁以上青少年中耐受性良好，最常见的不良反应是腹泻（＜1%）、头痛、ALT 和 AST 升高。

利巴韦林

利巴韦林又名病毒唑（ribavirin），属人工合成的核苷类药物，化学结构与鸟苷相似。利巴韦林的抗病毒作用机制尚未完全阐明，其在宿主细胞内磷酸化后，可能通过多种途径发挥作用，如干扰病毒的鸟苷三磷酸合成，抑制病毒 mRNA 合成及抑制某些病毒的 RNA 依赖性 RNA 聚合酶（RNA dependent RNA polymerase）。

【药理作用】 利巴韦林具有广谱抗病毒活性，对甲型或乙型流感病毒、副流感病毒、呼吸道合胞病毒（RSV）、副黏病毒、丙型肝炎病毒（HCV）和 HIV-1 等 RNA 和 DNA 病毒均有抑制作用。该药并不改变病毒吸附、侵入和脱壳，也不诱导 IFN 的产生。

【临床应用】 用于呼吸道合胞病毒引起的病毒性肺炎与支气管炎。对代偿性丙型病毒性肝炎患者，应口服利巴韦林并联合应用 IFN，单独使用利巴韦林无效。对流行性出血热或麻疹并发肺炎的患者应采用静脉给药。

【不良反应和注意事项】 口服或静脉给药时部分患者可能出现腹泻、头痛，长期用药可致白细胞减少及可逆性贫血。孕妇禁用。

第二节　抗肝炎病毒药

病毒性肝炎是一种由肝炎病毒引起，以损害肝脏为主的感染性疾病。迄今为止已经得到分型的肝炎病毒有 6 种，即甲型（HAV）、乙型（hepatitis B virus, HBV）、丙型（hepatitis C virus, HCV）、丁型（HDV）、戊型（HEV）和庚型（HGV）肝炎病毒。甲型和戊型病毒性肝炎起病急，有自愈性，不会转化为慢性，不需特殊治疗。乙型、丙型和丁型病毒性肝炎绝大多数为慢性，病程迁延，最终可发展为慢性肝炎、肝硬化和肝细胞癌（LCC），应该积极治疗，主要采用抗病毒、免疫调节、改善肝功能和抗肝纤维化等手段进行治疗。病毒性肝炎是世界性常见病，西方以丙型病毒性肝炎为最多，我国主要流行乙型病毒性肝炎。

一、抗丙型病毒性肝炎药

丙型病毒性肝炎，简称为丙型肝炎、丙肝，是一种由 HCV 感染引起的病毒性肝炎，主要经输血、针刺、吸毒等途径传播，据 WHO 统计，全球 HCV 的感染率约为 3%，估计 1.7 亿～2.0 亿人感染了 HCV，每年新发丙型肝炎病例约 3.5 万例。曾经，丙型肝炎呈全球性流行，可导致肝脏慢性炎症、坏死和纤维化，部分患者可发展为肝硬化甚至肝细胞癌，对患者的健康和生命危害极大。在中国，HCV 是第四大常见传染病毒，约有 1000 万人受到感染。其中，HCV 基因 1 型、2 型、3 型和 6 型占全部病例的 96%以上。

传统的慢性丙型病毒性肝炎标准治疗方案为聚乙二醇干扰素-α（polyethylene glycol inter feron-α, PEG-IFN-α）联合利巴韦林，但其不良反应明显、治疗周期长，患者依从性差，治愈率仅有 44%～77%，临床应用受限。2013 年上市的索非布韦（又称索氟布韦，sofosbuvir）改变了这一现状，其对于丙型病毒性肝炎引起的难治、经治（经过核苷类似物的治疗，疗效不佳或停药病毒反弹）和肝硬化患者均具有显著的效果。2018 年 9 月，基于索非布韦的更强效丙肝新药——索非布韦加维帕他韦（epclusa）上市，可以对丙肝所有基因型有效，治愈率可达 99%。

索非布韦

索非布韦（sofosbuvir），最早由 Pharmasset 公司的 Michael Sofia 团队主导开发，后被吉利德公司（Gilead）在 2011 年以 110 亿美元收购，成为全球首个获批用于丙型病毒性肝炎的全口服治疗方案药物。2013 年 12 月 6 日经美国 FDA 批准在美国上市，2014 年 1 月 16 日经欧洲药品管理局（EMEA）批准在欧盟各国上市。

【药理作用】 索非布韦是以 NS5B 聚合酶为靶点的核苷酸前药，它首先在肝脏中转化为药物活性产物尿苷三磷酸类似物，然后通过结合尿嘧啶核苷抑制 NS5B 的 RNA 依赖性 RNA 聚合酶活性，并通过充当“链终止子”阻碍 HCV RNA 的合成。NS5B 聚合酶是 HCV 病毒从单链 RNA 合成双链 RNA 过程中必需的关键酶，它具有 3 个结构域和多个变构位点，其中活性中心位于手掌区（Palm）。90%以上患者治疗后 12 周持续病毒学应答率（SVR12）达到丙型肝炎病毒感染治愈标准。

【临床应用】 用于丙型病毒性肝炎引起的难治、经治（经过核苷类似物的治疗、疗效不佳或停药病毒反弹）和肝硬化患者，治疗中国基因 1 型、2 型、3 型、6 型慢性丙肝患者。以其作为基础的治疗方案，在基因 2 型、3 型、4 型 HCV 感染患者中，12 周疗程治愈率达 90%以上，而在基因 1 型患者中，联合使用其他直接抗病毒药物的持续病毒学应答率（sustained virological response, SVR）也在 95%以上。对于经治患者，SVR12 为 94%，对于肝硬化患者，SVR12 为 93%。

【不良反应和注意事项】 耐受性良好，不良反应与 PEG-IFN-α 和利巴韦林相一致，最常见为血液学异常、发热和网织红细胞计数增加。

二、抗乙型病毒性肝炎药

乙型病毒性肝炎，简称为乙型肝炎、乙肝，是一种由 HBV 感染引起的病毒性肝炎。HBV 含正嗜肝 DNA 病毒属和禽嗜肝 DNA 病毒属 2 种，引起人体感染的是嗜肝 DNA 病毒科的 DNA 病毒，直径 42nm 的球形颗粒，有外壳和核心 2 部分，呈颗粒状，又称丹娜（Dane）颗粒，于 1965 年由丹娜发现。HBV 的传染性很强，据报道，接种 0.04μl 含 HBV 病毒的血液足以使人发生感染，只对人和猩猩易感（图 34-7）。

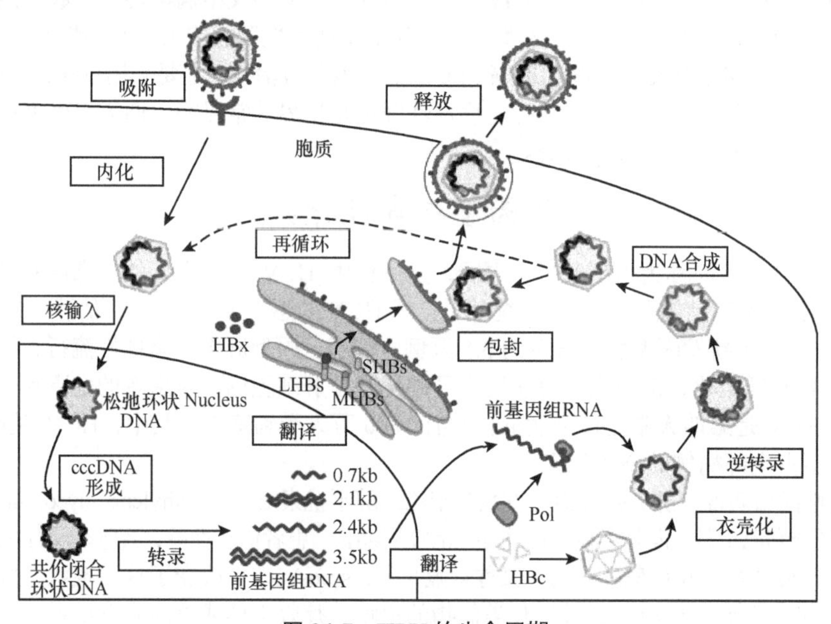

图 34-7 HBV 的生命周期

HBx. 乙型肝炎病毒 **X** 蛋白；**LHBs.**乙型肝炎病毒大 **S** 蛋白；**MHBs.**乙型肝炎病毒中蛋白；**SHBs.**乙型肝炎病毒主蛋白；**HBc.**乙型肝炎病毒核心蛋白；**Pol.**聚合酶

HBV 附着于宿主肝细胞，随后进入，步骤包括内化和膜融合。核输入后，松弛的环状 **HBV DNA** 基因组被转换成共价闭合的环状 **DNA**（**cccDNA**）。**HBV** 复制继续，经过转录、翻译、衣壳化、逆转录、**DNA** 合成、包封、释放和再循环

HBV 是最常见的传染性疾病之一，在全世界范围内每年有 1500 万人死于肝炎。中国是乙肝大国，我国肝硬化和肝细胞癌患者中，分别有 60%和 80%是由 HBV 感染引起。我国实际上已经成为世界上为 HBV、肝硬化和肝癌付出最多社会成本的国家。

知识拓展

公元前2000年，首次记录肝炎的流行，并被视为具有传染性，但它如何传播一直是个谜，直到第二次世界大战以后。1963年，Baruch Blumberg和Harvey Alter首次在澳大利亚土著血液中发现了抗原性物质Aa（澳大利亚抗原），后改称HBsAg，即乙肝表面抗原。1967年，Baruch Blumberg、Kazuo Okochi、Alfred Prince、Alberto Vierrucci及他们的同事们报道了Aa参与HBV的形成，明确了这种抗原与HBV有关。Baruch Blumberg因发现HBV获得了1976年度诺贝尔生理学或医学奖。7月28日是Baruch Blumberg诞辰，这一日被定为世界肝炎日。

目前，HBV还没有特效药物，因此预防感染HBV非常重要，预防的最佳方案是注射HBV疫苗，HBV疫苗接种可刺激免疫系统产生保护性抗体。1992～2014年，中国通过接种HBV疫苗，让8000万以上的儿童免于感染，HBsAg携带者减少了近1900万。2015年7月第三次全国HBV血清流行病学调查显示，五岁以下儿童HBsAg携带率仅有0.32%，与2006年的0.96%相比下降了2/3。目前使用的有酿酒酵母、汉逊酵母和CHO细胞3种重组HBV疫苗。疫苗不含致病的病毒基因组，也不含完整病毒颗粒，因此不会造成乙肝感染。HBV疫苗全程免疫共需三剂次，按照0月、1个月、6个月免疫程序接种。对于新生儿，需要出生后24h内接种首剂HBV疫苗，1月龄和6月龄时接种第2及第3剂乙肝疫苗。如果完成三剂全程接种，疫苗接种的成功率高达95%。

针对HBV携带者和HBV患者的治疗，根据作用机制不同，目前我国的抗HBV药物主要有两类：一类是核苷类似物，包括拉米夫定（lamivudine，LAM）、替比夫定（telbivudine，LdT）、恩替卡韦（entecavir，ETV）和阿德福韦酯（adefovir dipivoxil，ADV）、替诺福韦酯（tenofovir disoproxil fumarate，TDF）；另一类是IFN，包括IFN-α和PEG-IFN-α。

（一）IFN

IFN是一类具有广谱抗病毒、抗细胞增殖和免疫调节活性的多功能细胞因子家族，其化学成分是一种糖蛋白，具有高度的种属特异性，是机体天然免疫系统的关键组成部分。根据其结构特点、受体不同，可以分为Ⅰ型、Ⅱ型和Ⅲ型，其中，Ⅰ型IFN包括IFN-α、IFN-β、IFN-ω和IFN-τ等；Ⅱ型IFN即IFN-γ；Ⅲ型IFN包括白细胞介素28A（interleukin 28A，IL-28A）、IL-28B和IL-29等。IFN-α来源于病毒感染的白细胞，IFN-β由病毒感染的成纤维细胞产生。Ⅰ型IFN（以IFN-α、IFN-β为主）在机体控制病毒感染方面是不可缺少的，在自然情况下，IFN-α是人类应对病毒感染非常重要的免疫保护性细胞因子，它们可诱导同种细胞产生抗病毒蛋白，建立抗病毒状态，限制病毒的进一步复制和扩散。IFN为机体受到病毒或其他病原微生物感染时产生，由于血源性IFN纯度低、活性差，目前主要使用基因工程IFN。

干扰素α

IFN-α是最早用于抗HBV的IFN，也是国际公认的较好的治疗慢性肝炎的抗病毒药物。

【药理作用】 IFN-α具有广谱抗病毒作用，不直接杀死或抑制病毒，而是通过细胞表面受体作用使细胞产生抗病毒蛋白从而抑制HBV复制。此外，IFN-α的免疫调节作用很强，能增强机体对病毒感染细胞的免疫杀伤活性，以及增强巨噬细胞的吞噬功能和细胞毒活性。

【临床应用】 IFN-α主要用于治疗慢性病毒性肝炎（乙型、丙型、丁型）；亦可用于尖锐湿疣、生殖器疱疹及HIV患者的卡波西肉瘤。IFN-α的$t_{1/2}$短，血药浓度波动大，隔日一次皮下注射，持久病毒学应答率低；口服无效，须注射给药。由于IFN-α使用不便及不良反应问题，限制了其在临床中的应用。

【不良反应和注意事项】 不良反应较多，常见的不良反应为流感样综合征，如发热、寒战、头痛、关节及肌肉酸痛等，也可发生骨髓暂时性抑制、皮疹、低血压等。

聚乙二醇干扰素 α

PEG-IFN-α，是一种新型长效 IFN，经由 12kDa 大小的聚乙二醇化的 IFN，改善了普通 IFN-α $t_{1/2}$ 短的特性，最大限度地保留了抗病毒活性。PEG-IFN-α 的 $t_{1/2}$ 较 IFN-α 明显延长，长达 96h，每周皮下注射一次，提高了持久病毒学应答率。由于 PEG-IFN-α 的分子大，其肾脏清除率比 IFN-α 小，有轻度、中度肾损害者，采用长效 IFN-α 时，对肾脏没有不良影响。PEG-IFN-α 按体重给药，避免了单一固定剂量给药时，体重小的患者骨髓抑制发生率高的缺点。

PEG-IFN-α 可以抑制病毒复制和提高宿主细胞介导的免疫应答使病毒被清除，包括活化 NK/NK T 细胞，抑制病毒基因转录使病毒核衣壳不稳定。PEG-IFN-α 的免疫调节作用是以非特异的方式诱导干扰素刺激因子（IFN-stimulated genes，ISGs）的表达，ISGs 可以编码具有直接或间接抗病毒特性的细胞内或分泌型蛋白，并且可以促进免疫细胞的分化和活化。

PEG-IFN-α 常见不良反应为流感样综合征，多数患者可出现头痛和肌肉痛，治疗不受影响。临床上 PEG-IFN-α 逐渐取代 IFN-α，目前各大临床实践指南均推荐 PEG-IFN-α 作为一线抗肝炎病毒治疗药物。

（二）核苷类似物

核苷类似物是口服抗病毒药物，强效抑制 HBV-DNA 复制，患者容易耐受，依从性好，但停药时间不确定，停药后易复发，随着用药时间的延长，病毒产生耐药性的可能较大。核苷类似物的作用机制是竞争性地结合于反转录酶/DNA 聚合酶区段的 DNA 链上，阻断 DNA 链的延长，有效抑制 HBV 复制，从而使外周血 HBV-DNA 水平下降。

拉 米 夫 定

拉米夫定（lamivudine）是目前临床应用中疗效较好、最具代表性的核苷类似物，对病毒 DNA 链的合成和延长有竞争性抑制作用，能有效抑制 HBV 的复制，减少血液和肝脏内病毒载量，从而减轻肝脏的炎症、坏死和纤维化，清除 HBeAg，促进 HBeAg/抗 HBe 的血清转换，改善肝功能。但是，停药后又可出现病毒复制，病情反复。长期使用拉米夫定，病毒可出现变异，产生耐药性，并与恩曲他滨和恩替卡韦有交叉耐药性，其耐药株对阿德福韦酯敏感。

恩 替 卡 韦

恩替卡韦（entecavir）具有较强的抗 HBV 能力，且能抑制肝细胞内的共价闭合环状 DNA（cccDNA），其耐受性好，长期应用，耐药的发生率也较低，可有效地治疗慢性乙肝。它可作为抗 HBV 感染的联合用药，对野生型和耐拉米夫定的 HBV 效果良好。

阿德福韦酯

阿德福韦酯（adefovir dipivoxil）为嘌呤类开环核苷类逆转录酶和 DNA 聚合酶抑制剂，最初研究用于抗 HIV 感染没有成功，现主要用于 HBV 感染的治疗。

【体内过程】 单剂口服阿德福韦酯的生物利用度约为 59%。血浆蛋白结合率低（5%）。阿德福韦二磷酸盐在细胞内 $t_{1/2}$ 长达 5 ～18h，主要通过肾小球滤过和肾小管主动分泌的方式经肾脏排泄。

【药理作用】 阿德福韦酯在体内代谢成阿德福韦，阿德福韦是一种单磷酸腺苷的无环核苷类似物，在细胞激酶的作用下进一步被磷酸化为有活性的代谢产物即阿德福韦二磷酸盐，通过与自然底物脱氧腺苷三磷酸竞争，抑制病毒的逆转录酶和 DNA 聚合酶。

【临床应用】 主要用于 HBV 感染的治疗。对单纯性疱疹、巨细胞病毒和 HBV 病毒均有抑制活性。对拉米夫定耐药的 HBV 患者有效。

【不良反应和注意事项】 主要产生剂量依赖性的肾毒性，包括血肌酐升高和血清磷浓度降低，其次，出现头痛、腹泻、乏力和腹痛等症状。具有胚胎毒性和生殖毒性，妊娠妇女禁用。

第三节 抗艾滋病病毒药

人类免疫缺陷病毒（HIV）又称为艾滋病病毒，HIV 感染引发的一种严重的疾病称为获得性免疫缺陷综合征，又称艾滋病（acquired immune deficiency syndrome，AIDS）。当 HIV 侵入人体后借助细胞表面的 CD 分子及某些趋化因子受体侵犯宿主 CD4 淋巴细胞（图 34-8，图 34-9），造成机体免疫功能破坏，进而引起严重的机会性感染及恶性肿瘤，发生长期消耗，死亡率高。

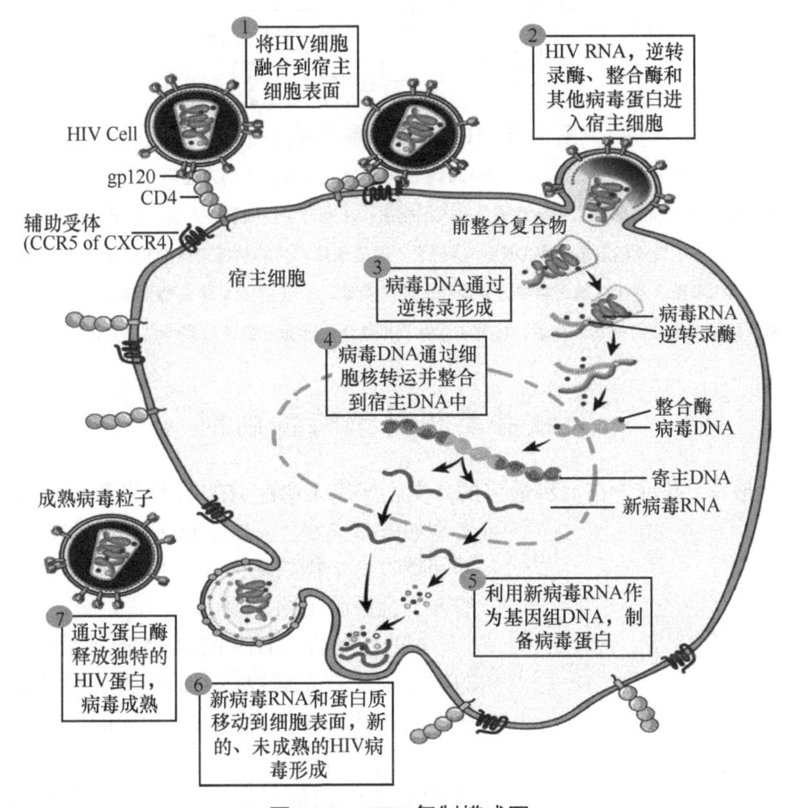

图 34-8 **HIV** 复制模式图

HIV 在传播和繁殖的过程中发生频繁的基因突变，导致抗 HIV 药失效，病毒载量升高，疾病加重。随着 HIV 蛋白酶抑制剂的开发成功，以及科学家何大一于 1996 年提出的“高效抗反（逆）转录病毒治疗”（HAART），通过 3 种或 3 种以上抗 HIV 药物，每种药物针对艾滋病病毒繁殖周期中的不同环节，联合使用以最大限度达到抑制或杀灭艾滋病病毒，防止体内产生抗药性 HIV 毒株，被形象称为“鸡尾酒”疗法，通常 AIDS 的治疗方案为 2 种核苷类逆转录酶抑制剂（nucleoside reverse transcriptase，NRTIs）联合 1 种非核苷类逆转录酶抑制剂（non-nucleoside reverse transcriptase inhibitors，NNRTIs）或蛋白酶抑制剂（protease inhibitors，PIs）。自“鸡尾酒”疗法应用于临床后，研究发现，该疗法能有效改善 AIDS 患者的症状，显著降低患者血液中病毒载量，甚至血液中查不出 HIV，使被破坏的机体免疫功能部分甚至全部恢复，明显改善身体状况，延缓病情进展，延长患者生命，提高生活质量。目前我国对患者免费提供 7 种抗 HIV 药物，医生根据患者情况，使用多种药物组合对患者进行“鸡尾酒”抗病毒治疗。

目前，AIDS 治疗药物主要针对 HIV 生活周期中的 3 个关键酶，即反转录酶、蛋白酶、整合酶及 HIV 入侵过程。根据抗 HIV 药物作用靶点的不同，抗 HIV 药物可分为 NRTIs、NNRTIs 和

PIs、融合抑制剂（fusion inhibitors）、入胞抑制剂（entry inhibitors）或辅助受体阻断药（CCR5 co-receptor antagonist）、整合酶抑制剂（HIV integrase strand transfer inhibitors，INSTIs）。当前WHO推荐的治疗方案是以2种NRTIs为骨干联合NNRTIs或PIs或INSTIs。目前抗HIV治疗一线药物主要包括替诺福韦、齐多夫定、拉米夫定、依非韦伦和奈韦拉平。

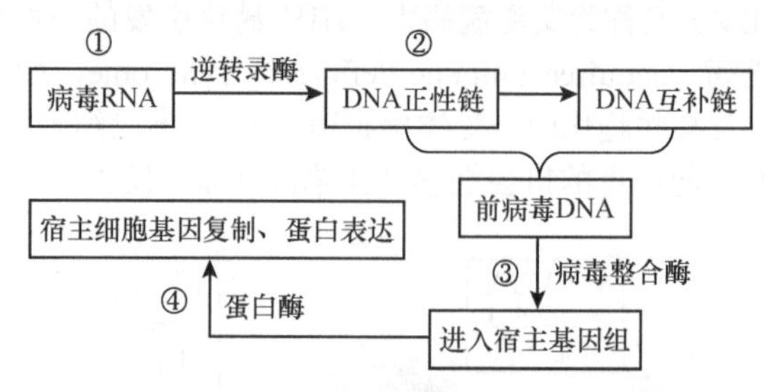

图 34-9　HIV 病毒复制过程简图

①细胞进入：细胞进入的第一步是将HIV包膜糖蛋白gp120附着到CD4细胞表面上的人趋化因子受体（CCR5或CXCR4）上。初始附着后，下一步需要融合病毒和细胞膜，使病毒蛋白进入细胞质。②逆转录：细胞进入后，由于HIV是一种逆转录病毒，病毒的RNA模板在逆转录酶存在下转录成双链病毒DNA。③整合：逆转录后产生的病毒双链DNA随后被转运到细胞核中。在整合酶的存在下，允许病毒DNA整合到宿主基因组中，并最终形成前病毒。④通过HIV蛋白酶形成感染性病毒：在病毒DNA成功整合到宿主基因组中并形成前病毒蛋白后，HIV-1生命周期的下一步是切割这些多蛋白质并形成感染性病毒粒子

一、核苷类逆转录酶抑制剂

NRTIs是问世最早、获准上市品种最多的一类临床用于治疗HIV阳性患者的药物，包括嘧啶衍生物如齐多夫定（zidovudine）、拉米夫定（lamivudine）等和嘌呤衍生物如阿巴卡韦（abacavir），均为天然核苷类的人工合成品（图 34-10）。

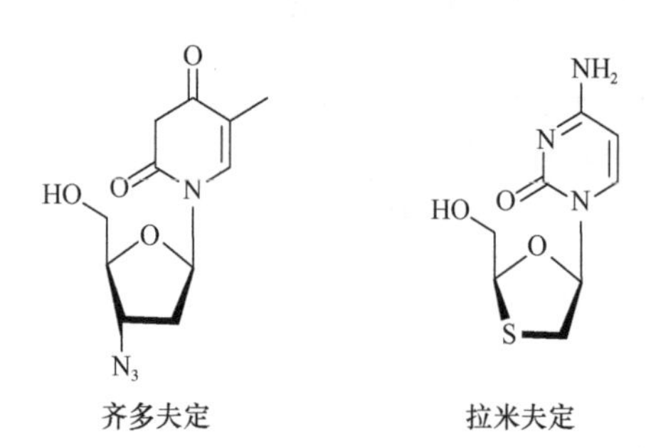

图 34-10　齐多夫定和拉米夫定的化学结构图

NRTIs是合成HIV的DNA逆转录酶底物脱氧核苷酸的类似物，首先需被宿主细胞胸苷酸激酶磷酸化成它的活性三磷酸核苷衍生物，与相应的内源性三磷酸脱氧核苷（deoxy-ribonucleo-side triphosphate，dNTP）竞争性结合HIV逆转录酶的活性中心，并被插入病毒DNA，抑制逆转录酶的作用，导致DNA链合成终止，也可抑制宿主细胞及病毒的DNA聚合酶。HIV-1病毒可逐步获得耐药性，仅用单一药物进行长期治疗时更易发生，主要与逆转录酶的编码基因突变有关。目前，对AIDS的治疗，推荐联合用药疗法，NRTIs主要联合其他抗HIV药物，一般选用至少3个抗AIDS药物，如齐多夫定和拉米夫定与阿巴卡韦合用，或齐多夫定和拉米夫定与蛋白酶抑制剂合用，这种疗法可显著提高疗效，延缓HIV耐药性产生，并减轻药物的毒性反应。

齐 多 夫 定

齐多夫定（zidovudine）为脱氧胸苷衍生物，是第一个上市的抗HIV药，也是治疗AIDS的首选药。

【体内过程】　齐多夫定可口服或静脉注射。口服吸收迅速，生物利用度为52%～75%，血浆蛋白结合率约为35%，可分布到大多数组织和体液，在脑脊液可达血浆浓度的60%～65%，$t_{1/2}$约1h。齐多夫定的活化产物齐多夫定三磷酸，在宿主细胞内的$t_{1/2}$可长达3h。大部分药物在肝脏

与葡萄糖醛酸结合而失活，仅 20%的药物以原形经肾排出。

【药理作用】 齐多夫定与 HIV 病毒的 DNA 聚合酶结合，中止 DNA 链的增长，从而阻止病毒的复制。对人的 α-DNA 聚合酶的影响小，对 HIV 感染有效，在受病毒感染的细胞内，它被细胞内胸苷激酶磷酸化为三磷酸齐多夫定，后者能选择性抑制 HIV 逆转录酶，导致 HIV 链合成终止从而阻止 HIV 复制。

【临床应用】 适用于抗 HIV-1 和 HIV-2 病毒，能降低 HIV 感染患者的发病率，延长其存活期；可用于预防 HIV 宫内感染，显著减少 HIV 从感染孕妇到胎儿的子宫转移发生率，用药时间为怀孕第 14～34 周；此外，齐多夫定也能治疗 HIV 诱发的痴呆和血栓性血小板减少症。常与拉米夫定合用（双夫定片），是美国 FDA 批准的最早上市的复方制剂，具有显著的抗病毒作用，在 20 世纪 90 年代早期成为 HIV 初始治疗核苷类药物骨干的金标准。

【不良反应和注意事项】 哺乳类动物细胞的 DNA 聚合酶对本药的敏感性低，但是宿主细胞线粒体的 DNA 聚合酶对齐多夫定十分敏感，这可能是药物不良反应产生的原因。常见头痛、恶心、呕吐和肌痛等；25%患者出现骨髓抑制如白细胞减少、血小板减少和贫血等。剂量过大可出现焦虑、精神错乱和震颤。肝功能不全患者服用后更易发生毒性反应。2017 年 10 月，WHO 国际癌症研究机构公布的致癌物清单，初步将齐多夫定（AZT）纳入 2B 类致癌物。

【药物相互作用】 禁与对乙酰氨基酚、阿司匹林、西咪替丁、保泰松、吗啡、磺胺药、阿昔洛韦、丙磺舒联合应用。

拉米夫定

拉米夫定（lamivudine，3TC）为胞嘧啶核苷的类似物，是在我国和全球被批准治疗慢性 HBV 的第一个口服药，能有效治疗 HBV 感染，也被用于 HIV 感染的治疗。

【体内过程】 拉米夫定口服后吸收迅速，生物利用度为 80%～85%，$t_{1/2}$平均为 9h，70%以原形从尿中排出，有 5%～10%被代谢为无活性的反式硫氧化物的衍生物。甲氧苄啶能降低拉米夫定的肾脏清除。在治疗剂量范围内，拉米夫定的血浆蛋白结合率低。活化产物拉米夫定三磷酸盐在感染 HBV 细胞内的 $t_{1/2}$ 为 17～19h，而在 HIV 感染细胞中的 $t_{1/2}$ 为 10.5～15.5h。

【药理作用】 拉米夫定在 HBV 感染细胞和正常细胞内代谢可生成活化产物拉米夫定三磷酸盐衍生物，后者选择性抑制 HIV 的逆转录酶和 HBV 的 DNA 聚合酶，对病毒 DNA 链的合成和延长有竞争性抑制作用。因此对 HIV 和 HBV 均具有抗病毒活性，对齐多夫定耐药的 HIV 也有活性。对人的不同亚型 DNA 聚合酶有不同的亲和力，其细胞毒性低于齐多夫定。单用拉米夫定治疗 HIV 感染易产生抗药性，且与齐多夫定、去羟肌苷等交叉耐药。

【临床应用】 主要适用于 HBV 感染的慢性乙型肝炎。与其他抗逆转录病毒药物联合，用于治疗 HIV 感染的成人和儿童；或者与替诺福韦、拉米夫定、依非韦伦等抗 HIV 药物联合用于治疗 HBV/HIV 合并感染的患者。

【不良反应和注意事项】 常见的不良反应为贫血、头痛、恶心、腹痛和腹泻，少见中性粒细胞减少，HBV 和 HIV 混合感染患者发生胰腺炎的风险增加。

恩曲他滨

恩曲他滨（emtricitabine，FTC）是美国 Gilead Siences 公司研制的一种新型的核苷类逆转录酶抑制剂，具有抗 HBV 和 HIV 活性，其化学结构与目前临床上广泛使用的其他核苷类似物不同之处在于其 C_5 位置上的氟基。2003 年 7 月由美国 FDA 批准在美国上市。

【体内过程】 口服吸收良好、迅速，分布广泛，给药 1～2h 后达血药浓度峰值，生物利用度为 93%。主要以原形通过肾脏排泄，同时通过肾小球滤过和肾小管主动分泌，$t_{1/2}$ 为 8～10h。它可空腹服用或与食物同服，与食物同服时其 AUC 不变，但峰浓度下降。恩曲他滨不影响肝微粒体酶 P450 酶系统，与其他药物合用几乎无影响。

【药理作用】 作用机制类似于拉米夫定，较拉米夫定 $t_{1/2}$ 更长，抗病毒活性更好。对 HIV-1、HIV-2 及 HBV 均有特异性抗病毒活性，主要通过多步磷酸化形成具有活性的三磷酸盐，与天然的磷酸胞嘧啶竞争性渗入到病毒 DNA 合成的过程中，最终导致其 DNA 链断裂，从而竞争性抑制 HIV-1 逆转录酶和 HBV-DNA 聚合酶活性。恩曲他滨抗病毒活性是拉米夫定的 4～10 倍。

【临床应用】 恩曲他滨与其他抗逆转录病毒药物联合，可用于成年 HIV-1 和 HIV-2 感染患者，对病毒有显著的抑制活性；可用于 HBV 感染的治疗，能降低慢性感染患者的 HBV 水平。

【不良反应和注意事项】 毒性较小，其安全性明显优于拉米夫定，尤其对儿童患者有较好的疗效和安全性。不良反应为头痛、腹泻、恶心、头晕、皮疹和色素沉着，约 1%患者因此终止服药。

替诺福韦

替诺福韦（tenofovir，TDF），前药为富马酸替诺福韦二吡呋酯（tenofovir disoproxil fumarate），是一种由美国 Gilead Sciences 公司生产的新型核苷酸类逆转录酶抑制剂，2001 年被美国 FDA 批准用于治疗 HIV 的感染。2008 年被美国 FDA 和欧盟批准用于治疗成人慢性 HBV 感染的治疗。

【体内过程】 替诺福韦酯具有水溶性，可被迅速吸收并降解成活性物质替诺福韦，然后被转变为活性代谢产物替诺福韦二磷酸盐。给药后 1～2h 内替诺福韦达血药浓度峰值。它与食物同服时生物利用度可增大约 40%。替诺福韦二磷酸盐的胞内 $t_{1/2}$ 约为 10h，适用于一日给药 1 次。主要经肾小球滤过和肾小管主动转运系统排泄，70%～80%以原形经尿液排出。

【药理作用】 替诺福韦几乎不被胃肠道吸收，因此制成前药替诺福韦酯富马酸盐用于临床。该药被细胞激酶磷酸化生成具有药理活性的代谢产物替诺福韦二磷酸，与脱氧腺苷三磷酸竞争，抑制病毒的 DNA 合成。替诺福韦单独使用或与已有的抗逆转录病毒药联用时，对 HIV 感染患者均有效，且耐受性良好。对 HIV 和 HBV 合并感染的患者，替诺福韦对 HBV 野生株和拉米夫定耐药株均有很强的抑制作用。无论是初治还是曾用过核苷类似物并出现耐药的慢性 HBV 感染患者，均有明显的治疗效果，并且未发现 HBV 耐药变异，安全性和耐受性良好。

【临床用途】 用于 HIV 和 HBV 感染。恩曲他滨与其他抗逆转录病毒药物联合，可用于成年 HIV-1 和 HIV-2 感染患者；联合用药可治疗 HBV/HIV 合并感染的患者。

【不良反应和注意事项】 最常见是胃肠道反应，包括腹泻、乏力、头痛、呕吐、腹胀、腹痛、食欲减退等，发生率为 11%；肝功能不全患者用药时更应注意。

二、非核苷类逆转录酶抑制剂

NNRTIs 是一类在化学结构上与核苷无关，但与核苷类药物作用机制相似，与病毒逆转录酶的结合位点不同但接近的抗 AIDS 药物。与 NRTIs 不同，NNRTIs 本身具有抗病毒活性，无须在细胞内激活，NNRTIs 也不与三磷酸核苷竞争病毒的逆转录酶，而是直接与病毒逆转录酶（RT）催化活性位点的疏水区结合，引起酶蛋白构象改变，造成酶失活，从而阻止了 RNA 逆转录为 DNA，特异性地抑制 HIV-1 的复制。NNRTIs 的作用只针对 HIV 逆转录酶，对细胞聚合酶没有作用，毒性较小。本类药物之间具有交叉耐药性，单独使用 NNRTIs 治疗艾滋病时，病毒很快产生耐药性，但是本类药物与 NRTIs 或蛋白酶抑制药之间无交叉耐药现象。

NNRTIs 具有较高的选择性，与 HIV-1 的逆转录酶直接结合，高度抑制 HIV-1 病毒复制，对 HIV-2 病毒的逆转录酶及真核细胞 DNA 聚合酶无抑制作用。在体外与核苷类药物和蛋白酶抑制剂有协同作用，对其他药物耐药的病毒株也具有活性。此类药因诱导产生耐药株的速度很快，具有交叉耐药性，因此不应单独使用，应与其他抗逆转录病毒药联合使用，治疗病情恶化的艾滋病患者。NNRTIs 抗 HIV-1 能力强，毒性小，往往是 ART 治疗方案中的核心药物。

目前 FDA 批准使用的 NNRTIs 的代表药物有奈韦拉平（nevirapine，NVP）、地拉韦定（delevirdine，DLV）、依非韦伦（efavirenz，EFV）、依曲韦林（etravirine，ETR）和利匹韦林（rilpivirine）。其中，奈韦拉平、地拉韦定属于第一代 NNRTIs，依非韦伦为第二代 NNRTIs，这两类抑制剂都已使用超过 10 年且产生了稳定的耐药毒株。依曲韦林和利匹韦林作为第三代 NNRTIs，目前在临床治疗中占有重要地位。

依曲韦林

依曲韦林（etravirine）是强生公司下属 Tibotec 公司开发的新一代 NNRTIs，2008 年 1 月经美国 FDA 批准上市，成为高效抗逆转录病毒治疗药物之一。

【体内过程】 口服后达峰时间为 2.5～4.0h，与餐后给药相比，空腹时口服依曲韦林的 AUC 降低约 50%，在体内主要与白蛋白和 α_1-酸性糖蛋白结合，血浆蛋白结合率为 99.9%。本品主要代谢产物的药理活性比药物原形至少低 90%，单剂量口服 800mg 依曲韦林后，93.7%从粪便排出，1.2%从尿中排泄。平均 $t_{1/2}$ 为（41±20）h，18～77 岁人群药动学差异不明显。

【药理作用】 依曲韦林为 1 型人免疫缺陷病毒（HIV-1）的 NNRTIs，它可与 HIV-1 逆转录酶直接结合，通过破坏酶催化部位而阻断 RNA 依赖及 DNA 依赖的 DNA 聚合酶活性，抑制 HIV-1 病毒复制，降低病毒载量，提高免疫能力。依曲韦林不会抑制人 α 型、β 型和 γ 型 DNA 聚合酶。

【临床应用】 依曲韦林可与其他抗逆转录病毒药物联用，可治疗经抗逆转录病毒药物初步治疗后出现耐药的成年 HIV-1 感染患者。临床上可明显降低艾滋病的发病率和死亡率。

【不良反应和注意事项】 严重皮肤反应和过敏反应。严重皮肤反应包括 Stevens-Johnson 综合征、中毒性表皮坏死松解症和多形性红斑等。过敏反应包括皮疹和全身性症状，如严重皮疹或伴发热的皮疹、全身不适、无力、肌肉或关节疼痛、水疱、口腔损伤、结膜炎、面部水肿、肝炎或嗜酸性粒细胞增多等，甚至肝衰竭。

【药物相互作用】 依曲韦林是肝药酶 CYP3A4、CYP2C9 和 CYP2C19 的底物，依非韦伦、奈韦拉平能显著降低该药的血药浓度，使其失去治疗作用，地拉韦定升高该药的血药浓度。

奈韦拉平

奈韦拉平（nevirapine）与 HIV-1 的逆转录酶直接连接，并且通过使此酶的催化端破裂来阻断 RNA 依赖和 DNA 依赖的 DNA 聚合酶活性，作用机制同依曲韦林。口服吸收良好，生物利用度高。在肝大部分被代谢为无活性的代谢产物，经粪便和尿液排泄。

奈韦拉平与其他抗逆转录病毒药物合用治疗 HIV-1 感染。单用此药会很快产生耐药病毒。因此，奈韦拉平应与至少两种以上的其他抗逆转录病毒药物一起使用。对于分娩时未使用抗逆转录病毒治疗的孕妇，预防 HIV-1 的母婴传播这一适应证，奈韦拉平可单独使用。奈韦拉平还可分别单独用于 HIV 感染的临产孕妇及其新生儿。最常见不良反应为皮疹，严重的肝脏毒性罕见，其他不良反应包括发热、恶心、头痛和嗜睡等。与 NRTIs 相比，NNRTIs 的毒性反应显著降低，常见毒性反应为皮疹和肝脏毒性。

利匹韦林

利匹韦林（rilpivirine）是一种二苯胺嘧啶衍生物，属于新型 NNRTIs，由美国强生旗下公司 Tibotec 研发，于 2011 年 9 月首次在美国上市。通过非竞争抑制 HIV 逆转录酶从而抑制病毒复制，但不会抑制人体细胞的 a 型、β 型、γ 型 DNA 聚合酶。适用于 1 型人免疫缺陷病毒（HIV-1）感染成年患者的初始治疗，具有很强的抗野生型 HIV-1 和耐药突变株活性，对耐药的 HIV 患者也具有治疗作用。一般和其他类型抗艾滋病药联合使用。

三、蛋白酶抑制剂

PIs 是通过模拟 HIV 病毒裂解过渡期蛋白酶的自然底物而干扰正常病毒的成熟，产生无侵染性的病毒颗粒，以应对一些抗逆转录病毒药物的显著毒性和耐药性，在 20 世纪 90 年代开始成为艾滋病治疗药物，因药效好、初期使用过程中较少的耐药性和药物相互作用而被广泛使用。PIs 与 NNRTIs 的抗病毒效力相当，但 PIs 的耐药性基因屏障明显优于其他种类药物，因 HIV 蛋白酶基因需要产生多点变异才能对 PIs 类药物产生耐药性。

在 HIV 复制周期中，HIV 蛋白酶负责将 *gag* 和 *gag-pol* 基因编码的多蛋白裂解成病毒成熟所必需的结构蛋白（基质、壳、核壳）和酶类（蛋白酶、整合酶、逆转录酶），HIV 的 *gag* 基因编码的前体蛋白 P55 由 HIV 蛋白酶催化进行水解，这一过程对于产生具有感染能力的成熟 HIV 病毒颗粒至关重要。HIV 蛋白酶是由两条肽链组成的同质二聚体，每条肽链由 99 个氨基酸组成。PIs 通过作用于病毒蛋白酶，抑制 HIV 蛋白酶的活性或将该酶的活性降低到极低水平，被感染的宿主细胞将产生不成熟并且无感染能力的 HIV 病毒颗粒，从而达到抑制 HIV 的目的，大部分蛋白酶抑制药是根据 HIV 的前体蛋白 P55 的结构进行设计的，以较稳定化学键替代原底物结构中的酰胺键，合成底物的类似物。目前经美国 FDA 批准使用的抗 HIV 感染治疗的 PIs 类药物有十余种。

沙奎那韦（saquinavir，SQV）是获得美国 FDA 批准上市的第一个 HIV 蛋白酶抑制剂，临床试验显示，其可降低 AIDS 患者血浆 HIV-RNA 浓度并提升其 CD4 细胞数目，但因其个体差异较大、首过效应显著、生物利用度较低和需要大剂量高频率服药等，逐步被后续开发出的利托那韦（ritonavir，RTV）、茚地那韦（indinavir，IDV）、奈非那韦（nelfinair，NFV）、洛匹那韦（Lopinavir，LPV）、呋山那韦（Fosamprenavir，FPV）、安瑞那韦（amprenavir，APV）等药物所代替。其中，多种药物被列为美国和欧洲 HIV 治疗指南的一线治疗方案。

PIs 在官能团上进行了不同的修饰，但仍具有相同的母核，因而其药动学性质具有诸多相似之处。例如，在代谢过程中，那韦类药物或者经过相同的 P450 酶代谢，或者对 P450 酶产生抑制或诱导作用，因而可能与经过这些代谢途径消除的药物发生相互作用。所用的蛋白酶抑制剂均引起胃肠不适和氨基转移酶活性升高，且单独使用效果不明显，临床应用时需与其他抗 AIDS 药物联合使用。而且，随着 PIs 的广泛使用，一种使用低剂量利托那韦作为其他 PIs 激动药的方法被发现，利托那韦可以抑制 CYP3A4，显著提高联合使用的其他 PIs 的血药浓度，并延长药物 $t_{1/2}$，从而达到减少 PIs 的用药剂量和服药次数的效果。

达芦那韦

达芦那韦（darunavir，DRV）是第二代 HIV 蛋白酶抑制剂，由强生公司的子公司 Tibotec 开发，于 2006 年 7 月在美国首次上市，是继替拉那韦（tipranavir，TPV）之后全球第二个非肽类蛋白酶抑制剂。

【体内过程】　口服后，快速吸收。与低剂量利托那韦同服时，通常在服药后 2.5～4.0h 达到血药浓度峰值。大部分由 CYP450 酶代谢，且以 CYP3A4 代谢为主，由于利托那韦可抑制 CYP3A4 酶，可使单次剂量 600mg 达芦那韦的绝对口服生物利用度由 37%增加到约 82%，将达芦那韦的全身暴露量增加 14 倍，起到增效作用，因此二者常结合使用。达芦那韦血浆蛋白结合率约 95%，主要与血浆蛋白 α_1-酸性蛋白（AAG）结合；进餐时服药的血药浓度峰值和 AUC 可增加 30%。

【药理作用】　达芦那韦为选择性 HIV-1 蛋白酶抑制剂，能与 HIV-1 蛋白酶活性位点紧密结合，选择性抑制受感染细胞中 HIV 编码的 gag-pol 多聚酶的裂解，阻滞成熟病毒颗粒的形成，降低病毒载量，提高 CD4 细胞计数，提高免疫功能。

【临床应用】　达芦那韦与利托那韦及其他抗逆转录病毒药物联合，用于曾接受抗逆转录病毒药物治疗但效果不佳的HIV感染成年患者，对多种蛋白酶抑制剂耐药的HIV-1感染者有效。使用达芦那韦时，必须以100mg利托那韦作为增效剂，并联合其他抗逆转录病毒药物，并宜进餐时用药，以提高血药浓度。对没有使用过抗HIV药物的HIV感染成年患者，通常以800mg达芦那韦合用100mg利托那韦的剂量口服，一日1次；对过去使用过抗HIV药物的HIV感染成年患者，通常采用600mg达芦那韦合用100mg利托那韦的剂量口服，一日1次。

【不良反应和注意事项】 常见皮疹、腹泻、恶心、头痛和鼻咽炎等不良反应，发生率10%。严重肝损伤患者应慎用达芦那韦/利托那韦复合制剂，以免加重肝功能障碍。对达芦那韦过敏者慎用。临床同时给予PIs与其他药物时，应注意药物之间的相互作用，必要时调整剂量。

阿扎那韦

阿扎那韦（atazanavir sulfate，ATV）是一种新型氮杂肽类PIs，根据酶-氮杂肽复合物的X射线衍射研究设计而成，由Bristol-Myers squibb公司研发，2003年FDA批准上市，2007年4月获准在我国上市，可用于HIV感染的一线治疗。对HIV-1蛋白酶具有高选择性，通过阻断病毒gag和gag-pol前体多聚蛋白的裂解，从而抑制病毒结构蛋白、逆转录酶、整合酶和蛋白酶的生成，使HIV-1感染细胞释放出非感染性的不成熟的病毒颗粒。阿扎那韦对多株HIV-1病毒具有比其他PIs更强的抑制活性，能持续强效抑制HIV病毒，每日给药1次，耐药率低，用药方便，对脂肪代谢影响小，与其他蛋白酶抑制剂无交叉耐药性。

阿扎那韦吸收迅速，随餐用药的生物利用度为60%，$t_{1/2}$为2.5h，进餐时服用可提高其生物利用度，减少药动学参数的波动，单次口服400mg，与高脂饮食或便餐同服，AUC分别增加35%和37%，而AUC相应的变异系数分别减少到43%和37%，而空腹时该变异系数为69%。其与白蛋白和α_1-酸性糖蛋白的结合率约为86%，易透入精液和脑脊液，主要由肝脏微粒体CYP3A4同工酶代谢，经胆汁消除。三种主要的代谢产物均无抗HIV活性。

美国卫生与人类服务部（U.S. Department of Health and Human Services，HHS）推荐，300mg阿扎那韦辅以100mg利托那韦随餐一日1次服用疗法，可作为初始HIV-1感染成年患者联合用药的首选。对于HIV感染者，采用替诺福韦酯、阿扎那韦各300mg和利托那韦100mg，一日1次，可作为联合用药的处方，或口服阿扎那韦400mg，一日1次，与避孕药同服，剂量无须调整，能迅速持久抑制病毒。一日1次服用，服用方便，每次仅2粒胶囊，有利于长期服用。但需注意使用时应避免与质子泵抑制剂同服，如需使用H_2受体阻断药，应在阿扎那韦给药后12h服用，否则会降低其血药浓度。

利托那韦

利托那韦（ritonavir，RTV）为人类HIV-1和HIV-2天冬氨酸蛋白酶抑制药，阻断天冬氨酸蛋白酶裂解多聚蛋白（P55和P56）形成病毒成熟所必需的结构性蛋白质和酶类，使HIV颗粒保持在未成熟的状态，从而减慢HIV在细胞中的蔓延，以防止新一轮感染的发生和延迟疾病的发展。利托那韦单独使用或与其他逆转录酶抑制剂联合可用于治疗HIV感染，对齐多夫定敏感的和齐多夫定与沙奎那韦耐药的HIV株一般均有效，作为WHO推荐的标准二线治疗方案中的药物。

利托那韦是CYP3A4同工酶抑制剂，可减慢通过CYP3A4介导的药物代谢，增加配伍药物的血浆浓度，在增强其治疗效应的同时，也可增加不良反应的发生率。常见的不良反应有恶心、呕吐、腹泻、虚弱、腹痛、厌食、味觉异常、感觉异常及头痛、血管扩张和生化指标异常等。例如，三酰甘油与胆固醇、谷丙转氨酶与谷草转氨酶等升高，在治疗的第2～4周明显。严重者出现中毒性表皮坏死和Stevens-Johnson综合征。利托那韦与芬太尼配伍用药时可增加芬太尼血浆浓度，应密切监测治疗效应及不良反应，包括潜在致死性的呼吸抑制。

美国疾病预防与控制中心Hoimberg等报告，使用蛋白酶抑制剂可增加HIV-1感染者的心肌梗死发病风险，可增加高脂血症和高血糖危险，并可导致胰岛素抵抗。

四、融合抑制剂

抗逆转录病毒治疗取得了显著的临床疗效，但不能彻底地清除 HIV，长期抗病毒治疗需要面对药物的毒性反应、耐药病毒产生和传播、患者依从性差及每日口服用药不方便等问题。长期的抗病毒治疗对药物的安全性和耐药屏障提出了更高的要求，已发生耐药及缺乏耐受性的患者需要有更多的药物选择。近十年来，融合抑制剂和辅助受体阻断药等新作用机制药物的问世，为 AIDS 治疗提供了新的药物组合。

2018 年 7 月我国自主研发的抗艾滋病新药艾博韦泰长效注射剂获批准上市，是我国首个抗 AIDS 长效融合抑制剂，该药的上市表明我国抗 AIDS 药物实现了零的突破。

恩 夫 韦 肽

恩夫韦肽（enfuvirtide）由 36 个氨基酸组成的链状多肽，是美国 FDA 批准的第一个合成肽类 HIV 融合抑制剂，也是第一个基于“病毒进入抑制剂”的抗 HIV 多肽药物，由瑞士 Roche 公司与美国 Trimeris 公司联合研制开发，2003 年 3 月批准上市，标志着 HIV-1 跨膜糖蛋白 gp41 作为抗 HIV-1 药物有效靶点的确认。

【体内过程】 恩夫韦肽呈白色或灰白色非晶型固体，在纯水中几乎不溶。皮下给药生物利用度为 84.3%，达峰时间为 4～8h，AUC 约 48.7h·μg/ml，与血浆蛋白结合率为 92%，分布容积为 5.5L，在肝脏代谢，总体清除率为 30.6 ml/（kg·h），$t_{1/2}$ 为 3.8 h。

【药理作用】 恩夫韦肽是 gp41 的 HR2 域中一段自然存在的氨基酸序列衍生物，可以通过竞争性结合 gp41 的 HR1 域，阻止 HR1 和 HR2 的相互作用及 gp41 的构型改变，进而阻止病毒与宿主细胞融合所必需的构象变化，从而抑制 HIV-1 的复制。其他抗 AIDS 药物是作用于细胞内部，阻止病毒在细胞内部复制；而该药是通过阻止病毒与 T 细胞等免疫细胞的接触融合，干扰 HIV-1 进入 T 细胞，防止 AIDS 患者的免疫系统遭受病毒破坏来发生作用，因此又称为融合抑制剂。若 gp41 的基因变异可引起耐药，与其他 HIV 抑制剂无交叉耐药性。它与其他 HIV 抑制剂联用时，可减少血液中 HIV 数量，增加 CD4 细胞的数量，保持免疫系统功能正常，对已产生耐药性的 AIDS 病毒变种更为有效。对 HIV-2 无作用。

【临床应用】 主要用于治疗成人及 6 岁以上儿童慢性 HIV-1 感染。皮下给药，成人每次 90mg，每日 2 次，肌酐清除率＞35ml/min 患者可按该用药量使用。6 岁以上儿童，每次 2mg/kg，不超过成人剂量。肝肾功能不全者慎用。

【不良反应和注意事项】 常引起注射局部反应，用药后可出现失眠、焦虑、周围神经病变、疲乏等神经系统反应，食欲缺乏、胰腺炎、腹泻、恶心等消化道反应，以及血糖升高、肌痛、嗜酸粒细胞增多、血小板、中性粒细胞减少等不良反应。

五、进入抑制剂/CCR5 受体阻断药

马 拉 韦 罗

马拉韦罗（maraviroc，MVC）是 2007 年在美国上市的第一个拮抗 CCR5 趋化因子受体，抑制 HIV-1 进入细胞的小分子药物，只对 R5 型（CCR5 阳性）有效。马拉韦罗是 CCR5 受体特异、可逆、非竞争拮抗药，通过选择性地与 CCR5 受体结合阻断 gp120 外膜蛋白与 CCR5 的结合，从而阻止病毒穿入和感染宿主细胞。联合其他抗逆转录病毒的药物，主要用于曾接受过治疗的成人 R5 型 HIV-1 感染者，且对其他抗 HIV 药物耐药的成年 HIV 感染患者。近年研究发现，MVC 具有降低艾滋病病毒感染神经病症的作用，可通过改善神经认知功能来治疗 HIV 神经认知障碍（HIV-associated neurocognitive disorders，HAND）。

第四节 抗疱疹病毒药

疱疹病毒（herpesvirus，HV）是一组 DNA 病毒，已发现有 8 种可引起人类感染，根据生物学特性，可分为 3 个亚型（α 型、β 型和 γ 型）。α 型疱疹病毒包括单纯疱疹病毒（herpes simplex virus，HSV-1 和 HSV-2）和水痘带状疱疹病毒（varicellazoster virus，VZV）。HSV-1 感染部位通常在口腔或口周，而 HSV-2 通常引起生殖器感染。HSV 感染可引起口唇疱疹、角膜炎、角膜性失明、脑炎等疾病，还会增加其他感染风险。而 VZV 是导致水痘和带状疱疹的原因。β 型疱疹病毒包括巨细胞病毒（human cytomegalovirus，HCMV）、人类疱疹 6 型和 7 型（human herpesvirus，HHV-6 和 HHV-7）。CMV 在免疫功能不全或低下患者（如接受放化疗的肿瘤、器官移植等）中感染概率高，致死风险大。γ 疱疹病毒包括 Epstein-Barr 病毒（EBV）和卡波西肉瘤伴随的疱疹病毒（Kaposi'ssarcoma-associated herpesvirus，KSHV）。EB 病毒感染口咽上皮细胞并大量繁殖，裂解细胞释放病毒颗粒，还可潜伏在 B 淋巴细胞中，与鼻咽癌、儿童淋巴瘤的发生有密切相关性。

疱疹病毒的生活周期分为典型的潜伏期复制和裂解期复制。人类疱疹病毒感染为多发病和常见病，疱疹病毒感染能够引起多种疾病，如疱疹、神经系统感染及肿瘤等疾病。疱疹病毒具有人群高携带性、易致病性及病症反复发作性等特点，严重影响人们健康（表 34-1）。

表 34-1 常见疱疹病毒及其相关疾病

病毒种类	常见疾病
HSV-1	咽炎、口唇疱疹、口腔溃疡、角膜结膜炎、甲沟炎等
HSV-2	外生殖器及腰部以下皮肤疱疹、新生儿疱疹、宫颈癌等
VZV	水痘、带状疱疹、肺炎、脑炎等
HCMV	传染性单核细胞增多症样综合征、结膜炎、视网膜炎、肺炎、食管炎、脑炎、新生儿先天畸形等幼儿急疹
HHV-6/HHV-7 EBV	传染性单核细胞增多症、伯基特淋巴瘤、移植后淋巴增生综合征、鼻咽癌、NK/T 细胞淋巴瘤、霍奇金病等
KSHV	卡波西肉瘤、原发性渗透性淋巴瘤、多中心卡曼病

DNA 聚合酶是病毒 DNA 链复制必需酶，目前治疗 DNA 病毒感染的药物主要包括三大类，作用靶点均是针对病毒 DNA 的复制，包括阿昔洛韦类似物、无环核苷类似物和焦磷酸盐类似物，阿昔洛韦类似物和无环核苷类似物均属于核苷类抗病毒药，核苷类抗疱疹病毒药和膦甲酸钠均是病毒 DNA 聚合酶的抑制剂，但作用方式和作用靶点不相同。

一、核苷类抗疱疹病毒药

阿昔洛韦

阿昔洛韦（aciclovir）属人工合成的鸟嘌呤核苷类似物，能选择性地抑制病毒 DNA 聚合酶，为第二代抗疱疹药物，是高效低毒的抗病毒药物，它的临床运用，使抗疱疹病毒治疗进入了一个新的时代，至今阿昔洛韦仍占据着金标准地位，它的发现者 Gertrude Elion 获得了 1988 年诺贝尔生理学或医学奖。阿昔洛韦的缺点在于其口服生物利用度很低（10%～30%），在水中的溶解度有限，并且在血中的 $t_{1/2}$ 短。

【体内过程】 阿昔洛韦口服吸收率仅 20%，必要时可静脉给药以提高血药浓度。药物血浆蛋白结合率低，易透过生物膜，脑脊液中的药物浓度可达血药浓度的 1/2。阿昔洛韦主要经肾脏排泄，肾功能正常者的 $t_{1/2}$ 为 2.5h。

【药理作用】 阿昔洛韦进入感染细胞内，首先会被病毒特异性胸苷激酶转化为单磷酸盐，然后被细胞的核苷激酶进一步转化为二磷酸、三磷酸化合物，最后模拟核苷酸与病毒多聚酶结合，掺入病毒 DNA 并中止其延伸，从而达到抗病毒的效果。由于正常细胞不能使阿昔洛韦转化为单磷酸化合物，因此该药具有较高选择性，对正常细胞毒性较小。主要抑制疱疹病毒，对 HSV-1 和 HSV-2 作用最强，对 VZV 的作用则较差。对 EB 病毒亦有一定的抑制作用，仅高浓度时才对 CMV 有效。

【临床应用】 阿昔洛韦为广谱抗病毒药，是治疗 HSV 感染的首选药物。临床上广泛用于疱疹性角膜炎、生殖器疱疹、全身带状疱疹及疱疹性脑炎，对单纯性疱疹病毒感染、带状疱疹及免疫缺陷者水痘均有较好疗效。对 HSV 脑炎患者应静脉给药，可降低死亡率 50%，疗效均优于阿糖腺苷。对免疫缺陷者或正在接受放疗、化疗的患者，应用本药可预防 HSV、VZV 感染的发生。尚可与其他药物合用治疗乙型病毒性肝炎。滴眼液和软膏制剂供局部使用。

【不良反应和注意事项】 除偶有头晕、呕吐、头痛外，口服可见皮肤瘙痒，长期口服可使月经紊乱。静脉滴注时，药液漏出血管可引起局部炎症反应；静脉给药速度较快时可造成肾损伤。

更昔洛韦

更昔洛韦（ganciclovir）是阿昔洛韦羟甲基化的衍生物，为阿昔洛韦的类似物。其抗病毒机制与阿昔洛韦相似，但更易磷酸化。更昔洛韦对 CMV、HSV-1、HSV-2、VZV 和 EB 病毒都有效，但在临床上主要用于巨细胞病毒感染，其抗 CMV 作用强于阿昔洛韦 100 倍，它在 CMV 感染细胞中分解较慢，在感染细胞中更昔洛韦的浓度明显高于阿昔洛韦，存留时间长达 18～20h。与阿昔洛韦相同，更昔洛韦口服吸收较差，多采用静脉给药，主要以原形经肾脏排泄，$t_{1/2}$ 为 4h。

本药毒性较大，可诱发骨髓抑制，并具有潜在的致癌作用，故临床仅限于治疗危及生命或视觉的 CMV 感染并伴有免疫缺陷或低下的患者（AIDS 患者或器官及骨髓移植患者），CMV 常作为条件致病性病毒感染艾滋病患者或器官及骨髓移植接受者。此外，更昔洛韦口服用药可作为 AIDS 患者的维持治疗。

泛昔洛韦

泛昔洛韦（famciclovir）是喷昔洛韦（penciclovir）的前体药，为阿昔洛韦衍生物，于 1999 年上市。口服吸收快，在肠壁和肝脏上，由脱脂酶和黄嘌呤氧化酶催化迅速转化为具有抗病毒活性的喷昔洛韦。其抗病毒机制与阿昔洛韦相似，喷昔洛韦三磷酸对单纯疱疹病毒 DNA 聚合酶的亲和力比阿昔洛韦三磷酸弱，但其在感染细胞内磷酸化的效率比阿昔洛韦高，且持续时间较长。喷昔洛韦三磷酸在单纯疱疹病毒、水痘带状疱疹病毒感染细胞内的 $t_{1/2}$ 大约为 15h，故其抗病毒效果强而持久，用药次数比阿昔洛韦少。

伐昔洛韦

伐昔洛韦（valaciclovir）是阿昔洛韦的前体药，是加入左旋缬氨酸酯的阿昔洛韦，是安全有效的药物。伐昔洛韦口服后，通过人体肠肽转运体 hPEPT1 的转运吸收，生物利用度明显提高，随后在小肠中转换为阿昔洛韦，因而解决了阿昔洛韦口服生物利用度低的缺点。

喷昔洛韦

喷昔洛韦（penciclovir）为阿昔洛韦衍生物，1996 年上市。喷昔洛韦与阿昔洛韦的作用机制相似，为病毒 DNA 聚合酶底物竞争性抑制剂及 DNA 链末端终止剂。本品对水痘带状疱疹病毒、单纯疱疹病毒、EB 病毒、巨细胞病毒均有抑制作用，但其口服生物利用度较低（仅为 5%），因此多以 1%软膏局部外用，涂于患处。

二、非核苷类抗疱疹病毒药

膦甲酸钠

膦甲酸钠（foscarnet sodium）为非核苷类抗疱疹病毒药，属无机焦磷酸盐衍生物。

【体内过程】 口服吸收差，有较强的胃肠道刺激性，故临床采用静脉给药。$t_{1/2}$为4.5～6.8h。给药量10%～30%药物可沉积于骨组织中，数月后逐渐消散，对骨质无不良反应。脑脊液中的药物浓度是稳态血药浓度的43%～67%。主要以原形由肾脏排泄。

【药理作用】 膦甲酸钠直接抑制疱疹病毒的DNA聚合酶、流感病毒的RNA聚合酶和HIV逆转录酶。其中对病毒DNA聚合酶的选择性更高，能与该酶的焦磷酸结合位点直接结合而抑制酶的活性。膦甲酸钠在不影响细胞DNA聚合酶的浓度下，与病毒DNA聚合酶的焦磷酸盐结合位点产生非竞争性抑制作用，从而终止病毒DNA链的复制。

【临床应用】 膦甲酸钠抗病毒谱广，对各种疱疹病毒（如HSV、CMV、EB、VZV）疗效确切，对HPV、HBV等DNA病毒也有较好疗效，同时对HIV、COX-柯萨奇病毒等部分RNA病毒也有抑制作用。由于膦甲酸钠可产生严重的肾毒性，故静脉给药时仅作为备选药物用于CMV引起的眼部感染并伴有免疫缺陷或低下的患者，如不能耐受阿昔洛韦、更昔洛韦，或用阿昔洛韦、更昔洛韦无效的CMV感染。霜剂可供局部外用，治疗敏感病毒所致的皮肤、黏膜感染。

【不良反应和注意事项】 不良反应主要为电解质紊乱，如低钙血症、高钙血症、低钾血症及血磷过高或过低，还可引起头痛、乏力、贫血、粒细胞减少和肝功能异常等。

案例34-1

1. 案例摘要 冬季，北京下午，室温21℃。患者，男，60岁，开窗通风，光膀吹风30min。次日出现感冒喷嚏、流清涕；第三日加重，并伴发热，到当地医院静脉滴注头孢曲松钠3日，病情未得到缓解，X线片提示肺部有小部分感染，白细胞偏低，心电图正常，医院换用阿奇霉素静脉滴注3日，患者精神略为好转，仍持续发热，20:00入院急诊检查，CT扫描提示肺部大面积感染，比36h前的X线片加重，显示病毒扩散迅猛；而血、咽拭子检查提示甲型、乙型病毒阴性，39℃高热不退，患者可能感染了未知病毒，引起病毒性肺炎，告知病情严重，建议转大医院治疗。转院后，先后使用莫西沙星、多索茶碱、甲泼尼龙、阿昔洛韦等输液，并配合吸氧。但肺部病毒仍扩散迅速，肺呈现“大白肺”，少尿，转入ICU病房，进行人工肺（extra-corporeal membrane oxygenation，ECMO，体外膜肺、叶克膜）、输血及药物治疗，病情缓解1～2日，体温降至37.4℃，血氧饱和度升至90%，食欲好转，随后病情却急转直下。医院诊断：肺部感染异常恶化，呼吸衰竭，肾、肝衰竭，出现消化道出血、蛛网膜下腔出血、低蛋白血症、高血钾、高血钠等并发症，经抢救治疗5日，无效死亡。

2. 案例问题 为什么患者仅因为受寒感冒而最终导致死亡？

3. 案例分析 提示：流感病毒具有传染性强、传播速度快的致病特征，是引起急性呼吸道感染疾病的常见病原体。高致病性流感病毒还具高致死率的特征，其原因并非病毒复制所致的直接细胞损伤，而更多取决于高病毒载量诱发宿主异常先天性免疫炎症所引发的急性呼吸窘迫综合征和多器官功能衰竭。本案例中患者受寒感冒后，起初当作一般普通感冒，未加以重视，病情未得到及时有效控制，早期治疗以抗菌为主，病情加重后才考虑到可能为高致病性禽流感病毒合并耐药菌感染，加之老年人机体抵抗力差，最终病情快速恶化而死亡。在生活中，感冒这种常见病、多发病，常被人们所忽视，认为“伤风感冒不算病，不治也能好”，实际上，某些急性传染病的早期表现与普通感冒的上呼吸道感染的症状非常相似，因此，必须分辨病毒感染、细菌感染，或病毒合并耐药菌感染等，合理使用抗病毒和抗菌药，防止变生他病。

（熊 平）

第三十五章　抗寄生虫药

抗寄生虫药（antiparasitic drugs）是指主要用于杀灭、驱除或预防寄生在人或动物体内的各种寄生虫的药物。寄生虫病对人和动物体都有严重威胁。由于人类的活动，环境平衡的破坏而导致寄生虫的致病力增强，使某些寄生虫病发展成为某一地区的流行病，会对当地的社会和经济造成严重的影响。寄生虫种类多，形态差异也较大，小至能引起疟疾感染和阿米巴痢疾的原虫，大到常见的蛔虫、蛲虫、钩虫、丝虫、鞭虫、绦虫等蠕虫，针对不同的寄生虫可选择不同的抗寄生虫药物，本章仅讨论抗疟药（antimalarial drugs）、抗阿米巴病药（antiamebiasis drugs）、抗滴虫药（antithichomoniasis drugs）、抗血吸虫药（antischistosomalsdrugs）、抗丝虫病药（anti-filarial drugs）及抗肠蠕虫药（anthelmintic drugs）。

第一节　抗　疟　药

疟疾是由已感染疟原虫的雌性蚊子引起的一种传染病，临床以间歇性寒战、高热，大汗后缓解为特点。疟疾是全球重要的寄生虫病之一。20世纪中期，由于奎宁等药物大量的应用，疟疾曾经得到了有效控制。但近年来，随着常用抗疟药的大量应用，提高了疟疾的抗药性，疟原虫病的危害仍是普遍存在的公共卫生问题。

目前，已发现约近百种疟原虫，有四种可引起人体疾病。这四种疟原虫分别是恶性疟原虫 *Plasmodium falciparum*、间日疟原虫 *Plasmodium Vivax*、三日疟原虫 *Plasmodium malarine* 和卵形疟原虫 *Plasmodium ovale*。危害较大的是恶性疟原虫和间日疟原虫所致的恶性疟和间日疟。现有抗疟药中，尚无一种药物可作用于疟原虫生活史的所有环节，因此，有必要了解疟原虫的生活史，以便合理选择防治疟原虫病的方案。

一、疟原虫的生活史

疟原虫的生活史，可分为无性生殖阶段（全部在人体内进行的发育阶段）和有性生殖阶段。除小部分在人体红细胞内发育外，大部分在雌性按蚊体内完成，即所谓宿主交替。抗疟药可作用于疟原虫生活的不同环节，从而起治疗或预防疟疾的作用。

（一）疟原虫在人体内的无性生殖阶段

1. 红细胞外期　红细胞外期也称肝细胞内的发育期。受感染的雌性按蚊刺吸人血时，疟原虫子孢子随按蚊唾液注入人体，随着血流侵入肝细胞，进行裂体增殖。在肝细胞内的疟原虫逐渐发育为不含色素的裂殖体，10～14日后，肝细胞内的裂殖体发育成熟，此时的裂殖体内含有大量的裂殖子。此期间不发生症状，为疟疾的潜伏期。

间日疟原虫和卵形疟原虫的一部分子孢子侵入肝脏后，可进入长达数月的休眠期，也称休眠子，休眠子可被激活，成为疟疾远期复发的根源。

2. 红细胞内期　分为裂体增殖和配子体形成两个阶段。

（1）裂体增殖：红细胞外期产生的裂殖子胀破，从肝细胞释出，进入红细胞，先形成环状体，亦称小滋养体，逐步形成大滋养体、裂殖体，被感染的红细胞破裂后，释放出裂殖子，刺激机体，引起寒战、高热等症状，疟疾发作。释放出的裂殖子进入其他红细胞，重演其无性生殖，如此反复循环，引起临床症状反复发作。

（2）配子体形成：疟原虫在红细胞内，经过几代裂体增殖后，部分裂殖子在红细胞内增大，但不分裂，发育成雌性配子体，成为疟原虫有性生殖的开始。

（二）疟原虫在按蚊体内的有性生殖阶段

按蚊刺吸血液时，疟原虫随血液入蚊胃，仅雌、雄配子体能继续发育，二者结合成合子，进一步发育产生子孢子，移行至唾液腺内，成为感染人的直接传染源。

二、控制症状的主要抗疟药

氯　喹

氯喹（chloroquine）是 4-氨基喹啉衍生物。虽然有手性碳，但 *d*-异构体、*l*-异构体和 *dl*-异构体的活性相等。*d*-异构体较 *l*-异构体对哺乳动物的毒性较低，临床上使用其外消旋体。

【体内过程】　氯喹口服给药吸收快且全，服药后 1～2h 血药浓度达峰值。血浆蛋白结合率约 55%。$t_{1/2}$ 为 2.5～10 日。其在红细胞中的浓度为血浆内浓度的 10～20 倍，而被疟原虫侵入的红细胞内的氯喹浓度，比未被疟原虫入侵的高约 25 倍。氯喹与组织蛋白结合更多，在肝、脾、肾、肺中的浓度比其在血浆浓度高 200～700 倍。在脑及脊髓中的浓度为血浆浓度的 10～30 倍。在肝脏进行生物转化，主要代谢产物是去乙基氯喹，代谢产物仍有抗疟活性。10%～15%的氯喹以原形从肾脏排泄，酸化尿液可加快氯喹排泄，碱化尿液则降低其排泄速度。约 8%从粪便排泄，也可由乳汁中排出。

【药理作用】

1. 抗疟作用　氯喹对各种疟原虫的红细胞内期的裂殖体都有较强的杀灭作用，能迅速地控制疟疾的临床发作。对红细胞外期疟原虫则无效。其抗疟机制复杂，可能涉及以下几个方面。

（1）干扰疟原虫的核酸代谢：氯喹可插入疟原虫 DNA 结构中，形成 DNA-氯喹复合物，影响 DNA 复制、RNA 转录、RNA 断裂，从而抑制疟原虫的分裂增殖。

（2）干扰疟原虫的血红蛋白酶的活性：pH 为中性时，氯喹能自由进入疟原虫的溶酶体，溶酶体的酸性环境使氯喹发生质子化，不能再穿透出胞膜，从而浓集于疟原虫内，干扰了疟原虫血红蛋白酶的活性，致使疟原虫不能分解宿主红细胞内的血红蛋白，从而减少了疟原虫生存必需氨基酸的供应，进而干扰疟原虫的繁殖。

（3）促使疟原虫细胞溶解：疟原虫在分解宿主红细胞的血红蛋白时，释放血红素（高铁原卟啉），血红素可迫害疟原虫细胞膜，使细胞肿胀，最后破裂，对疟原虫有溶解作用。血红素在疟原虫的血红素聚合酶催化下，可转变为无毒的疟色素。氯喹通过抑制血红素聚合酶活性，使有毒的血红素转化为疟色素受阻，导致血红素堆积，使疟原虫细胞膜溶解破裂而死亡。

2. 杀灭阿米巴滋养体

3. 免疫抑制作用　大剂量氯喹能抑制免疫反应。

【临床应用】

1. 治疗疟疾急性发作　氯喹能迅速控制疟疾的临床发作，具有起效快、疗效高、作用久的特点。对间日疟、三日疟、卵形疟和敏感的恶性疟，氯喹是首选的药物。同时，氯喹也可预防疟疾发作，在进入疫区前 1 周和离开疫区后 4 周期间，每周服药一次即可。

2. 肠外阿米巴病　由于氯喹在肝脏组织内的浓度比在血液中浓度高，故可用于阿米巴肝脓肿的治疗。

3. 对盘状红斑狼疮、肾病综合征和类风湿关节炎等具有一定的缓解作用

【不良反应和注意事项】　氯喹用于治疗疟疾时，不良反应较少。口服后可能出现头晕、头痛、食欲减退、恶心、呕吐、腹痛等症状，但停药后可自行消失。当大剂量应用氯喹时，可出现视网膜病，应定期进行眼科检查。大剂量或快速静脉给药时，可致低血压；大剂量给药还可发生致死性节律异常。

奎　宁

奎宁（quinine）是从金鸡纳树皮中提取的生物碱，是奎尼丁的左旋体。早在17世纪，在奎宁的原产地南美洲，居民就知道金鸡纳树皮可治疗发热和疟疾。1820年，从金鸡纳树皮中提取分离得到奎宁后，就用于临床，曾经是治疗疟疾的主要药物。由于治疗量和中毒量之间的距离小及新发现的抗疟药的出现，奎宁曾退居为二线抗疟药物。随着多重耐药疟原虫的出现，使得奎宁又重返一线抗疟药的地位。

【体内过程】　口服吸收快，约吸收80%。$t_{1/2}$为11h。奎宁口服吸收后，分布于全身组织，以肝、肾中药物浓度高，骨骼肌和神经组织中最少，药物分布和其蛋白结合率依患者的情况不同而异，健康成人的血浆蛋白结合率约为70%。不能到达脑脊液，但可以通过胎盘，能进入乳汁中。80%在肝脏代谢，其代谢物及少量药物原形（约20%）经肾排泄，酸化尿液可加速药物排除。

【药理作用】　抗疟作用。奎宁对各种疟原虫的红细胞内期裂殖体均有杀灭作用，能有效控制临床症状，对间日疟疗效最好，三日疟次之，恶性疟较差。抗疟作用机制与氯喹相似，即干扰疟原虫红细胞内期的生物代谢。

【临床应用】　治疗疟疾。在疟原虫中浓度不及氯喹。由于氯喹耐药性的出现和蔓延，使奎宁成为治疗恶性疟的主要化学药物。

【不良反应和注意事项】

1. 金鸡纳反应　主要表现为恶心、呕吐、耳鸣、头痛、听力和视力减弱，甚至暂时性耳聋。由于奎宁来自金鸡纳树皮，金鸡纳树的其他生物碱也有此反应，故称金鸡纳反应。多见于重复给药时，停药可恢复。

2. 心血管反应　大剂量的奎宁对心肌有抑制作用。用药过量或静脉滴注速度过快时，可致低血压和致死性心律失常。

3. 特异质反应　少数恶性疟患者即使应用很小剂量也能引起急性溶血，发生寒战、血红蛋白尿和急性肾衰竭，甚至死亡。某些过敏患者可出现皮疹、瘙痒、哮喘等。

4. 其他　刺激胰岛细胞，引起高胰岛素血症和低血糖。对妊娠子宫有兴奋作用，孕妇忌用；可通过胎盘，能进入乳汁中，哺乳期妇女慎用。

青　蒿　素

青蒿素（artemisinin）是从植物黄花蒿中提取得到的倍半萜内酯类过氧化物，是继乙氨嘧啶、氯喹、伯氨喹之后的新型抗疟药。青蒿素的发现是屠呦呦研究员等科学家的一项重要成果，因其对疟疾治疗的突出贡献，2015年屠呦呦获得了诺贝尔生理学或医学奖。在众多的青蒿素衍生物中，青蒿素是最早被发现具有抗疟作用的活性物质。人们对青蒿素化学结构进行了改造，得到了蒿甲醚、蒿乙醚和青蒿琥酯等衍生物。这些衍生物保留了原有的过氧桥结构，但稳定性更好，抗疟原虫活性更强，对耐药疟疾也有很好的治疗效果。青蒿素单用抗疟效果显著，联合用药抗疟效果更佳。

【体内过程】　口服易吸收，分布于全身各组织，以肝、肾等脏器分布较多，可通过血脑屏障进入脑组织。在体内很快代谢失活，代谢产物大部分经肾排泄，少部分经胆汁排入肠道。

【药理作用】　抗疟疾作用，对良性疟疾及恶性疟红细胞内期滋养体和裂殖体都有强大的杀灭作用，对继发性红细胞外期无效。

【临床应用】　青蒿素是一种高效、速效抗疟药物。可用于间日疟、恶性疟的症状控制及耐氯喹疟原虫感染的治疗，也可用于治疗凶险型恶性疟，如脑疟、黄疸型疟疾等。退热时间及疟原虫转阴时间都比氯喹短。青蒿素及其衍生物是我国发明的强效抗疟药，WHO已推荐以青蒿素为基础的联合用药，作为治疗恶性疟疾的一线药物。青蒿素及其衍生物的应用已使全球疟疾流行得到了有效控制，疟疾发病率和死亡率逐年下降，为当前治疗耐氯喹恶性疟原虫感染的重要药物之一。

【不良反应和注意事项】　偶尔可出现轻度恶心、呕吐及腹泻等胃肠道反应，还可致一过性氨基转移酶升高及轻度皮疹。肌内注射可引起局部疼痛和硬块。妊娠早期妇女慎用。

三、主要用于控制复发和传播的抗疟药

伯 氨 喹

伯氨喹（primaquine）属于8-氨基喹啉衍生物。

【体内过程】　口服吸收完全，3h血药浓度达到最大值，$t_{1/2}$为6h，分布于全身各组织，代谢物大部分经肾排泄，以原形排泄少。代谢产物仍具有抗疟活性。消除慢、易累积。部分经胆汁排入肠道。

【药理作用】　抗疟疾作用，伯氨喹对间日疟红细胞外期和各种疟原虫的配子体均有较强的杀灭作用，是防止疟疾远期复发，中断传播的有效药物，对红细胞内期疟原虫的作用弱，不能控制临床症状的发作，伯氨喹的抗疟机制尚不完全清楚，可能与干扰DNA的合成有关。

【临床应用】　伯氨喹对间日疟和卵形疟肝脏中的休眠子均有较强的杀灭作用，是防治疟疾远期复发的主要药物。与红细胞内期抗疟药合用，根治良性疟，减少耐药性的产生。能杀灭各种疟原虫的配子体，阻止疟疾传播。

【不良反应和注意事项】

（1）治疗剂量不良反应较少，可引起胃肠反应，如恶心、呕吐、腹痛等，停药后可以恢复。大剂量给药上述症状可加重。偶见高铁血红蛋白血症，发绀、贫血、骨髓功能抑制、白细胞减少等。

（2）少数特异质患者（先天缺乏葡萄糖-6-磷酸脱氢酶者）可发生急性溶血性贫血和高铁血红蛋白血症。此反应的本质是红细胞内缺乏葡萄糖-6-磷酸脱氢酶（G-6-PDH），这是一种性染色体遗传缺陷。因为伯氨喹的氧化代谢产物能引起氧化应激反应，产生高铁血红蛋白、自由基、过氧化物及氧化型谷胱甘肽（GSSG）。正常时，在葡萄糖-6-磷酸脱氢酶催化下，可补充还原型辅酶Ⅱ（NADPH），NADPH使GSSC还原为谷胱甘肽（GSH）。GSH对红细胞膜、血红蛋白和红细胞内某些含巯基的酶有保护作用，使之免受伯氨喹氧化代谢物引起的氧化应激反应的损害。但红细胞内缺乏葡萄糖-6-磷酸脱氢酶的个体不能迅速补充NADPH，不能保护红细胞而发生溶血；另一方面，也不能将高铁血红蛋白还原为血红蛋白，从而引起高铁血红蛋白血症。

四、主要用于病因性预防的抗疟药

乙 胺 嘧 啶

【体内过程】　口服吸收好，3h血药浓度达高峰，主要分布于血细胞、肾、肺、肝和脾脏中。能穿过胎盘，可经过乳汁分泌。大多数药物在肝脏代谢，20%～30%以原形从肾脏排出，消除缓慢，$t_{1/2}$为3～4日。

【药理作用】　乙胺嘧啶（pyrimethamine）能杀灭红细胞外期的裂殖子，对已发育成熟的裂殖体则无效，需进入第二个无性生殖期后才能发挥作用，因此，控制症状缓慢。但其作用持久，服药一次可维持一周以上。虽然不能直接杀灭配子体，但含药物的血液随配子体被按蚊吸食后，能阻止疟原虫在蚊体内的发育，可阻断传播。

乙胺嘧啶是二氢叶酸还原酶抑制剂，能阻止疟原虫将二氢叶酸还原为四氢叶酸，从而阻止核酸的合成，而抑制疟原虫的繁殖。乙胺嘧啶与磺胺类或砜类等二氢叶酸合成酶抑制剂合用时，由于在叶酸代谢的两个环节上起阻断作用，可增强预防效果和延缓耐药性的产生。

【临床应用】　疟疾性预防的首选药。也用于休止期防止复发。乙胺嘧啶一般不单独使用，常与磺胺类或砜类药物合用。

【不良反应和注意事项】　治疗剂量毒性小，偶见皮疹。因为药物带甜味，易被儿童误服导致急性中毒，表现为恶心、呕吐、发热、惊厥，严重者可导致死亡。长期大剂量使用可干扰人体叶酸代谢，能穿过胎盘，可经过乳汁分泌，故孕妇和哺乳期妇女禁用。严重肝肾功能损害者慎用。

第二节　抗阿米巴病药及抗滴虫药

一、抗阿米巴病药

阿米巴病（amebiasis）是由溶组织阿米巴原虫 *Entamoeba histolytica* Schaudinu 寄生于人和动物的肠道引起的一种人畜共患原虫病，广泛分布于世界各地，主要表现为肠道炎症，腹泻，其严重程度取决于原虫株的致病力和宿主的抵抗力。

寄生在人体肠道的阿米巴原虫主要有滋养体和包囊两个发育时期。人体经消化道感染包囊后，在肠腔内脱囊生成小滋养体，小滋养体可侵入肠壁形成大滋养体，破坏肠组织引起阿米巴痢疾。大滋养体也可经血流至肝、肺以及脑等器官，引起局部器官组织的溃疡或脓肿，统称肠外阿米巴病。滋养体为致病体。在宿主环境不适时，小滋养体转变为包囊，排出体外，形成重要的传染源。现有的抗阿米巴病的药物（antiamebiasis drugs）主要作用于滋养体，而对包囊无直接作用。

甲　硝　唑

甲硝唑（metronidazole）是 5-硝基咪唑类衍生物，是兼有肠道内外抗阿米巴原虫的药物。同类药物还有甲硝唑的衍生物替硝唑（tinidazole）、奥硝唑（ornidazole）等。

【体内过程】　口服吸收快而全，1～3h 达血药浓度峰值，生物利用度约 80%，分布于血细胞、肾、肺、肝和脾等全身组织和体液中。能透过胎盘和血脑屏障，可经乳汁分泌，脑脊液和乳汁中可达到有效血药浓度。30%～60%药物在肝脏代谢，部分以原形从肾脏排出，6%～15%从粪便排出，消除缓慢，$t_{1/2}$ 因人而异，成人和儿童为 6～12h，新生儿为 25～75h。

【药理作用】

（1）抗阿米巴原虫作用：甲硝唑对肠道内外阿米巴滋养体都有强大的杀灭作用，对急性阿米巴痢疾和肠道外阿米巴感染者杀灭效果显著。

（2）抗滴虫作用。

（3）抗厌氧菌作用。

（4）抗贾第鞭毛虫作用。

【临床应用】

（1）用于急性阿米巴痢疾和肝脓肿等肠道外阿米巴病，是治疗阿米巴病的首选药物。单用甲硝唑治疗阿米巴痢疾时，由于其在肠道内浓度低，故复发率高，需与抗肠道内阿米巴药合用。

（2）甲硝唑是治疗阴道毛滴虫感染的首选药物。

（3）用于预防和治疗厌氧菌引起的产后盆腔炎、腹腔炎、败血症和骨髓炎等。

（4）甲硝唑是治疗贾第鞭毛虫病的有效药物。

【不良反应和注意事项】　治疗量的甲硝唑不良反应少，常见恶心、呕吐、食欲缺乏等。少数患者出现头晕、惊厥、共济失调、肢体感觉异常等神经系统症状，应立即停药。甲硝唑干扰乙醛代谢，导致急性乙醛中毒，服药期间和停药后不久，应严格禁止饮酒。长期大剂量使用有致癌作用，对细菌有致突变作用，孕妇禁用。

喹　碘　方

喹碘方（chiniofon）属于卤化喹啉类，本类药物还有双碘喹啉（diiodohydroxyquinoline）和氯喹（clioquinol）。

【体内过程】　喹碘方口服吸收少，绝大部分直接从粪排出，在肠道内浓度较高。被吸收的部分，在2h后达最高血药浓度，12h内大部分以原形由尿排出，其余部分在48h内排出。未吸收的部分于数天内从粪便排出。

【药理作用】　喹碘方对滋养体有杀灭作用，对包囊无杀灭作用。

【临床应用】　用于治疗无症状或慢性阿米巴痢疾，与其他抗阿米巴原虫药如甲硝唑合用，用于急性阿米巴痢疾及较顽固病例。对肠道外阿米巴病无效。

【不良反应和注意事项】　常见不良反应为腹泻，一般于治疗第2～3日开始，无须停药，数日后自动消失。故开始治疗的3～4日内应用小剂量。因在肠腔内释放碘，故对碘过敏者及甲状腺肿大、严重肝肾功能不全者慎用。

二、抗 滴 虫 药

抗滴虫药主要用于阴道毛滴虫所引起的阴道炎、尿道炎和前列腺炎。目前认为，甲硝唑是治疗阴道滴虫最有效和最安全的药物。口服甲硝唑后在阴道、尿道均能达到杀虫浓度，且不影响阴道正常菌丛生长。

乙酰胂胺（acetarsol）为五价胂化合物，毒性较大，偶尔用于抗甲硝唑滴虫感染。

第三节　抗血吸虫病和抗丝虫病药

血吸虫病是全世界危害人民健康最严重的寄生虫病之一。血吸虫分曼氏血吸虫、埃及血吸虫及日本血吸虫。我国流行的血吸虫病为日本血吸虫引起的。抗血吸虫药物（antischistosomal drugs）可分为锑剂和非锑剂两类，锑剂的毒性较大，现已较少使用。非锑剂药物主要有吡喹酮（praziquantel）、硝硫氰胺（amoscanate）及其衍生物硝硫氰酯（nitroscanate）。

丝虫病为丝虫寄生在人体淋巴系统所致。在我国主要为班氏丝虫和马来丝虫。早期表现为淋巴管炎和淋巴结炎，晚期出现淋巴管阻塞症状。常用药物为乙胺嗪（diethylcarbamazine）。

吡　喹　酮

吡喹酮（praziquantel）是人工合成的吡嗪异喹啉衍生物，为广谱抗血吸虫和抗绦虫药。

【体内过程】　口服后，吡喹酮后，80%从肠道吸收，首过效应强，1～2h达血药浓度峰值，肝内转化，代谢产物无活性，大多在24h从肾脏排出。

【药理作用】

1. 痉挛性麻痹作用　血吸虫与吡喹酮接触后，使Ca^{2+}大量内流，导致虫体痉挛，虫体失去附着于血管壁的能力，被血流冲入肝，继而被吞噬细胞消灭。

2. 损害皮层作用　吡喹酮作用于血吸虫后，虫的皮层细胞质突起、肿胀，分泌体减少，出现巨大空泡。此外，血吸虫的肌纤维明显肿胀和溶解。

3. 对血吸虫代谢的影响　吡喹酮作用于血吸虫2～4h后，虫的糖原含量明显减少，虫对葡萄糖的摄入及其掺入虫体的糖原的量亦明显减少。

4. 宿主的免疫攻击　吡喹酮作用于血吸虫皮层后，直接影响血吸虫吸收和排泄功能，同时，虫体体表抗原暴露后，失去了免疫伪装，使血吸虫易受宿主的免疫攻击而死亡。

【临床应用】

（1）抗血吸虫病：对各类血吸虫有效，对血吸虫各期都有效。

（2）吡喹酮对其他吸虫如华支睾吸虫、姜片吸虫、肺吸虫也有显著杀灭作用，对各种绦虫感染和其幼虫引起的猪囊尾蚴病、棘球蚴病有不同程度的疗效。

【不良反应和注意事项】 不良反应轻微且短暂，多可自行消退。以神经肌肉和消化系统为多见，如腹部不适，腹痛、腹泻、头晕、头昏等。个别患者出现心电图失常。

乙胺嗪

【体内过程】 口服吸收快，服药后 1～2h 达血药浓度峰值，$t_{1/2}$ 为 8h，各组织分布均匀，多次反复给药后，较少出现蓄积现象。以原形或代谢产物从肾脏排泄。

【药理作用】 在体外，乙胺嗪（diethylcarbamazine）对班氏丝虫和马来丝虫的微丝蚴和成虫并无直接杀灭作用，表明其杀虫作用依赖于宿主防御机制的参与。乙胺嗪分子中的哌嗪部分可使微丝蚴的肌组织超极化，产生弛缓性麻痹作用，从而从寄生部位脱离，迅速“移至肝脏”，并被网状内皮系统吞噬。乙胺嗪也可破坏微丝蚴表膜的完整性，暴露抗原，使其易遭宿主防御机制的破坏。

【临床应用】 用于丝虫病，对班氏丝虫和马来丝虫均有杀灭作用，对马来丝虫作用优于班氏丝虫，对微丝蚴的作用胜于成虫。

【不良反应和注意事项】 乙胺嗪引起的不良反应很轻，但因成虫和微丝蚴死亡释出大量异体蛋白而致的过敏反应则较明显，表现为皮疹、淋巴结肿大、血管神经性水肿、畏寒、发热等，用地塞米松可缓解症状。

第四节 抗肠蠕虫药

临床上使用的驱肠虫药物（anthelmintic drug），化学结构和作用机制各不相同，其基本作用方式为麻痹虫体的神经肌肉系统，使虫体失去附着肠壁的能力，从而被排出体外。不同蠕虫对不同药物的敏感性不同，临床根据蠕虫感染情况，选择不同的药物。

蠕虫是寄生于多种宿主的真核多细胞生物，它能够引起机体疾病，出现恶心、呕吐等症状。常见的肠道蠕虫有蛔虫、钩虫、蛲虫、绦虫等。凡能杀灭或驱除寄生于肠道蠕虫的药物称为抗肠蠕虫药，又称为驱肠虫药物。理想的驱肠虫药对所灭杀的寄生虫具有高度的选择性，不易被人体吸收，毒性较低，对胃肠道黏膜的刺激性较小。

阿苯达唑

阿苯达唑（albendazole）属于苯并咪唑类衍生物，同类药物还有甲苯咪唑，属于广谱驱肠虫药。

【体内过程】 脂溶性高，口服易吸收，$t_{1/2}$ 为 8.5～10.5h，在肝脏代谢为丙巯咪唑砜和亚砜，代谢产物仍具有生物活性，约 47%代谢物随尿液排出，除亚砜和砜外，还有羟化、水解和结合产物，经胆汁排出。

【药理作用】

（1）影响虫体多种生化代谢途径，与虫体微管蛋白结合抑制微管聚集，从而抑制分泌颗粒转运和亚细胞器的运动，导致细胞器溶解而死亡，但不影响宿主微管系统。

（2）抑制虫体对葡萄糖的摄取和利用，导致糖原逐渐耗竭，减少 ATP 生成，断绝虫体能源。

（3）抑制虫体线粒体延胡索酸还原酶系统，减少 ATP 生成，最终导致虫体肌肉麻痹而死亡，从而驱杀肠道寄生虫。

【临床应用】 对寄生在肠道内的钩虫、蛔虫、蛲虫、鞭虫等多种线虫和绦虫有强大的杀灭作用，另外，对囊虫病、华支睾吸虫病、旋毛虫病、包虫病、肺吸虫病等肠道外寄生虫病也有很好的治疗作用。

【不良反应和注意事项】 不良反应较少，轻微的消化道症状和头晕、头痛、嗜睡及皮肤瘙痒等，多在数小时内缓解。有致畸和胚胎毒作用，孕妇及 2 岁以下小儿禁用。

甲苯咪唑

甲苯咪唑（mebendazole）和阿苯达唑都是苯并咪唑类衍生物，属广谱、高效、低毒的抗蠕虫药。甲苯达唑的杀虫机制、疗效和不良反应同阿苯达唑。首过消除明显，仅用于钩虫、蛔虫、蛲虫、鞭虫和绦虫等肠道内寄生虫病的治疗。

左旋咪唑

左旋咪唑（levamisole）为广谱、高效、低毒驱虫药，内服、肌内注射吸收迅速和完全。可通过皮肤吸收。主要通过代谢消除，药物原形（少于 6%）及代谢物从尿中排泄，小部分随粪便排出。对多数寄生虫幼虫的作用效果不明显，但对毛首线虫、肺线虫、古柏线虫幼虫仍有良好驱除作用。还具有明显的免疫调节功能，通过刺激淋巴组织的 T 细胞系统，增强淋巴细胞对有丝分裂原的反应，提高淋巴细胞活性物质的产生，增加淋巴细胞数量，并增强巨噬细胞和嗜中性白细胞的吞噬作用，从而对宿主具有明显的免疫兴奋作用。

氯硝柳胺

氯硝柳胺（niclosamide）对各种绦虫均有杀灭作用，尤以牛肉绦虫最敏感。由于不能杀死虫卵，为防虫卵逆流入胃继发囊虫病的危险，服药 1～3h 内应服硫酸镁导泻。

其他驱肠虫药物

其他驱肠虫药物包括哌嗪类、嘧啶类和三萜类。

哌嗪类驱肠虫药物的代表药物为哌嗪（piperazine），临床上用其磷酸盐和枸橼酸盐，即磷酸哌嗪（piperazine phosphate）和枸橼酸哌嗪（piperazine citrate）。它具有抗胆碱作用，作用于虫体的神经肌肉接头处的胆碱受体，阻断神经冲动的传导，使虫体肌肉松弛，失去在宿主肠壁的附着力而被排出体外。由于虫体在麻痹前不呈现兴奋作用，因此安全性较高。哌嗪在胃肠道可被迅速吸收，部分被代谢，其余部分以原形从尿中排除，为常见的驱蛔虫药物和驱蛲虫药物。

嘧啶类驱肠虫药主要有噻嘧啶（pyrantel）和奥克太尔（oxantel），该类药物通过抑制胆碱酯酶，使虫体的神经肌肉强烈收缩并导致痉挛性麻痹，使虫体丧失活动能力而被排出体外，常用于治疗蛲虫、蛔虫和钩虫。

案例 35-1

1.案例摘要 患者，男，33 岁，因寒战、高热等症状周期性发作入院，询问病史时发现该患者发病前曾到非洲旅游。在血涂片检查中发现疟原虫。

2.案例问题

（1）该患者用何药治疗？

（2）现有抗疟药分哪几类？

3.案例分析

（1）提示：该患者用青蒿素及其衍生物，如青蒿琥酯、蒿甲醚、氯喹等药物治疗。

（2）提示：主要用于控制症状的抗疟药如氯喹、奎宁、青蒿素及其衍生物。主要用于控制复发和传播的抗疟药如伯氨喹；主要用于病因性预防的药物如乙胺嘧啶。

（龙晓燕）

第三十六章　抗肿瘤药物

肿瘤（tumor）是严重威胁人类健康的复杂疾病。WHO 将其与运动神经元症、AIDS、癌症、白血病、类风湿共同列为世界五大疑难杂症。由于恶性肿瘤种类繁多，性质各异，病期不同，对各种治疗的反应也不同，目前常采用手术、化疗、放疗、免疫治疗、中医中药治疗等手段综合治疗肿瘤。其中，肿瘤的药物治疗已成为目前肿瘤治疗最重要的手段之一。但由于化疗药有细胞毒和致癌、致畸、致突变等不良反应，增加了患者用药的风险。近年来，随着生物信息学的普及，筛选并明确了一系列致癌位点在分子靶点，设计合成出相应的靶向药物，可以特异地识别、抑制、杀灭肿瘤细胞，毒性低，疗效好，是目前及未来抗肿瘤药物研发的热点。

第一节　恶性肿瘤的病理生理学机制

肿瘤是人体组织细胞在内外各种有害的因素长期作用下，发生基因突变，表达紊乱，调节失控，产生过度增生及异常分化所形成的新生物或赘生物，临床上常以肿块形式出现。根据肿瘤对人体危害的大小及其生长特性而分为良性肿瘤和恶性肿瘤两类。良性肿瘤表面常有完整包膜，生长缓慢，不向周围组织浸润也不向全身转移，术后不易复发，如脂肪瘤、血管瘤、腺瘤、囊肿等。恶性肿瘤表面无包膜，生长迅速，易发生周围组织浸润或全身转移，手术切除后复发率高，如骨癌、肝癌、肺癌、白血病等。

一、恶性肿瘤的病理生理学基础

肿瘤的本质为细胞分化解除和增殖失控。各种环境的和遗传的致癌因素以协同或序贯的方式引起 DNA 损害，激活原癌基因和（或）灭活肿瘤抑制基因，加上凋亡调节基因和（或）DNA 修复基因的改变，引起表达水平的异常，诱导细胞克隆性的增生形成肿瘤。

（一）肿瘤细胞增殖周期与药物治疗的关系

肿瘤组织细胞具有显著异质性，主要包括增殖、非增殖和无增殖能力三个细胞群。

（1）增殖细胞群：是指处于指数分裂增殖期的细胞，它们对肿瘤的生长、复制、播散和转移起决定性作用。其生长周期分为合成前期（G_1 期）、DNA 合成期（S 期）、有丝分裂前期（G_2 期）和分裂期（M 期）

1）合成前期（G_1 期）：指细胞分裂终了到开始合成 DNA 之间的这段时期。

2）DNA 合成期（S 期）：主要合成 DNA，同时也合成 RNA 和蛋白质。

3）有丝分裂前期（G_2 期）：亦称合成后期，为 DNA 合成结束后的一段间期，此期内 RNA 和蛋白质继续合成，约占细胞周期的 1/5。

4）分裂期（M 期）：又可分为分裂前期、中期、后期和末期四个时相，细胞含有二倍的 DNA，分裂成两个 G_1 期子细胞。每个子细胞可立即进入下一细胞周期，或进入非增殖状态（G_0 期）。

（2）非增殖细胞群（G_0 期）：是指相对静止的细胞，不进行分裂，对抗恶性肿瘤药物不敏感，一旦增殖周期期间对药物敏感的细胞被杀死后，G_0 期细胞即可进入细胞周期补充，是肿瘤复发的根源。

（3）无增殖能力细胞群：是指已进入老化，濒临死亡的细胞群，与药物治疗关系不大。

（二）肿瘤组织的特性

与正常细胞相比，肿瘤细胞具有异型性、侵袭性和转移性的特点，使得肿瘤难于根治，易于复发。

1. 肿瘤的异型性　肿瘤组织无论在细胞形态和组织结构上，都与其发源的正常组织有不同程度的差异，这种差异称为异型性。异型性小，说明分化程度高，而异型性大，说明分化程度低。良性肿瘤细胞的异型性不明显，而恶性肿瘤细胞的异型性明显。

2. 肿瘤的侵袭性和转移性　恶性肿瘤分化程度低、增殖速度快且可通过癌细胞浸润性生长直接蔓延、淋巴道转移、血液循环系统转移和肿瘤细胞脱落种植四种方式侵袭和转移至邻近和远处组织器官，如直肠癌、子宫颈癌侵犯骨盆壁；腺癌侵犯腋下淋巴结；胃癌种植到盆腔等。

二、肿瘤的临床诊断和治疗

恶性肿瘤种类繁多，性质各异，对各种治疗的反应也不同。因此在临床治疗前，必须通过对患者的临床表现和体征进行分析，结合癌胚抗原、甲胎蛋白等肿瘤标志物的血清学筛查和 X 线或磁共振等影像学诊断、基因检测和病理学检查以明确患者的身体状况、肿瘤的侵犯范围、临床和分子病理类型和发展趋势，综合采用手术、化疗、放疗、免疫治疗、中医中药治疗、介入治疗等手段治疗，以期提高治愈率，改善患者的生活质量。

自 20 世纪 40 年代氮芥开创了恶性肿瘤的化疗纪元以来，化学药物治疗已成为目前肿瘤治疗最重要的手段之一。化疗药物有细胞毒和促进分化等作用，可以杀死肿瘤细胞、抑制肿瘤细胞的生长繁殖和促进肿瘤细胞的分化。临床治疗中通常选用作用机制不同的药物，多位点扼制肿瘤细胞生长，联合化疗以达到最大杀伤效应。

第二节　常用抗恶性肿瘤药物

抗肿瘤药（antitumor drugs）可以通过抑制或干扰肿瘤细胞周期，从而抑制肿瘤细胞生长或诱导肿瘤细胞凋亡。根据细胞动力学，抗肿瘤药又可以分为两类，一类为细胞周期非特异性药物，对增殖细胞群和 G_0 期都有杀伤作用，对于不同周期的癌细胞也都有效，如烷化剂、某些抗癌抗生素和激素等；另一类为细胞周期特异性药物，对增殖细胞群的癌细胞有作用，且对处于细胞周期 S 期或 M 期的细胞特别敏感，如抗代谢药多作用于 S 期，而抗癌植物药多作用于 M 期。根据其作用机制分为细胞毒类药、激素类药物、生物反应调节药、靶向药物等（表 36-1）。

表 36-1　常用抗恶性肿瘤药物

分类	作用机制	代表药物
细胞毒类药物	（1）作用于核酸	1）烷化剂（氮芥、环磷酰胺、卡莫司汀）
		2）铂类化合物（顺铂、卡铂和奥沙利铂）
		3）丝裂霉素
	（2）影响核酸生物合成	1）二氢叶酸还原酶抑制药（甲氨蝶呤）
		2）胸腺核苷合成酶抑制药（5-FU、卡培他滨）
		3）嘌呤核苷酸合成酶抑制药（6-巯基嘌呤）
		4）核苷酸还原酶抑制药（羟基脲）
		5）DNA 多聚酶抑制药（阿糖胞苷、吉西他滨）
	（3）作用于核酸转录	放线菌素 D、柔红霉素、多柔比星、表柔比星
	（4）抑制拓扑异构酶	伊立替康、羟喜树碱
	（5）干扰微管蛋白合成	紫杉醇、长春新碱、鬼臼碱类
激素类药物	（1）雌激素及抗雌激素	他莫昔芬、托瑞米芬、依西美坦
	（2）芳香化酶抑制剂	来曲唑、阿那曲唑

续表

分类	作用机制	代表药物
	（3）孕激素	甲羟孕酮、甲地孕酮
	（4）雄激素及抗雄激素	甲睾酮、己烯雌酚
生物反应调节药		IFN、IL-2、胸腺素类
靶向药物	（1）单克隆抗体	利妥昔单抗、曲妥珠单抗、贝伐珠单抗
	（2）酪氨酸激酶抑制剂	吉非替尼、厄洛替尼

一、细胞毒类药

细胞毒类抗肿瘤药主要包括以下五类：作用于核酸的药物、影响核酸生物合成的药物、作用于核酸转录的药物、拓扑异构酶抑制药、干扰微管蛋白合成的药物等。这类药物包括传统分类中的细胞周期特异性和非特异性药物，因其共同特点是通过作用于细胞的 DNA、RNA 和蛋白质的合成、复制或转录过程导致细胞死亡。由于这类药物的作用靶部位为增殖活跃的细胞，因此对生长旺盛、自我更新迅速的正常组织和器官都可能产生明显的不良反应，如导致骨髓抑制和消化系统反应，妊娠期或哺乳期妇女应该禁用所有细胞毒类药物。

（一）作用于核酸的药物

该类主要包括烷化剂、铂类化合物等。由于这类药物的作用靶为细胞 DNA，因此对多种生长活跃的正常组织和重要器官都将产生明显毒性，常见不良反应包括骨髓抑制、消化道反应、心脏毒性、皮肤黏膜毒性、脱发、神经毒性、肺毒性及肝肾功能损伤等。在临床应用过程中，应该权衡利弊、合理选择，酌情减低药物剂量甚至停药。

烷化剂包括氮芥（nitrogen mustard，HN2）、环磷酰胺（cyclophosphamide，CTX）和噻替派（thiophosphoramide，TSPA）等，该类药物具有活泼的烷化基因，能和细胞的氨基、巯基、羧基和磷酸等起作用，影响细胞的代谢，导致细胞死亡。属于细胞周期非特异性药。

氮　芥

氮芥（nitrogen mustard，HN_2）又称盐酸氮芥，为双氯乙胺类烷化剂的代表，是最早应用于临床肿瘤治疗的烷化剂，主要用于恶性淋巴瘤和慢性淋巴细胞白血病，也可用于恶性肿瘤特别是小细胞肺癌所致的上腔静脉综合征的治疗。

【体内过程】 盐酸氮芥水溶液极不稳定，进入体内很快解离，血浆中药物 90%在 0.5～1min 内即消失。在体内的分布无明显选择性，但脑内分布较少，24h 内 50%以代谢物形式排出，极少量以原形从尿中排出。

【药理作用】 氮芥进入体内后，通过分子内成环作用，形成高度活泼的乙烯亚胺离子，在中性或弱碱性条件下迅速与多种有机物质的亲核基团（如蛋白质的羧基、氨基、巯基、核酸的氨基、羟基、磷酸根）结合，进行烷基化作用。特别是与鸟嘌呤第 7 位氮共价结合，产生 DNA 的双链内的交叉联结或 DNA 的同一链内不同碱基的交叉联结，阻滞 DNA 复制。G_1 期及 M 期细胞对氮芥的细胞毒作用最为敏感，由 G_1 期进入 S 期延迟。

【临床应用】 临床主要用于恶性淋巴瘤（包括霍奇金病、淋巴肉瘤、网织细胞肉瘤、巨滤泡性淋巴瘤）及癌性胸膜、心包及腹腔积液。对慢性粒细胞白血病、慢性淋巴细胞白血病、乳腺癌、卵巢癌、前列腺癌、绒毛膜上皮癌等也有一定作用，尤对未分化癌有较好的疗效。与长春新碱（VCR）、泼尼松（PDN）等合并用药，效果更好。

【不良反应和注意事项】 氮芥具有剂量限制性毒性，是 WHO 确定的 2A 类致癌物，使用剂量按体重超过 0.6mg/kg 可导致中枢神经系统毒性、严重骨髓抑制及心脏毒性，并伴随食欲减退、恶心、严重呕吐或腹泻等胃肠道反应，使用前宜加止吐剂如格拉司琼等减轻胃肠道反应。氮芥对局部组织有较强刺激作用，仅供动脉、静脉及腔内给药，且多次注射后可引起血管硬变、疼痛及血栓性静脉炎，如药物外溢可致局部组织坏死、溃疡。在用药期间，应定期检查肝肾功能，测定血清尿酸水平。

【药物相互作用】　咖啡因、氯喹可增效烷化剂的 DNA 损伤作用；HN_2 与氯霉素及磺胺类药合用可加重骨髓抑制作用。

环 磷 酰 胺

环磷酰胺（cyclophosphamide，CTX）为氮芥类衍生物，抗肿瘤谱广，对白血病和实体瘤都有效（图 36-1）。

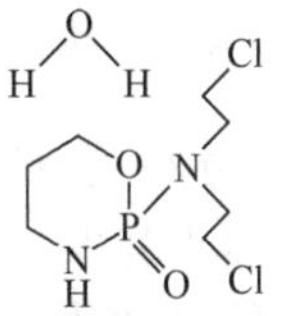

图 36-1　环磷酰胺的化学结构

【体内过程】　CTX 在体外无活性，通过肝脏 P450 酶水解成醛磷酰胺再运转到组织中经磷酰胺酶或磷酸酶水解形成活化的磷酰胺氮芥而发挥作用。环磷酰胺可由脱氢酶转变为羧磷酰胺而失活，或以丙烯醛形式排出，有泌尿系统毒性。

【药理作用】　属于周期非特异性药，作用机制与氮芥相同。

【临床应用】　目前，CTX 多与其他抗癌药组成联合化疗方案，用于恶性淋巴瘤、多发性骨髓瘤、乳腺癌、小细胞肺癌、卵巢癌、神经母细胞瘤、视网膜母细胞瘤、尤因肉瘤、软组织肉瘤及急性白血病和慢性淋巴细胞白血病等。对睾丸肿瘤、头颈部鳞癌、鼻咽癌、横纹肌瘤、骨肉瘤也有一定疗效。

【不良反应和注意事项】　CTX 是 WHO 公布的一类致癌物，常见骨髓抑制、白细胞减少、食欲减退、恶心、呕吐等反应，大剂量使用，可致出血性膀胱炎，要多饮水，必要时可用美司钠拮抗。部分患者出现脱发、口腔炎、中毒性肝炎、月经紊乱、无精或少精、不育症。超高剂量（＞120mg/kg）时可引起心肌损伤及肾毒性，对于有痛风病史、泌尿系统结石史或肾功能损害者应慎用。

卡 莫 司 汀

卡莫司汀（carmustine，BCNU）为亚硝脲类烷化剂，周期非特异性药，与一般烷化剂无完全交叉耐药，能透过血脑屏障，常用于脑瘤和颅内转移瘤。

【体内过程】　静脉注射入血后迅速分解。$t_{1/2}$ 为 5min，在脑脊液中的浓度为血浆浓度的 50%～70%。在肝脏中代谢，代谢产物可在血浆中停留数日，造成延迟骨髓毒性。96h 有 60%～70%由肾排出，10%以 CO_2 形式由呼吸道排出。

【药理作用】　经过 OH^- 的作用形成异氰酸盐和重氮氢氧化物。异氰酸盐使蛋白质氨甲酰化，重氮氢氧化物生成正碳离子，使生物大分子烷化。异氰酸盐可抑制 DNA 聚合酶，抑制 DNA 修复和 RNA 合成，对增殖期细胞各期都有作用，对兔及小鼠有致畸性。

【临床应用】　因该药能够通过血脑脊液屏障，故对脑瘤（恶性胶质细胞瘤、脑干胶质瘤、成神经管细胞瘤、星形胶质细胞瘤）、脑转移瘤和脑膜白血病有效，对恶性淋巴瘤、多发性骨髓瘤，与其他药物合用对恶性黑色素瘤有效。

【不良反应和注意事项】　经常发生骨髓抑制，血小板下降常比白细胞严重；大剂量可产生脑脊髓病；长期治疗可产生肺间质或肺纤维化，肝肾损害，功能减退；部分患者出现恶心、呕吐等消化道反应，并可能继发白血病、畸胎、闭经或精子缺乏等。老年患者、骨髓抑制、感染、肝肾功能异常、接受过放射治疗或抗癌药治疗的患者酌情慎用。

铂类化合物属细胞周期非特异性药物，可与 DNA 结合，破坏其结构与功能，抗瘤谱广。迄今各国科学家已合成并检验了数千种与顺铂相关的金属配合物，常用的抗肿瘤铂类化合物为顺铂（DDP）、卡铂（CBP）和奥沙利铂（L-OHP）。

顺　铂

顺铂（cisplatin，DDP）又称顺氯氨铂、氯氨铂、DDP、锡铂、乙铂定、顺-双氯双氨络铂，是目前常用的金属铂类络合物，分子中顺式铂原子可与 DNA 链交叉连接，临床用于卵巢癌、前列腺癌、睾丸癌、肺癌、食道癌、恶性淋巴瘤、头颈部鳞癌、甲状腺癌及成骨肉瘤等多种实体肿瘤治疗（图 36-2）。

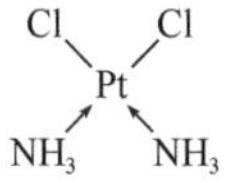

图 **36-2**　顺铂的化学结构

【体内过程】　DDP 静脉注射 1h 血浆含量为 10%左右，90%与血浆蛋白等大分子结合，$t_{1/2}$ 为 25～49min，随后分布在肝、肾、大小肠及皮肤中，其中肾内积蓄最多，而脑组织中最少，$t_{1/2}$ 为 55～73h。排泄较慢，1 日内尿中排出 19%～34%，4 日内尿中仅排出 25%～44%，5 日内仅有 27%～43%的顺铂排出体外；胆道或肠道排出甚少。

【药理作用】　DDP 可通过带电的细胞膜，由于细胞内 Cl^-浓度低（4mmol/L），Cl^-为水所取代，电荷呈阳性，具有类似烷化剂双功能基团的作用，可与细胞核内 DNA 的碱基结合，形成三种形式的交联，造成 DNA 损伤，破坏 DNA 复制和转录，高浓度时也抑制 RNA 及蛋白质的合成。此外，DDP 还有可能在核内或细胞表面改变其抗原性，刺激抗体的免疫抑制而发挥其细胞毒作用。

【临床应用】　DDP 是治疗多种实体瘤的一线用药。有抗癌谱广、乏氧细胞有效、作用性强且无交叉耐药等优点，主要用于治疗卵巢癌、前列腺癌、睾丸癌等泌尿生殖系统恶性肿瘤；与长春新碱、环磷酰胺、5-FU 联用，对恶性淋巴瘤、乳腺癌、头颈部鳞癌、甲状腺癌、成骨肉瘤等均能显效。DDP 为放疗增敏剂，配合放疗治疗晚期非小细胞肺癌、鼻咽癌、食管癌等疗效突出，对肝癌和软组织肉瘤也有一定疗效。

【不良反应和注意事项】　药物剂量超过 120mg/m^2，其毒性增加，尤其是肾毒性。常见不良反应包括骨髓抑制、消化道反应（恶心、呕吐、腹泻）、肾毒性、耳毒性、神经毒性、低镁血症等，也可出现脱发、精子及卵子形成障碍、过敏反应和继发性非淋巴细胞性白血病。因此，用药期间应多饮水，对顺铂和其他含铂制剂过敏者，以及妊娠期、哺乳期、骨髓功能减退、严重肾功能损害、失水过多、水痘、带状疱疹、痛风、高尿酸血症等患者禁用。

【药物相互作用】　DDP 与异环磷酰胺、头孢菌素、氨基糖苷类、各种骨髓抑制剂或放射治疗同用，可增加毒性；青霉胺或其他螯合剂会减弱 DDP 的活性；与抗组胺药、吩噻嗪类药与 DDP 合用，可能掩盖耳毒性的症状，如耳鸣、眩晕等。

卡　铂

卡铂（carboplatin，CBDCA）是第二代铂类化合物，其生化特征与顺铂相似，作用于 DNA 的鸟嘌呤的 N_7 和 O_6 原子上，引起 DNA 链间及链内交联，破坏 DNA 分子，阻止其螺旋解链，干扰 DNA 合成，而产生细胞毒作用。但肾毒性、耳毒性、神经毒性尤其是胃肠道反应明显低于 DDP。由于其抗肿瘤活性较强，消化道反应及肾毒性较低，因而广泛应用于卵巢癌、小细胞肺癌、头颈部鳞癌、睾丸肿瘤、甲状腺癌、宫颈癌、膀胱癌、黑色素瘤等。

奥沙利铂

奥沙利铂（oxaliplatin）为第 3 代铂类抗癌药，二氨环己烷的铂类化合物，呈反式构象，可以 DNA 为靶作用部位，铂原子与 DNA 形成交叉联结，从而抑制 DNA 的合成及复制，以及其后 RNA 及细胞蛋白质的合成。静脉滴注后，50%铂与红细胞结合，而另外 50%存在于血浆中。其中 75%

血浆铂与蛋白质结合，其 $t_{1/2}$ 约为 40h，在给药 48h 之内由尿排出，少量由粪便排出；而与红细胞结合的铂清除很慢，在给药后的第 22 日，红细胞结合铂的水平为血药浓度峰值的 50%。

奥沙利铂与 DNA 结合迅速（15min），与顺铂之间无交叉耐药性，与 5-FC 有协同作用，是胃肠道癌一线治疗药物。对卵巢癌胃癌、非霍奇金淋巴瘤、非小细胞肺癌、头颈部肿瘤也有一定疗效。用药后常见恶心、呕吐和频繁腹泻等胃肠道反应，以及发热、便秘和皮疹、脱发、耳毒性和轻度肝功能改变，罕见过敏，肺纤维化、间质性肺病。当与 5-FC 联合应用时，这些不良反应显著增加。在累积量超过 800mg/m^2 时，可导致部分患者永久性感觉异常和功能障碍。

丝裂霉素可破坏 DNA 结构。

丝 裂 霉 素

丝裂霉素（mitomycin，MMC）是从放线菌的培养液中分离出一种广谱抗肿瘤抗生素，具有苯醌、乌拉坦及乙烯亚氨基三种有效基团，对多种实体瘤尤其是消化道癌有效，为常用的周期非特异性药物，抗肿瘤谱较广，作用迅速，但毒性较大。

【药理作用】 在细胞内通过还原酶活化后，可使 DNA 解聚，选择性抑制 DNA、RNA 和蛋白质的合成，从而抑制肿瘤细胞分裂。

【临床应用】 临床主要用于消化道癌，如胃癌、肠癌、肝癌及胰腺癌等，疗效较好；对肺癌、乳腺癌、宫颈癌及绒毛膜上皮癌等也有效；还可用于恶性淋巴瘤、癌性胸腹水。

【不良反应和注意事项】 主要为骨髓抑制、消化道反应。此外，对肾脏、肺亦有毒性，并发溶血性尿毒综合征、急性肾衰竭、间质性肺炎或肺纤维症，个别患者可引起发热、乏力、肌肉痛及脱发。本品属于 2B 类致癌物，对局部有刺激作用，用药期间应严格检查血常规，不可漏于血管外。对儿童、肝损害或肾损害、骨髓功能抑制、合并感染症、水痘患者应谨慎用药；对本药品成分过敏者、妊娠及哺乳期妇女禁用本药。

【药物相互作用】 本品与多柔比星联用可增加心脏毒性，而维生素 C、维生素 B_6 等可使本品疗效显著下降。

（二）影响核酸生物合成的药物

此类药属细胞周期特异性抗肿瘤药，其化学结构与体内某些代谢物相似，但不具备其功能，分别在不同环节干扰 DNA、RNA、蛋白质的生物合成，抑制细胞分裂增殖，导致肿瘤细胞死亡，属于抗代谢药。根据药物主要干扰的生化步骤或所抑制的靶酶不同，可分为二氢叶酸还原酶抑制剂（如甲氨蝶呤）；胸苷酸合成酶抑制剂（如 5-FU、卡培他滨）；嘌呤核苷酸合成酶抑制剂（如巯嘌呤，6-硫鸟嘌呤）；核苷酸还原酶抑制剂（羟基脲）；DNA 多聚酶抑制剂（阿糖胞苷、吉西他滨）等。

二氢叶酸还原酶抑制剂 生理状态下，二氢叶酸还原酶能还原二氢叶酸合成四氢叶酸，而四氢叶酸是在体内合成嘌呤核苷酸和嘧啶脱氧核苷酸的重要辅酶。本类药物主要通过抑制二氢叶酸还原酶，从而阻碍肿瘤细胞 DNA 的合成，抑制肿瘤细胞的生长与繁殖。

甲 氨 蝶 呤

【体内过程】 甲氨蝶呤（methotrexate，MTX）口服吸收良好，1～5h 血药浓度达最高峰。部分经肝细胞代谢转化为谷氨酸盐，部分通过胃肠道细菌代谢。主要以原形经肾（40%～90%）排出体外；少量的药物（小于 10%）通过胆汁排泄。少量甲氨蝶呤及其代谢产物可以结合型形式储存于肾脏和肝脏等组织中长达数月（图 36-3）。

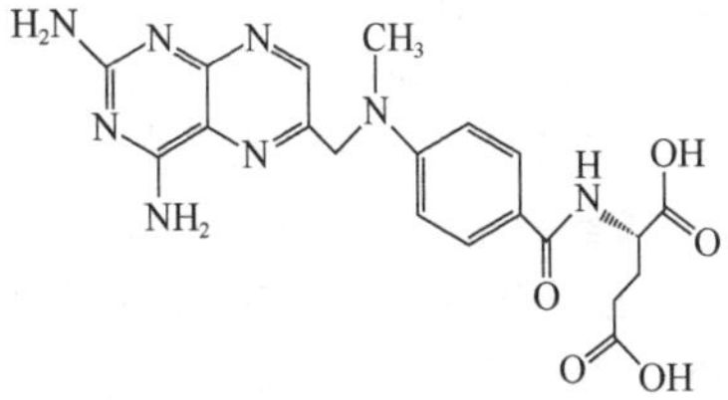

图 36-3 甲氨蝶呤的化学结构

【药理作用】 主要不可逆性抑制二氢叶酸还原酶而使二氢

叶酸不能还原成有生理活性的四氢叶酸，从而使嘌呤核苷酸和嘧啶核苷酸的生物合成过程中一碳基团的转移作用受阻，导致 DNA 的生物合成受到抑制。此外，本品也有对胸腺核苷酸合成酶的抑制作用，使细胞阻断在 S 期，属细胞周期特异性药物。

【临床应用】 临床用于儿童急性淋巴细胞白血病、非霍奇金淋巴瘤、绒毛膜上皮癌及恶性葡萄胎；对头颈部肿瘤、多发性骨髓瘤、乳腺癌、肝癌、肺癌生殖系统肿瘤及软组织肉瘤均有一定疗效。

【不良反应和注意事项】 甲氨蝶呤属于 3 类致癌物，长期应用存在导致继发性肿瘤的风险。常见口腔炎、恶心、呕吐、腹泻、消化道溃疡等消化道症状；具有肝、肾、肺及神经毒性，常见急性重型肝炎、黄疸、脂肪肝、肾衰竭、尿毒症、肺炎、肺纤维化、视物模糊、失语、轻度偏瘫和惊厥；部分患者有皮疹、脱发、不育、骨质疏松等异常改变。因此，妊娠及哺乳期妇女，营养不良，全身极度衰竭，恶病质或心、肺、肝、肾功能不全者禁用本品。

【药物相互作用】 口服卡那霉素可增加该品的吸收，而口服新霉素钠可减少其吸收；乙醇可增加肝脏的毒性；与弱有机酸、水杨酸盐、氨苯蝶啶、乙胺嘧啶、保泰松和磺胺类药物同用后，可增加其不良反应；与 5-FU 同时联用有拮抗作用，序贯使用，则产生协同作用。

培美曲塞（pemetrexed disodium）为多靶点抗叶酸代谢化合物，可同时抑制胸苷酸合成酶、二氢叶酸还原酶、甘氨酸核糖核苷甲酰基转移酶（GARFT）等叶酸依赖性酶，通过干扰细胞复制过程中叶酸依赖性代谢过程而发挥作用。适用于晚期或转移性非小细胞癌的二线治疗。

胸腺核苷合成酶抑制药

氟 尿 嘧 啶

氟尿嘧啶（fluorouracil，5-FU）是核糖核酸的一个组分，在细胞内转化为有效的氟尿嘧啶脱氧核苷酸后，通过阻断脱氧核糖尿苷酸受细胞内胸苷酸合成酶转化为胸苷酸，而干扰 DNA、RNA 的合成。是目前应用最广的抗嘧啶类药物，对消化道癌及其他实体瘤有良好疗效（图 36-4）。

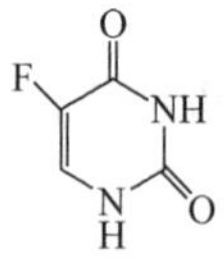

图 36-4　5-FU

【体内过程】 5-FU 口服吸收不稳定，故多采用注射给药，静脉注射后迅速分布到全身各组织和肿瘤组织，在肝、肠黏膜和其他组织内的二氢嘧啶还原酶的作用下，嘧啶环被还原为 5-氟-5，6-二氢尿嘧啶而失活，最终转化为 α-氟-β-丙氨酸。大剂量用药能透过血脑屏障。进入脑组织及肿瘤转移灶。10%～30%原形由尿中排出，60%～80%在肝内灭活变为 CO_2 和尿素，分别由呼吸道和尿排出。

【药理作用】 在体内先经过一系列反应变成氟尿嘧啶脱氧核苷酸（F-dUMP 和 5-FUMP）。F-dUMP 可与胸苷酸合成酶的活性中心共价结合，抑制此酶的活性，使脱氧核苷酸缺乏，DNA 合成障碍。此外，5-FU 的代谢物也可以伪代谢物形式渗入到 RNA 和 DNA 中，从而干扰蛋白质合成影响细胞，产生细胞毒性。

【临床应用】 5-FU 对多种肿瘤，如消化道肿瘤、乳腺癌、卵巢癌、绒毛膜上皮癌、子宫颈癌、肝癌、膀胱癌、皮肤癌等均有一定疗效。单独或与其他药物联合应用于乳腺癌和胃肠道肿瘤手术辅助治疗，也用于胃肠道、乳腺、头颈部、肝、泌尿系统和胰腺的恶性肿瘤的姑息治疗。

【不良反应和注意事项】 5-FU 是 WHO 确定的 3 类致癌物。常见消化道反应（恶心、呕吐、腹泻），骨髓抑制（白细胞减少、血小板减少），脱发；偶见口腔黏膜炎或溃疡，心脏毒性；长期应用可致神经系统毒性。妊娠期妇女、伴水痘或带状疱疹者、肝功能明显异常者，白细胞计数低者、发热患者、电解质平衡失调者禁用本药。用药期间不宜饮酒或同用阿司匹林类药物。

【药物相互作用】 本品与甲酰四氢叶酸或顺铂合用，其抗肿瘤疗效明显提高。本品与甲氨蝶呤亦存在相互作用，5-FU 用药在先，甲氨蝶呤用药在后则产生抵抗；反之，先用甲氨蝶呤，4～6h 后再用 5-FU 则产生抗肿瘤协同作用。

卡培他滨（capecitabine）为选择性的 5-FU 口服衍生物，本品口服后经肠黏膜迅速吸收，然后在肝脏被羧基酯酶转化为无活性的中间体 5'-脱氧-5'氟胞苷，以后经肝脏和肿瘤组织的胞苷脱氨酶的作用转化为 5'-脱氧-5'氟尿苷，最后在肿瘤组织内经胸苷磷酸化酶催化为 5-FU 而起作用。主要用于晚期乳腺癌、大肠癌，可作为蒽环类和紫杉类治疗失败后的乳腺癌解救治疗（图 36-5）。

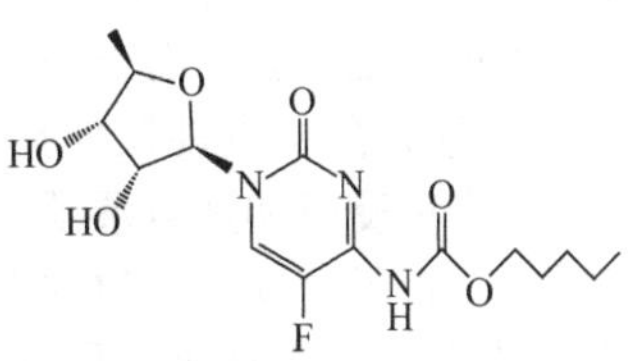

图 36-5 卡培他滨

本品和多种抗肿瘤药物有协同作用，对多种动物肿瘤疗效显著高于 5-FU。常见腹泻、恶心、呕吐、胃炎、皮炎、头痛、失眠、脱发。近一半的患者出现手足综合征，出现 2 度或 3 度手足综合征应中断用药，发生 3 度手足综合征后再使用本品剂量应降低。妊娠期及哺乳期妇女、对 5-FU 过敏者、二氢嘧啶脱氢酶缺陷者、严重骨髓抑制者、严重肾功能损害者忌用本药。禁止与索立夫定或其同型物（如溴夫定）同用。

嘌呤核苷合成酶抑制药 此类药物中，巯嘌呤用于急性白血病的维持治疗；巯鸟嘌呤用于缓和急性髓性白血病；阿糖胞苷主要用于治疗急性髓性白血病。

阿糖胞苷

阿糖胞苷（cytarabine）是胞嘧啶与阿拉伯糖结合成的核苷，与脱氧胞苷竞争合成 DNA，使得 DNA 无法复制，进而杀死细胞。

【体内过程】 口服时，仅有少于 20%的阿糖胞苷被消化系统吸收，然后迅速被肝脏的胞嘧啶脱氨酶代谢为无活性的尿嘧啶阿糖胞苷。静脉注射的阿糖胞苷在人体内表现为两相代谢：初级代谢 $t_{1/2}$ 约 10min，阿糖胞苷在肝脏中转化为无药效的代谢物尿嘧啶阿糖胞苷；二级代谢为 1～3h，24h 后通过肾脏排泄。

【药理作用】 阿糖胞苷进入人体后经激酶磷酸化后转为阿糖胞苷三磷酸及阿糖胞苷二磷酸，前者能强有力地抑制 DNA 聚合酶的合成，后者能抑制二磷酸胞苷转变为二磷酸脱氧胞苷，从而抑制细胞 DNA 聚合及合成。

【临床应用】 主要用于急性白血病，对急性粒细胞白血病疗效最好。对恶性淋巴瘤、肺癌、消化道癌、头颈部癌也有一定疗效。

【不良反应和注意事项】 最常见恶心、呕吐、腹泻等消化道反应、肝功能异常、发热、皮疹、血栓性静脉炎；较少见骨髓抑制、脓毒血症、肾功能不全、头痛、肺炎、脱发；大剂量治疗时可能出现大、小脑功能失调，性格改变，肝脏损害和心肌病变。因此，妊娠期及哺乳期妇女慎用；骨髓抑制、白细胞及血小板显著减低、肝肾功能不全、胆道疾病的患者、有痛风病史或近期接受过细胞毒药物或放疗者慎用。

【药物相互作用】 四氢尿苷可抑制脱氧酶，延长阿糖胞苷 $t_{1/2}$，提高血中浓度，起增效作用。本品可使细胞部分同步化，继续应用柔红霉素、多柔比星、环磷酰胺及亚硝脲类药物可以增效。

核苷酸还原酶抑制药

羟基脲

羟基脲（hydroxycarbamide）是一种核苷二磷酸还原酶抑制剂，用于恶性黑素瘤，胃癌，肠癌，乳癌，膀胱癌，头颈部癌，恶性淋巴瘤，原发性肝癌及急、慢性粒细胞白血病，并与放疗、化疗合并治疗脑瘤。

【体内过程】 口服给药吸收良好。无论口服或静脉注射给药血中药物浓度均在 1～2h 内很快达到高峰，然后迅速下降，24h 已不能测出，其 $t_{1/2}$ 为 1.5～5h，在肝、肾中代谢形成尿素由尿中排出，在 12h 内排出 80%。

【药理作用】 可阻止核苷酸还原为脱氧核苷酸，干扰嘌呤及嘧啶碱基生物合成，选择性地阻碍 DNA 合成，属于周期特异性药，S 期细胞敏感。

【临床应用】 用于恶性黑素瘤，胃癌，肠癌，乳腺癌，膀胱癌，头颈部癌，恶性淋巴瘤，原发性肝癌及急、慢性粒细胞白血病，并与放疗、化疗合并治疗脑瘤。

【不良反应和注意事项】 该药是 WHO 确定的 3 类致癌物。常见骨髓抑制（白细胞和血小板下降）、胃肠道反应、致睾丸萎缩和致畸胎、中枢神经系统症状，偶有脱发、药物性发热等反应。老年患者、严重贫血、骨髓抑制、肝肾功能不全、患有痛风、尿酸盐结石史等患者慎用本药。妊娠期及哺乳期妇女、带状疱疹及各种严重感染者禁用本药。

DNA 多聚酶抑制药临床常用的 DNA 多聚酶抑制药有吉西他滨（gemcitabine）、氟达拉滨、克拉屈滨等。其中吉西他滨用于非小细胞肺癌、晚期膀胱癌，局部晚期或转移性胰腺癌、转移性乳腺腺癌。

吉西他滨为一种胞嘧啶核苷衍生物。进入人体内后由脱氧胞嘧啶激酶活化，转化成具有活性的二磷酸（dFdCDP）及三磷酸（dFdCTP），dFdCTP 掺入细胞内 DNA，dFdCDP 抑制核苷酸还原酶的活性，导致细胞内脱氧核苷三磷酸酯减少；并能抑制脱氧胞嘧啶脱氨酶减少细胞内代谢物的降解，具有自我增效的作用。

本品主要用于局部晚期或已转移的非小细胞肺癌，局部晚期或已转移的胰腺癌。对卵巢癌、乳腺癌、膀胱癌、子宫颈癌、肝癌、胆道癌、鼻咽癌、睾丸肿瘤、淋巴瘤、间皮瘤和头颈部癌也具有姑息性疗效。常见骨髓抑制（中性粒细胞和血小板减少），轻度到中度的消化系统反应等。此外，还可引起发热、皮疹和流感样症状。少数患者可有蛋白尿、血尿、肝肾功能异常和呼吸困难。老年患者、骨髓功能受损、肝功能不全、肾功能不全的患者慎用本药。妊娠及哺乳期妇女禁用，且本药切忌与放射治疗联合应用。

（三）作用于核酸转录的药物

该类药作用于核酸转录抗生素，均由微生物合成，可嵌入 DNA 核碱对之间，干扰转录过程，阻止 mRNA 的形成，主要包括蒽环类抗生素如柔红霉素、多柔比星、表柔比星、吡柔比星、放线菌素 D 等。蒽环类抗生素抗瘤谱广，为恶性淋巴瘤、乳腺癌、胃癌、骨肉瘤及软组织肉瘤的首选药物之一。

多柔比星（doxorubicin，ADM）又称 14-羟基柔红霉素、阿霉素、阿得里亚霉素、羟基红比霉素、羟基柔红霉素。ADM 可嵌入 DNA，从而抑制 RNA 和 DNA 的合成，对 RNA 的抑制作用最强，具有强烈的细胞毒性作用，对各种生长周期的肿瘤细胞都有杀灭作用。

本药主要用于急性淋巴细胞白血病及粒细胞白血病，对乳腺癌、支气管肺癌、卵巢癌、肉瘤、母细胞瘤、膀胱癌、前列腺癌、头颈部鳞癌、睾丸癌、胃癌、肝癌等各种癌症都有一定疗效。临床常见骨髓抑制、心脏毒性、消化道反应，100%的患者有不同程度的毛发脱落，少数患者有发热、出血性红斑、肝功能异常、荨麻疹与过敏反应。幼儿、老年、肝肾功能不全者慎用本药。妊娠期及哺乳期妇女、骨髓抑制、心肺功能失代偿患者、胃肠道梗阻、明显黄疸或肝功能损害患者，以及水痘或带状疱疹患者严禁使用本药。

放线菌素 D（dactinomycin）是从放线菌的发酵液中得到的抗生素。能抑制 RNA 的合成，干扰细胞 mRNA 的转录，静脉注射后迅速由血中消失，在 24h 内 12%～25%由肾脏排出，50%～90%由胆汁排出。放线菌素 D 对绒毛膜细胞癌的疗效突出，对儿童肾母细胞瘤、尤因肉瘤、横纹肌肉瘤、神经母细胞瘤、霍奇金病有效，对睾丸肿瘤也有一定疗效。可提高肿瘤对放射的敏感性。

本药属于 WHO 确定的 3 类致癌物，有消化道反应、骨髓抑制，少数患者有脱发、皮炎、发热及肝功能损伤等不良反应。骨髓功能低下、有痛风病史、肝功能损害，感染、有尿酸盐性肾结石病史、近期接受过放射治疗或抗癌药治疗者慎用。过敏者、孕妇、有水痘病史者、严重骨髓抑制者、严重肝肾功能损害者禁用本药。

（四）拓扑异构酶抑制药

该类药物直接抑制拓扑异构酶，阻止 DNA 复制及抑制 RNA 合成。包括拓扑异构酶Ⅰ抑制药和拓扑异构酶Ⅱ抑制药，拓扑异构酶Ⅰ抑制药的代表药有依立替康、拓扑替康、羟喜树碱；拓扑异构酶Ⅱ抑制药的代表药有依托泊苷、替尼泊苷。

伊立替康（irinotecan）是一种半合成水溶性喜树碱类衍生物，在体内经肝酶 CYP 依赖性脂酶代谢成为有活性的 10-羟基衍生物 SN-38，其与拓扑异构酶Ⅰ及 DNA 形成的复合物能引起 DNA 单链断裂，阻止 DNA 复制及抑制 RNA 合成，是晚期结直肠癌的一线用药，对非小细胞肺癌、小细胞肺癌、宫颈癌和卵巢癌等也有一定疗效。易发生恶心、呕吐、迟发性腹泻、慢性肠炎和（或）肠梗阻及中性粒细胞减少、血小板下降、贫血等骨髓抑制症状。老年人、妊娠及哺乳期妇女、严重骨髓功能衰竭者、肝肾功能受损的患者应慎用本药。在使用本品 24h 内，可能出现头晕、痉挛、语言及视力障碍，请勿用药后驾车或操作机器。

（五）干扰微管蛋白合成的药物

该类药主要作用于有丝分裂 M 期，干扰微管蛋白合成的药物包括两大类，即长春碱类和紫杉烷类，它们的共同特点是均为植物提取物或其半合成衍生物，作用机制为影响微管蛋白装配、干扰有丝分裂中纺锤体的形成，使细胞生长停滞于分裂中期。

长春碱类药物包括硫酸长春新碱（vincristine）、硫酸长春碱（vinblastine）、硫酸长春地辛（vindesine）和酒石酸长春瑞滨（vinorelbine），用于治疗多种肿瘤，包括白血病、淋巴瘤、乳腺癌和肺癌。

长 春 新 碱

长春新碱（vincristine，VCR）又称硫酸长春新碱，是从夹竹桃科植物长春花中提取出的生物碱，可以与微管蛋白结合而抑制其生物活性，使细胞有丝分裂阻滞在中期。可用于治疗急性淋巴细胞性白血病、霍奇金病、淋巴肉瘤和乳腺癌。

【体内过程】 静脉注射长春新碱后迅速分布于各组织，在神经细胞内浓度较高，很少透过血脑屏障，脑脊液浓度是血浆浓度的 1/30～1/20。血浆蛋白结合率 75%。在肝内代谢，在胆汁中浓度最高，主要随胆汁排出，粪便排泄 70%，尿中排泄 5%～16%。长春新碱能选择性地集中在癌组织，可使增殖细胞同步化，进而使抗肿瘤药物增效。

【药理作用】 可以与微管蛋白、肌动蛋白及 10nm 细丝蛋白结合而抑制其生物活性，干扰细胞有丝分裂中纺锤丝的形成及周期动态变化，将肿瘤细胞阻滞在有丝分裂中期。

【临床应用】 临床用于治疗造血器官的肿瘤，如儿童急性白血病、急性淋巴细胞白血病，疗效较好；对恶性淋巴瘤、生殖细胞肿瘤、小细胞肺癌、尤因肉瘤、肾母细胞瘤、乳腺癌、消化道癌及黑素瘤等也有一定疗效。

【不良反应和注意事项】 常见不良反应为骨髓抑制、消化道反应，尤其是神经系统毒性，主要表现为四肢麻木、腱反射消失、腹痛和便秘，甚至麻痹性肠梗阻等。静脉反复注药可致血栓性静脉炎，注射时漏至血管外可造成局部坏死，应立即停止注射，以氯化钠注射液稀释局部，或以1%普鲁卡因注射液局部封闭注射治疗。对有痛风病史、肝功能损害、白细胞减少、神经肌肉疾病、尿酸盐性肾结石病史、近期接受过放化疗患者应该慎用，并同步服用补硒剂。

紫杉烷类药物是一类新型广谱抗肿瘤药，可促进微管双聚体装配成微管并通过干扰去多聚化过程使微管稳定，从而抑制微管网正常动力学重组，使细胞分裂受阻，包括紫杉醇和多西他赛。

紫 杉 醇

紫杉醇（paclitaxel，PTX）别名红豆杉醇、泰素、紫素、特素，是一种从裸子植物红豆杉的

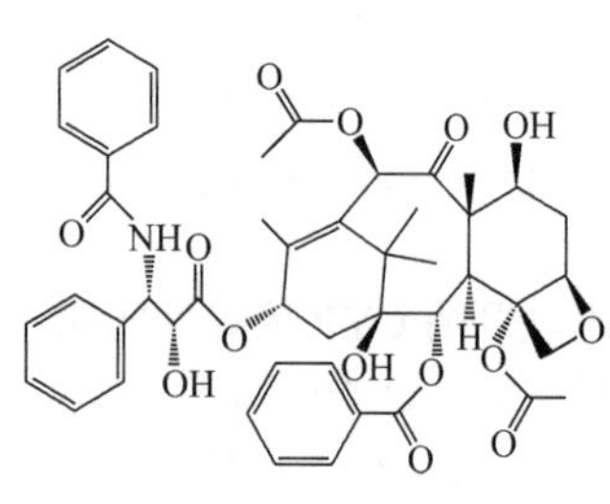

图 36-6 紫杉醇

树皮中分离提纯的天然次生代谢产物，属三环二萜生物碱类化合物，是近年来发现的最优秀的天然抗癌药物，在临床上已经广泛用于乳腺癌、卵巢癌和部分头颈癌和肺癌的治疗（图 36-6）。

【体内过程】 静脉途径给药后，紫杉醇在血浆中的浓度呈现为一个双相性降低曲线。一个快速的下降相表示药物分布到周边室和被消除；另一个时相表示药物相对低速地流出周边室。其中 89%～98%紫杉醇与人血清蛋白结合，在肝脏中代谢。

【药理作用】 紫杉醇通过促进微管蛋白二聚体的组合并阻止其解聚而达到稳定微管的作用，从而抑制微管网正常的动态重组，导致微管“束”的排列异常，影响肿瘤细胞的有丝分裂。

【临床应用】 主要用于卵巢癌、乳腺癌、非小细胞肺癌、头颈癌、食道癌、精原细胞瘤、复发非霍奇金病、AIDS 相关性卡氏肉瘤等肿瘤的临床治疗。

【不良反应和注意事项】 紫杉醇可能导致严重的超敏反应，治疗前需常规进行皮质类固醇、抗组胺药和组胺 H_2 受体阻断剂的预处理，以防止严重的超敏反应。紫杉醇的外周不良反应常见神经毒性、骨髓抑制、心脏毒性，临床表现多为视神经异常、关节痛、心动过缓和无症状的低血压。哺乳期妇女、肝肾功能不全的患者慎用。

多西他赛与 PTX 相比，神经毒性和心脏毒性都较轻，但其骨髓抑制较明显，为主要剂量限制性毒性，另外其可导致持续的液体潴留，也会发生超敏反应，因此，建议口服地塞米松以减少液体潴留和超敏反应。

二、激素类药物

起源于激素依赖性组织的肿瘤，如乳腺癌、前列腺癌、子宫内膜腺癌等，仍部分地保留了对激素的依赖性和受体，可通过激素治疗或内分泌腺的切除而使肿瘤缩小。目前的内分泌治疗中除甲状腺激素对甲状腺癌的控制以外，都涉及类固醇类激素（甾体激素），包括雌激素及抗雌激素类、芳香化酶抑制剂、孕激素类、雄激素及抗雄激素类。

（一）雌激素及抗雌激素类

临床常用人工合成的非甾体雌激素，通过激素对下丘脑-垂体-性腺轴的负反馈作用，抑制垂体前叶促性腺激素（雄激素和雌激素）的分泌，抑制前列腺癌和乳腺癌的进展。常用药物包括己烯雌酚（diethylstilbestrol）和炔雌醇（ethinylestradiol），多见恶心、体液潴留、静脉或动脉血栓栓塞等不良反应。男性常发生阳痿和男性乳房发育；女性常发生撤退性出血；乳腺癌患者易发生高钙血症和骨痛。由于其不良反应较多，已很少用于治疗前列腺癌。

抗雌激素类药物包括他莫昔芬和托瑞米芬，主要用于治疗乳腺癌、化疗无效的晚期卵巢癌和晚期子宫内膜癌。

他 莫 昔 芬

他莫昔芬（tamoxifen，TAM）是临床上最常用的内分泌治疗药物，主要用于治疗晚期乳腺癌和卵巢癌。

【体内过程】 口服 TAM 后，4～7h 达血药峰浓度，在肝内代谢，主要代谢物为 *N*-去甲基三苯氧胺和 4-羟基三苯氧胺，大部分以结合物形式由粪便排出，少量从尿中排出，清除 $t_{1/2}$ 为 5～7 日。

【药理作用】 乳腺癌细胞的细胞质内存在雌激素受体（ER），TAM 可自由地通过细胞膜，并与雌激素竞争性结合细胞质内的 ER，形成 TAM-ER 复合物，该复合物进入乳腺癌细胞核内，不能像 E2-ER 一样促使癌细胞的 DNA 与 mRNA 结合，最终抑制了乳腺癌细胞的增殖。

【临床应用】 临床用于复发转移乳腺癌、乳腺癌术后转移的辅助治疗，尤其对绝经后年龄 60 岁以上、ER 阳性乳腺癌患者疗效较好。

【不良反应和注意事项】 多数患者对他莫昔芬耐受性较好，不良反应较少，主要有轻微的胃肠道反应、月经失调、子宫内膜增厚等生殖系统反应；少见皮疹、脱发及神经精神症状。运动员和肝肾功能异常者慎用。妊娠期及哺乳期妇女、有眼底疾病者禁用。

（二）芳香化酶抑制剂

在绝经前妇女的雌激素主要来源于卵巢，而绝经后妇女雌激素则主要由肾上腺、脂肪、肌肉、肝脏产生的雄激素经芳香化酶转化而来。芳香化酶（aromatase，AR）是微粒体细胞色素 P450 的一种复合酶，可将雄激素的 A 环芳香化，脱去 19 位的碳原子并将 1 位的羰基转化为羟基，使雄烯二酮和睾酮等雄激素转化为雌酮和雌二醇，是催化生物体内雄激素向雌激素转化的关键酶和限速酶。

芳香化酶抑制剂（aromatase inhibitor，AI）能特异性导致芳香化酶失活，抑制雌激素生成，降低血液中雌激素水平，从而达到治疗乳腺癌的目的。多用于抗雌激素治疗失败的绝经后晚期乳腺癌患者。常用的芳香化酶抑制剂有依西美坦、来曲唑（letrozol）、阿那曲唑。

来曲唑是高选择性、可逆性结合的第三代芳香化酶抑制剂，可以通过抑制外周和肿瘤组织中的芳香化酶，有效降低血浆雌激素水平，从而去除对激素敏感肿瘤的刺激。在自然绝经或人工诱导绝经后、雌激素受体阳性乳腺癌治疗的各阶段，如晚期乳腺癌的一线治疗、原发性乳腺癌的新辅助治疗及早期乳腺癌的后续强化治疗中，均有卓越的临床疗效，并且副作用较小，患者依从性高。常见疲劳、体重增加、头痛、高血压、恶心、呕吐、便秘、腹泻、脱发、银屑病、关节痛等不良反应；长期应用可致骨质疏松；儿童和妊娠期哺乳期及绝经前妇女，严重肝功能不全者禁用此药。

（三）孕激素类

孕激素类药物主要包括甲羟孕酮（medroxyprogesterone）及甲地孕酮（megestrol acetate）。主要适应证为乳腺癌、子宫内膜癌、前列腺癌、肾癌，也可用于改善晚期肿瘤患者的恶病质。孕激素的主要不良反应常见乳房痛、溢乳、阴道出血、月经失调、宫颈分泌异常等。部分患者可见满月脸、库欣（Cushing）综合征、体重增加和雄激素样作用；偶见黄疸。月经过多、妊娠、血栓性静脉炎、严重的肝功能不全和高钙血症患者禁用。

（四）雄激素及抗雄激素类

1. 雄激素类 如丙酸睾酮等，可以通过抑制垂体分泌促卵泡生成素，使卵巢分泌雌激素减少，并可对抗雌激素的作用，主要用于晚期乳腺癌的治疗。不良反应包括男性粉刺、睾丸萎缩、阳痿；女性患者男性化；长期应用雄激素，可能出现肝癌、前列腺癌和肾细胞癌、肾病和心力衰竭患者慎用，妊娠期妇女及前列腺癌患者禁用。

2. 抗雄激素类 如氟他胺，可与雄激素竞争肿瘤部位的雄激素受体，组织细胞对雄激素的摄取，抑制雄激素与靶器官的结合，适用于晚期前列腺癌患者。不良反应常见为男性精子计数减少、性欲减退、乳房女性化、乳房触痛、溢乳等。少数患者会出现腹泻、恶心、呕吐、食欲增加、失眠或疲倦等症状。

三、生物反应调节药

生物反应调节药（biological response modifiers，BRMs）是一类具有广泛生物学活性和抗肿瘤活性的生物制剂，即通过干扰细胞生长、转化或转移直接抗肿瘤，或通过激活免疫系统的效应细胞及其所分泌的因子杀伤或抑制肿瘤的药物，如多种细胞因子（淋巴因子、单核因子、肿瘤生长抑制因子和胸腺素等），免疫活性细胞（细胞毒性 T 淋巴细胞、杀伤型 T 淋巴细胞、肿瘤浸润淋巴细胞等）。此外，某些中药、多糖类（如香菇多糖、云芝多糖等）及微量元素也能增强免疫功能，均可作为生物反应调节剂。

细胞因子是应用最广泛、疗效最明确的一类 BRMs。近年来，临床应用较多的细胞因子主要包括 IFN（IFN-α、IFN-β、IFN-γ）、IL-2、造血刺激因子（EPO、TPO、G-CSF、GM-CSF 等）、TNF-α、胸腺素类等。各类细胞因子抗肿瘤机制不同，IFN 能够增强主要组织相溶性抗原（MHC）和肿瘤相关抗原（TAA）的表达，增强自然杀伤细胞（NK）的杀伤作用，增强抗体依赖性细胞的细胞毒（ADCC）作用，发挥直接的抗细胞增殖作用和抗血管生成作用等； IL-2 可结合不同免疫细胞的 IL-2 受体，诱导及增强 NK 细胞、杀伤性 T 细胞、淋巴因子活化的杀伤细胞（LAK 细胞）的杀伤活力，诱导及增强单核巨噬细胞的吞噬活力；增强 B 淋巴细胞的增殖及抗体分泌；胸腺素可诱导骨髓干细胞转变成 T 细胞，从而增强细胞免疫功能。它们之间相互关联和影响，形成了细胞因子网络协同作用。

与传统细胞毒化疗药相比，BRMs 的不良反应相对较轻。流感样综合征是细胞因子最常见的不良反应，主要表现为发热、寒战、心动过速、头痛、关节痛、乏力不适等。其他还包括消化系统、神经系统的不良反应；少见泌尿系统，心血管系统反应；部分患者可能产生自身抗体，可能引起自身免疫性疾病。妊娠期和哺乳期妇女及 18 岁以下患者慎用。严重肾、肝及骨髓功能不全者、严重心脏病患者忌用此药。

IL-2 又称 T 细胞生长因子，主要由活化 $CD4^+$ T 细胞产生，能刺激 T 细胞、NK 细胞、LAK 细胞、单核巨噬细胞等增殖、活化，促进细胞因子产生；增强 NK 细胞、Tc 细胞、LAK 细胞杀伤活性及单核巨噬细胞的吞噬能力；促进 B 细胞增殖和分泌抗体，增强 ADCC 效应，进而增强免疫，杀伤肿瘤。

本药主要用于肾癌、黑素瘤和非霍奇金病治疗，对于中期、晚期恶性肿瘤患者，如喉癌、鼻咽癌、乳腺癌、膀胱癌、肝癌、直肠癌、肺癌等，经常规手术、化疗、放疗无效或现仍缺乏有效疗法者，采用 IL-2 和 LAK 治疗，具有明显疗效。IL-2 最常见的不良反应有畏寒、发热、乏力、厌食、恶心、呕吐、腹泻、皮疹等。给予适当药物（如吲哚美辛、哌替啶、对乙酰基氨酚等）、采取联合用药、改进给药方式（如少量多次短时间输注）和给药途径（如改全身用药为肿瘤局部用药）等将有效地减轻不良反应。妊娠及哺乳期妇女、儿童、高热或有严重心脑肾等并发症的老年人慎用此药。

四、靶 向 药 物

随着生命科学研究的技术进步及生物信息学技术飞速发展，恶性肿瘤细胞内的信号转导、细胞凋亡的诱导、血管生成及细胞与胞外基质的相互作用等各种分子调控基本过程正渐被阐明。以一些与肿瘤细胞分化增殖相关的细胞信号转导通路的关键酶作为药物筛选靶点，发现选择性作用于特定靶位的高效、低毒、特异性强的新型抗癌药，即分子靶向药和抗体靶向药，已成为当今抗肿瘤药研发的重要方向。

靶向治疗的分子靶点主要针对肿瘤细胞的恶性表型分子，促进肿瘤生长、存活的特异性细胞受体、信号转导关键分子，新生血管形成和细胞周期的调节关键酶或受体，从而实现抑制肿瘤细胞生长或促进凋亡的抗肿瘤作用。例如，酪氨酸磷酸酶抑制剂治疗表皮生长因子受体（epithelial growth factor receptor，EGFR）敏感突变的非小细胞肺癌，疗效显著。

（一）单克隆抗体靶向药

单克隆抗体靶向药是以肿瘤细胞或肿瘤微环境中特定的受体或基因表达产物作为靶点的一类

新型药物，该类药物具有高度特异性，可在体内靶向性分布，通过抗体依赖性的细胞毒作用，选择性杀伤肿瘤细胞或抑制肿瘤细胞增殖。目前，利用基因工程技术所生产的抗肿瘤单克隆抗体已近千种，经 FDA 批准用于临床治疗的主要包括利妥昔单抗、曲妥珠单抗、西妥昔单抗等 100 余种单克隆抗体靶向药。

与细胞毒化疗药品相比，单克隆抗体不良反应较轻，无明显胃肠道及骨髓毒性，但仍然存在过敏、心脏毒性和细胞因子释放综合征等致命的不良反应，尤其肺衰竭、高肿瘤负荷者可能出现严重的呼吸困难、高热惊厥、荨麻疹和血管性水肿为特征的细胞因子释放综合征的风险。

曲妥珠单抗（trastuzumab）又名赫赛汀，是重组人源化的抗人类表皮生长因子受体 2（HER2）的单克隆抗体。正常细胞含有大约 2 万个 HER2，而乳腺癌、卵巢癌等肿瘤细胞却含有超过 200 万个 HER2，细胞增殖迅速。曲妥珠单抗通过竞争性结合 HER2，从而抑制癌细胞的生长。临床主要用于 HER2 过度表达的转移性乳腺癌。单独可用于已接受过一个或多个化疗方案的转移性乳腺癌的治疗；也可与紫杉醇联合治疗未接受过化疗的转移性乳腺癌。

（二）酪氨酸激酶抑制药

许多生长因子受体具有内在的酪氨酸激酶活性，并被受体和其同源配体相互作用催化。小分子受体酪氨酸激酶抑制药，包括吉非替尼、厄洛替尼、索拉非尼和舒尼替尼。

吉非替尼（gefitinib）是针对表皮生长因子受体的小分子受体酪氨酸激酶抑制药，通过直接作用于 EGFR 的细胞内 ATP 结合位点而抑制其酪氨酸激酶活性，起到阻断信号转导和抑制肿瘤细胞增殖的作用。我国批准的吉非替尼、厄洛替尼适应证为经一个或两个化疗方案失败的局部晚期或转移性非小细胞肺癌。不良反应以轻度皮肤毒性和腹泻最为常见，偶见间质性肺炎的发生，一旦证实有间质性肺病时，应立即停用，并给予相应的治疗。儿童或青少年慎用，过敏、妊娠及哺乳期妇女禁用本药。

索拉非尼（sorafenib）是新型的多激酶抑制药，同时作用于多个靶点，既有抗血管生成的作用，又能直接抑制肿瘤细胞的增殖。索拉非尼也是目前唯一已上市的 RAF 激酶抑制药，可用于无法手术切除的晚期肾细胞癌及无法手术切除或转移的肝细胞癌。由于索拉非尼可引起高血压，并可能增加出血和心脑血管事件的风险，治疗中应严密监测患者血压。哺乳期妇女如应用本药时，必须停止母乳喂养。

第三节 抗肿瘤药物的不良反应

一、抗肿瘤药物的主要不良反应

抗肿瘤药物的不良反应主要涉及骨髓抑制、消化道反应、泌尿系统毒性、肝脏毒性、皮肤损害、神经系统毒性和呼吸系统毒性等。

1. 骨髓抑制 表现在白细胞、血小板、红细胞和血红蛋白减少。除长春新碱和博来霉素外几乎所有的细胞毒药，均会导致骨髓抑制。在一次治疗前必须检查外周末梢血常规。如出现骨髓抑制，应酌情减少用药剂量或推迟治疗。

2. 消化道反应 包括食欲减退、恶心、呕吐、腹泻、腹痛、腹胀、肝脏毒性等。对轻度消化道反应可口服多潘立酮、甲氧氯普胺进行处理，如效果不佳，可合并应用地塞米松或劳拉西泮作为补充。对严重呕吐或处理效果不佳者，可给予 5-HT_3受体阻断药，包括昂丹司琼、格拉司琼、雷莫司琼、托烷司琼。

3. 泌尿系统毒性 多数抗肿瘤药物及其代谢物通过肾脏排出体外，所以肾脏易受到损害，可在用药时即刻发生，也可在长期应用中或停药后延迟发生。

4. 肝脏毒性　多数抗肿瘤药物在肝内代谢，可导致不同程度的肝损害。多以谷丙转氨酶升高为主，一般情况下为一过性，发生于化疗后 7～14 日，停药给予保肝治疗后很快恢复。因此，在化疗前、中、后应定期做肝功能检查，肝功能异常患者应慎用或禁用肝损害较大的药物，并根据损害情况调整用药剂量。

5. 皮肤损害　常引起脱发的药物有阿霉素、表柔比星、柔红霉素、环磷酰胺、异环磷酰胺、氮芥、长春质碱和长春地辛等。这些药物常可引起部分头发或全部头发脱落。化疗药物所致脱发的程度不仅与药物种类有关，还与药物的剂量有关，给药剂量越大，脱发越重。

6. 神经系统毒性　主要表现为中枢神经系统毒性、外周神经系统毒性和感受器毒性，其中外周神经系统毒性（chemotherapy induced peripheral neurotoxicity，CPIN）是临床常见的剂量限制性不良反应，发病率为 30%～40%。引起 CPIN 常见的化疗药物有紫杉醇类、铂类、长春碱类、沙利度胺等。CPIN 的发生与化疗药物的类型、累积化疗剂量及患者个人因素等相关。

7. 呼吸系统毒性　引起肺损伤的抗癌药物种类繁多，目前已涉及每一类化疗药物，如博莱霉素、丝裂霉素、甲氨蝶呤等。抗癌药物引起的肺损害主要有肺嗜酸细胞浸润综合征和间质性肺炎、肺纤维化两种。肺嗜酸细胞浸润综合征属于过敏反应，表现为弥漫性间质性肺炎，末梢血嗜酸细胞增多的急性肺病损害。临床常见于博来霉素、甲氨蝶呤等，患者在用药数小时至数日内出现急性发作，一般表现为急性呼吸困难、不明原因的干咳和发热。间质性肺炎、肺纤维化表现为进行性活动后呼吸困难、干咳、疲劳和不适。预后较差，且停药后症状呈进行性不可逆者较多。临床上多见，几乎见于所有导致肺损害的抗癌药物。

二、抗肿瘤药物的耐药性

肿瘤恶性进展不仅体现在肿瘤增殖速度加快，易侵袭和转移，而且表现在肿瘤对药物敏感性的改变，发生耐药从而导致的低效治疗甚至治疗失败。根据耐药机制不同，又可分为原发耐药和继发耐药。其中，原发耐药：多数细胞静止于 G_0 期，对药物不敏感。继发耐药是肿瘤细胞对一种化疗药物产生耐药现象后会对其他结构、细胞靶点和作用机制迥然不同的化疗药物产生交叉耐药。

肿瘤细胞发生耐药的机制主要包括以下几点。

（1）ATP 结合转运蛋白超家族（P 糖蛋白，P-gp）、多药耐药相关蛋白（multidrug resistance-related protein，MRP）基因的扩增或过表达使细胞代谢转运药物能力增强。

（2）DNA 拓扑异构酶（topoisomerase Ⅱ，topo Ⅱ）表达水平下降，使肿瘤对药物的敏感性下降。

（3）谷胱甘肽-*S*-转移酶 π 亚型（glutathione -*S*- transferase PI，GST-π）的过表达，加速化学药物的代谢而产生耐药性。

（4）细胞生殖/凋亡相关癌基因调节失控。

三、抗肿瘤药的合理应用

经过近半个世纪的努力，肿瘤内科治疗已取得了长足进步，单纯的肿瘤内科治疗就可以完全治愈某些肿瘤。但单方面强化或冲击化疗，疗效不佳。肿瘤综合治疗是一个系统工程，医生应借助科学规范的诊断标准，精准判定患者肿瘤的类型、特性、分期及发展趋势，同时全面综合考虑患者的生理与心理状况及经济状况，筛选敏感有效、副作用低的药品，采用联合化疗、辅助治疗、介入治疗等多种不同治疗手段进行治疗，延长患者的生存时间，提高生活质量，使肿瘤患者获得最大的收益。

1. 熟知药理，患者知情　临床医师必须熟知患者肿瘤的病理类型、分期、耐受性、分子生物学特征、既往治疗情况、个人治疗意愿、经济承受能力等，同时熟悉各类抗肿瘤药的抗瘤谱、药动学、使用规范、不良反应，从而制订出合理可行的个体化治疗方案，并与患者及其家属充分沟通，说明情况，达成共识，并签署知情同意书。

2. 规范治疗，谨慎用药　必须以病理组织学及分子诊断作为的基础，依据各专科公认的临床诊疗指南、规范或专家共识实施治疗，确保药物适量、疗程足够，不宜随意更改，避免治疗过度或治疗不足，并充分考虑及时谨慎处理不良反应。

3. 联合用药，精准治疗　联合化疗方案中一般应包括两类以上药理作用机制不同的药物，且常用周期特异性药物与作用于不同时相的周期特异性药物配合使用。选药时也要尽可能使各药的毒性不相重复，以提高正常细胞的耐受性。

生命科学和信息科学的飞速发展，使得恶性肿瘤的发生机制越来越清晰。抗肿瘤药物研究已进入靶向化、精准化、联合化、规范化的新阶段，但由于恶性肿瘤的发病机制异常复杂，真正治愈肿瘤任重而道远。

案例 36-1

1. 案例摘要　患者，女，62 岁，绝经，5 年前诊断右乳浸润性导管癌，ER（+）。

2. 案例问题

（1）什么是癌症的化学治疗？

（2）癌症治疗时手术治疗和药物治疗如何选择？

3. 案例分析

（1）化学治疗和手术治疗是目前治疗癌症的主要手段。其中手术和放疗属于局部治疗，而化疗是一种全身治疗的手段。因此，对早期肿瘤多采用手术治疗，而对一些有全身播散倾向的肿瘤及已经转移的中晚期肿瘤，主要采用化学治疗。浸润性导管癌源于乳腺导管上皮增生，是最常见的乳腺癌之一（40%～75%），形态不一，胞质丰富，核型呈高度多形性，常表现为实性或伴有合体细胞浸润，在肿瘤细胞团中可见伴有中央腔隙的小管结构。

（2）提示：手术切除是浸润性导管癌的医治常用方法之一，浸润性导管癌的手术医治以彻底治愈性手术为主，手术治疗后，加以化学治疗。其中，他莫昔芬可用于治疗晚期乳腺癌和卵巢癌，有效率一般在 30%，雌激素受体阳性患者疗效较好（49%）。绝经前和绝经后患者均可使用，而绝经后和 60 岁以上的人较绝经前和年轻患者的效果为好。因此，该病首先进行根治术，术后服用他莫昔芬 20mg/d；2 年前发现肝、肺、骨多发转移；改为每日口服阿那曲唑，用量为 1mg/d，治疗 6 个月后患者肺脏、肝脏转移病灶消失；原先肋骨骨质破坏处的骨头又重新长出。继续阿那曲唑治疗共 18 个月，病情控制良好。

（钱卫东）

参 考 文 献

白东鲁，沈竞康. 2014. 新药研发案例研究——明星药物如何从实验室走向市场. 北京：化学工业出版社
陈阳美，孙红斌，王学峰. 2004. 癫痫治疗学. 成都：四川科学技术出版社
高允生，关利新. 2013. 药理学. 北京：人民军医出版社
郭宗儒. 2015. 经久不衰的阿司匹林. 药学学报. 50(4): 506-508
黄希顺，滕军放. 2002. 癫痫的药物治疗. 郑州：郑州大学出版社
黄志力. 2016. 药理学. 上海：复旦大学出版社
李宽庆，李雅梅. 2012. 药学微生物学. 兰州：兰州大学出版社
李青. 2012. 流感病毒神经氨酸酶结构、耐药及新型抑制剂作用的机制研究.北京：中国科学技术大学
廖端芳，周玖瑶. 2016. 药理学.3 版.北京：人民卫生出版社
罗学刚，周庆峰. 2016. 药理学（双语）. 2 版. 武汉：华中科技大学出版社
潘家琪，宋丹军，李鹏旭，等. 2014. 对乙酰氨基酚肝毒性机制与防治研究新进展. 中国药理学与毒理学杂志，28(4): 618-624
钱秀萍，毛文伟，徐蓉. 2017.药物的发现: 品读药物背后的人和事. 上海: 上海交通大学出版社
沈祥春，陈晓红. 2017. 药理学. 北京：科学出版社
宋立人. 2001. 《中华本草》在中药学发展史上的历史意义. 江苏中医，22（2）: 1-4
王爱平，王若珺，李若瑜. 2017. 抗真菌药物新进展. 皮肤科学通报，34(5): 540-550
魏敏杰，杜智敏. 2014. 临床药理学. 2 版. 北京：人民卫生出版社
吴基良，罗健东. 2012. 药理学. 2 版. 北京：科学出版社
张树平，高允生. 2012. 药理学. 北京：科学出版社.
张亚林. 2007.高级精神病学.长沙：中南大学出版社
赵晶，丁建，乔锰. 2013. 抗真菌药物及其临床应用新进展. 齐鲁护理杂志，19(4): 48-49
中华医学会心血管病学分会心力衰竭学组，中国医师协会心力衰竭专业委员会，中华心血管病杂志编辑委员会，2018. 中国心力衰竭诊断和治疗指南 2018.中华心血管病杂志，46（10）：760-789
Goel A，Chang D K，Ricciardiello L，et al. 2003. A novel mechanism for aspirin-mediated growth inhibition of human colon cancer cells. Clin Cancer Res，9(1):383-390
Internal Clinical Guidelines Team (UK). 2016 National Institute for Health and Care Excellence (UK). London:Tuberculosis: Prevention，Diagnosis，Management and Service Organization. https://www.nice.org.uk/guidance/ng33
Lei J，Zhou Y，Xie D，et al. 2015. Mechanistic insights into a classic wonder drug-aspirin. J Am Chem Soc，137(1):70-73
National Collaborating Centre for Cancer (UK). 2014. Prostate Cancer: Diagnosis and Treatment. Lancet，349(9066):1681-1687
Salomon R，Webster RG. 2009. The Influenza Virus Enigma. Cell，136(3): 402-410
Tawada A，Kanda T，Yokosuka O. 2015. Current and future directions for treating hepatitis B virus infection.World J Hepatol，7(11):1541-1552
Watashi K，Wakita T. 2015. Hepatitis B virus and hepatitis D virus entry，species specificity，and tissue tropism. cold spring harb perspect med，5(8): a021378
Xu X，Zhu X，Dwek R A，et al. 2008. Structural characterization of the 1918 influenza virus H1N1 neuraminidase. J Virol，82(21):10493-10501
Zheng W，Tao Y J. 2013. Structure and assembly of the influenza A virus ribonucleoprotein complex. FEBS Lett，587(8):1206-1214